Herzrhythmusstörungen

Springer
*Berlin
Heidelberg
New York
Barcelona
Budapest
Hongkong
London
Mailand
Paris
Singapur
Tokio*

Berndt Lüderitz

Herzrhythmusstörungen

Diagnostik und Therapie

5., völlig neu bearbeitete und erweiterte Auflage

Mit 185 Abbildungen und 66 Tabellen

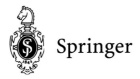

Springer

Prof. Dr. med. Berndt Lüderitz
Medizinische Universitätsklinik
und Poliklinik Bonn
Sigmund-Freud-Straße 25
53105 Bonn

ISBN 3-540-63788-5 5. Auflage Springer-Verlag Berlin Heidelberg New York

ISBN 3-540-56209-5 4. Auflage Springer-Verlag Berlin Heidelberg New York

Die Deutsche Bibliothek – CIP-Einheitsaufnahme

Lüderitz, Berndt:
Herzrhythmusstörungen : Diagnostik und Therapie / Berndt
Lüderitz. – 5., völlig neubearb. und erw. Aufl. – Berlin ; Heidelberg ;
New York ; Barcelona ; Budapest ; Hongkong ; London ; Mailand ;
Paris ; Santa Clara ; Singapur ; Tokio : Springer, 1998
  ISBN 3-540-63788-5

Dieses Werk ist urheberrechtlich geschützt. Die dadurch begründeten Rechte, insbesondere die der Übersetzung, des Nachdrucks, des Vortrags, der Entnahme von Abbildungen und Tabellen, der Funksendung, der Mikroverfilmung oder der Vervielfältigung auf anderen Wegen und der Speicherung in Datenverarbeitungsanlagen bleiben, auch bei nur auszugsweiser Verwertung, vorbehalten. Eine Vervielfältigung dieses Werkes oder von Teilen dieses Werkes ist auch im Einzelfall nur in den Grenzen der gesetzlichen Bestimmungen des Urheberrechtsgesetzes der Bundesrepublik Deutschland vom 9. September 1965 in der jeweils geltenden Fassung zulässig. Sie ist grundsätzlich vergütungspflichtig. Zuwiderhandlungen unterliegen den Strafbestimmungen des Urheberrechtsgesetzes.

© Springer-Verlag Berlin Heidelberg 1998
Printed in Germany

Die Wiedergabe von Gebrauchsnamen, Handelsnamen, Warenbezeichnungen usw. in diesem Werk berechtigt auch ohne besondere Kennzeichnung nicht zu der Annahme, daß solche Namen im Sinne der Warenzeichen- und Markenschutz-Gesetzgebung als frei zu betrachten waren und daher von jedermann benutzt werden dürften.

Produkthaftung: Für Angaben über Dosierungsanweisungen und Applikationsformen kann vom Verlag keine Haftung übernommen werden. Derartige Angaben müssen vom jeweiligen Anwender im Einzelfall anhand anderer Literaturstellen auf ihre Richtigkeit überprüft werden.

Einbandgestaltung: de'blik, Berlin
Innentypographie: Andreas Gösling, Heidelberg
Satz: Fotosatz-Service Köhler OHG, 97084 Würzburg

SPIN: 10686175   9/3134 – 5 4 3 2 1 – Gedruckt auf säurefreiem Papier

Vorwort zur 5. Auflage

Die 1993 erschienene 4. Auflage dieses Buches – einschließlich des korrigierten Nachdrucks von 1994 – fand eine sehr freundliche Aufnahme bei der Leserschaft und erfuhr damit eine durchaus erfreuliche Verbreitung im ärztlichen Kollegenkreis. Zwischenzeitlich ergaben sich nun zahlreiche, wesentliche Fortschritte in der Rhythmologie bzw. Arrhythmologie, namentlich auf therapeutischem Gebiete. So sind wir gerne der Bitte des Verlages gefolgt, eine erweiterte und völlig neu bearbeitete 5. Auflage vorzulegen. Dabei war es unser Ziel, trotz mannigfacher Ergänzungen, Umstellungen und Neuformulierungen den Umfang (und damit auch den Preis) dieses Leitfadens für Klinik und Praxis weitgehend zu wahren.

Neu aufgenommen wurde auf vielfältigen Leserwunsch ein kurzer geschichtlicher Abriß, der die Entwicklung der Rhythmologie nachvollziehbar macht. Selbstverständlich wurden die aktuellen meinungsbildenden Therapiestudien zur medikamentösen und nichtmedikamentösen Arrhythmiebehandlung berücksichtigt. Die rasante Entwicklung auf dem Felde der Elektrotherapie wurde – soweit für die Indikationskonkretisierung und das Überweisungsziel von Bedeutung – eingehend dargestellt.

Im Anhang finden sich neben einem aktualisierten elektrophysiologischen Glossar zu Begriffen und Definitionen der Rhythmologie die neuen Richtlinien zur Herzschrittmachertherapie der klinischen Kommission der *Deutschen Gesellschaft für Kardiologie – Herz- und Kreislaufforschung*.

So hoffen wir, den interessierten Kolleginnen und Kollegen, die mit der Behandlung von Herzrhythmusstörungen befaßt sind, wieder ein modernes Vademekum an die Hand zu geben, das sich im praktisch-ärztlichen Alltag ebenso bewähren möge wie in der Klinik.

Mein herzlicher Dank gebührt erneut unserer rhythmologischen Arbeitsgruppe, in der zahlreiche Befunde zur Arrhythmiebehandlung, die Eingang in den vorliegenden Text fanden, erarbeitet wurden. Dankbar bin ich zudem meiner Mitarbeiterin Hildegard Schilling für die große Hilfe bei der Manuskripterstellung. Der Springer-Verlag hat uns wiederum in allen Belangen der Vorbereitung und Herstellung des Buches in dankenswerter Weise unterstützt.

Bonn, im März 1998   Berndt Lüderitz

Vorwort zur 4. Auflage

> *Bei der Behandlung der Krankheiten sollte stets zweierlei beachtet werden: Helfen oder wenigstens nicht schaden. Die Heilkunst hat drei Elemente: die Krankheit den Kranken und den Arzt. Der **Arzt** ist Diener der Kunst, die Krankheit bekämpfen muß der **Patient** mit Hilfe des Arztes.*
>
> Hippokrates, *Epidemien* I, 11

Die *Therapie der Herzrhythmusstörungen* fand schon bei der Erstveröffentlichung 1980 eine recht positive Aufnahme im Kollegenkreis; das gleiche gilt für die 2. und 3. Auflage einschließlich der Ausgabe in spanischer Sprache. Die jetzt vorgelegte 4. Auflage stellt nicht nur eine Fortschreibung, Aktualisierung und Ergänzung der letzten Publikation von 1987 dar. Die Neuauflage wurde vielmehr notwendig wegen grundlegend neuer Erkenntnisse in der Rhythmologie, die in einen gültigen therapeutischen Leitfaden für Klinik und Praxis einzubeziehen sind. Namentlich das *Cardiac Arrhythmia Suppression Trial (CAST I und II)* hat die Auffassung zur medikamentösen Arrhythmiebehandlung nachhaltig beeinflußt und das Interesse auf nichtmedikamentöse Behandlungsformen gelenkt. Dies um so mehr, als zwischenzeitlich bedeutsame Fortschritte auf dem Gebiet der implantierbaren Kardioverter bzw. Defibrillatoren und der Katheterablation erreicht wurden. Dennoch bleibt die pharmakologische Behandlung der Herzrhythmusstörungen Basis der symptomatischen Therapie.

Diesen aktuellen Aspekten trägt die Neuauflage Rechnung. Durch Neufassung des Textes, der Abbildungen und Tabellen konnte dennoch der Umfang annähernd gewahrt bleiben, so daß das Buch nicht an Handlichkeit verliert. Die einzelnen Kapitel wurden grundlegend überarbeitet und dem heutigen Kenntnisstand angepaßt. Besondere Beachtung fanden die arrhythmogenen und hämodynamischen Nebenwirkungen der Antiarrhythmika, CAST, ESVEM (Electrophysiologic Study Versus Electrocardiographic Monitoring-Trial) sowie die Kombinationstherapie und die indikationsbezogene Anwendung von Magnesium. Vollständig neugefaßt wurde die Elektrotherapie mit den Kapiteln *Implantierbarer Kardioverter/Defibrillator* und *Katheterablation*.

Das weiterführende Literaturverzeichnis umfaßt in seiner aktualisierten Form mehr als 800 bibliographische Angaben. Das Schrittmacherglossar wurde revidiert und ergänzt. Als Anhang findet sich eine Liste von Handels- und Freinamen der wichtigsten antiarrhythmischen Pharmaka einschließlich der in den neuen Bundesländern (ehem. DDR) gebräuchlichen Bezeichnungen. Der Kurzinformation dient das angefügte Kapitel *Rhythmusstörungen* der 17. Auflage der *Arzneiverordnungen* (Deutscher Ärzteverlag), an deren Erstellung der Verfasser mitgewirkt hat.

Grundkonzept des Buches bleibt die Vermittlung des gültigen Kenntnisstandes für die praktische Nutzanwendung im ärztlichen Alltag. Damit wendet sich die *Therapie der Herzrhythmusstörungen* auch in ihrer 4. Auflage an Internisten, Kardiologen, Kinderkardiologen, Kardiochirurgen, Intensivmediziner und alle Kollegen, die mit der Arrhythmiebehandlung im weiteren Sinne befaßt sind.

Die konstruktive Kritik, die wir bei Erscheinen der 3. Auflage erbeten hatten, haben wir soweit als möglich berücksichtigt. Für Anregungen werden wir auch diesmal dankbar sein. Wir hoffen und wünschen somit, daß das Buch wieder eine freundliche Aufnahme findet.

Mein herzlicher Dank gebührt unserer rhythmologischen Arbeitsgruppe in Bonn, der zahlreiche neue Ergebnisse entstammen. Herrn Dr. K.H. Kimbel, ehem. Geschäftsführer der Arzneimittelkommission der Deutschen Ärzteschaft, bin ich für die kritische Durchsicht des pharmakologischen Textteils erneut zu großem Dank verpflichtet. Dem Springer-Verlag danke ich sehr für die umfassende Hilfe bei der Vorbereitung und Erstellung des Buches.

Bonn, im Sommer 1993   Berndt Lüderitz

Grenzen und Möglichkeiten eines therapeutischen Leitfadens *

„Das Büchlein erbietet sich nun, demjenigen, der einen Heilplan entworfen und in diesem irgendeinem Arzneimittel eine aktive Rolle zugedacht hat, zu zeigen, wie er die Verordnung desselben einrichten könne.

Zu diesem Behufe sind die einzelnen Arzneikörper, wie ich hoffe, so eingehend charakterisiert worden, daß es nicht schwerfallen kann, passende Verordnungsformeln je nach Bedarf selbst zu konstruieren.

Die mitgeteilten Rezeptformeln beanspruchen durchaus nicht, dem Gedächtnis eingeprägt und so in die Praxis mitgenommen zu werden, damit sie immer wieder am Krankenbett zu Papier gebracht werden ohne weitere Veränderung als die des Namens des jeweiligen Patienten. Sie sollen nichts weiter sein als Paradigmata, die jederzeit durch ebenso gute, ja bessere Formeln ersetzt werden können. Ich bitte dringend, dies zu beachten; denn auch das Rezeptschreiben erheischt sorgfältiges Individualisieren von Fall zu Fall.

Für die sachliche Zweckmäßigkeit jeder einzelnen Verordnung kann ich die Verantwortung nicht übernehmen."

„Wenn ich bei den ‚heroischen' Mitteln auch die Intoxikationserscheinungen mitteilte, so geschah dies hauptsächlich in der Absicht, daran zu mahnen, wann der Arzt dem Weitergebrauche eines Medikamentes unbedingt Einhalt zu gebieten habe, weil dasselbe Heilmittel zu sein aufgehört, Gift zu werden angefangen hat. Demgemäß ist eine ganz besondere Aufmerksamkeit gerade den unscheinbaren Symptomen beginnender Intoxikation zu widmen.
...
Die Mängel dieses Versuches nicht verkennend, werde ich jeden auf Abstellung derselben hinzielenden Ratschlag für einen etwa notwendig werdenden Neudruck mit Freuden entgegennehmen."

---

* Quelle: „Arzneiverordnungen der Tübinger Klinischen Anstalten" von Dr. med. F. Keller, I. Assistenzarzt an der Univ.-Poliklinik zu Tübingen, Februar 1883.

Inhaltsverzeichnis

I. Historischer Teil ... 1

Historische Entwicklung der Arrhythmiebehandlung ... 3
Antiarrhythmika ... 10
Elektrotherapie ... 21

II. Allgemeiner Teil ... 33

1 Elektrophysiologie ... 35

1.1 Pathogenese der Herzrhythmusstörungen ... 36

1.1.1 Aktionspotential, Erregungsausbreitung und Refraktärzeit ... 36
1.1.2 Bradykarde Rhythmusstörungen ... 39
1.1.3 Tachykarde Rhythmusstörungen ... 40
    a) Fokale Impulsbildung ... 40
        Gesteigerte Automatie ... 40
        Abnorme Automatie ... 43
        Getriggerte Aktivität ... 43
    b) Kreisende Erregung (Reentry, Circus movement) ... 45

1.2 Diagnostik und klinisches Bild ... 53

1.2.1 Allgemeine Diagnostik ... 53
1.2.2 Oberflächenelektrokardiographie ... 55
    a) Ruhe-EKG (12-Kanal-EKG) ... 55
    b) Ösophagus-EKG ... 55
    c) Automatische EKG-Auswertung ... 56
    d) Telefonische EKG-Übertragung ... 56
    e) Langzeit-EKG (Holter-Monitoring) ... 57
        Technik und Auswertung ... 59
        Richtlinien für die Durchführung von Langzeit-elektro-
        kardiographischen Untersuchungen in der kassenärztlichen/
        vertragsärztlichen Versorgung ... 65
    f) Spätpotentialanalyse ... 68
    g) Belastungs-EKG ... 69
    h) EKG bei Tachyarrhythmien ... 69
    i) EKG bei Bradyarrhythmien ... 83

1.2.3	Intrakardiale Stimulation und Ableitung	87
	a) Atriale Ableitungen	89
	b) His-Bündel-Elektrographie	91
	c) Ventrikuläre Stimulation und Ableitung	93
	Methodik der programmierten Ventrikelstimulation	94

III. Spezieller Teil 97

2	**Medikamentöse Therapie kardialer Rhythmusstörungen**	99
2.1	Indikationen für die Arrhythmiebehandlung	99
2.2	Allgemeiner Behandlungsplan	102
	Hämodynamik	102
2.3	Bradykarde Rhythmusstörungen	107
2.3.1	Sympathomimetika	107
	Orciprenalin (Alupent)	107
2.3.2	Parasympatholytika	109
	Atropin	109
	Ipratropiumbromid	109
2.4	Tachykarde Rhythmusstörungen	111
2.4.1	Allgemeine Pharmakologie antiarrhythmischer Arzneistoffe	111
	a) Möglichkeiten zur Einteilung der Antiarrhythmika	112
	1) Nach experimentellen Gesichtspunkten	112
	2) Nach klinischen Aspekten	119
	3) Nach dem Ort der Wirkung	119
	4) Nach pharmakologischen Wirkungen auf arrhytmogene Mechanismen	120
	b) Antiarrhythmikakombinationen	120
	c) Unerwünschte Wirkungen – Indikationsbeschränkungen	123
	d) Hämodynamik	123
	e) Proarrhythmische Wirkungen der Antiarrhythmika	130
	1) Begriffe und Definitionen	133
	2) Pathomechanismus der Arrhythmieverstärkung	133
	3) Arrhythmogenes Substrat	134
	4) Häufigkeit arrhythmieverstärkender Wirkungen	135
	5) Prämonitorische Zeichen proarrhythmischer Effekte	137
	6) Konsequenzen für die Praxis	137
	7) Proarrhythmiegefährdung und Therapieempfehlungen	138
2.4.2	Nebenwirkungen und Risiken bei der Behandlung von Herzrhythmusstörungen	138
	a) Unvermeidbare Risiken bei der Behandlung von Herzrhythmusstörungen	138

Inhaltsverzeichnis

  b) Typische vermeidbare Risiken in der Arrhythmiebehandlung ... 140
     Fehldiagnosen 140
     Nichtbeachtung absoluter und relativer Kontraindikationen 141
     Vernachlässigung von Nebenwirkungen 145
     Unerlaubte Antiarrhythmikakombinationen 146
     Empfehlungen zur antiarrhythmischen Kombinationstherapie ... 147

2.4.3 Therapiekontrolle bei der Arrhythmiebehandlung 147
  a) Programmierte Stimulation bei supraventrikulären und
     ventrikulären Tachyarrhythmien 148
  b) Blutspiegelbestimmungen 150

2.4.4 β-Rezeptorenblocker 152
  a) Grundlagen 154
  b) Elektrophysiologie 155
  c) Indikationen 156
  d) Nebenwirkungen und Kontraindikationen 159
  e) Schlußfolgerungen 160

2.4.5 Kalziumantagonisten 161
  a) Verapamil 164
  b) Gallopamil 165
  c) Cordichin 166
  d) Diltiazem 168

2.4.6 Herzglykoside 169

2.4.7 Antiarrhythmika im engeren Sinne 170
  a) Antiarrhythmika der Klasse I A 170
     Chinidin (z. B. Chinidin duriles, Optochinidin ret.) 170
     Procainamid (z. B. Procainamid Duriles) 173
     Ajmalin, Prajmalin (Gilurytmal, Neo-Gilurytmal) 174
     Disopyramid (z. B. Norpace, Rythmodul, Diso-Duriles) 177
     Spartein 179
  b) Antiarrhythmika der Klasse I B 180
     Lidocain (Xylocain) 180
     Mexiletin (Mexitil) 182
     Tocainid (Xylotocan) 186
     Phenytoin (Epanutin, Phenhydan, Zentropil) 187
  c) Antiarrhythmika der Klasse I C 189
     Flecainid (Tambocor) 189
     Propafenon (Rytmonorm) 193
     Aprindin (Amidonal) 196
  d) Antiarrhythmika der Klasse III 197
     Amiodaron (Cordarex) 197
     Sotalol (z. B. Sotalex) 207
  e) Adenosin (Adrekar) 210
  f) Magnesium in der Behandlung von Herzrhythmusstörungen 214

g) In Prüfung befindliche bzw. nicht handelsübliche
Antiarrhythmika 220
Klinische Prüfung von Antiarrhythmika 220
Diprafenon 221
Bretylium-Tosylat (Bretylate, Bretylol) 222
Moricizin (Ethmozin) 223
Tiracizin (Bonnecor) 224
Thioridazin 225
Encainid (Enkaid) 225
Cibenzolin 226
Pirmenol 226
Bepridil 226
Falipamil 227
Barucainid 227
Dofetilide (UK-68798) 227
Azimilide 228
Ibutilide 228

2.4.8 Kombinationen antiarrhythmischer Arzneistoffe 228
a) Kombination von Sotalol mit Mexiletin oder Tocainid
bei Kammerarrhythmie 230
b) Kombination von Amiodaron mit Mexiletin, Flecainid
oder Encainid bei persistierenden Kammertachykardien ... 232
c) Fixe Antiarrhythmikakombinationen 234

3 Elektrotherapie von Herzrhythmusstörungen 236

3.1 Bradykarde Rhythmusstörungen 236

3.1.1 Elektrische Herzschrittmacher – Anwendung und Prognose ... 236
a) Indikation zur Schrittmachertherapie 237
Allgemeiner Behandlungsplan 237
Spezieller Behandlungsplan 240
Schrittmacherimplantation in der Postinfarktperiode ... 243
Determinanten der Schrittmacherlangzeittherapie ... 244
Hämodynamik nach Schrittmacherimplantation
im Langzeitverlauf 245
b) Indikationsüberprüfung 245
3.1.2 Schrittmachertypen 246
a) Stimulationsarten 247
Schrittmachercode 247
b) Programmierbarkeit 252
c) Frequenzadaptive („biologische") Schrittmachersysteme ... 253
Grundlagen 253
Frequenzadaptive (AAI-R-, VVI-R-, DDD-R-)Schrittmacher ... 254
QT-Intervall 256
Atemfrequenz/Atemminutenvolumen 257

	Muskelaktivität	258
	Temperatur	258
	Frequenzadaptive Doppelsensorsysteme	259
	Indikation für (biologische) frequenzadaptive Schrittmacher	261
	VDD-Schrittmacher	262
	Frequenzadaptive Zweikammerschrittmacher	263
	Perspektiven	264
	d) Nichtinvasive (transkutane) temporäre Schrittmachertherapie	265
	e) Schrittmacherbehandlung bei intermittierendem Vorhofflimmern	266
3.1.3	Schrittmacherbatterie	269
3.1.4	Komplikationen	270
3.1.5	Schrittmacherüberwachung	275
	Empfehlungen zur Schrittmachernachsorge	277
3.1.6	Wiederverwendung	278
	a) Schrittmacherbatterie	278
	b) Schrittmachersonden	278
3.1.7	Präoperative Schrittmacherversorgung	279
	a) Bradykardien	279
	b) Intraventrikuläre Leitungsstörungen	279
	c) Schrittmacherindikation bei Ophthalmoplegia plus und Kearns-Sayre-Syndrom	280
3.1.8	Schrittmachersyndrom	280
3.1.9	Der Herzschrittmacher-Zwischenfall	282
3.2	Tachykarde Rhythmusstörungen	285
3.2.1	Transthorakaler Elektroschock	285
	a) Prinzip	285
	b) Anwendung	286
	c) Komplikationen	287
3.2.2	Implantierbare Kardioverter-/Defibrillatorsysteme (ICD)	287
	MADIT-Studie	296
	AVID-Studie	298
	Führen eines Kraftfahrzeugs nach Implantation eines Kardioverters/Defibrillators	301
	Intraatriale Defibrillation – der atriale Defibrillator und der atrioventrikuläre Defibrillator (Arrhythmia Management Device)	302
3.2.3	Antitachykarde Schrittmachertherapie	306
	a) Mechanismus	306
	b) Methoden	307
	Grundlagen der Stimulationstherapie	307
	Atriale Hochfrequenzstimulation	308
	Ventrikuläre Hochfrequenzstimulation	311

	Klinische Anwendung von „overdrive pacing"	311
	Klinische Anwendung der kompetitiven Stimulation	312
3.2.4	Katheterablation	314
	AV-Knoten-Reentrytachykardien	316
	AV-Knoten Modifikation	321
	Vorhofflimmern	321
	Vorhofflattern	324
	Ventrikuläre Tachyarrhythmien	327
	Idiopathische Kammertachykardie	328
	Arrhythmogene rechtsventrikuläre Dysplasie	330
	Transkoronare chemische Ablation bei therapieresistenten Tachyarrhythmien	331
	Laserphotoablation	331
	Das Brugada-Brugada-Syndrom	332

4 Antiarrhythmische Kardiochirurgie 334

5 Spezielle Rhythmusstörungen und Syndrome 338

5.1	Sinusknotensyndrom	338
5.1.1	Begriffe und Definitionen	338
5.1.2	Ätiologie und Pathogenese	341
5.1.3	Klinische Symptomatik	341
5.1.4	Diagnostik	342
	a) EKG: Ruhe-, Langzeit-, Belastungs-EKG	342
	b) Atropintest	342
	c) Karotisdruckversuch	342
	d) Intrakardiale Stimulation und Ableitung	342
	Schnelle atriale Stimulation	343
	Vorzeitige atriale Einzelstimulation	343
	e) Normale und pathologische Werte	344
5.1.5	Verlauf und Prognose	344
5.1.6	Therapie	346
	a) Parasympatholytika, Sympathomimetika	346
	b) Antiarrhythmika	346
	c) Elektrischer Schrittmacher	347
5.2	Karotissinussyndrom	347
5.3	Präexzitationssyndrome: EKG und Mechanismen	349
	Allgemeine Gesichtspunkte	349
	EKG bei Wolff-Parkinson-White-Syndrom	349
	EKG bei AV-Knoten-Reentrytachykardie	349
	EKG bei permanenter junktionaler Reentrytachykardie (PJRT)	350
	EKG bei Präexzitation unter Einbeziehung von Mahaim-Fasern	350

5.4	Wolff-Parkinson-White-(WPW-)Syndrom	351
5.4.1	Diagnostik durch intrakardiale Ableitungen	353
5.4.2	WPW-Syndrom und Rhythmusstörungen	354
5.4.3	Therapie	359
	Ablation des Präexzitationssyndroms	360
5.5	Lown-Ganong-Levine-(LGL-)Syndrom	364
5.6	Syndrome mit verlängerter QT-Dauer	365
5.7	Mitralklappenprolapssyndrom	370
5.8	Vorhofflimmern	371
	Holiday-heart-Syndrom	382
6	**Besondere Therapieprobleme und Behandlungsindikationen**	**383**
6.1	Antiarrhythmische Therapie bei Herzinfarkt	383
6.1.1	Problemstellung	383
6.1.2	Arrhythmiegenese bei koronarer Herzkrankheit	383
6.1.3	Häufigkeit der Arrhythmien bei Myokardinfarkt	385
6.1.4	Warnarrhythmien, prognostische Bedeutung	386
6.1.5	Therapie	388
	a) Elektrotherapie	388
	b) Medikamentöse Therapie	388
	Lidocain	389
	Mexiletin	389
	Weitere Antiarrhythmika	389
	β-Rezeptorenblocker	390
	Fazit	390
6.2	Antiarrhythmika in der Schwangerschaft	391
6.3	Herzrhythmusstörungen bei Kindern	396
6.4	Herzrhythmusstörungen bei Sportlern	403

Anhang 407

    A. Elektrophysiologisches Glossar 409

    B. Richtlinien zur Herzschrittmachertherapie 430

Literatur 457

Sachverzeichnis 495

I. Historischer Teil

Historische Entwicklung der Arrhythmiebehandlung

Die Rhythmologie hat ebenso wie andere Gebiete der Medizin ihre Geschichte. Der aktuelle Wissensstand ist nicht das Ergebnis einer konsequenten Entwicklung, genausowenig wie das Fach einen statischen, monolithischen Gedankenkomplex darstellt. Die heutige Rhythmologie ist vielmehr das Resultat zahlreicher kompetitiver wissenschaftlicher Ansätze, oft zufälliger Natur, von denen einzelne sich als brauchbar erwiesen, weiterverfolgt wurden und so zu einem Erkenntnisgewinn führten.

Der häufig reizvolle Blick in die Vergangenheit erleichtert nicht nur die Beurteilung zahlreicher Details und dadurch die Orientierung in der Fülle wichtiger und weniger wichtiger Fakten, sondern erschließt dem Betrachter auch den Zeithorizont des gesamten Fachgebiets. Die Rhythmologie ist also kein geschichtloses Faktenwissen, sondern ein evolutionäres, aus dem Wettstreit unterschiedlicher Lösungsansätze entstandenes dynamisches Fachgebiet, für das das vorliegende Kapitel nur eine bescheidene Zwischenbilanz darstellen kann.

Am Anfang der Rhythmologie stehen nicht nur die Anatomie und die Physiologie des Herzens, sondern auch die Analyse des Pulses, der die Herztätigkeit reflektiert. Die Analyse des (peripheren) Pulses als mechanischer Ausdruck der Herztätigkeit reicht mehrere Jahrtausende zurück. Um 280 n. Chr. schrieb in China Wang Chu Ho 10 Bücher über den Puls. Bei den alten Griechen wurde der Puls als Sphygmos bezeichnet. Die Sphygmologie umfaßte dementsprechend die Lehre dieser Naturerscheinung.

Der alexandrinische Arzt Herophilus soll um 300 v. Chr. eine Wasseruhr dazu verwendet haben, den erhöhten Puls fiebrig erkrankter Patienten zu messen, während die komplizierte Pulslehre von Galen (ca. 130–200) in römischer Zeit – die in gewisser Hinsicht bis in das 19. Jahrhundert fortdauerte – die unterschiedlichen Pulsformen in der seinerzeit verbreiteten Annahme interpretierte, jedes Organ und jede Erkrankung habe eine eigene Pulsform. Galen versuchte, Abweichungen von einer mittleren Norm des einzelnen Schlages mit relativen Kriterien zu definieren, empfahl aber noch nicht, ganze Pulsationen in bestimmten Zeitintervallen zu zählen.

Als man Anfang des 16. Jahrhunderts damit begann, quantitative Methoden in die Naturwissenschaften einzuführen, lag es nahe, den Puls als vitales Maß bzw. als natürliche Meßeinheit zu verwenden. Für das gesamte 17. Jahrhundert blieb die Pulsmessung nur innerhalb der physiologischen Forschung wichtig, ein Instrument der ärztlichen Praxis war sie noch immer nicht geworden (Abb. 1).

Auch für William Harvey (1578–1657), der 1628 unsere heutigen Vorstellungen vom Kreislauf und seinen peripheren Pulsen begründete, war die Frequenz des

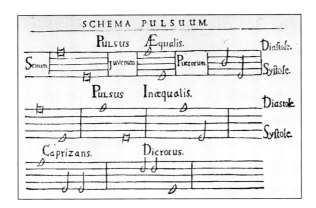

Abb. 1.
Pulsschema aus der Medicina nova-antiqua (Frankfurt 1713) des Gießener Mediziners Michael Bernhard Valentini (1657–1729)

Pulses lediglich eine rechnerische Größe. Zudem waren die mitunter erheblich abweichenden Werte, welche in der Literatur veröffentlicht worden sind, jeweils für ganze oder halbe Stunden angegeben (Fuchs 1992; Harvey 1970).

Die Prüfung des Pulses stellte also bereits im Altertum und im Mittelalter eine wesentliche medizinische Maßnahme dar, die jedoch mehr der allgemeinen klinischen Beurteilung als der Rhythmusanalyse im engeren Sinne diente. Obwohl die Messung der Pulse seit Galen in Mitteleuropa allgemein bekannt war, konnte der Puls erst nach der um das Jahr 1700 gemachten Erfindung von Uhren mit Sekundenzeigern genau quantifiziert werden.

In der Mitte des 19. Jahrhunderts ist mit dem Durchbruch der experimentellen Physiologie auch im diagnostischen Bereich das anatomische vom funktionellen Denken abgelöst worden. Damit gewann die Pulsmessung ihre Bedeutung im heutigen Sinne.

Stand somit die Pulsmessung am Anfang der Rhythmologie, so war es die rhythmogene Synkope, die erstmals den Kausalzusammenhang zwischen klinischer Symptomatik und Herzrhythmusstörung offenbarte.

Bereits 1580 schrieb Geronimo Mercuriale (1530–1606) aus Forli, Dozent in Padua: „Ubi pulsus sit rarus semper expectanda est syncope" (beachtenswerterweise 150 Jahre vor Morgagni). Dabei unterschied der Autor bereits zwischen kardial und neurologisch bedingten Synkopen. Es war dann aber erst Morgagni, dessen Name mit der rhythmusbedingten Synkope untrennbar verbunden wurde (vgl. Cammilli u. Feruglio 1981). 1761 publizierte Giovanni Battista Morgagni (1682–1771), Lehrstuhlinhaber für Anatomie in Padua und schon zu Lebzeiten führender Anatom ganz Europas, sein berühmtes Werk *De sedibus et causis morborum per anatomen indagatis*. Im LXIV. anatomisch-medizinischen Brief („ad thoracis morbos pertinet") aus dem oben genannten Schriftstück beschreibt Morgagni exakt das klinische Bild der kreislaufbedingten Synkopen (wörtlich: der Krisen durch Kreislaufstillstand), wie wir sie auch heute bei unseren Patienten mit höhergradigen AV-Blockierungen beobachten können.

Morgagni protokollierte die Bradykardien, die Krampfaktionen sowie die vasomotorischen Reaktionen und Phänomene der Gesichtsfarbe, die dieser Krise folgten. Ihm waren die Kreislaufsituationen weder bei Bradykardie noch bei extremer Tachysystolie entgangen (s. auch Lüderitz 1993).

Historische Entwicklung der Arrhythmiebehandlung

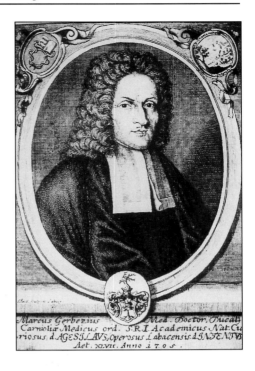

Abb. 2.
Marcus Gerbezius
(1658–1718)

Von Bedeutung ist im Zusammenhang mit der AV-Blockierung auch die von Morgagni im 7. Kapitel seines klassischen Buches: *De sedibus et causis morborum* wiedergegebene Krankengeschichte des 68jährigen Priesters Anastasio Poggi. G. B. Morgagni hielt die Anfälle für Störungen im Bereich der Medulla oblongata und dachte an eine Sklerose der Bulbärgefäße. Demgegenüber lokalisierten die beiden Iren R. Adams und W. Stokes Anfang des vorigen Jahrhunderts das Krankheitsgeschehen im Herzen selbst (Adams 1827; Stokes 1846).

Nach einem lange Zeit wenig beachteten Schriftstück war die komplette atrioventrikuläre Blockierung bereits 1717 von Marcus Gerbezius (1658–1718) in Laibach beschrieben worden in dem Buch *Constitutio Anni 1717 a D.D. Marco Gerbezio Labaco 10. Decem. descripta. Miscellanea-Ephemerides Academiae Naturae Curiosorum. Cent. VII, VIII. 1718: in Appendice* (Abb. 2). Die Beobachtungen von Gerbezius fanden denn auch mehrfache Erwähnung in den Werken Morgagnis (vgl. Volavsek 1977).

Zu Beginn dieses Jahrhunderts erfolgten auch die entscheidenden Entdeckungen in bezug auf das morphologische Substrat der Automatie des Herzens selbst (Tabelle 1).

Johann Evangelista Purkinje (1787–1869) hatte bereits im Jahre 1839 mit dem Nachweis eines faserigen Netzwerks in den subendokardialen Lagen der Muskulatur einen Bestandteil des Erregungsleitungssystems identifiziert (diese Endstücke werden heute Purkinje-Fäden genannt) (Purkinje 1845; Abb. 3 und 4).

40 Jahre später traten die Untersuchungen zur Reizbildung und Erregungsleitung mit dem Auffinden eines weiteren Bauelements in die entscheidende Phase

Tabelle 1. Chronologische Übersicht der Entdeckung des Reizbildungs- und Erregungsleitungssystems

Jahr	Entdecker	System
1845	Purkinje, J. E.	Purkinje-Fasern
1876/93	Paladino, G.; Kent, A. F. S.	Kent-Paladino-Bündel
1893	His, W. jr.	His-Bündel
1906	Aschoff, L.; Tawara, S.	AV-Knoten
1906/07	Wenckebach, K. F.	Wenckebach-Bündel
1907	Keith, A. B.; Flack, M. W.	Sinusknoten
1916	Bachmann, J. G.	Bachmann-Bündel
1932	Mahaim, I.	Mahaim-Fasern
1961	James, T. N.	James-Bündel

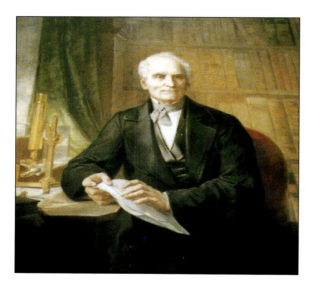

Abb. 3.
Johann Evangelista Purkinje (1787–1869). Ölgemälde von Peter Maixner aus dem Jahre 1869 (Physiologisches Institut der Karls-Universität, Prag)

ein. Wilhelm His d. J. (1863–1934) beschrieb das nach ihm benannte, auf dem First der Kammerscheidewand liegende His-Bündel. Schon bald nach seinem Durchtritt in den rechten Ventrikel teilt es sich am tiefsten Punkt der Pars membranacea septi in einen rechten und einen linken Schenkel (His 1933).

Ludwig Aschoff (1866–1942) und sein japanischer Mitarbeiter Sunao Tawara (1873–1952) erkannten 1906 den Vorhof- und Atrioventrikularknoten als das sekundäre und die beiden Engländer Arthur Keith (1866–1955) und Martin William Flack (1882–1931) ein Jahr später den Sinusknoten als das primäre Zentrum der Reizbildung (Aschoff u. Tawara 1906; Keith u. Flack 1997).

Doch weniger die morphologischen Erkenntnisse als vielmehr Einthovens Arbeiten zur Elektrokardiographie wurden Grundlage der modernen Arrhythmiediagnostik.

Abb. 4.
Erinnerungstafel im „Institutum Physiologicum" der Karls-Universität, Prag. Johann Evangelista Purkinje war Direktor dieses Instituts von 1851 bis 1869. Sein Nachfolger war Prof. Ewald Hering von 1870 bis 1883, der 1928 die 1. Jahrestagung der *Deutschen Gesellschaft für Kardiologie – Herz- und Kreislaufforschung* – leitete

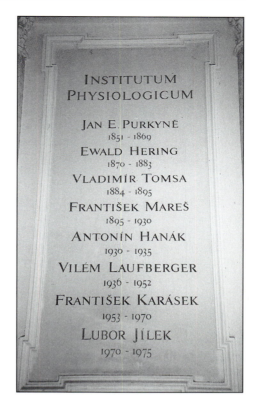

Obwohl die qualitative und quantitative Messung des Pulses als Anfang der Arrhythmiediagnostik verstanden werden kann, wurde die eigentliche Erfassung von Herzrhythmusstörungen erst durch die Elektrokardiographie mittels des von Willem Einthoven (1860–1927) weiterentwickelten Saitengalvanometers eingeleitet. Einthoven gilt heute zu Recht als Begründer der Elektrokardiographie. Gleichwohl wurde das erste (unvollkommene) Elektrokardiogramm bereits 1887 von Waller beschrieben (Abb. 5) – allerdings ohne daß die klinischen Konsequenzen

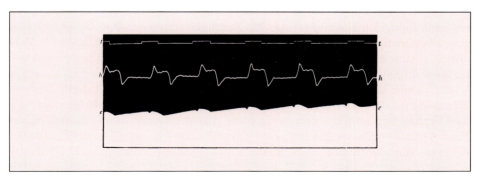

Abb. 5. Reproduktion der ersten bekannten elektrokardiographischen Registrierung durch Waller (1887)

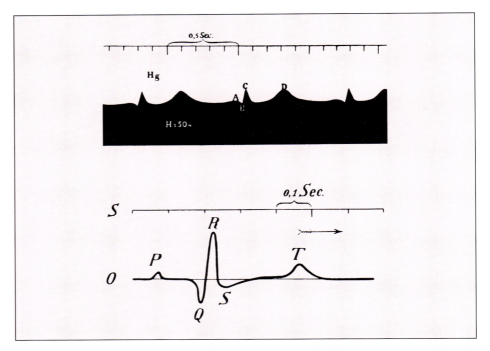

Abb. 6. Aufzeichnung eines Elektrokardiogramms mit Kapillarelektrometer (gegen Schwefelsäure) mit den ursprünglichen Bezeichnungen A, B, C und D (*oben*) und konstruiertes Elektrokardiogramm mit den dann als P, Q, R, S und T benannten Auslenkungen (*unten*). (Nach Einthoven 1903)

erkannt wurden. Die Entdeckung des Saitengalvanometers geht auf Ader und das Jahr 1897 zurück (vgl. Cooper 1986).

1895 hatte Einthoven ein in seinem Labor mit dem Kapillarelektrometer gegen Schwefelsäure aufgezeichnetes und ein konstruiertes Elektrokardiogramm angegeben, das alle Details heutiger Elektrokardiogramme aufwies (Abb. 6). Das konstruierte Elektrokardiogramm zeigte 5 Wellen, für die Einthoven die Bezeichnungen P, Q, R, S, T einführte, die noch heute verwendet werden. 1902 leitete Einthoven erstmals Elektrokardiogramme mit dem Saitengalvanometer ab, wobei er eine sehr gute Übereinstimmung mit den zuvor konstruierten Kurven fand (Tabelle 2). 1924 erhielt Einthoven für seine Pionierarbeiten über den Mechanismus des Elektrokardiogramms den Nobelpreis.

Als Pionier der Diagnostik von Herzrhythmusstörungen gilt Karl Frederik Wenckebach (1864–1940). 1903 wird Wenckebach international bekannt durch die Veröffentlichung seines ersten Buches *Die Arrhythmie als Ausdruck bestimmter Funktionsstörungen des Herzens,* eine physiologisch-klinische Studie, die auf der Analyse von Kardiogrammen und Sphymogrammen beruht. In Straßburg erarbeitet er als Professor der Kaiser-Wilhelm-Universität sein zweites Buch *Die unregelmäßige Herztätigkeit und ihre klinische Bedeutung* (Abb. 7). Dieses 1914 erschienene Werk gilt aufgrund seiner Originalität und seiner scharfen Analysen

Historische Entwicklung der Arrhythmiebehandlung

Tabelle 2. Chronologie der elektrokardiographischen Registriertechnik

Jahr	Technik	Erster Anwender
1903	Extremitätenableitungen	W. Einthoven
1906	Ösophagus-EKG	M. Cremer
1933	Unipolare Brustwandableitungen	F.N. Wilson
1936	Vektorkardiographie	F. Schellong
1938	Kleines Herzdreieck	W. Nehb
1942	Unipolare verstärkte (augmentierte) Extremitätenableitungen	E. Goldberger
1956	Korrigiertes orthogonales Ableitungssystem	E. Frank
1960	Endokavitäre Katheterableitungen	G. Giraud, P. Puech
1969	His-Bündel-Elektrographie	B.J. Scherlag

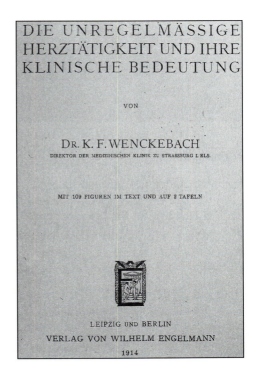

Abb. 7.
Titelblatt des 1914 erschienenen Buches
Die unregelmäßige Herztätigkeit und ihre klinische Bedeutung von K.F. Wenckebach

als Klassiker der rhythmologischen Literatur (Wenckebach 1914). Die fast 40jährige Forschungserfahrung von Wenckebach (Abb. 8) fand danach ihren Niederschlag in dem 1927 gemeinsam mit Winterberg verfaßten Buch *Die unregelmäßige Herztätigkeit*. Dieses fast ausschließlich auf Elektrokardiogrammen basierende Werk kann noch heute als Grundpfeiler der modernen Arrhythmiediagnostik gelten.

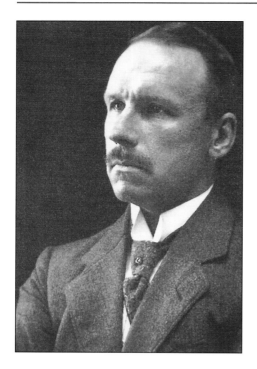

Abb. 8.
Karl Frederik Wenckebach (1864–1940)

Antiarrhythmika

Die heute in der Therapie kardialer Rhythmusstörungen eingesetzten Antiarrhythmika wurden erst viel später als die Herzglykoside in die Therapie eingeführt. Mit der Entdeckung der kardiologischen Wirksamkeit der Alkaloide begann eine neue Ära in der antiarrhythmischen Therapie.

Chinidin

Die Chinarinde mit ihrer Vielzahl von Arten wie Cinchona ledgeriana, Cinchona succirubra (Chinarindenbaum; Abb. 9) u.a., die als peruvianische Rinde oder Jesuitenrinde bekannt war, erhielt ihren Gattungsnamen Cinchona nach der Gräfin Cinchon (Starkenstein 1930).

Mitte des 17. Jahrhunderts wurde die Rinde von Jesuiten aus Peru nach Europa eingeführt und hier zur Malariatherapie eingesetzt.

1744 berichtete Georg Ernst Stahl (1660–1734) über die Herzwirksamkeit der Chinarinde bei Patienten, bei denen es wegen exzessiver Einnahme der Chinarinde zum Auftreten von Ödemen aufgrund verminderter Herzleistung gekommen war (Stahl 1714).

1749 wurde bereits von Jean-Baptiste Senac (1693–1770) (Abb. 10) auf die günstige Wirkung der Chinarinde bei Herzklopfen hingewiesen (Senac 1749; Lüderitz 1993; Willius 1942). Von William Saunders (1743–1817) (Saunders 1783) sowie dem Österreicher Johann Oppolzer (1808–1871) (Stoffela 1807) wurde Chinarinde zur Therapie von Herzrhythmusstörungen eingesetzt.

Historische Entwicklung der Arrhythmiebehandlung

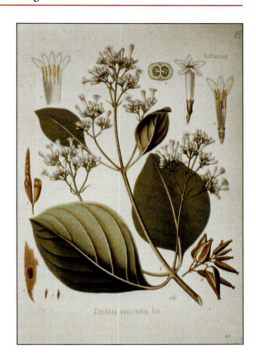

Abb. 9.
Cinchona succirubra

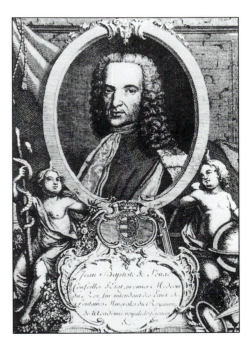

Abb. 10.
Jean-Baptiste Senac (1693–1770)

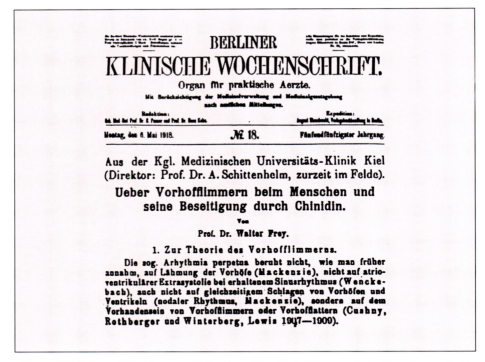

Abb. 11. Titelseite und Einleitung zu Walter Frey: *Über Vorhofflimmern beim Menschen und seine Beseitigung durch Chinidin*

1811 gelang es dem Portugiesen Gomes, ein kristallines Produkt aus der Chinarinde zu gewinnen, das „Cinchonin" genannt wurde, und 1820 isolierten Pierre Joseph Pelletier und Joseph-Bienaimé Caventou das Chinin (Toellner 1986). Schließlich waren es 1833 Etienne O. Henry und Auguste Delondre (Toellner 1986), die das Chinidin isolierten, ebenfalls ein Chinarindenalkaloid, das zu einem Prototypen der medikamentösen antiarrhythmischen Therapie wurde.

1914 beschrieb Wenckebach die Wirkung von Chinin bei Vorhofflimmern, das er bei einem Patienten durch Gabe von 1 g Chinin beseitigen konnte. Durch Walter Frey (Frey 1918) (Abb. 11) wurde dann 1918 das Chinidin, ein optisches Isomer des Chinins, endgültig in die antiarrhythmische Therapie eingeführt, nachdem er verschiedene Chininpräparate (Chinin, Chinidin-Conchinin, Cinchonin) systematisch bei Patienten mit Vorhofflimmern eingesetzt hatte und den Nachweis erbringen konnte, daß Chinidin das wirksamste aller eingesetzten Präparate war.

Cocain als Lokalanästhetikum

Ein weiteres Alkaloid, das Cocain, ist in den Blättern der südamerikanischen Pflanze Erythroxylon coca (Cocastrauch; Abb. 12) enthalten. Blätter dieser Pflanze, die in den Anden auf einer Höhe von 1000–3000 m wächst, wurden durch sog. Coca-Kauen

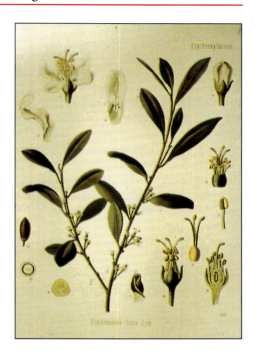

Abb. 12.
Erythroxylon Coca (Cocastrauch)

über Jahrhunderte von den Inkas als Anregungsmittel und als Mittel zur Ausschaltung von Hunger- und Durstgefühlen verwendet (Ritchie u. Greene 1990).

1860 wurde zum erstenmal von Niemann das reine Alkaloid hergestellt. Er stellte fest, daß es einen bitteren Geschmack hatte und ein eigenartiges Gefühl auf der Zunge hinterließ, die taub und nahezu empfindungslos wurde. 1880 empfahl Anrep, Cocain klinisch als Lokalanästhetikum einzusetzen, nachdem er beobachtet hatte, daß Cocain nach subkutaner Injektion die Haut unempfindlich gegenüber Nadelstichen machte. Sein Vorschlag wurde allerdings nicht befolgt. Der klinische Gebrauch von Cocain wurde durch die Wiener Ärzte Sigmund Freud und Karl Koller 1884 eingeleitet. Freud, der Untersuchungen über die physiologischen Effekte des Cocains durchführte und von den zentralen Wirkungen der Droge beeindruckt war, setzte diese bei einem seiner Kollegen ein, um ihn von seiner Morphinabhängigkeit zu heilen. Koller, ein Kollege Freuds, der nach tierexperimentellen Untersuchungen die lokalanästhetische Wirkung des Cocains erkannte, führte es zum erstenmal bei ophthalmologischen Operationen als Lokalanästhetikum ein. Im gleichen Jahr wurde es durch Hall in der Zahnheilkunde eingesetzt. 1885 erkannte Halsted, daß Cocain die nervale Transmission blockieren konnte, und begründete damit die Leitungsanästhesie. Durch Corning wurde im gleichen Jahr eine Spinalanästhesie an Hunden durchgeführt; es vergingen allerdings Jahre bis zur Anwendung dieser Technik in der Chirurgie. Die Suche nach synthetischen Ersatzstoffen für Cocain begann 1892 mit der Arbeit von Einhorn und seinen Mitarbeitern und führte 1905 zu der Synthese von Procain, welches lange Zeit der Prototyp für lokalanästhetische Substanzen war (Ritchie u. Greene 1990).

Procainamid

1936 wurde erstmals von Mautz darüber berichtet, daß Procain die ventrikuläre Erregungsleitung beschleunigte und eine Wirkung ähnlich der des Chinidins entfaltete.

Jedoch wurde der Wert von Procain als Antiarrhythmikum durch die rasche enzymatische Hydrolyse und die beobachteten Nebenwirkungen auf das Zentralnervensystem deutlich eingeschränkt. Daraufhin wurden chemisch verwandte Substanzen sowie Metaboliten des Procains systematisch untersucht, was zur Entdeckung des Procainamids im Jahre 1951 durch Mark et al. führte. Die Neigung des Procainamids, ein Syndrom ähnlich dem des systemischen Lupus erythematodes hervorzurufen, belastete über längere Zeit die Suche nach Substanzen mit procainamidähnlicher Struktur (Bigger jr. u. Hoffmann 1990).

Lidocain

Ein weiteres Lokalanästhetikum mit antiarrhythmischer Wirkung ist Lidocain, ein Derivat des Gramins. Gramin ist ein Alkaloid, das zuerst aus einem in Zentralasien vorkommenden Teichrohrgewächs isoliert und nach der Pflanzenfamilie Gramineae (Süßgräser) benannte wurde.

1935 synthetisierten die beiden schwedischen Chemiker v. Euler und Erdtman im Rahmen ihrer Untersuchungen zur Aufklärung der Molekülstruktur des Alkaloids Gramin das Isogramin und stellten dabei im Gegensatz zum Gramin lokalanästhetische Eigenschaften fest. Weitere lokalanästhetische Wirkstoffe wurden 1937 von v. Euler und Erdtman sowie von Erdtman und Löfgren entwickelt, von denen sich jedoch keiner aufgrund von Hautreizungen und anderen Nebenwirkungen zum klinischen Gebrauch eignete (Wiedling 1964).

Untersuchungen durch Löfgren führten 1943 zur Synthese von Lidocain (Xylocain) (Löfgren 1948), das nach umfangreichen Studien 1948 in Schweden und in den USA zugelassen wurde. 1950 wurde es zunächst zur Prävention ventrikulärer Tachyarrhythmien und 1962 erfolgreich bei Arrhythmien während und im Anschluß an Herzoperationen und nach Myokardinfarkten eingesetzt.

Da Lidocain nur intravenös angewendet werden kann, wurden Lidocain-Analoga wie *Mexiletin* (Chew et al. 1979) (ursprünglich als Antiepileptikum) und *Tocainid* (Danilo 1979) entwickelt, die seit 1979 bzw. 1982 in Deutschland verfügbar sind.

Disopyramid

Disopyramid wurde bereits 1954 in den USA synthetisiert. Jedoch wurde es erst viele Jahre später in den Handel gebracht (z. B. in Deutschland 1977), nachdem seine antiarrhythmische Wirkung im Tierversuch (Mokler u. van Armann 1962) und am Menschen (Katz et al. 1963) nachgewiesen und die toxikologischen Eigenschaften sich als zufriedenstellend erwiesen hatten.

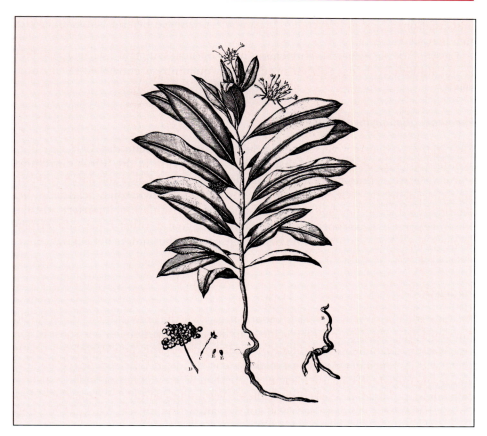

Abb. 13. Rauwolfia serpentina (Schlangenwurzel)

Ajmalin

Im Jahre 1931 wurde aus der Rauwolfia serpentina (Schlangenwurzel; Abb. 13) von dem Pakistaner Siddiqui ein Alkaloid isoliert, welches eine chinidinartige membranstabilisierende Wirkung aufwies (Siddiqui u. Siddiqui 1931). Diese Substanz erhielt den Namen Ajmalin, nach dem indischen Arzt Hakim Azmal Khan, dem Gründer des Research Institute in Delhi, der die Anregungen zur Entdeckung der Substanz gab.

Nach Jahren experimenteller und klinischer Untersuchungen wurde Ajmalin, das zu der Klasse I A der Antiarrhythmika gehört von Kleinsorge und Zipf 1958 in die Therapie der Herzrhythmusstörungen eingeführt und hat seitdem einen festen Platz in der Behandlung tachykarder Herzrhythmusstörungen erworben (Kleinsorge 1959; Zipf 1957).

Kleinsorge, der wesentlichen Anteil an der Verbreitung des Ajmalin hatte, schreibt dazu: „Zunächst hatte ich einen Selbstversuch ausgeführt, der den folgenden klinischen Prüfungen vorausging. Seinerzeit spürte ich sofort (supraventrikuläre) Extrasystolen mit kompensatorischen Pausen, wenn ich mich in Konfliktsituationen bzw. gravierenden Auseinandersetzungen befand." Ajmalin erwies sich hier als hilfreich.

Da Ajmalin bei oraler Verabreichung nicht optimal wirksam war, wurde später Prajmaliumbitartrat, das Salz einer quartären Ajmalinbase, entwickelt (Kleinsorge 1990).

Phenytoin (Diphenylhydantoin)

Eine hiervon chemisch verschiedene Substanz ist Phenytoin, das 1908 von Biltz synthetisiert und ab 1938 zunächst als Antikonvulsivum in die Klinik eingeführt wurde (Merritt u. Putnam 1938). 1950 fanden Harris und Kokernot, daß Phenytoin eine therapeutische Wirksamkeit bei ventrikulären Tachykardien zeigte, die bei Tieren durch experimentell hervorgerufene Myokardinfarkte induziert worden waren (Harris u. Kokernot). Klinische Studien zeigten darüber hinaus die erfolgreiche Anwendung von Phenytoin beim Menschen, insbesondere bei Digitalisüberdosierung (Rall u. Schleifer 1990).

Flecainid

Im Jahre 1966 begann in den Riker Laboratories, USA, die Entwicklung von Flecainid mit einer breit angelegten Untersuchung, in der die Auswirkungen der Substitution von Wasserstoffatomen durch Fluor in medizinisch-organischen Produkten untersucht wurde. Eines der Ausgangsmoleküle, das für diese Untersuchungen benutzt wurde, um neue Moleküle mit lokalanästhetischen Eigenschaften zu finden, war Procainamid (Hudak et al. 1984). Einige dieser Verbindungen mit lokalanästhetischen Eigenschaften wurden dann seit 1968 auf ihre antiarrhythmische Wirkung hin tierexperimentell getestet, woraus schließlich 1972 die Synthese von Flecainid, Prüfname R 818, resultierte. Im Anschluß an ausgedehnte präklinische Programme begannen im Jahre 1975 an der Universität Münster durch Bender Studien an gesunden Probanden; die antiarrhythmische Wirkung an Patienten konnte erstmals 1978 nachgewiesen werden (Hudak et al. 1984). Die Erforschung von Flecainid erfolgte parallel in Deutschland und den USA, wobei v. a. wesentliche Multiple-dose-Studien (Anderson et al. 1981; Duff et al. 1981; Hodges et al. 1982) in den USA erfolgten. 1982 wurde für Flecainid in Deutschland und 1985 in den USA die Zulassung erteilt.

Weitere Antiarrhythmika, die mit den elektrophysiologischen Eigenschaften von Flecainid, einem Antiarrhythmikum der Klasse I C, vergleichbar sind und in den 70er Jahren entwickelt wurden, sind *Encainid* (Gibson et al. 1978) und *Lorcainid* (Carmeliet et al. 1978). Zur Chronologie der Einführung von Antiarrhythmika in Deutschland s. Tabelle 3.

Propafenon

1978 kam in Deutschland mit Propafenon ein weiteres Antiarrhythmikum der Klasse I C auf den Markt. Im Rahmen der Suche nach Koronardilatatoren führte der Weg vom Etafenon (Hapke u. Sterner 1969) schließlich zu Propafenon, einer antiarrhythmisch wirksamen Substanz. Mit Hilfe von Mikroelektroden konnte die Wirkung von Propafenon auf Myokardzellen und Purkinje-Fasern des Hundes auf-

Tabelle 3. Chronologie der Einführung von Antiarrhythmika in Deutschland

Jahr	Antiarrhythmikum
1918	Chinidin
1936	Procainamid
1948	Lidocain
1950	Phenytoin (DPH)
1954	Disopyramid
1958	Ajmalin
1962	β-Rezeptorenblocker
1964	Kalziumantagonisten (Verapamil)
1978	Propafenon
1982	Flecainid
1982	Amiodaron
1994	Adenosin

gezeigt werden (Zeiler et al. 1981). Dabei wird dosisabhängig die Reizschwelle erhöht und die Überleitung verlangsamt; gleichzeitig wird die maximale Anstiegsgeschwindigkeit des Aktionspotentials von Myokardzellen erniedrigt. Insgesamt zeigt Propafenon damit elektrophysiologische Effekte, die zu einer Einordnung in die Klasse der IC-Antiarrhythmika führte. Darüber hinaus sind β-blockierende Eigenschaften von Propafenon beschrieben, deren Bedeutung für die antiarrhythmische Therapie mit Propafenon kaum abschätzbar sind (Hammill 1985).

β-Rezeptorenblocker

Nachdem 1905 durch Ehrlich und Langley der Rezeptorbegriff eingeführt worden war, wurde 1948 durch Ahlquist, der die Wirkung von Adrenalin an zahlreichen Organen untersuchte, die Unterteilung in α- und β-Rezeptoren vorgenommen. 1958 wurde durch Powell und Slater sowie durch Moran und Perkins die erste β-blockierende Substanz Dichlorisoproterenol beschrieben, die aufgrund von Nebenwirkungen jedoch nie in die Therapie eingeführt wurde.

Die von Black und Stephenson (Black u. Stephenson 1962) entwickelte Substanz *Pronethalol* (Alderlin) wurde 1962 eingeführt und u.a. erfolgreich bei Herzrhythmusstörungen eingesetzt. 1965 wurde *Propranolol* (Dociton) in Deutschland in den Handel gebracht und gilt bis heute als Standardvertreter der Klasse-II-Antiarrhythmika.

Amiodaron

Das Klasse-III-Antiarrhythmikum Amiodaron wurde durch eine Zufallsbeobachtung 1946 im Labor von G.V. Anrep entdeckt. Einer der technischen Assistenten von Anrep behandelte sich selbst mit dem damals bekannten Heilmittel Khella, das aus der Mittelmeerpflanze Ammi visnaga, einem Doldenblütler (Abb. 14), gewonnen wurde. Bei dem Assistenten, der zudem an einer ernsthaften Angina pectoris litt,

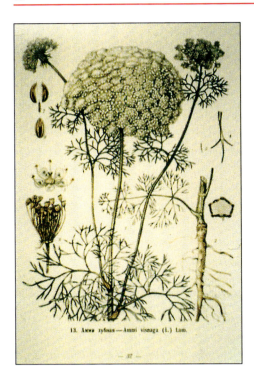

Abb. 14.
Ammi visnaga (Doldenblütler)

stellte Anrep fest, daß sich die Symptome der Angina pectoris durch die Behandlung mit Khella deutlich verbesserten. Dies führte dazu, daß Anrep das Wirkstoffprinzip von Khellin als Koronardilatator entdeckte.

Nach weiteren Untersuchungen in Belgien erfolgte die Synthese ähnlicher, auf dem Benzofuran-Anteil von Khellin basierenden Substanzen und schließlich 1961 die Entwicklung von Amiodaron (Charlier et al. 1962). 1967 wurde Amiodaron als Koronartherapeutikum zur Behandlung der Angina pectoris (Charlier et al. 1969) in die Therapie eingeführt, wobei sich zeigte, daß gleichzeitig vorbestehende Rhythmusstörungen unter der Amiodarontherapie nach einiger Zeit verschwanden. Durch präklinische und klinische Untersuchungen (Rosenbaum et al. 1974) konnten die antiarrhythmischen Eigenschaften, deren physiologische Grundlage sich deutlich von anderen verfügbaren Antiarrhythmika unterscheidet, bestätigt werden. Dabei zeigte sich, daß Amiodaron auch in Fällen wirksam war, in denen andere bisher eingesetzte Antiarrhythmika versagt hatten. 1982 wurde Amiodaron, der Prototyp der Klasse-III-Antiarrhythmika, in Deutschland eingeführt.

Sotalol

Ebenfalls zu den Klasse-III-Antiararhythmika zählt der β-Rezeptorenblocker Sotalol. Der Wirkstoff wurde 1964 von Dungan und Lish beschrieben. Sotalol wurde zunächst als β-Rezeptorenblocker eingesetzt, zeigte jedoch später zusätzliche Effekte hinsichtlich seiner Wirkung auf das Aktionspotential (Repolarisationsverlängerung) (Kaufmann u. Olson 1968), was ihn unter den vielen verfügbaren β-Rezeptorenblockern auszeichnete und zur Einordnung in die Klasse III der Antiarrhythmika führte (Singh u. Vaughan Williams 1970).

Kalziumantagonisten

Die Geschichte der Klasse-IV-Antiarrhythmika (Kalziumantagonisten) begann 1964, als Fleckenstein postulierte, „… daß Verapamil am Myokard ähnliche Effekte auslöse wie der Entzug von Kalziumionen und daß es die kalziumabhängige Nutzung der energiereichen Phosphate durch den Herzmuskel beeinträchtige und den O_2-Verbrauch sowie die Kontraktilität vermindere" (Gross 1977).

Seit 1883 war durch Ringer (Ringer 1883) die wichtige Rolle des Kalziums bei der Herzmuskelkontraktion bekannt; nach Vorliegen von Pharmaka zur Beeinflussung des zellulären Kalziumtransports prägten Fleckenstein et al. den Begriff Kalziumantagonismus (Fleckenstein et al. 1969).

Als Fleckenstein und seine Mitarbeiter die Eigenschaften zweier neu entwickelter Gefäßdilatatoren (Verapamil, Prenylamin) untersuchten, stellten sie fest, daß beide einen zusätzlichen negativ-inotropen Effekt auf das Myokard hatten. Rein zufällig entdeckten sie, daß diese negative Inotropie vom Kalzium antagonisiert wurde und interpretierten die negative Inotropie dieser Substanzen als die Fähigkeit, den erregungsbedingten Kalziumeinstrom zu blockieren.

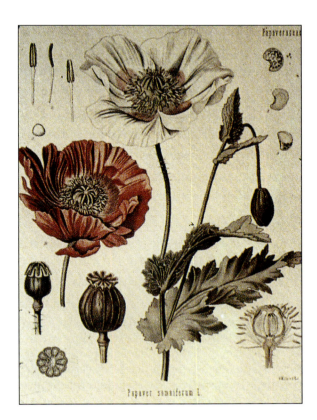

Abb. 15.
Papaver somniferum (Mohngewächs)

Verapamil als klassischer Kalziumantagonist (Singh u. Vaughan Williams 1972) ist ein Papaverinderivat; lediglich 1% der Alkaloide im Rohopium, welches aus Papaver somniferum (Mohngewächs; Abb. 15) gewonnen wird, besteht aus Papaverin. Daneben werden v. a. noch den Kalziumantagonisten Gallopamil und Diltiazem antiarrhythmische Eigenschaften zugesprochen.

CAST-Studien (Flecainid, Encainid, Moricizin)

Die am 13. August 1989 veröffentlichten vorläufigen Ergebnisse der CAST-Studie (Cardiac Arrhythmia Suppression Trial 1989) haben weltweit zu einer Aufsehen erregenden Diskussion geführt. Die durch die CAST-Studie zu beantwortende Frage lautete: „Kann durch Suppression asymptomatischer ventrikulärer Arrhythmien nach Herzinfarkt (mit eingeschränkter linksventrikulärer Pumpfunktion) mit Flecainid, Encainid oder Moricizin die Rate rhythmogener Todesfälle gesenkt werden?"

Dabei wurden also die Klasse-I-Antiarrhythmika Flecainid, Encainid und das in den 60er Jahren in der UdSSR entwickelte Moricizin zur pharmakologischen Unterdrückung der Arrhythmien verwendet.

Die Studie wurde bezüglich Flecainid und Encainid (Echt et al. 1991) und kürzlich auch bezüglich Moricizin (CAST II) abgebrochen, da es unter der Therapie der mit diesen Substanzen behandelten Patienten im Gegensatz zu Placebo zum vermehrten Auftreten von Todesfällen kam.

Die Auswertung der CAST-Studie (Echt et al. 1991) hat die Aufmerksamkeit verstärkt auf alternative Therapieverfahren gerichtet.

Hinsichtlich der Frage, ob es nach CAST einen Wechsel in der antiarrhythmischen Strategie gegeben habe, muß die Antwort lauten: ja! Die praktische Folge für den Kliniker ist – basierend auf CAST – daß weder Encainid, Flecainid noch Moricizin bei Patienten mit asymptomatischen ventrikulären Extrasystolen nach Myokardinfarkt (und eingeschränkter linksventrikulärer Funktion) eingesetzt werden sollte; allerdings sind weitere Placebo-kontrollierte Mortalitätsstudien an Patienten, welche ein hohes Risiko für den plötzlichen Herztod haben, notwendig. CAST hat den Anstoß gegeben, die Elektrophysiologie des plötzlichen Herztodes und den Mechanismus der Wirkung bzw. der proarrhythmischen Effekte antiarrhythmischer Substanzen vertiefend zu untersuchen (Lüderitz 1993).

Zweifellos ist die Behandlung kardialer Arrhythmien durch die CAST-Ergebnisse und ihre Folgen schwieriger geworden. Dennoch bleibt die Therapie symptomatischer Herzrhythmusstörungen in den meisten Fällen eine dankbare Aufgabe und wird bei Schwinden hämodynamisch bedingter Beschwerden vom Patienten als überaus hilfreich empfunden.

Magnesium

Durch die bis heute anhaltende Verunsicherung durch die CAST-Studie (s. oben) hat die Magnesiumtherapie, die über Jahre in den Hintergrund getreten war, in der kardiologischen Therapie einen neuen Impuls erhalten. Der erste Bericht über den Einsatz von Magnesium in der kardiologischen Therapie liegt aus dem Jahre 1935 vor, als Zwillinger über die Magnesiumtherapie bei digitalisinduzierten Arrhythmien berichtete (Abb. 16).

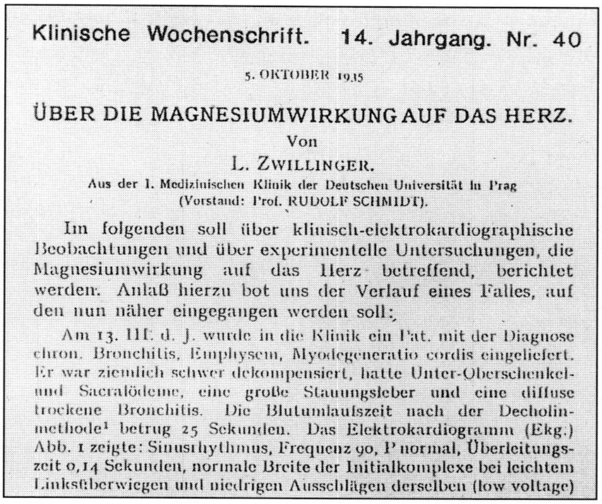

Abb. 16.
Originalpublikation von
L. Zwillinger (Prag) zur
antiarrhythmischen Wirkung
von Magnesium

> **Klinische Wochenschrift. 14. Jahrgang. Nr. 40**
> 5. OKTOBER 1935
> **ÜBER DIE MAGNESIUMWIRKUNG AUF DAS HERZ.**
> Von
> L. ZWILLINGER.
> Aus der I. Medizinischen Klinik der Deutschen Universität in Prag
> (Vorstand: Prof. RUDOLF SCHMIDT).
>
> Im folgenden soll über klinisch-elektrokardiographische Beobachtungen und über experimentelle Untersuchungen, die Magnesiumwirkung auf das Herz betreffend, berichtet werden. Anlaß hierzu bot uns der Verlauf eines Falles, auf den nun näher eingegangen werden soll:
> Am 13. III. d. J. wurde in die Klinik ein Pat. mit der Diagnose chron. Bronchitis, Emphysem, Myodegeneratio cordis eingeliefert. Er war ziemlich schwer dekompensiert, hatte Unter-Oberschenkel- und Sacralödeme, eine große Stauungsleber und eine diffuse trockene Bronchitis. Die Blutumlaufszeit nach der Decholin-methode[1] betrug 25 Sekunden. Das Elektrokardiogramm (Ekg.) Abb. 1 zeigte: Sinusrhythmus, Frequenz 90, P normal, Überleitungszeit 0,14 Sekunden, normale Breite der Initialkomplexe bei leichtem Linksüberwiegen und niedrigen Ausschlägen derselben (low voltage)

1958 wies Malkiel-Shapiro (Malkiel-Shapiro 1958) in einer Arbeit auf die Bedeutung des Magnesiums bei der Behandlung von Patienten nach Herzinfarkt hin, und Bajusz (Bajusz u. Selye 1959, 1960) konnte nach experimentell ausgelösten Infarkten nachweisen, daß nach Vorbehandlung mit Magnesium das Auftreten nekrotischer Herzmuskelzellen weniger häufig war.

Elektrotherapie

Die Anfänge der Elektrotherapie reichen bis in das 16. Jahrhundert zurück (vgl. historische Zeittafel: Tabelle 4; Lüderitz 1993, Lüderitz 1996).

Bereits 1580 hatte Mercuriale den Begriff der Synkope formuliert und dabei auf den Zusammenhang zwischen Synkope und langsamen Puls hingewiesen. Nachdem 1771 Gerbezius die Symptome der bradykarden Form eines kompletten AV-Blockes beschrieben hatte (s. oben), postulierte Morgagni 1761 eine kausale Beziehung zwischen langsamem Puls und synkopalem Anfall (vgl. S. 4).

1774 findet sich in den „Registers of the Royal Human Society of London" der erste Hinweis über eine externe Stimulation des Herzens durch elektrische Stromstöße, die durch Squires bei einem Mädchen angewandt wurden (Naumann d'Alnoncourt 1983). Ein Jahr später, 1775, wurden durch den dänischen Physiker Abildgaard (1740–1801) die ersten Untersuchungen über die Auswirkungen und Anwendungsmöglichkeiten von elektrischen Spannungen auf den menschlichen Organismus durchgeführt (Abildgaard 1775).

1791 veröffentlichte der italienische Naturforscher Luigi Galvani (1773–1798) unter dem Titel „De viribus electricitatis in motu musculari commentarius" seine experimentellen Entdeckungen elektrischer Phänomene am Froschmuskel (Abb. 17) und Froschherzen und leistete damit einen essentiellen Beitrag für die Grundlagen der kardialen Elektrostimulation.

Zu Ende des 18. und Beginn des 19. Jahrhunderts, zur Zeit der französischen Revolution, berichteten 1800 Bichat (1771–1802) (Abb. 18) und 1802 Nysten

Tabelle 4. Historische Entwicklung der Elektrotherapie vom 16. bis zum 20. Jahrhundert

Jahr	Publikation
1580	Mercuriale G. (1530–1606): *Ubi pulsus sit rarus semper expectanda est syncope* (Hirsch 1929)
1717	Gerbezius M. (1658–1718): *Constitutio Anni 1717 a. A. D. Marco Gerbezio Labaco 10. Decem. descripta. Miscellanea-Emphemerides Academiae Naturae Curiosorum. Cent. VII, VIII. 1718: in Appendice* (Volavsek 1977)
1761	Morgagni G. B. (1682–1771): *De sedibus et causis morborum per anatomen indagatis* (Cammilli u. Feruglio 1981)
1791	Galvani L. (1937–1798): *De viribus electricitatis in motu musculari commentarius* (Galvani 1791)
1800	Bichat M. F. X. (1771–1802): *Recherches physiologiques sur la vie et la mort* (Bichat 1800)
1804	Aldini G. (1762–1834): *Essai theorique et experimental sur le galvanisme, avec une serie d'experiences faites en presence des commissaires de l'institut national de France, et en divers amphitheatres de Londres* (Aldini 1804)
1827/1846	Adams R. (1791–1875); Stokes, W. (1804–1878): *Cases of diseases of the heart accompanied with pathological observations: Observations of some cases of permanently slow pulse* (Adams 1827; Stokes 1846)
1872	Duchenne de Bologne G. B. A. (1806–1875): *De l'ectrisation localisée et de son application à la pathologie et à la thérapeutique par courants induits et par courants galvaniques interrompus et continues* (Duchenne de Boulogne 1872)
1882	Ziemssen H. von (1829–1902): *Studien über die Bewegungsvorgänge am menschlichen Herzen sowie über die mechanische und elektrische Erregbarkeit des Herzens und des Nervus phrenicus, angestellt an dem freiliegenden Herzen der Catharina Serafin* (v. Ziemssen 1882)
1890	Huchard H.: *La maladie de Adams-Stokes*
1932	Hyman A. S.: *Resuscitation of the stopped heart by intracardial therapy. II. Experimental use of an artificial pacemaker* (Hyman 1932)
1952	Zoll P. M.: *Resuscitation of heart in ventricular standstill by external electrical stimulation* (Zoll 1952)
1958	Elmquist R.; Senning, A.: *An implantable pacemaker for the heart* (Elmquist u. Senning 1960)
1958	Furman S., Robinson G.: *The use of an intracardiac pacemaker in the correction of total heart block* (Furman u. Robinson 1958)
1961	Bouvrain Y., Zacouto F.: *L'entrainement électrosystolique du coeur* (Bouvrain u. Zacouto 1961)
1962	Lown B. et al.: *New method for terminating cardiac arrhythmias* (Lown et al. 1962)
1962	Nathan D. A. et al.: *An implantable synchronous pacemaker for the long-term correction of complete heart block* (Nathan et al. 1963)
1969	Berkovits B. V. et al.: *Bifocal demand pacing* (Berkovits et al. 1969)
1969	Scherlag B. J. et al.: *Catheter technique for recording His bundle activity in man* (Scherlag et al. 1969)
1972	Wellens H. J. J. et al.: *Electrical stimulation of the heart in patients with ventricular tachycardia* (Wellens 1971)
1975	Zipes D. P. et al.: *Termination of ventricular fibrillation in dogs by depolarizing a critical amount of myocardium* (Zipes et al. 1975)
1978	Josephson M. E. et al.: *Recurrent sustained ventricular tachycardia* (Josephson et al. 1978)
1980	Mirowski M. et al.: *Termination of malignant ventricular arrhythmias with an implanted automatic defibrillation in human beings* (Mirowski et al. 1980)
1982	Gallagher J. J. et al.: *Catheter technique for closed-chest ablation of the atrioventricular conduction system: A therapeutic alternative for the treatment of refractory supraventricular tachycardia* (Gallagher et al. 1982)

Tabelle 4 (Fortsetzung)

Jahr	Publikation
1982	Scheinman M.M. et al.: *Transvenous catheter technique for induction of damage to the atrioventricular junction in man* (Scheinman et al. 1982)
1982	Lüderitz B. et al.: *Therapeutic pacing in tachyarrhythmias by implanted pacemakers* (Lüderitz et al. 1982)
1985	Manz M. et al.: *Antitachycardia pacemaker (Tachylog) and automatic implantable defibrillator (AID): Combined use in ventricular tachyarrhythmias* (Manz et al. 1985)
1987	Borggrefe M. et al.: *High frequency alternating current ablation of an accessory pathway in humans* (Borggrefe et al. 1987)
1988	Saksena S., Parsonnet V.: *Implantation of a cardioverter defibrillator without thoracotomy using a triple electrode system* (Saksena et al. 1988)
1991	Jackman W.M. et al.: *Catheter ablation of accessory atrioventricular pathways (Wolff-Parkinson-White Syndrome) by radiofrequency current* (Jackman et al. 1961)
1991	Kuck K.H. et al.: *Radiofrequency current catheter ablation of accessory atrioventricular pathways* (Kuck et al. 1961)
1995	Camm A.J. et al.: *Implantable atrial defibrillator* (Lau et al. 1996)
1997	Jung W. et al.: *First worldwide implantation of an arrhythmia management system* (Jung u. Lüderitz 1997)

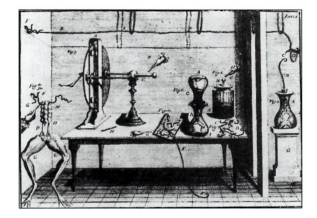

Abb. 17.
Darstellung der Froschmuskelexperimente des Luigi Galvani (Oettingen 1894)

(1774–1817) (Nysten 1802) über Versuche, die Herzen Enthaupteter durch elektrischen Strom zu stimulieren und wieder zum Schlagen zu bringen.

1804 beschrieb Aldini (1762–1834), ein Neffe Galvanis, anhand eigener Versuche und Beobachtungen Dritter an Tier und Leichenversuchen die Möglichkeiten, mittels galvanischer Energie kardiale Synkopen auszulösen (Aldini 1804).

Durch Hoffa und Ludwig war seit 1859 bekannt, daß durch elektrischen Strom Kammerflimmern ausgelöst werden kann; 1882 wurde durch den Engländer Walshe die Bedeutung der elektrischen Stimulation bei der Behandlung des Herzstillstandes beschrieben (Walshe 1862).

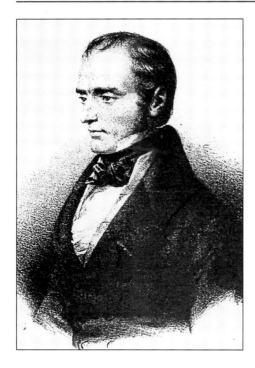

Abb. 18.
Marie Francois Xavier Bichat (1771–1802).
(Nach Toellner 1986, Bd. 1)

Nach vorausgegangenen Tierversuchen gelang Steiner (Steiner 1871) die erste erfolgreiche Elektrostimulation des Herzens mittels einer zur Herzspitze geführten Nadelelektrode bei einer Patientin, bei der es während einer Chloroformnarkose zu einem Herzstillstand gekommen war. Nachdem 1872 durch Duchenne de Boulogne (1806–1875) über die Behandlung einer Tachykardie einer an Diphtherie erkrankten Patientin mit Elektrostimulation berichtet wurde, gelang 1874 dem aus Deutschland stammenden Physiologen Schiff (1823–1896) (Schiff 1896) in Florenz die Stimulation eines Hundeherzens am geöffneten Thorax. 1882 beschrieb Hugo von Ziemssen Veränderungen der Herzfrequenz durch Anwendung der externen Elektrostimulation bei der 46jährigen Patientin Catharina Serafin (Abb. 19).

1899 publizierten die beiden Genfer Physiologen Prevost und Batelli ihre tierexperimentellen Untersuchungen, in denen sie Kammerflimmern durch Stromstöße hatten sowohl auslösen als auch beenden können; die therapeutischen Anwendungsmöglichkeiten der Defibrillation erkannten Prevost und Batelli jedoch nicht (Effert 1981).

1927 berichtete Marmorstein über eine erfolgreiche transvenöse Stimulation des rechten Vorhofs und des rechten Ventrikels, und 1928 wurde durch den australischen Anästhesisten Lidwill ein mit Herzstillstand geborenes Kind durch Elektrostimulation gerettet (Mond 1982).

Nach jahrelanger Forschung beschrieb im Jahre 1932 der New Yorker Physiologe Hyman die erste erfolgreiche Anwendung eines externen Schrittmachers. Hyman entwickelte ein Gerät zur rhythmischen Reizung des Herzens, das er selbst als „artificial pacemaker" bezeichnete (Abb. 20); der Strom wurde in diesem Schrittmacher von einem mit einem Uhrwerk betriebenen Generator erzeugt. Mit diesem Gerät gelang es

Abb. 19.
Bildnis der Tagelöhnerin Catharina Serafin, bei der erstmals die Elektrostimulation des Herzens durchgeführt und eingehend analysiert werden konnte

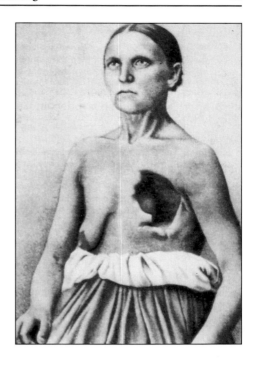

Abb. 20.
Hymans erster Schrittmacher mit Uhrwerkgenerator und Handbetrieb. (Nach Hyman 1932)

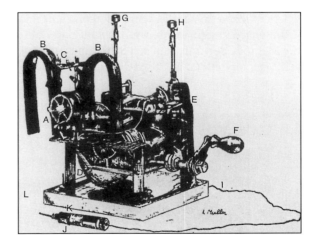

Hyman, zunächst tierexperimentell und später am Patienten über eine transthorakal in den rechten Ventrikel gestochene Nadel das Herz zu stimulieren.

1947 gelang es in Cleveland durch Beck et al., die seit Hoffa und Ludwig sowie Prevost und Batelli (s. S. 24) vorliegenden Erkenntnisse zur Defibrillation klinisch nutzbar zu machen. Bei einem 14jährigen Jungen mit Kammerflimmern wurde am freiliegenden Herzen eine erfolgreiche Defibrillation vorgenommen, die später durch Beck et al. auch außerhalb des Operationssaals erfolgreich eingesetzt wurde (Beck et al. 1956).

Nach der ersten klinischen Anwendung der Defibrillation setzte eine experimentelle Phase zur Erforschung der therapeutischen Möglichkeiten ein. Aber erst durch die Erkenntnisse von Zoll et al., die 1956 über die ersten Therapieerfolge nach Anbringung von Elektroden am äußeren Thorax berichteten (Zoll et al. 1956, 1956a), und seit den veröffentlichten Untersuchungen von Lown et al. kam es zur routinemäßigen klinischen Anwendung (Lown et al. 1962).

Nach dem 2. Weltkrieg nahm die klinische Bedeutung der elektrischen Schrittmacheranwendung immer mehr zu, als es dem Kanadier Callaghan 1951 gelang, eine erfolgreiche Katheterstimulation des rechten Vorhofs mit einem externen Schrittmacher vorzunehmen (Callaghan 1951), und 1952 Zoll die erfolgreiche Wiederbelebung durch externe Elektrostimulation bei einem Patienten mit Herzstillstand vornahm, indem er 2 Plattenelektroden zur transthorakalen elektrischen Stimulation benutzte (Zoll 1952).

Da die Methode von Zoll sehr schmerzhaft war und nur eine kurzfristige Anwendung erlaubte, wurde durch Rosenbaum und Hansen das Verfahren weiterentwickelt, indem sie die differente Elekrode herznah ans Perikard mittels eines Troikarts plazierten und dadurch die benötigte Reizintensität deutlich verminderten (Rosenbaum u. Hansen 1954, vgl. Maisch 1983).

Am 8. Oktober 1958 gelang in Schweden dem Ingenieur Elmquist und dem Chirurgen Senning als erste, ein komplettes Schrittmachersystem bei einem Patienten mit Adams-Stokes-Anfällen zu implantieren (Elmquist u. Senning 1960). Das in Epoxidharz eingegossene Schrittmachersystem (Abb. 21) mußte jedoch in wöchentlichen Abständen von außen neu aufgeladen werden.

Im gleichen Jahr wurde von Furman und Robinson (Furman u. Robinson 1958) die Methode der transvenösen Schrittmacherimplantation wieder aufgegriffen, die seit Marmorstein (s. S. 238) viele Jahre unberücksichtigt geblieben war.

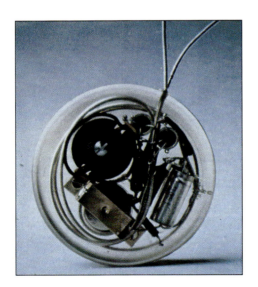

Abb. 21.
Der erste implantierbare Herzschrittmacher. (Nach Elmquist u. Senning). Zu erkennen sind die große Batterie und 2 Transistoren damaliger Bauart sowie mehrere Kondensatoren (für Periodendauer und Impulsbreite)

1960 implantierten Chardack und Greatbatch einem Patienten mit AV-Block den ersten volltransistorisierten, durch Zink-Quecksilber-Batterien betriebenen Schrittmacher, der in die Subkutis der Bauchdecke implantiert wurde und bei der die stromableitenden Sonden auf das Herz aufgenäht wurden (Chardack u. Greatbatch 1960). Damit legten sie den Grundstein für die Entwicklung der modernen Schrittmachertherapie. Am 6. Oktober 1961 wurde in Düsseldorf durch Sykosch und Effert erstmals ein Chardack-Greatbatch-Pacemaker bei einem 19jährigen Patienten mit traumatischem AV-Block III. Grades und Adams-Stokes-Anfällen implantiert.

1961 wurde in Deutschland durch Sunder-Plassmann die erste komplette Schrittmachereinheit implantiert (Sunder-Plassmann 1962).

Im Jahre 1963 berichteten Nathan und Center (Nathan et al. 1963 a, b) über den ersten implantierten vorhofsynchronen ventrikelstimulierenden Herzschrittmacher (VAT), der atriale Reize wahrnahm und die Kammer depolarisierte. Mit diesem VAT-Schrittmacher wurde erstmals die Synchronisation von Vorhof und Ventrikel verwirklicht.

Lagergreen und Johannson und Siddons und Davies kombinierten 1963 den transvenösen Zugang mit einem subkutan gelegenen batteriebetriebenen Impulsgeber, bei dem eine Thorakotomie überflüssig wurde.

Schließlich lösten ab 1963 die noch heute verwendeten ventrikulären Demandschrittmacher (VVI) (Sykosch et al. 1963) die bis dahin vorwiegend verwendeten vorhofsynchronen Impulsgeber ab (Castellanos et al. 1964). 1969 wurde von Berkovits et al. (1969) der sogenannte bifokale Schrittmacher eingeführt.

Im gleichen Jahr wurde mit der Einführung der His-Bündel-Elektrographie durch Scherlag et al. (1969) ein entscheidender Entwicklungsschritt für die Diagnostik und Therapie verwirklicht.

1978 führte Funke den ersten DDD-Schrittmacher ein, der sowohl im Vorhof als auch in der Kammer Eigenaktionen wahrnahm und auch dort stimulieren konnte, nachdem Irnich 1975 die Idee eines AV-universellen DDD-Schrittmachers entwickelt hatte (Irnich 1975).

Kardioversion/Defibrillation

Die Kardioversion/Defibrillation stellt eine wichtige Alternative, aber auch eine Ergänzung der medikamentösen Therapie von tachykarden Herzrhythmusstörungen dar.

Als Kardioversion bezeichnet man die elektrische Unterbrechung tachykarder Rhythmusstörungen durch einen transthorakal applizierten Gleichstromstoß. Im Fall der Coupierung von Vorhofflimmern bzw. Kammerflimmern spricht man von Defibrillation (vgl. Lüderitz 1983; Steinbeck 1991).

Seit den Publikationen von Lown et al. aus dem Jahre 1962, in der er über seine experimentellen Erfahrungen und klinischen Anwendungen von Wechselstromschocks (AC) bzw. Gleichstromschocks (DC) zur Wiederherstellung des Sinusrhythmus berichtete, wird das Verfahren der Kardioversion/Defibrillation weltweit klinisch angewandt.

Der erste Einsatz erfolgte bei einem 59jährigen Patienten mit schweren Herzrhythmusstörungen, der zuvor mit verschiedenen antiarrhythmischen Substanzen

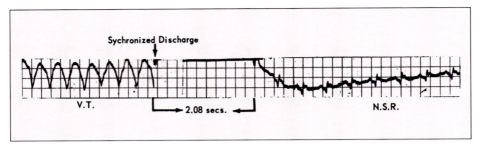

Abb. 22. Kardioversion bei einem Patienten mit einer ventrikulären Tachykardie (*V.T.*). Nach einer Kondensatorenentladung von 100 Ws stellt sich nach einer asystolischen Pause von 2,08 s wieder ein normaler Sinusrhythmus (*N.S.R*) ein. (Originalregistrierung Lown et al. 1962)

erfolglos behandelt worden war; durch Lown wurde erfolgreich eine mehrmalige Anwendung eines Wechselstromschocks (AC) mit 250 V, kombiniert mit einer intravenösen Anästhesie, durchgeführt.

Durch tierexperimentelle Untersuchungen mit Anwendung von Gleichstromschocks (DC) konnte die erfolgreiche Wiederherstellung der Schrittmacherfunktion des Sinusknotens bestätigt werden.

Da Lown die Gefahr erkannte, daß es durch einen Stromstoß in der Phase der Kammerrepolarisation zur Auslösung von Kammerflimmern kommen kann, entwickelte er einen Defibrillator, der von der R-Zacke des Oberflächen-EKG getriggert war und dadurch die Entladung während der vulnerablen Phase der Herzaktion verhinderte (Abb. 22; Lown 1962).

Als Indikation zur Kardioversion/Defibrillation, deren Wirkungsmechanismus nach Untersuchungen von Antoni (Antoni 1972) auf eine synchrone Depolarisation aller zum Zeitpunkt der Kardioversion/Defibrillation nichtrefraktären Myokardbezirke zurückgeführt wird, kommen Formen der frequenten ektopen Reizbildung wie supraventrikuläre Tachykardie, ventrikuläre Tachykardie sowie Vorhofflimmern und Kammerflimmern in Frage.

Die Meilensteine in der Entwicklung des heute „ICD = Implantierbarer Kardioverter-Defibrillator" genannten Therapieprinzips sind in Tabelle 5 wiedergegeben.

Die transvenöse Radiofrequenzablation stellt bei symptomatischen Patienten mit AV-Knoten-Reentrytachykardien oder atrioventrikulären Reentrytachykardien – vor allem dem WPW-Syndrom (s. S. 351) – ein kuratives Verfahren dar und hat sich aufgrund der hohen Erfolgs- und niedrigen Komplikationsraten als Therapieoption der ersten Wahl etabliert. Die Radiofrequenzablation kann weiterhin bei Patienten mit Vorhofflattern und bei Patienten mit ektopen atrialen Tachykardien als kuratives Verfahren angewendet werden. Während die kurative transvenöse Katheterablation bei Vorhofflimmern noch Gegenstand klinisch-wissenschaftlicher Forschung ist, kommen palliative Verfahren wie die AV-Knoten-Modulation oder AV-Knoten-Ablation bei symptomatischen Patienten mit medikamentös therapiefraktärem tachyarrhythmischem Vorhofflimmern in Betracht.

Die intraatriale Defibrillation ist eine sichere und effektive Methode zur Akutterminierung von Vorhofflimmern, insbesondere nach erfolgloser externer Kardio-

Tabelle 5. Meilensteine in der Entwicklung des ICD

Jahr	Ereignis
1899	Konzept der Defibrillation (Prevost und Batelli)
1933	Tierexperimentelle Defibrillation (Hooker)
1956	Transthorakale Defibrillation mit Wechselstrom am offenen Herzen (Zoll)
1961	„Reanimationsblock" (Bouvrain und Zacouto)
1962	Transthorakale Defibrillation mit Gleichstrom (Lown)
1969	Erstes experimentelles Modell eines implantierbaren automatischen Defibrillators (Mirowski/Schuder)
1980	Erste Implantation beim Menschen (Mirowski)
1982	Zusätzliche Kardioversion (AID-B, AID-BR)
1987	Transvenöses 3-Elektroden-Defibrillator-System
1988	Erstes programmierbares Gerät (Ventak P)
1989	Erstes multiprogrammierbares System (PCD)
1993	Erster subpektoraler Defibrillator (PCD Jewel)
1995	Erster 2-Kammer-ICD (Defender)
1996	Erstimplantation eines atrialen Defibrillators (Metrix)
1997	Erstimplantation eines kombinierten atrialen-ventrikulären Defibrillators (Medtronic 7250)

version. Die Elektrotherapie mit dem implantierbaren atrialen Defibrillator (Metrix) stellt bei sorgfältig ausgewählten Patienten mit symptomatischen, lang anhaltenden und medikamentös therapierefraktären Vorhofflimmerepisoden eine therapeutische Alternative dar. Dieses innovative Behandlungskonzept befindet sich derzeit in klinischer Erprobung. Bei der Auswahl der geeigneten Therapieform sollte bei jedem einzelnen Patienten eine sorgfältige Nutzen-Risiko-Abwägung vorgenommen werden.

An der Universitätsklinik Bonn wurde am 3.4.1996 erstmals in Deutschland ein atriales Defibrillationssystem (Metrix 3000, Firma InControl) bei einer 64jährigen Patientin mit symptomatischem, medikamentös therapierefraktärem Vorhofflimmern erfolgreich angewendet.

Auf Ventrikelebene erfolgt die Radiofrequenzkatheterablation noch nicht als Regelmaßnahme. Als Indikation gelten sog. idiopathische Kammertachykardien sowie unaufhörliche, maligne („incessant") Ventrikeltachykardien (vgl. S. 328). – Die antiarrhythmische Kardiochirurgie ist angesichts dieser Fortentwicklung mehr und mehr in den Hintergrund getreten.

Die elektrische Akuttherapie von Vorhofflimmern kann entweder durch externe oder interne Kardioversion erfolgen. Die bisherigen Erfahrungen mit der intraatrialen Defibrillation zeigen, daß diese Methode ein sicheres und wirksames Verfahren zur Terminierung von Vorhofflimmern darstellt und insbesondere bei solchen Patienten eingesetzt werden kann, die durch externe Elektroschockanwendung nicht in einen Sinusrhythmus überführt werden konnten (Jung u. Lüderitz 1997).

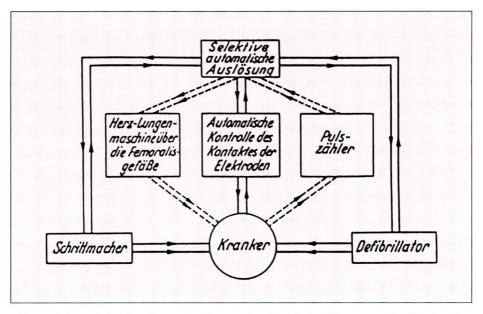

Abb. 23. Schematische Anordnung des Herzreanimationsblocks. *Mitte unten*: der Kranke; über Elektroden ist er mit dem „Herzüberwacher" (*Mitte oben*) verbunden, der den Kreislaufstillstand analysiert und automatisch einschreitet bei Kammerstillstand durch Schrittmacher (*links unten*), bei Kammerflimmern durch Defibrillator (*rechts unten*). *Mitte rechts*: hämodynamische (Puls-) Kontrolle der Effektivität der Maßnahmen. Sind die genannten Maßnahmen nicht ausreichend, um das Herz selbständig in Gang zu halten, erfolgt elektrische Dauerstimulierung über intrakardiale Elektroden bzw. hämodynamische Unterstützung des Kreislaufs durch die Herz-Lungen-Maschine (*Mitte links*). (Nach Hoffmann u. Zacouto 1961)

Implantierbarer Defibrillator

Nach mehrjährigen Tierversuchen zur Behandlung eines durch Kammerstillstand oder Kammerflimmern verursachten Kreislaufstillstandes veröffentlichten im Jahr 1961 Bouvrain und Zacouto (Bouvrain, Zacouto 1961) die von ihnen als „Reanimationsblock" (Hoffmann, Zacouto 1961) bezeichnete Gerätekombination aus „Herzüberwacher", Defibrillator und Schrittmacher (Abb. 23).

Neu an diesem Aufbau war die Kombination der einzelnen Geräte miteinander sowie ihr automatischer Einsatz je nach Ursache des Kreislaufstillstandes.

Während implantierbare Schrittmacher bereits seit Ende der 50er Jahre zur Verfügung standen, dauerte es noch 2 Jahrzehnte, bis auch implantierbare Defibrillatoren zum Routineeinsatz gelangten.

Das im wesentlichen von Mirowski entwickelte AICD-System (Mirowski, 1970, 1972, 1978), das aus einem in die Bauchwand zu implantierenden Aggregat sowie einem Elektrodensystem zur Arrhythmieerkennung und zur Abgabe des Defibrillations- oder Kardioversionsschocks besteht (Abb. 24), ist indiziert bei vital gefährdeten Patienten, bei denen medikamentös refraktäre Kammertachykardien oder Kammerflimmern bestehen und bei denen ein antiarrhythmisch-kardiochirurgischer Eingriff nicht in Frage kommt (s. S. 288).

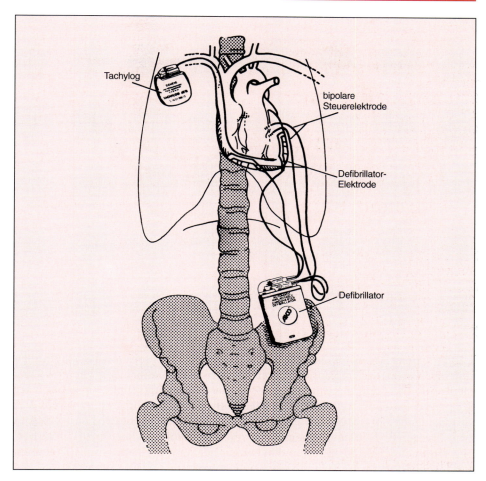

Abb. 24. Kombinierte Implantation von antitachykarden Aggregaten: antitachykarder Schrittmacher (Tachylog) mit transvernös intrakardialer rechtsventrikulärer Sondenlage sowie automatischer, implantierbarer Kardioverter/Defibrillator (AICD) mit 2 extrakardial applizierten Flächenelektroden nebst bipolarer Steuerelektrode. (Nach Lüderitz et al. 1986)

Erstmals wurde 1980 der von Mirowski et al. nach 10jähriger Entwicklungsarbeit und tierexperimenteller Testung entwickelte automatische, implantierbare Kardioverter/Defibrillator (AICD) implantiert.

Ein wichtiger Entwicklungsschritt in der Elektrotherapie tachykarder Rhythmusstörungen stellt die von der eigenen Arbeitsgruppe beschriebene, kombinierte Anwendung von antitachykarder Stimulation und automatischer Kardioversion/Defibrillation dar (Abb. 24); für den Einsatz bei ventrikulären Tachykardien liegen zahlreiche Erfahrungsberichte vor (Lüderitz et al. 1986; Manz et al. 1985, 1986). Die modernen ICD-Systeme vereinen die antibradykarde, antitachykarde und antifibrillatorische Option in einem Gerät (vgl. S. 290, Tabelle 3.10 (S. 291).

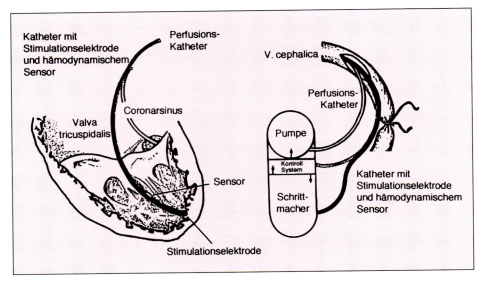

Abb. 25. Automatischer implantierbarer pharmakologischer Defibrillator (AIPhD). (Nach Cammilli)

Eine weitere Neuerung auf dem Gebiet der Elektrotherapie von Herzrhythmusstörungen stellt der implantierbare atrioventrikuläre Defibrillator (Modell 7250, Medtronic Inc.) dar, der am 10.1.1997 an der Universitätsklinik Bonn bei einer 61jährigen Patientin weltweit zum ersten Mal erfolgreich angewendet wurde. Der entscheidende Fortschritt des neuen Elektroschocksystems besteht darin, daß es zwei Therapieprinzipien in einem Gerät vereint, indem es vollautomatisch Vorhof- und Kammersignale detektiert und in beiden Herzkammern elektrische Therapien zur Termination der Herzrhythmusstörung abgibt (Jung u. Lüderitz 1997).

Der Einsatz des implantierbaren Kardioverter/Defibrillators (ICD) darf insgesamt als ein wesentlicher Fortschritt in der Behandlung von Patienten mit lebenbedrohlichen Kammertachykardien angesehen werden.

Noch im experimentellen Stadium befindet sich der automatische implantierbare pharmakologische Defibrillator (AIPhD) nach Cammilli et al. (1990, 1991), bei dem es sich um eine Kombination von Elektro- und Pharmakotherapie handelt (Abb. 25). Er stellt eine Alternative in der Behandlung therapierefraktärer Kammertachykardien dar, sofern er durch weitere ausführliche Untersuchungen und Entwicklungsarbeiten zur Anwendungsreife gebracht werden kann (vgl. Lüderitz 1990).

Ein Ende der dramatischen Schrittmacherentwicklung, die sich in den letzten Jahren mit zunehmender Geschwindigkeit vollzog, ist noch nicht abzusehen – eine Entwicklung, der man sich durchaus erinnern sollte, auch angesichts der mehr als 500 000 in Deutschland lebenden Schrittmacherpatienten (Irnich et al. 1996).

II. Allgemeiner Teil

1 Elektrophysiologie

Herzrhythmusstörungen lassen sich einteilen in Störungen der Reizbildung und Störungen der Erregungsleitung. Eine schematische Übersicht über das spezifische Reizbildungs- und Erregungsleitungssystem des Herzens gibt Abb. 1.1. Ursache ektoper Reizbildung können gesteigerte Automatie, abnorme Automatie (Imanishi u. Surawicz 1976) und getriggerte Aktivität (Wit et al. 1972a) sein. Erregungsleitungsstörungen können in linearen geschlossenen Leitungsbahnen oder auch im räumlichen Gesamtzellverband zu Arrhythmien führen.

Das Spektrum therapeutischer Möglichkeiten bei kardialen Rhytmusstörungen reicht von physikalischen Maßnahmen über die medikamentöse Behandlung bis hin zu elektrischen und chirurgischen Eingriffen am Myokard und Erregungs-

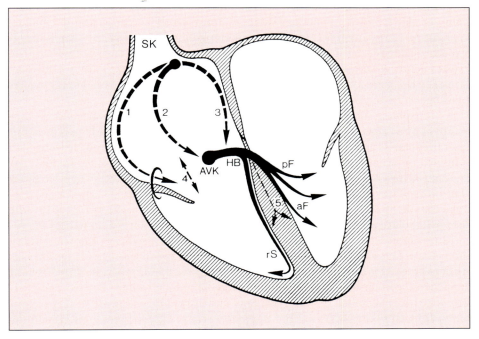

Abb. 1.1. Schematische Darstellung des Reizbildungs- und Erregungsleitungssystems des Herzens. *SK* Sinusknoten, *AVK* Atrioventrikularknoten, *HB* His-Bündel, *rS* rechter Schenkel, *aF* anteriorer Faszikel, *pF* posteriorer Faszikel des linken Schenkels. *1* Thorel-Bündel, *2* Wenckebach-Bündel, *3* James-Bündel, *4* Kent- und Paladino-Fasern, *5* Mahaim-Fasern. (Nach Knieriem u. Mecking 1983)

leitungssystem. Die erfolgreiche Anwendung dieser Maßnahmen beruht nicht zuletzt auf dem zunehmenden Verständnis der pathogenetischen Mechanismen aus experimentell gewonnenen Kenntnissen der elektrophysiologischen Eigenschaften des pathologisch veränderten Myokards und Erregungsleitungssystems.

1.1
Pathogenese der Herzrhythmusstörungen

1.1.1
Aktionspotential, Erregungsausbreitung und Refraktärzeit

Das Aktionspotential stellt die elektrophysiologische Reaktion der kardialen Faser auf einen adäquaten Reiz dar. Die Auslenkung des Ruhemembranpotentials und der anschließende charakterische Potentialverlauf beruhen auf verschiedenen zelleinwärts und zellauswärts gerichteten Ionenströmen. Der rasche Anstieg des Aktionspotentials innerhalb Millisekundendauer ist Folge eines raschen Natriumeinstroms, der das Membranpotential in die Nähe des Natriumgleichgewichtspotentials bringt. Gleichzeitige Aktivierung von langsamen Kalziumströmen und langsamen Natriumströmen hält das Potential für Bruchteile von Sekunden oberhalb der Null-Linie. Anschließend kehrt es, im wesentlichen aufgrund der Inaktivierung der langsamen Ströme sowie zunehmender auswärtsgerichteter Kaliumströme wieder auf das ursprüngliche Ruhemembranpotential zurück. Das zeitliche Zusammenspiel sowie die Amplitude der verschiedenen Einzelströme sind eine Funktion des augenblicklichen Membranpotentials und werden von den Permeabilitätseigenschaften der Zellmembran mitbestimmt.

Aktionspotentiale von Herzmuskelfasern unterscheiden sich besonders hinsichtlich ihrer Dauer von Aktionspotentialen des Skelettmuskels oder der Nervenfaser. Depolarisation und Repolarisation an Skelettmuskelfasern und Nervenzellen erfolgen innerhalb weniger Millisekunden, während das Aktionspotential der Herzmuskelfaser mehrere hundert Millisekunden währt. Das Aktionspotential der Herzmuskelfaser kann in 5 Phasen unterteilt werden: Phase 0 – die rasche Depolarisation, Phase 1 – die frühe Repolarisation, Phase 2 – das Plateau, Phase 3 – die rasche Repolarisation und Phase 4 – die diastolische Depolarisation (Abb. 1.2).

Aktionspotentiale des Sinusknotens und des atrioventrikulären Knotens sind in ihrer Anstiegsgeschwindigkeit (Phase 0) um fast 2 Größenordnungen langsamer als Aktionspotentiale des Arbeitsmyokards von Vorhof und Kammer; Purkinje-Fasern erreichen die höchsten Anstiegsgeschwindigkeiten. Eine weitere Besonderheit zeigen Schrittmacherzellen des Sinusknotens und Purkinje-Fasern: sie sind zur spontanen Impulsbildung befähigt und beginnen erneut zu depolarisieren, sobald die Phase 3 (rasche Repolarisation) abgeschlossen ist (Abb. 1.3). Unter pathologischen Bedingungen ändert sich der Verlauf der Aktionspotentiale; so können geschädigte Purkinje-Fasern Aktionspotentiale produzieren, die in ihrer Form den Aktionspotentialen von Sinusknotenschrittmacherzellen sehr ähnlich sind (vgl. Naumann d'Alnoncourt u. Lüderitz 1983).

Pathogenese der Herzrhythmusstörungen

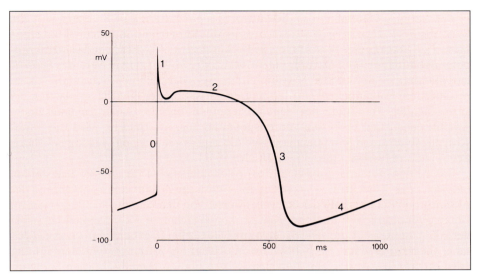

Abb. 1.2. Die Phasen des Aktionspotentials der kardialen Purkinje-Faser, *Phase 0*: schnelle Depolarisation; *Phase 1*: frühe Repolarisation; *Phase 2*: Plateau; *Phase 3*: schnelle Repolarisation; *Phase 4*: diastolische Depolarisation

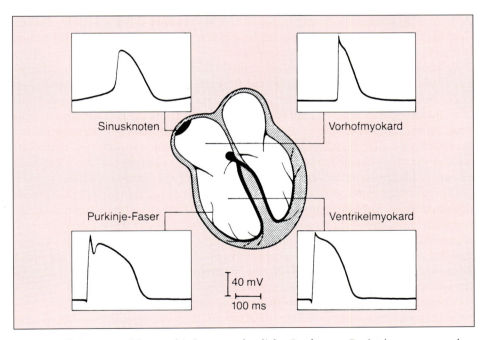

Abb. 1.3. Aktionspotentiale verschiedener myokardialer Strukturen. Registrierungen vom isolierten Kaninchenherzen. Im Gegensatz zu den Aktionspotentialen des Vorhofmyokards, des Ventrikelmyokards und der Purkinje-Faser zeigen die Aktionspotentiale am Schrittmacherareal in der Diastole einen instabilen Verlauf. Die Dauer der Depolarisationsphase ist strukturspezifisch; die längsten Aktionspotentiale werden an der Purkinje-Faser gemessen

Das Aktionspotential ist also die Antwort auf einen Reiz. Eine Erregung tritt ein, wenn die Faser depolarisiert wird, d. h. wenn das Ruhemembranpotential um einen kritischen Betrag gesenkt wird (sog. kritisches Potential). – Erreicht das Membranpotential durch den depolarisierenden Impuls diesen kritischen Wert, das Schwellenpotential, so nimmt die Natriumleitfähigkeit der Zellmembran stark zu; es resultiert ein Natriumeinstrom, der die Depolarisation der Einzelfaser bewirkt. Bei ausreichender Amplitude des depolarisierenden Impulses, aber zu langsamem Amplitudenanstieg bleibt ein Aktionspotential aus. Als Ursache wird die unterschiedliche zeit- und potentialabhängige Aktivierung und Reaktivierung des Natriumsystems angesehen (Hodgkin u. Huxley 1952).

Das Aktionspotential unterliegt dem Alles-oder-nichts-Gesetz. Bei Reizstärken unterhalb des Schwellenniveaus bleibt die spezifische Zellantwort aus, während das Aktionspotential oberhalb des Schwellenwertes von der Reizstärke unabhängig ist. Unter physiologischen Bedingungen ist das fortgeleitete Aktionspotential selbst der adäquate Reiz für die elektrische Aktion der Zelle. Daneben kann auch elektrische, thermische oder mechanische Stimulation zu Aktionspotentialen führen, oder es kann bei Ausbleiben jeglichen Reizes in allen Herzabschnitten Spontanaktivität auftreten.

Die Geschwindigkeit, mit der sich die Erregungsfront über das Myokard ausbreitet, ist von den elektrochemischen Ionenkonzentrationsgradienten und transmembranären Ionenfluxen, als deren Ausdruck das Aktionspotential gilt, und den sog. „passiven Membraneigenschaften" abhängig. Nicht ohne Einfluß sind auch Zellgröße, Zelldimensionen und intrazelluläre Verbindungen der unterschiedlichen Gewebestrukturen des Herzens: Reizbildungsgewebe, Vorhofmyokard, AV-Knoten, Erregungsleitungsgewebe, Ventrikelmyokard.

Zellen mit hohem Ruhemembranpotential (Purkinje-Fasern) erzeugen Aktionspotentiale mit größerer Amplitude und höherer Depolarisationsgeschwindigkeit und leiten die Erregung schneller als Zellen niedrigen Ruhemembranpotentials (AV-Knoten) (Draper u. Weidmann 1951). Auch die Höhe des Schwellenpotentials wirkt mitbestimmend auf die Erregungsausbreitungsgeschwindigkeit: Je größer die Differenz zwischen Schwellenpotential und Ruhemembranpotential, desto länger das Intervall bis zur Erniedrigung des Membranpotentials auf das Schwellenniveau durch den depolarisierenden Reiz (Domiguez u. Fozzard 1970).

Ein indirekter Parameter für die Erregungsausbreitungsgeschwindigkeit ist die sog. „membrane responsiveness" (Weidmann 1955); sie ist definiert als Abhängigkeit der maximalen Depolarisationsgeschwindigkeit von der Höhe des Membranpotentials, von dem aus ein Aktionspotential initiiert wird (Startpotential, „activation voltage"). Diese Meßgröße charakterisiert die Reaktion der Zelle auf frühe Zusatzerregung und gibt Hinweise auf den Reaktivierungsgrad des Natriumsystems während der Repolarisationsphase (Weidmann 1955).

Wesentliche Bedeutung für die Ausbreitung der Erregung kommt den strukturbedingten passiven Membraneigenschaften zu, d.h. der Membrankapazität und dem elektrischen Widerstand der Membran. Lokale Erregung („local response") erfolgt durch einen elektrischen Strom („local circuit current flow") aufgrund eines Potentialgefälles zwischen einem erregten und einem unerregten Myokardareal (Sperelakis et al. 1960; Woodbury u. Crill 1961). Die Erregung wird fortgeleitet, wenn der lokale Strom ausreicht, die Kapazität der angrenzenden Zellmembran zu entladen und das Membranpotential auf das Schwellenniveau anzuheben („lokale" und „fortgeleitete" Erregung). Während die Kapazität der Membran den zeitlichen Verlauf des „local circuit current flow" determiniert, bestimmt der Membranwiderstand, charakterisiert durch die Längenkonstante λ, seine räumliche Verteilung. Je größer der Membranwiderstand, desto größer die Längenkonstante und desto größer die lokale Erregung und die Erregungsausbreitungsgeschwindigkeit. Am spontan aktiven Vorhofgewebe konnte unter dem Einfluß einer erhöhten extrazellulären Kaliumkonzentration der Schrittmacherregion die Synchronisation eines größeren Zellareals nachgewiesen werden, die möglicherweise auf einer Zunahme der Längenkonstante λ beruht.

Während des Plateaus eines Aktionspotentials und zu Beginn der späten Repolarisationsphase lösen noch so starke Stimuli keine fortgeleiteten Aktionspotentiale aus: die myokardiale Faser ist während dieser Zeit absolut refraktär. Das Intervall, während dessen die Zelle zwar erregbar ist, zur Ausbildung jedoch größere als diastolische Schwellenreize erforderlich sind, wird als relative Refraktärzeit bezeichnet. An die Phase der relativen Refraktärzeit schließt sich zeitlich die sog. „supernormale Phase" (Weidmann 1956) an: während dieser Phase bedarf es zur Auslösung einer Zusatzerregung geringerer als diastolischer Reizstärken. Die „funktionelle" Refraktärzeit ist definiert als der kürzeste Abstand vom Beginn eines Aktionspotentials an bis zum Auftreten eines mit der doppelten Reizstromstärke ausgelösten zweiten Aktionspotentials.

Ursächlich liegt dem Refraktäritätsverhalten der Einzelfaser der unterschiedliche Funktionszustand des Natriumsystems zugrunde; es kann inaktiviert (absolute Refraktärzeit), teilweise aktiviert (relative Refraktärzeit) oder vollständig aktiviert sein (vgl. Lüderitz 1979a).

1.1.2
Bradykarde Rhythmusstörungen

Bradykardien entstehen entweder durch eine Dysfunktion der Reizbildung oder aufgrund einer gestörten Erregungsleitung. Eine Abnahme der Reizfrequenz im Sinusknoten als dem natürlichen Impulsgeber des Herzens kann ihre Ursache haben in einer Verlängerung der Aktionspotentialdauer, in einer Zunahme des maximalen diastolischen Potentials, d.h. einer Hyperpolarisation, die ein verzögertes Erreichen des kritischen Potentials bedingt, oder in einer verminderten Anstiegssteilheit der diastolischen Depolarisation. Umgekehrt führen die gegensinnigen Veränderungen zu einer Zunahme der Impulsfrequenz des natürlichen Herzschrittmachers. – Die Erregungsleitungsgeschwindigkeit wird im wesentlichen determiniert durch Aktionspotentialamplitude, maximale Anstiegsgeschwindigkeit des Aktionspotentials, Schwellenpotential und durch die Glanzstreifen („intercalated discs"). Die Leitungsgeschwindigkeit ist um so größer, je höher die Aktionspotentialamplitude und -anstiegsgeschwindigkeit, je negativer das Schwellenpotential, je zahlreicher die Glanzstreifen und je niedriger deren elektrischer Widerstand sind (vgl. Steinbeck 1978). Maximale Anstiegsgeschwindigkeit und Amplitude des Aktionspotentials werden weitgehend durch den schnellen Einstrom von Natriumionen bestimmt. Eine Depolarisation der Membran oder eine durch pharmakologische Maßnahmen (z. B. Antiarrhythmika mit lokalanästhetischer Wirkung) bedingte Hemmung des Natriumeinstroms führt über eine Abnahme von Anstiegssteilheit und Aktionspotentialamplitude zu einer Senkung der Leitungsgeschwindigkeit. Auch eine Verminderung der funktionellen Verknüpfung des Herzmuskelgewebes durch Nekrose, Dehiszenz oder fibrotische Einlagerungen kann zu einer Abnahme der Leitungsgeschwindigkeit führen.

Störungen der Erregungsleitung unterscheiden sich naturgemäß in ihrem Ausmaß, das zwischen einer graduellen Leitungsverzögerung und einer kompletten Blockierung der Erregungsleitung variieren kann. Unter klinischen Bedingungen gewinnen Störungen der Reizbildung und Erregungsleitung vor allem beim sog. Sinusknotensyndrom, bei den sinuatrialen sowie atrioventrikulären Blockierungen verschiedener Schweregrade besondere Relevanz.

1.1.3
Tachykarde Rhythmusstörungen

Als Ursache tachykarder Rhythmusstörungen sind 2 unterschiedliche pathogenetische Prinzipien zu diskutieren: die fokale Impulsbildung und die kreisende Erregung (s. Übersicht 1.1). Während die kreisende Erregung vorwiegend pathologische Veränderungen der Erregungsleitung zur Voraussetzung hat, ist die ektope Impulsbildung im besonderen Maße mit umschriebenen Störungen der Depolarisations- und Repolarisationsvorgänge der Zellmembran verknüpft.

Übersicht 1.1. Pathogenese tachykarder Rhythmusstörungen

Reizbildung	*Erregungsleitung*
Gesteigerte Automatie,	Kreisende Erregung im präformierten Leitungsweg,
Abnorme Automatie,	kreisende Erregung ohne präformierten Leitungsweg.
Getriggerte Aktivität.	

a) Fokale Impulsbildung

Vielfältige Einflüsse wie Hypoxie, Ischämie, Erhöhung der extrazellulären Kalziumkonzentration, Verminderung der extrazellulären Kaliumkonzentration und Überdehnung können zu einer fokalen Impulsbildung führen. Es ist hierbei zu unterscheiden zwischen der gesteigerten Automatie – als einem pathologisch beschleunigten physiologischen Vorgang –, der abnormen Automatie (Imanishi u. Surawicz 1976) und der sog. „getriggerten Aktivität", einer Störung der Repolarisation der Zellmembran (Wit et al. 1972a; Abb. 1.4).

Gesteigerte Automatie
Neben Sinusknoten und AV-Knoten besitzen Purkinje-Fasern und bestimmte atriale Fasern (latente Schrittmacherzellen) die Fähigkeit zur spontanen Reizbildung. Dieser automatische Vorgang kann unter dem Einfluß körpereigener

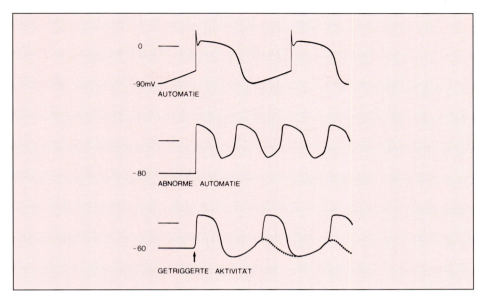

Abb. 1.4. Mechanismen gesteigerter Impulsbildung im Herzen. Schematische Darstellung intrazellulärer Potentialableitungen. *Oben*: Purkinje-Faser; gesteigerte Automatie beruht auf erhöhter diastolischer Depolarisationsgeschwindigkeit. Das diastolische Membranpotential verläuft dabei noch im physiologischen Bereich von −90 bis −70 mV. *Mitte*: Abnorme Automatie tritt im Ventrikelmyokard, in Purkinje-Fasern und atrialer Muskulatur nach Teildepolarisation der Membran auf −50 mV auf. *Unten*: Getriggerte Aktivität kann durch Auslösen eines Aktionspotentials (↑) initiiert werden und beruht auf oszillierenden Nachpotentialen im Anschluß an die Repolarisationsphase

Wirkstoffe oder pharmakologischer Substanzen, unter pathologischen Bedingungen oder auch bei Ausbleiben der „Overdrivewirkung" des nomotopen Schrittmachers beschleunigt sein. Automatische Impulsbildung beruht auf der langsamen spontanen Abnahme des Membranpotentials im Anschluß an die Repolarisationsphase des Aktionspotentials (diastolische Depolarisation). Die diastolische Depolarisationsphase verläuft im Herzen in zwei unterschiedlichen Potentialbereichen: −60 bis −40 mV im Sinusknoten und im AV-Knoten, und −90 bis −70 mV in Purkinje-Fasern und latenten atrialen Schrittmachern (Carpentier u. Vassalle 1971; Hogan u. Davis 1971).

Die Reizbildungsfrequenz spontanaktiver Fasern wird von 3 Größen bestimmt: der diastolischen Depolarisationsgeschwindigkeit, der Differenz zwischen dem maximalen diastolischen Potential und dem Schwellenpotential sowie der Aktionspotentialdauer (Abb. 1.5). Normalerweise besteht hinsichtlich der Reizbildungsdominanz, vom Sinusknoten ausgehend, eine graduelle Abstufung, da die Geschwindigkeit der diastolischen Depolarisation im Erregungsleitungssystem in Richtung auf die peripheren Purkinje-Fasern abnimmt. Darüber hinaus werden die subsidiären Schrittmachermechanismen aufgrund des „Overdriveeffekts" der höheren Sinusknotenfrequenz supprimiert.

Der Sinusknoten unterliegt der Einwirkung des autonomen Nervensystems. Die Frequenzregulation erfolgt über die kreislaufregulierenden Zentren der Medulla

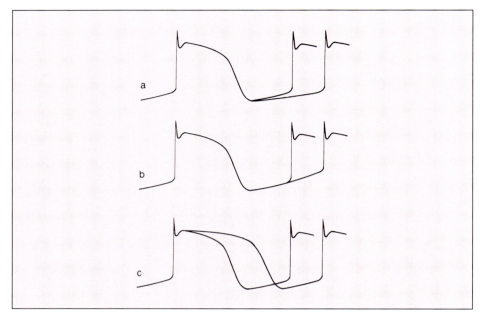

Abb. 1.5 a–c. Diastolische Anstiegssteilheit (**a**), Schwellenpotential (**b**) und Aktionspotentialdauer (**c**) bestimmen die Reizbildungsfrequenz

oblongata, mit der er über die efferenten Fasern des Sympathikus und Vagus verbunden ist. An physiologischen Frequenzänderungen sind immer beide Herznerven beteiligt. Die pharmakologische Blockade des Vagus oder Sympathikus bewirkt eine deutliche Erhöhung bzw. Senkung der Reizbildungsfrequenz. In Ruhe überwiegt die frequenzsenkende Wirkung des Vagus.

Die vom Vagus freigesetzte Transmittersubstanz Acetylcholin bewirkt am Sinusknoten eine Erhöhung der Leitfähigkeit für Kaliumionen (Hutter u. Trautwein 1956). Es resultiert eine Zunahme des Kaliumstroms aus dem Intrazellulärraum mit nachfolgender Abnahme der Aktionspotentialdauer und Hyperpolarisation der Zellmembran. Die Hyperpolarisation ist die Ursache der Frequenzabnahme. Adrenalin und Noradrenalin, die Transmittersubstanzen des Sympathikus, entfalten ihren positiv-chronotropen Effekt durch Verringerung der Kaliumleitfähigkeit der Zellmembran (Hutter u. Trautwein 1956). Die diastolische Depolarisation wird beschleunigt.

Das Erregungsleitungssystem der Ventrikel unterliegt nicht der negativ-chronotropen Wirkung des Vagus. Ein erhöhter Vagotonus kann somit die Reizbildung im Sinusknoten supprimieren, ohne gleichzeitig Einfluß auf die subsidiären Schrittmacher der Kammern zu nehmen. Die an diesen Strukturen überwiegende Sympathikuswirkung kann so zur Ausbildung von Extrasystolen und Kammertachykardien beitragen (Naumann d'Alnoncourt 1983).

In Purkinje-Fasern ist die diastolische Depolarisation u. a. Folge der Abnahme eines zeitabhängigen Kaliumauswärtsstroms i_{K2} gegen einen konstanten Einstrom positiver Ladungsträger. Der Strom i_{K2} tritt ausschließlich im Potentialbereich zwischen −90 und −60 mV auf und kann daher für die Reizbildung im Sinusknoten oder AV-Knoten nicht verantwortlich sein (Noble 1975). Bei Erreichen des Natriumschwellenpotentials geht die langsame diastolische Depolarisationsphase in die schnelle Depolarisationsphase über. Die schnelle Depolarisation wird in Purkinje-Fasern überwiegend von Natriumionen getragen, wobei die rasche Potentialänderung während des Ionenflusses die schnelle Erregungsfortleitung garantiert.

Durch Erniedrigung der Kaliumkonzentration kommt es an der Purkinje-Faser aufgrund einer verminderten Kaliumpermeabilität der Zellmembran zu einer Steigerung der Automatie und einem Anstieg der Spontanfrequenz.

Abnorme Automatie

Während gesteigerte Automatie die pathologische Beschleunigung eines physiologischen Vorganges darstellt, handelt es sich bei abnormer Automatie um eine Reizbildungsstörung, die auf der Veränderung der transmembranären Ionenfluxe selbst beruht (vgl. Abb. 1.4). Abnorme Automatie kann auch in Strukturen auftreten, die unter Normalbedingungen keine diastolische Depolarisation aufweisen, also auch in der Arbeitsmuskulatur der Ventrikel (Imanishi u. Surawicz 1976) und der Vorhöfe des Herzens. Ursache der Instabilität des Membranpotentials ist eine Abnahme des Ruhepotentials auf Werte um −50 mV. Die diastolische Depolarisation beruht zwar, wie die normale Automatie der Purkinje-Faser, ebenfalls auf der Abnahme eines Kaliumauswärtsstroms aus der Zelle, dieser Strom wird jedoch in einem Potentialbereich zwischen −60 und +10 mV aktiviert und hat damit andere elektrophysiologische Eigenschaften als der physiologische Kaliumpacemakerstrom. Eine Folge der Abnahme des Ruhemembranpotentials ist die Inaktivierung des schnellen Natriumeinwärtsstroms; die Depolarisation wird jetzt in erster Linie von Kalziumionen über den sog. „slow channel" getragen (Noble 1975).

Getriggerte Aktivität

Als ein weiterer Mechanismus ektoper Impulsbildung wird die getriggerte Aktivität diskutiert (Wit et al. 1972a). Sie beruht auf pathologischen Nachpotentialen am Ende der Repolarisationsphase eines Aktionspotentials. Bei ausreichender Amplitude lösen diese Nachpotentiale das folgende Aktionspotential aus. Cranefield prägte für diese Art der Reizbildung den Begriff „triggered activity" (Cranefield u. Aronson 1974) (Abb. 1.4 und 1.6). Es soll damit angedeutet werden, daß ein Aktionspotential aufgrund eines Nachpotentials naturgemäß nur Folge eines vorangegangenen Impulses sein kann und in diesem Sinne „getriggert" ist. Das heißt: Bleibt ein initialer Impuls aus (z.B. ein elektrischer Stimulus oder ein spontanes, an den potentiellen Fokus geleitetes Aktionspotential), so bleibt auch getriggerte Aktivität aus (Cranefield et al. 1973).

Getriggerte Aktivität wurde an Purkinje-Fasern in natriumfreier Tyrodelösung (Cranefield et al. 1973) und unter dem Einfluß toxischer Glykosidkonzentrationen (Ferrier et al. 1973) nachgewiesen und konnte später auch unter physiologischen Bedingungen im Mitralklappengewebe dargestellt werden (Wit et al. 1975). Diese Art ektoper Impulsbildung wurde sowohl in Strukturen mit erniedrigtem wie auch mit normalem Ruhemembranpotential gefunden. Über die zugrundeliegenden transmembranären Ionenströme liegen noch keine schlüssigen Untersuchungen

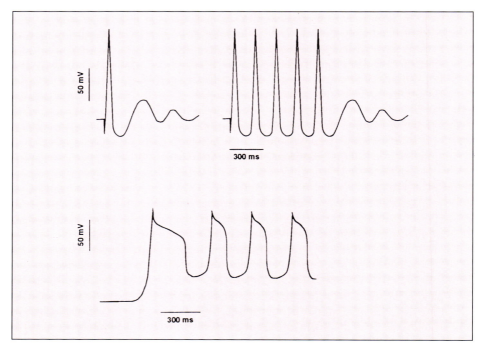

Abb. 1.6. *Oberer Teil*: Schematische Darstellung (*links*) eines Vorhofaktionspotentials mit typischen Nachschwankungen („delayed afterdepolarizations") des Membranpotentials, die als getriggert bezeichnet werden, weil sie nur nach einem Aktionspotential, jedoch nicht spontan auftreten. Falls eine der Nachschwankungen die kritische Potentialschwelle erreicht (*rechts*), entsteht eine Salve von Aktionspotentialen. Ähnliche Phänomene werden auch im spezifischen Reizleitungssystem der Ventrikel beobachtet. *Unterer Teil*: Nachschwankungen des Membranpotentials, die aus dem Plateau des ursprünglichen Potentials hervorgehen („early afterdepolarizations"). (Nach Kleber 1992)

vor. Mit großer Wahrscheinlichkeit wird aber auch hier die Depolarisationsphase über den „slow channel" von Kalziumionen getragen.

Zusammenfassend läßt sich also festhalten: Die verschiedenen Reizbildungsmechanismen unterscheiden sich hinsichtlich der Strukturen, in denen sie auftreten, bezüglich der Potentialbereiche und der Art und der Charakteristik der beteiligten transmembranären Ionenströme und damit auch hinsichtlich ihrer medikamentösen Beeinflußbarkeit – „slow channel blocker", „fast channel blocker", Wirkstoffe, die den Kaliumausstrom während und nach der Repolarisation modifizieren – wie auch hinsichtlich der Beeinflußbarkeit durch Elektrostimulationsmethoden (Naumann d'Alnoncourt u. Lüderitz 1980).

Einflüsse, die den Kalziumeinstrom in die Zelle erhöhen (Frequenzstimulation, Katecholamine, Hyperkalzämie und Hyperkaliämie) können die Ausbildung fokaler Oszillationen fördern, während Substanzen, die den Kalziumeinstrom reduzieren (z.B. Verapamil), einen hemmenden Einfluß haben können.

b) Kreisende Erregung (Reentry, Circus movement)

Reizbildung und Erregungsleitung vollziehen sich im Herzen nach einem zeitlichen und räumlichen Muster, das durch die unterschiedlichen elektrophysiologischen Eigenschaften der beteiligten Strukturen vorgegeben ist. Selbst bei Ausbreitung der Erregungswelle in nur eine Richtung wird die Wiedererregung eines Myokardareals durch die gleiche Erregungswelle durch die im Verhältnis zur Erregungsausbreitungszeit lange Refraktärzeit verhindert (dieses Verhältnis liegt in der Größenordnung 1:2). Ist jedoch neben der unidirektionalen Leitung lokal die Erregungsausbreitung verzögert – so lange bis angrenzende Myokardareale ihre Erregbarkeit wiedererlangt haben –, so ist die Voraussetzung für eine Wiedererregung oder sogar eine Perpetuierung der Erregungswelle gegeben (vgl. Abb. 1.7).

Erstmalig wurde das Konzept der Kreiserregung 1906 von Mayer formuliert, der kreisende Erregung in der Hydromeduse sowie in Ringen von Taubenherzen darstellte. Mayer erkannte, daß als Voraussetzung einer Kreiserregung die Leitungszeit länger sein muß als die Refraktärzeit an einem beliebigen Ort im Leitungsweg und daß die Erregungsausbreitung unidirektional erfolgen muß. Er wies auch darauf hin, daß durch einen fokalen Mechanismus mit unidirektionaler Fortleitung Reentry initiiert werden kann. 1913 beschrieb Mines das Phänomen des Echos oder der Umkehrsystole. Er stellte fest, daß durch einen zeitgerecht einfallenden Vorhof- oder Ventrikelstimulus eine Tachykardie unterbrochen werden kann. Eine Erregungsumkehr über den AV-Knoten war für ihn nur durch die Annahme eines funk-

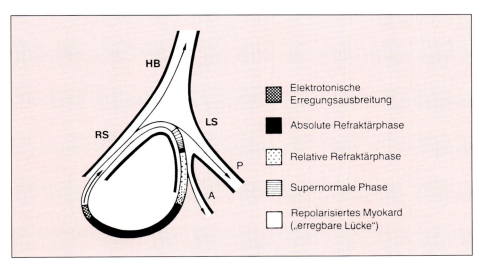

Abb. 1.7. Schematische Darstellung einer Reentrytachykardie mit präformiertem Leitungsweg (antegrader Rechtsschenkelblock). *Schwarzes Areal*: Länge des absolut refraktären Teilabschnitts des Leitungsweges (Dauer von absoluter Refraktärzeit multipliziert mit Leitungsgeschwindigkeit). Die Erregung verläuft in diesem Modell über den anterioren (*A*) und posterioren (*P*) Faszikel des linken Tawara-Schenkels (*LS*) und erregt retrograd den rechten Tawara-Schenkel (*RS*). *HB*: His-Bündel. Es erfolgt ein Wiedereintritt der Erregung in das linke Tawara-System vor Eintreffen der nächsten retrograd übergeleiteten Sinuserregung. Somit resultiert die Perpetuierung einer kreisenden Erregung

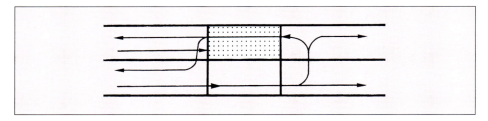

Abb. 1.8. Reentry bei funktioneller Längsdissoziation. Das Diagramm zeigt den möglichen Weg einer Erregungswelle im Myokard bei Vorliegen benachbarter Zonen mit unterschiedlichen Leitungseigenschaften. Im oberen Leitungsweg befindet sich eine Zone mit unidirektionaler Blockierung und herabgesetzter Leitungsgeschwindigkeit. Im unteren Leitungsweg liegen normale Leitungsverhältnisse vor. Die *nach rechts gerichteten Pfeile* stellen die ankommende Erregungswelle dar, die *nach links gerichteten Pfeile* demonstrieren, wie durch Reentry eine Extrasystole entstehen kann. (Nach Schmitt u. Erlanger 1928)

tionellen Blocks eines Teils der Überleitungsfasern denkbar. Die atrioventrikuläre Leitung erfolgte nur über einen Teil der AV-Knotenfasern, die restlichen Fasern waren aufgrund der hohen Frequenzbelastung noch refraktär; nachdem die Erregungswelle jedoch die Kammern erreicht hatte, war ausreichend Zeit vergangen; die Fasern hatten ihre Wiedererregbarkeit zurückgewonnen, und die ventrikuläre Erregungswelle konnte den Vorhof erneut erreichen.

Das Reentrykonzept wurde nicht nur zur Erklärung von Tachykardien herangezogen, sondern von Garrey 1914 auch als Ursache von Vorhof- und Kammerflimmern diskutiert.

Die Vorstellung einer kreisenden Erregung gewann weiter an Bedeutung, als Schmitt u. Erlanger 1928 eine funktionelle Längsdissoziation im Myokard experimentell darstellen konnten (Abb. 1.8; vgl. Naumann d'Alnoncourt 1983).

Als Substrate, die unter den genannten Voraussetzungen an Kreiserregungen beteiligt sein können, kommen nicht nur präformierte lineare Leitungsstrukturen wie das intraventrikuläre Leitungssystem und akzessorische Leitungsbahnen zwischen Vorhof und Ventrikel in Betracht, sondern auch Sinusknoten (Narula 1974), Vorhof (Allessie et al. 1973), AV-Knoten (Janse et al. 1971) sowie infarziertes und fibrotisches Ventrikelmyokard (Wellens et al. 1972). Besonders bei akuter regionaler Ischämie sind die Voraussetzungen für Reentryerregungen erfüllt: Neben herabgesetzter Leitungsgeschwindigkeit und unidirektionalen Blockierungen finden sich zusätzlich vollständig unerregbare Myokardareale und Areale mit extrem langen Refraktärzeiten in Nachbarschaft mit normalem Myokard: Bedingungen, die dem Auftreten von Reentryerregungen weiter entgegenkommen (Janse et al. 1980).

Für die Entstehung einer kreisenden Erregung müssen folgende Voraussetzungen erfüllt sein:

1) Unidirektionale Blockierung eines Impulses in einer oder in mehreren Herzregionen,
2) Erregungsfortleitung über eine alternative Leitungsbahn,
3) verzögerte Erregung distal der Blockierung,
4) Wiedererregung der proximal des Blocks gelegenen Bezirke (Mines 1914).

Pathogenese der Herzrhythmusstörungen

Zur Aufrechterhaltung einer kreisenden Erregung muß die Wellenlänge der Erregung (Dauer von absoluter Refraktärzeit multipliziert mit Leitungsgeschwindigkeit) kürzer sein als die Kreisbahn, damit die Erregungsfront stets in ein Gebiet vorzudringen vermag, das nicht refraktär ist. Die schematische Darstellung einer kreisenden Erregung am Modell eines antegraden Rechtsschenkelblocks ist in Abb. 1.7 wiedergegeben. – Als Ansatzpunkte für die Unterbrechung einer kreisenden Erregung ergeben sich:

1) Verlängerung der Refraktärperiode am atypischen Leitungskreis (z. B. durch Pharmaka oder spezielle elektrische Stimulation),
2) Erhöhung der Leitungsgeschwindigkeit im atypischen Leitungskreis,
3) Verkleinerung des Radius des atypischen Leitungskreises und
4) Depolarisation der erregbaren Lücke durch Elektrostimulation.

Neben kreisender Erregung in einem anatomisch vorgegebenen Leitungskreis (Abb. 1.7) oder um ein anatomisches Hindernis wird auch die Kreiserregung um ein funktionelles Hindernis als Ursache von Vorhoftachykardien und Vorhofflattern diskutiert (Allessie et al. 1977; Abb. 1.9). In tierexperimentellen Untersuchungen konnten Allessie et al. zeigen, daß im isolierten rechten Vorhof des Herzens durch vorzeitige Stimulation eine kreisende Erregungswelle ausgelöst werden kann. Dabei kreist die Erregungswelle um ein funktionelles Hindernis, das aus refraktärem Vorhofmyokard besteht. Die Länge der Kreisbahn liegt unter 3 cm entsprechend einem Durchmesser der refraktären Zone von 6–8 mm. Der kleinstmögliche Kreis, auf den die Erregungsfront geleitet wird, ist definiert durch die „führende" Kreisbahn, den „leading circle". Von dieser Kreisbahn aus erfolgt die Erregung von jedem Ort aus in Richtung auf das Kreiszentrum, wo die zentripetalen Erregungswellen von allen Seiten kommend miteinander kollidieren. Auf diese Weise etabliert sich ein funktionelles Hindernis, das den Kurzschluß der zirkulierenden Erregung verhindert. Der führende Erregungskreis ist der kleinstmögliche, so daß zwischen Erregungsfront und Erregungsrückbildung keine Lücke besteht. Die Länge der „führenden" Kreisbahn ist somit gleich dem Produkt aus Leitungsgeschwindigkeit und Refraktärperiode. Außerhalb der führenden Kreisbahn wird das Vorhofmoykard von zentrifugalen Erregungswellen depolarisiert. Lage und Größe des führenden Kreises sind nicht konstant. Bei Verkürzung der Refraktärzeit z. B. durch einen pharmakologischen Wirkstoff wird ein kleinerer Erregungskreis möglich, bei Zunahme der Leitungsgeschwindigkeit muß der Kreis größer werden. Im Unterschied zur Kreiserregung in anatomisch vorgegebenen Leitungsbahnen wird die Kreisfrequenz einer funktionell determinierten Kreisbahn von der Refraktärperiode und nicht von der Leitungsgeschwindigkeit bestimmt. Einer Änderung der Leitungsgeschwindigkeit folgt eine Änderung des Kreisdurchmessers.

Ein Kurzschluß des Kreises, der zu einer Selbstterminierung der Kreiserregung führen würde, wäre möglich, wenn die Leitungsgeschwindigkeit so stark abnähme, daß die Leitungszeit in Richtung auf das Zentrum die Refraktärzeit der gegenüberliegenden Fasern überträfe. Eine Unterbrechung der kreisenden Erregung durch einen vorzeitig einfallenden Elektrostimulus konnte am Vorhofpräparat demonstriert werden. Zur Erklärung der Unterbrechung muß eine erregbare Lücke angenommen werden, so daß die vorzeitige Zusatzerregung einen Teil der Kreisbahn

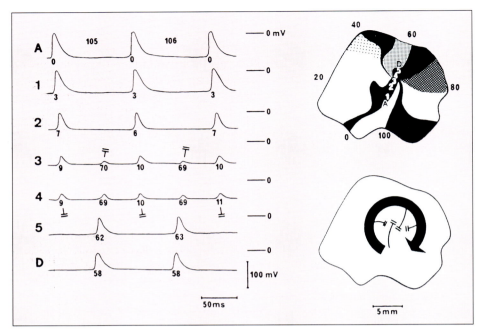

Abb. 1.9. Reentry ohne präformierten Leitungsweg. Konzept des „leading circle". Mapping der Erregungsausbreitung am isolierten rechten Vorhof des Kaninchenherzens während einer Tachykardie. Die Erregungsausbreitung wurde aus Ableitungen von Aktionspotentialen von 94 Fasern rekonstruiert. Die Erregungswelle kreist im Uhrzeigersinn mit einer Zyklusdauer von 105 ms. *Links* sind Aktionspotentiale von 7 Fasern (*A*, 1–5, *D*) dargestellt, die auf einer Geraden im Zentrum der Kreiserregung liegen. Die Registrierungen demonstrieren die Aktivierung des Zentrums durch zentripetale Erregungswellen. Die Fasern im Kreiszentrum (3 und 4) weisen niedrige Aktionspotentialamplituden auf, die im Zentrum blockiert werden, so daß ein Kurzschluß des Leitungskreises verhindert wird. Die Erregungswelle kreist um ein funktionelles Hindernis aus refraktären Fasern. Unter der „Aktivierungsmap" ist die Erregungsausbreitung schematisch dargestellt. Das *Schema* stellt den „leading circle" dar, von dem zentripetal Erregungswellen ausgehen, die im Zentrum kollidieren. Die *Doppelbalken* kennzeichnen einen Leitungsblock, die *Zahlen* geben den Zeitpunkt der Aktivierung in ms an (Allessie et al. 1977)

depolarisieren kann und die Front der Erregungswelle auf refraktäres Gewebe trifft. Voraussetzung ist, daß die Zusatzerregung an die Kreisbahn geleitet wird und dort auf eine erregbare Lücke zwischen Anfang und Ende der Erregungswelle trifft (vgl. Naumann d'Alnoncourt 1983).

Klinisch ist ein *Sinusknotenreentry* als Ursache atrialer Echoschläge supraventrikulärer Tachykardien postuliert worden (Narula 1974). Tierexperimentell konnte bislang lediglich der Beweis geführt werden, daß einzelnen Echoschlägen ein Sinusknotenreentry zugrunde liegen kann (Allessie u. Bonke 1978; Han et al. 1966). Andererseits weisen intrazelluläre Potentialableitungen vom Sinusknoten während Vorhoftachykardie darauf hin, daß diese intraatrial entstehen und der Sinusknoten nicht beteiligt ist an der Aufrechterhaltung derartiger perpetuierender Kreiserregungen. Insgesamt muß derzeit ein Sinusknotenreentry als Ursache von Tachykardien als noch nicht schlüssig bewiesen angesehen werden.

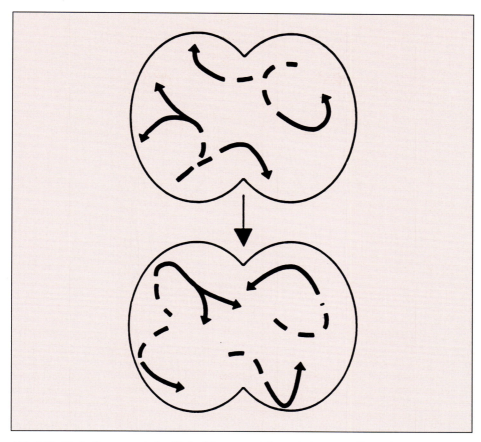

Abb. 1.10. Vorhoferregung beim Vorhofflimmern. Schematische Darstellung des atrialen Erregungsmusters während Vorhofflimmerns. Multiple kleine Erregungswellen (*Pfeile*) bewegen sich in den Vorhöfen mit wechselnden Erregungsmustern. Vollständige Kreiserregungen finden sich nur ausnahmsweise. (Nach Murgatroyd u. Camm 1993)

Im *Vorhofbereich* konnten kreisende Erregungen als Ursache von Tachykardien nachgewiesen werden. Vorhofflimmern beruht wahrscheinlich auf mehreren gleichzeitig bestehenden Kreiserregungen innerhalb der Vorhöfe. Der Mechanismus besteht somit in mutliplen Mikroreentry-Erregungen (Abb. 1.10). Demgegenüber basiert das Vorhofflattern auf Makroreentry-Mechanismen. Am Beispiel von Vorhofflattern zeigte Lewis, daß es sich um Erregungen handelt, die um die Einmündungen der oberen und unteren Hohlvene im rechten Vorhof kreisen (Lewis et al. 1920). In neueren Untersuchungen wurde darüber hinaus der Nachweis erbracht, daß Kreiserregungen im Vorhofmyokard ohne Vorliegen eines anatomischen Hindernisses, um das die Erregung kreist, auftreten (Allessie et al. 1973).

Für atriale und ventrikuläre Echoschläge sowie supraventrikuläre Tachykardien mit Ursprungsort im *AV-Knotenareal* dient das Konzept der funktionellen Längsdissoziation (Moe et al. 1956) als Erklärungsmöglichkeit (Abb. 1.11). Es besagt, daß

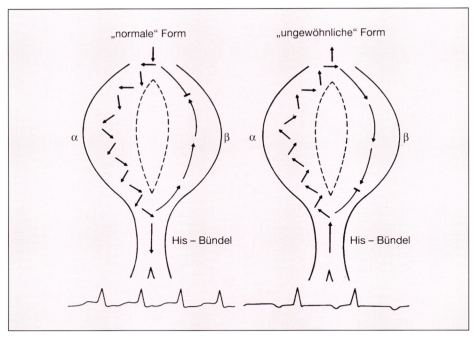

Abb. 1.11. Bei Patienten mit AV-Knoten-Reentrytachykardien kommt es zu einer funktionellen Trennung des AV-Knotens in eine langsam leitende α-Bahn und eine schnell leitende β-Bahn. Bei der üblichen Reentrytachykardie wird die Erregng antegrad über die α- und retrograd über die β-Bahn geführt („slow-fast-Typ"). Die Vorhof- und Kammerdepolarisation erfolgt gleichzeitig, so daß im Oberflächen-EKG keine P-Welle abgegrenzt werden kann. – In seltenen Fällen erfolgt die Erregungsausbreitung antegrad über die schnell leitende Bahn und retrograd über die langsam leitende Bahn, so daß eine negative P-Welle in weitem Abstand auf den QRS-Komplex folgt (abzugrenzen von der permanenten junktionalen Reentrytachykardie, s. Abb. 1.12)

der AV-Knoten zwei funktionelle getrennte Leitungsbahnen mit unterschiedlicher Refraktärzeit und Leitungsgeschwindigkeit aufweist. Damit wären die Bedingungen für eine kreisende Erregung gegeben; z.B. ein vorzeitiger atrialer Impuls wird in einer Leitungsbahn blockiert und verläuft auf der Alternativbahn nach distal, vermag jedoch retrograd die zunächst blockierte, nun aber nicht mehr refraktäre Leitungsbahn zu penetrieren und imponiert als atriales Echo. Durch Mikroglaselektrodenuntersuchungen konnte denn auch bewiesen werden, daß ein AV-Knotenreentry zu atrialen Echoschlägen bzw. Tachykardien nach vorzeitiger Vorhofstimulation führen kann (Janse et al. 1971; Mendez u. Moe 1966). Die Voraussetzungen für kreisende Erregungen sind in besonderem Maße durch akzessorische atrioventrikuläre Überleitungsbahnen gegeben (Kent-Bündel, James-Bündel, Mahaim-Fasern; s. S. 350). Bei der sog. permanenten, junktionalen Reentrytachykardie (PJRT) findet sich eine paranodale atrioventrikuläre Verbindungen mit leitungsverzögernden Eigenschaften. Es ergibt sich folgende Kreiserregung (Abb. 1.12): AV-Knoten → His- → Purkinje-System → Ventrikel → akzessorische leitungsverzögernde Bahn → Vorhof. Die PJRT kann als Sonderform des WPW-Syndroms (s. S. 351) aufgefaßt werden.

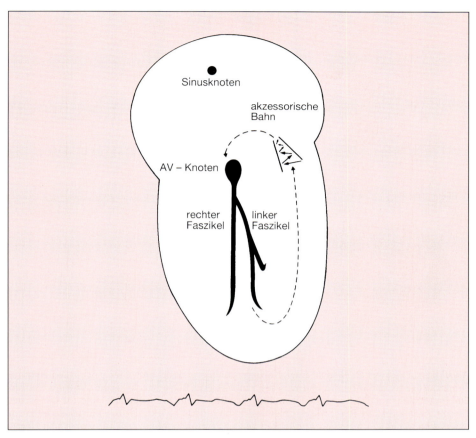

Abb. 1.12. Bei der permanenten junktionalen Reentrytachykardie ist eine akzessorische Verbindung mit leitungsverzögernden Eigenschaften Ursache der Kreiserregung. Durch die langsame Rückleitung via akzessorische Bahn erfolgt die Vorhofdepolarisation in weitem Abstand zum vorangehenden QRS-Komplex

Auch am *Ventrikel* werden Reentryphänomene als Kausalfaktor von Tachykardien angenommen, wenngleich der experimentelle Nachweis sehr viel schwerer zu führen ist als am Vorhof. Als Leitungsbahnen kommen die Tawara-Schenkel, das Purkinje-System mit oder ohne benachbartes Ventrikelmyokard sowie infarziertes und fibrotisches Arbeitsmyokard in Frage (Wellens et al. 1972). Eine relativ lange Aktionspotentialdauer und Refraktärzeit des Ventrikelmyokards lassen einen großen Reentrykreis vermuten („macro re-entry"). Andererseits konnte gezeigt werden, daß es beim Auftreten einer Blockierung am Übergang vom Purkinje-System zum Ventrikelmyokard proximal des Blocks zu einer ausgeprägten Verkürzung der Aktionspotentialdauer der Purkinje-Zellen kommt (Sasyniuk u. Mendez 1971), ein Ereignis, das das Auftreten von „micro re-entry" an den peripheren Einmündungsstellen des Purkinje-Systems in das Kammermyokard begünstigt. Daneben kommt einer Erniedrigung der Leitungsgeschwindigkeit eine bedeutende Rolle für das Auftreten von Reentryphänomenen zu. Wit et al. gelang

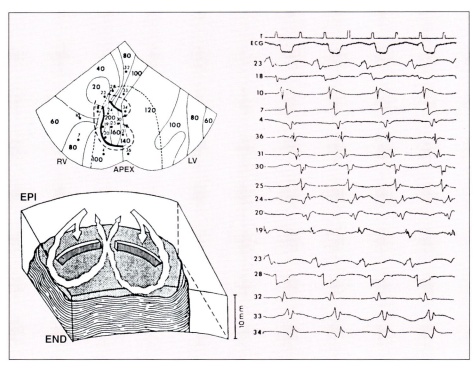

Abb. 1.13. „Figur acht": Modell einer Kreiserregung, basierend auf einer isochronen Aktivierungskartographie während monomorpher ventrikulärer Reentrytachykardie (Untersuchungen am Hundeherzen 4 Tage nach Unterbindung des Ramus interventrikularis anterior der linken Herzkranzarterie). Der Reentrykreis zeigt das charakteristische Aktivierungsmuster in der Form einer Acht, wegen der formalen Ähnlichkeit auch „Brezelphänomen" genannt, wobei sich 2 kreisende Bewegungsfronten im Uhrzeiger- und Gegenuhrzeigersinn bzw. um 2 bogenförmige Zonen eines Leitungsblocks bewegen. Die epikardiale Oberfläche ist in der Form aufgefalteter Ventrikel dargestellt nach einem Schnitt von der Crux zur Apex cordis (*oben links*). Die *rechte Bildhälfte* gibt die simultane elektrokardiographische Registrierung entlang der beiden bogenförmigen funktionellen Leitungsblockierungen und die gemeinsame Kreiserregungsfront bei diastolischer Verknüpfung der Reentryimpulse wieder. – Eine dreidimensionale diagrammatische Darstellung des ventrikulären Erregungsmusters während der Kreiserregung ist *links unten* abgebildet. Bei diesem experimentellen Modell läuft die Kreiserregung in der überlebenden dünnen epikardialen Schicht oberhalb des Infarktareals ab [*RV* rechter Ventrikel, *LV* linker Ventrikel, *EPI* Epikard, *END* Endokard, *T* Zeitmeßintervalle (100 ms)]. (Nach El-Sherif 1988)

es, in einem Netzwerk aus Purkinje-Fäden und Ventrikelmyokard Reentry mit einer Länge von nur 20–30 mm direkt nachzuweisen (Wit et al. 1972b).

Unter klinischen Bedingungen werden Kreiserregungen sehr häufig verursacht durch ischämisches ventrikuläres Narbengewebe mit Zonen der Leitungsblockierung und der verlangsamten Leitung. Aufgrund der räumlichen Vorstellung (Abb. 1.13) werden auch die Bezeichnungen „figure-8-model" oder „Brezelphänomen" gebraucht (El-Sherif et al. 1987; Schoels u. El-Sherif 1991) (vgl. Manz u. Lüderitz 1990).

1.2
Diagnostik und klinisches Bild

Vielfältige Ursachen können kardialen Arrhythmien zugrundeliegen (vgl. Übersicht 1.2). Häufig sind sie entzündlich (z. B. Myokarditis) oder mechanisch bedingt (z. B. Mitralstenose); sie können ischämische (z. B. Myokardinfarkt) oder metabolische Ursachen (z. B. Schilddrüsendysfunktion) haben oder auch toxisch induziert sein (z. B. Glykosidintoxikation); ferner kommen elektrische Ursachen in Frage (z. B. Schrittmacherfehlfunktion); besonders sei auf Elektrolytstörungen (z. B. Hypo- und Hyperkaliämie) hingewiesen. Zudem werden auch psychogene Ursachen im Zusammenhang mit dem Auftreten ventrikulärer Arrhythmien diskutiert (Orth-Gomér et al. 1980). In einer Studie von Katz et al. konnte nachgewiesen werden, daß überdurchschnittlich viele Patienten ohne Myokardinfarkt, jedoch mit ventrikulären Heterotopien (mehr als 30 Extrasystolen/h) psychiatrische Symptome aufweisen. Im einzelnen fanden sich Hinweise auf Hysterie, Haltlosigkeit, Ängstlichkeit, Depressionen und soziale Entfremdung (Katz et al. 1985).

Übersicht 1.2. Ursachen von Herzrhythmusstörungen

Ischämie (koronare Herzkrankheit),
Infektion (Myokarditiden),
Intoxikation (Glykoside, Alkohol, Nikotin),
Elektrolytstörungen (Hyper-, Hypokaliämie),
Endokrine Erkrankungen (Hyper-, Hypothyreose),
Mechanische Faktoren (Herzfehler, Trauma),
Schrittmacherfunktionsstörungen.

1.2.1
Allgemeine Diagnostik

Am Anfang steht die klinische Symptomatik, die den Patienten zum Arzt führt (Tabelle 1.1). Hier stellt sich dann die Frage: Liegt überhaupt eine Arrhythmie vor?

Tabelle 1.1. Klinische Beschwerden als Folge von Herzrhythmusstörungen

Symptomatik	Mögliche Ursachen
Herzjagen	Tachykardien, Extrasystolen in Salvenform
„Herzunruhe" (Palpitationen)	Extrasystolie, Bigeminus
Herzstiche	Unspezifisches Symptom
Schwindel	Paroxysmale Tachykardie, Bradyarrhythmien
Adams-Stokes-Anfälle (rhythmogene Synkope)	Höhergradige Leitungsblockierungen, Tachyarrhythmien
Angina pectoris	Tachyarrhythmien, Bradyarrhythmien

Anamnestische Angaben und klinische Zeichen sind also mit Herzrhythmusstörungen als mutmaßlicher Ursache zu korrelieren.

Grundsätzlich gliedert sich die Diagnostik von Herzrhythmusstörungen nach der hier wiedergegebenen Reihenfolge (Übersicht 1.3):

Übersicht 1.3. Stufenplan der Arrhythmiediagnostik

- *Klinische Symptomatik*
- *Nicht-invasive Untersuchungsverfahren*
  Ruhe-EKG (12-Kanal),
  Ösophagus-EKG
  Langzeit-EKG,
  Spätpotentiale, Herzfrequenzvariabilität, Baroreflexsensitivität,
  Karotisdruckversuch,
  Belastungs-EKG (mit/ohne pharmakologische Funktionsprüfungen:
    Sympathomimetika, Antiarrhythmika).
- *Intrakardiale Stimulation und Ableitung*
  Vorhofstimulation,
  His-Bündel-Elektrographie,
  Programmierte Ventrikelstimulation,
  Intra-/epikardiale EKG-Ableitung,
  Mapping, Pacemapping,
    (mit/ohne pharmakologische Funktionsprüfungen).

Die häufigste supraventrikuläre Rhythmusstörung stellt das Vorhofflimmern dar. Die prozentuale Häufigkeit einzelner Symptome bei 39 Patienten mit sog. idiopathischem paroxysmalen Vorhofflimmern ist in Abb. 5.20, S. 373 dargestellt.

Bei entsprechenden Hinweisen wird die klinische Symptomatik zur Erstellung eines Elektrokardiogramms führen, das in vielen Fällen diagnostisch wegweisend ist. Das einfache EKG als Dokumentation der Arrhythmie kann ergänzt werden durch das Belastungs-EKG zur Objektivierung einer sog. pathologischen Bradykardie (s. S. 83) oder zur Induzierung belastungsabhängiger ventrikulärer Heterotopien. Unter den nichtinvasiven Methoden kommt dem 24-h-EKG die größte Bedeutung zu (s. unten).

Da die meisten Herzrhythmusstörungen nur intermittierend auftreten, wächst die Zahl pathologischer Befunde mit der zeitlichen Dauer der Dokumentation. Vielfach ist in diesem Zusammenhang ein sog. Rhythmusstreifen hilfreich, d.h. mehrere Minuten während EKG-Ableitungen mit möglichst gut erkennbaren Vorhoferregungen (vorzugsweise V1) und niedriger Papiervorschubgeschwindigkeit (10 oder 25 mm/s). Gelingt mit dem Rhythmusstreifen die Diagnose nicht, so ist ein 24-h-Langzeit-EKG anzufertigen, das in den meisten Fällen dann die Diagnose zuläßt.

Bei bradykarden Rhythmusstörungen werden die diagnostischen Möglichkeiten ergänzt durch Provokationstests (Karotisdruckversuch, Atropintest, s. S. 342). In einem kleineren Teil der mit nichtinvasiven Maßnahmen nicht klärbaren Fälle ist eine elektrophysiologische Diagnostik indiziert (Vorhofstimulation, His-Bündel-Elektrographie, programmierte Ventrikelstimulation; s. S. 87 ff.).

Voraussetzung für eine rationale antiarrhythmische Behandlung ist somit die Erfassung und korrekte Klassifikation einer therapiepflichtigen Herzrhythmusstörung. Die Charakterisierung wird bekanntermaßen dadurch erschwert, daß Herzrhythmusstörungen oft nur paroxysmal auftreten. Die Arrhythmie kann dann durch eine Verlängerung der Registrierdauer mit anschließender rechnergestützter Rhythmusanalyse (24-h-EKG) oder durch eine intrakardiale Stimulation ausgelöst werden (intrakardiale Stimulation und Ableitung). Im folgenden sollen die verschiedenen diagnostischen Verfahren und ihre Bedeutung für die Arrhythmieerfassung kurz dargestellt werden.

1.2.2
Oberflächenelektrokardiographie

a) Ruhe-EKG (12-Kanal-EKG)

Bei der Registrierdauer von weniger als 1 min werden mit dem Standard-Ruhe EKG lediglich Arrhythmien erfaßt, die ständig nachweisbar sind oder zumindest für einige Zeit persistieren. So können mit dem Standard-EKG persistierendes Vorhofflimmern, Sinusbradykardien, Sinusstillstand und AV-Blockierungen aufgezeichnet werden. Indirekte Zeichen für eine latente Rhythmusstörung sind eine Verbreiterung der P-Zacke bei Patienten mit rezidivierendem Vorhofflimmern, eine ausgeprägte Verlängerung der PQ-Zeit bei intermittierend höhergradigen AV-Blockierungen oder der QT-Dauer beim QT-Syndrom.

Zur Erfassung von ventrikulären Extrasystolen kommt dem Ruhe-EKG jedoch keine Bedeutung zu, da diese im Standard-EKG nicht sinnvoll quantifizierbar sind und komplexe ventrikuläre Extrasystolen (Paare und Salven) nur sporadisch registriert werden. – Durch einfache Interventionen kann die Aussagekraft des Standard-EKG jedoch erweitert werden (Atropin-Test, Karotisdruckversuch, s. S. 342).

b) Ösophagus-EKG

Das Ösophaguselektrokardiogramm, das bereits 1906 erstmals am Patienten abgeleitet wurde, läßt sich zur Analyse von Vorhofbelastung, ektopischen Reizbildungen und Leitungsaberrationen einsetzen (Cremer 1906).

Die nach der Technik einer Magensonde eingeführte Ösophaguselektrode erlaubt die Registrierung von Vorhofsignalen in etwa 35 cm von der Zahnreihe entfernter Lage. Eine Indikation zur Ösophaguselektrokardiographie ist gegeben, wenn die Interpretation der Vorhofsignale im konventionellen EKG nicht ausreichend ist.

Unter Beibehaltung konventioneller Ableitungssysteme sind in den letzten Jahren zahlreiche sinnvolle technische Weiterungen für eine breite Anwendung entwickelt worden.

c) Automatische EKG-Auswertung

Für die Formanalyse erweisen sich automatische Auswertungssysteme derzeit als problemloser als für die Identifikation von Herzrhythmusstörungen. Ausgangspunkt für die systematische Vermessung der einzelnen Kurvenabschnitte ist ein errechnetes Mittelwert-EKG bzw. ein repräsentativer Herzzyklus. Die Summe der Störeinflüsse liegt beim EKG in bezug auf die Variation zwischen gesunden Personen in einer Größenordnung, die eine Bewertung eines einzelnen EKG-Wertes außerordentlich schwierig erscheinen läßt. Erhebliche Probleme bedeuten für den Computer P- und T-Wellen, die flach zur Isoelektrischen an- oder absteigen. Häufig wird damit bereits die Erkennung eines Sinusrhythmus unmöglich.

Ventrikuläre Extrasystolen lassen sich wegen ihrer großen morphologischen Abweichungen von den normalen QRS-Komplexen relativ leicht computermäßig erkennen. Komplette Schenkelblockbilder sind ebenfalls problemlos zu charakterisieren. Erheblich schwieriger gestaltet sich hingegen die Erkennung eines linksanterioren Hemiblocks oder eines inkompletten Rechtsschenkelblocks (vgl. Meyer et al. 1974).

Schrittmacherimpulse sind durch den Rechner wegen des kurzen steilen Anstiegs des Signals ohne Schwierigkeiten zu diagnostizieren; eine darüber hinausgehende Analyse des Schrittmacher-EKG überfordert jedoch die bekannten Auswertungsprogramme. Die Erkennung komplizierter Rhythmusstörungen wie wandernder Schrittmacher, Blockierung II. und III. Grades und AV-Dissoziationen gehen über die Kapazität der heutigen Computer meist hinaus.

Übersicht 1.4. Indikationen zur telefonischen EKG-Übertragung

Diagnostik:

- Abklärung seltener Rhythmusstörungen, speziell seltener supraventrikulärer Arrhythmien,
- Synkopen unklarer Genese (nach Ausschöpfung anderer Methoden),
- Abklärung unspezifischer kardialer Symptome (z.B. Schwindel),
- Verdacht auf Angina pectoris ohne Ischämienachweis mit üblichen Methoden,
- Analyse möglicher stummer Ischämien nach kardialen Ereignissen zur Prognoseabschätzung.

Therapieüberwachung:

- Intermittierende supraventrikuläre Arrhythmien mit und ohne Therapie,
- Komplexe ventrikuläre Arrhythmien mit und ohne Therapie,
- Patienten mit koronarer Herzkrankheit und hohem Risiko, besonders vor Bypassoperation oder anstehender PTCA,
- Patienten mit häuslichem Training nach Infarkt oder anderen kardialen Erkrankungen ohne ärztliche Überwachung (Rehabilitation),
- Kontrolle unter medikamentöser Therapie (antiarrhythmisch oder antianginös).

d) Telefonische EKG-Übertragung

Die telefonische EKG-Übertragung ist inzwischen ein in zahlreichen Ländern etabliertes Verfahren. Der Patient erhält dazu eine kleine Registriereinheit, mit der sowohl die Brustwand- als auch in modifizierter Form die Extremitätenableitungen aufgezeichnet werden können. Technische Details der Modelle David 9 (9-Kanal-EKG-Gerät) und Jonathan 12 (12-Kanal-EKG-Gerät) sind im Manual des Herstellers (Fa. MAP, München) ausführlich erläutert.

Das Procedere ist insofern zweizeitig, als zunächst die EKG-Speicherung erfolgt; sodann wird das EKG durch den Patienten telefonisch an das Überwachungszentrum übertragen, das die anamnestischen Daten, klinischen Befunde sowie Ausgangs-EKG des Patienten erfaßt hat. Zugleich werden die Beschwerden des Patienten protokolliert und ggf. der diensthabende Arzt der Intensivstation benachrichtigt, so daß eine unverzügliche Beratung erfolgen kann. Bisher wurde diese Methode überwiegend zur Arrhythmiediagnostik und -überwachung eingesetzt. Die technische Weiterentwicklung erlaubt die Übertragung von bis zu 12 EKG-Ableitungen. So ist eine Ischämiediagnostik und -überwachung zuverlässig möglich. Das Verfahren zeigt eine hohe Akzeptanz bei Patienten mit Rhythmusstörungen oder chronischer Herzerkrankung.

Die telefonische EKG-Überwachung verkürzt die Entscheidungszeiten beim Patienten und führt rascher zur Therapieeinleitung. Entbehrliche Arztbesuche bzw. stationäre Einweisungen können vermieden werden. Ein gewisser Nachteil besteht darin, daß die Kosten bislang nicht immer von den Krankenkassen übernommen werden. Gleichwohl ermöglicht ein derartiges Übertragungssystem eine frühzeitige Therapie bei Arrhythmien oder akuten ischämischen Syndromen als wichtiger Bestandteil einer zukünftigen Telemedizin. Die Indikationen zur telefonischen EKG-Übertragung sind in der Übersicht 1.4 wiedergegeben (Antman et al. 1969; Ginsburg et al. 1981; Löllgen et al. 1996).

e) Langzeit-EKG (Holter-Monitoring)

Durch kontinuierliche Langzeit-EKG-Aufzeichnung und automatische Analyse wurde die Erkennung vereinzelt auftretender Herzrhythmusstörungen wesentlich erweitert. Die Analysesysteme bestehen prinzipiell aus Aufnahmegerät und Wiedergabeeinheit. Verwendung finden tragbare batteriebetriebene Magnetbandregistriergeräte, die eine kontinuierliche Aufzeichnung des EKG-Signals auf Tonbandspulen oder -kassetten über lange Zeiträume ermöglichen, ohne hierbei den Probanden in seiner körperlichen Bewegungsfähigkeit wesentlich zu beeinträchtigen. Folgende Forderungen sind an moderne Registriergeräte zu stellen (Empfehlungen der International Electrotechnical Commission 1977, 1978; vgl. v. Leitner 1983):

1) Registrierdauer von mindestens 24 h bei Aufzeichnung des vollständigen EKG;
2) Aufzeichnung von wenigstens 2 EKG-Ableitungen, getrennte zusätzliche Aufzeichnung eines Zeitkanals;
3) Möglichkeit der Ereignismarkierung durch den Probanden;
4) Frequenzbereich der Aufzeichnung zwischen 0,05 und 25 Hz;
5) lineare Registrierung im Amplitudenbereich ± 5 mV mit der Möglichkeit, Eichsignale zu geben.

Je nach Analysesystem werden unterschiedliche Merkmale (Vorzeitigkeit, Breite, Höhe, Frequenz, Spektrum, Kontur oder Fläche) eines jeden QRS-Komplexes bei der Analyse beurteilt und mit Merkmalkonstellationen eines oder mehrerer gespeicherter Referenzkomplexe verglichen. Nach Maßgabe des Grades der Übereinstimmung der Merkmale erfolgt dann die Unterscheidung normaler und extrasystolischer Komplexe, wobei die Grenzen häufig einstellbar sind und/oder sich automatisch einregeln. Das Analyseergebnis wird in Form von Zahlenwerten oder graphisch in Form von Trendschreibungen oder Histogrammen ausgegeben. Ausgewählte Abschnitte können zur Überprüfung und Dokumentation 1:1 auf das EKG-Papier ausgeschrieben werden. Alle Systeme sind während der Analyse auf die Mitarbeit eines qualifizierten Untersuchers angewiesen. Diese Funktion ist von besonderer Bedeutung bei der Differenzierung zwischen ventrikulären Extrasystolen und aberrierend fortgeleiteten supraventrikulären Extrasystolen und zur Vermeidung der Fehlinterpretationen von Artefakten. Der Untersucher kann darüber hinaus gelegentlich Ereignisse erkennen, die der Arrhythmiecomputer übersehen hat (weitere Einzelheiten siehe v. Leitner 1983).

Geht man davon aus, daß die qualitative und quantitative Bestimmung der Herzrhythmusstörungen entscheidend für die Diagnostik und Therapie der Arrhythmien ist, so kommt dem Langzeit-EKG überragende Bedeutung zu. Die 24stündige EKG-Speicherung auf Magnetband bietet einen eindeutigen Informationsgewinn gegenüber dem Kurzzeit-(Routine)-EKG und dem Belastungs-EKG mit weitaus geringerer Sensitivität (Bethge u. Lichtlen 1981).

Während das Langzeit-EKG als überlegene Methode unbestritten ist, bestehen hinsichtlich der technischen Voraussetzungen unterschiedliche Auffassungen: Die kontinuierlich aufzeichnenden und dokumentierenden Geräte haben sich als geeignet erwiesen und sind ausreichend validiert. Dementsprechend wird von der Kommission für klinische Kardiologie der Deutschen Gesellschaft für Kardiologie-Herz- und Kreislaufforschung eine kontinuierliche EKG-Speicherung über 24 h gefordert. Gleiche apparative Qualitäten der Aufnahmegeräte werden von der American Heart Association in einer Verlautbarung vom März 1985 verlangt (s. Lüderitz 1985a).

Nachteile der Geräte mit dem erforderlichen klinisch-wissenschaftlichen Standard bestehen u.a. in hohen Anschaffungskosten und in einer teilweise komplizierten Bedienung.

So ist es nicht verwunderlich, daß einfach handhabbare, preiswertere Systeme auf großes Interesse stießen. Es handelt sich dabei um kontinuierlich analysierende, jedoch diskontinuierlich speichernde und dokumentierende Systeme: Geräte mit Real-time-Analyse von 2 Ableitungen und einem Festkörperspeicher begrenzter Kapazität.

Nachteile dieser Systeme sind die begrenzte Speicherkapazität sowie der Mangel an permanenter Korrelierbarkeit von klinischen Ereignissen und EKG-Dokumentation aufgrund der fehlenden 24stündigen EKG-Speicherung. Viel wesentlicher erscheint aber das Risiko, daß durch unzureichende, diskontinuierliche Langzeit-EKG-Systeme falsche Therapieentscheidungen getroffen werden, in deren Folge der Patient Schaden nimmt. Hierbei ist nicht nur an unerwünschte kardiale Wirkungen der Antiarrhythmika zu denken, wie „proarrhythmischer" Effekt und negative Inotropie, sondern v.a. an gravierende extrakardiale Nebenwirkungen: Organschäden, z.B. an Leber, Lunge, Niere, Knochenmark, Schilddrüse.

Technik und Auswertung

Die Langzeitelektrokardiographie umfaßt nicht mehr nur die Registrierung des spontanen EKG-Verlaufs und seine Auswertung hinsichtlich auftretender Arrhythmien. Moderne Geräte gestatten neben einer

- differenzierten Arrhythmiebeurteilung eine
- ST-Streckenvermessung und eine
- Analyse der Herzfrequenzvariabilität.

Einzelne Geräte bieten darüber hinaus die Möglichkeit des

- hochverstärkten EKG, die
- Langzeitblutdruckmessung und weitere Funktionen an (Tabelle 1.2).

Die angebotenen Recorder zur Langzeitelektrokardiographie zeichnen das EKG in 2–3 Kanäle auf Bänder (C 60 oder C 120, z. T. Mikrokassetten, Bandgeschwindigkeit meist 1 mm/s) oder Festspeichern über 24–48 h kontinuierlich („full disclosure") auf. Der Patient kann Ereignisse durch ein Signal (Ereignismarker) kennzeichnen. Andere Geräte registrieren nur den Ereignisfall und bedürfen daher einer kleineren Batterie- und Speicherkapazität. Die Recorder haben eine automatische Kalibrierung, eigene Basislinienkorrektur, große Gleichlaufstabilität und sind meist mit einer Digitaluhr ausgerüstet. Manche Geräte beginnen die Vorverarbeitung der Daten bereits mit einem im Recorder integrierten Rechner.

Die Auswertung erfolgt mit Hilfe hochleistungsfähiger Computer (286–486 Prozessoren) mit hoher Taktfrequenz (33–50 MHz) und damit kurzen Bearbeitungszeiten. Die „Software" enthält eine Frequenzanalyse (Fast-Fourier-Transformation) zur Artefakterkennung, erlaubt eine rasche automatische Auswertung nach vorgegebenen oder variierten Kriterien und gestattet ebenso eine zeitgeraffte manuelle Analyse („High-speed-Verfahren": meist 60- bis 120fache Geschwindigkeit mit Superposition der Komplexe) oder Stapelverarbeitung. Einzelne Aktionen können unter Nutzung der „Zoomfunktion" betrachtet werden. Häufig sind spezielle Programme für die Analyse von pädiatrischen Elektrokardiogrammen mit ihren hohen Herzfrequenzen und schmalen Kammerkomplexen oder für das Schrittmacher-EKG enthalten. Neuere Auswertungssysteme sind für die Bearbeitung von Langzeitblutdruckmessungen, die Analyse der Lungenfunktion, für Vernetzungen oder als Praxiscomputer vorgesehen (Tabelle 1.2). Die Ergebnisse des Langzeit-EKG können als Vollausschrieb („total review", „full disclosure"), als Musterelektrokardiogramme, numerisch als Herzfrequenz, als Anzahl bestimmter Arrhythmien, Pausen oder Schrittmacheraktionen im gesamten Untersuchungszeitraum oder in bestimmten Intervallen (z. B. pro Stunde), in vielen Geräten auch als Trendkurven („trend review", Histogramme) ausgegeben werden. Die Daten können in digitaler und häufig komprimierter Form auf Festplatten zwischengelagert und letztlich komplett oder in ausgewählter Form in Datenspeichern („floppy disks", Festplatte, Laser-Optoplatten) gesammelt werden. Damit ist ein direkter Vergleich von Aufzeichnungen über ein längeres Beobachtungsintervall, z. B. vor und während einer Behandlung möglich. Eine schnelle Ausgabe eines standardisierten oder individuell erstellten Protokolls, die einen vollständigen EKG-Ausdruck, Beispiele signifikanter Episoden oder stündliche Muster enthält, einschließlich eines verbalen Kommentars des

Tabelle 1.2. Diagnostische Möglichkeiten einiger in Deutschland verbreiteter Langzeit-EKG-Systeme, Stand 7/97 (*RR* Langzeitblutdruckmessung; *in Klammern*: in Vorbereitung)

Firma (Vertrieb)	Arrhythmie-analyse	ST-Strecken-analyse	Schrittmacher-analyse	Herzfrequenz-variabilität	Hochverstärktes EKG	QT-Analyse	Weitere Funktionen
Biodata	+	+	+	+	+	+	RR
Biosensor	+	+	+	+	–	+	RR
Bisping	+	+	+	+	–	+	RR
Custo	+	+	+	+	–	–	RR
Diasonics DMI	+	+	+	+	+	+	RR
Ela Medical	+	+	+	+	(+)	+	RR
Elmed	–	+	+	–	–	–	–
Getemed	+	+	+	+	–	(+)	RR
Gruber	+	+	+	+	–	+	RR
Marquette Hellige	+	+	+	+	+	+	RR
Medset	+	+	+	+	–	+	RR
MTM Holterscan	+	+	+	+	(+)	+	RR
Oxford Medilog	+	+	+	+	+	+	RR
Reynolds	+	+	+	+	+	+	RR
Schiller	–	+	–	–	–	–	RR
Schwarzer	+	+	+	+	–	+	RR
Spacelabs	+	+	+	+	–	+	RR

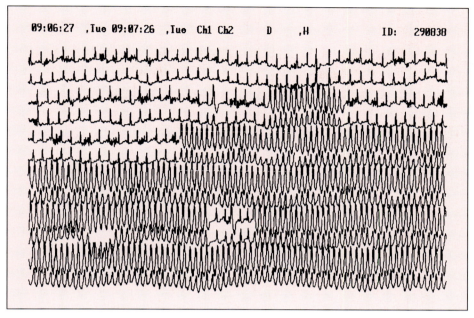

Abb. 1.14. Langzeit-EKG bei einem 52jährigen Patienten mit koronarer Herzkrankheit und bekannten ventrikulären Tachykardien. Unter einer antiarrhythmischen Behandlung werden die Rhythmusstörungen subjektiv nicht mehr bemerkt, sind jedoch in Form nicht anhaltender Kammertachykardien weiterhin nachweisbar. Es werden jeweils 2 Kanäle simultan registriert (Sonotron DMI Eclipse Holter Analyzer)

Untersuchers, schließt die Auswertung einer Langzeit-EKG-Aufzeichnung ab. Art und Zahl spontan auftretender Arrhythmien (Extrasystolen, Salven, „runs", Tachykardien) können in Abhängigkeit von Ruhe-, Belastungs- oder Erholungsphasen, in ihrer zirkadianen Rhythmik, in ihrer Beziehung zu subjektiven Symptomen und hinsichtlich ihres Verhaltens unter einer Behandlung beurteilt werden (Abb. 1.14). Die unkontrollierte automatische Arrhythmieanalyse ist nach wie vor durch Fehler belastet. Funktionelle Blockierungen, Parasystolien, Schrittmacher-EKG oder eine intermittierende Präexzitation werden häufig nicht erkannt. Während die 24-h-Aufzeichnung klinisch gut validiert ist, trifft dies auf die Ereignisregistrierung nicht im selben Maße zu.

Besondere Bedeutung erlangte die auf dem Kongreß des American College of Cardiology (1992) vorgestellte sog. ESVEM-Studie („Electrophysiologic study versus electrocardiographic monitoring"), die Langzeit-EKG vs. programmierte Stimulation in der Kontrolle einer Antiarrhythmikabehandlung vergleicht (The ESVEM Investigators 1993; Mason 1993). Sie kommt zu dem Ergebnis, daß die Vorhersage von Rezidiven unter Antiarrhythmika bei den Patienten identisch ist, die beiden Kontrollverfahren zugänglich sind. Dieses Ergebnis wird als Argument für die Therapiekontrolle mittels Langzeit-EKG gewertet.

Neben dem Belastungs-EKG hat sich die ST-Streckenanalyse aus dem Langzeitelektrogramm in der Diagnostik der stummen Ischämie (v. Arnim 1985) und

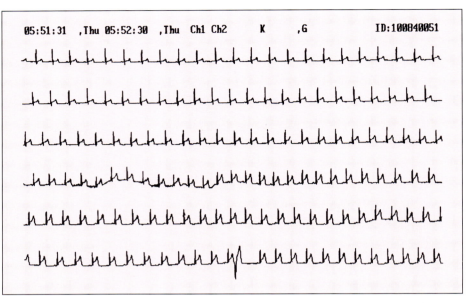

Abb. 1.15. Langzeit-EKG-Registrierung bei einem 54jährigen Patienten mit Prinzmetal-Angina zu Beginn eines Anfalls. Die Registrierung zeigt in einer singulären Ableitung eine progressive ST-Elevation im Verlauf von 1 min mit Einfallen einer ventrikulären Extrasystole (Sonotron DMI wie Abb. 1.14)

der vasospastischen Angina (Prinzmetal-Angina) bewährt (Abb. 1.15). Technische Voraussetzungen sind eine hohe Nullinienstabilität, weitgehend fehlende Phasenverschiebungen und große Genauigkeit der Geräte, besonders im unteren Frequenzbereich. Während die Ableitpunkte für die Arrhythmieanalyse nur von sekundärer Bedeutung sind, ist für die Suche nach einer stummen Ischämie ein definierter Ableitpunkt Voraussetzung (Schrader et al. 1990). Dafür haben sich CM 5 (bipolare Ableitung zwischen oberem Sternum und V 5) und CC 5 (bipolar zwischen V 5 rechts und links) bewährt. Dabei gestattet CC besonders die Beurteilung der Hinterwandischämie. Die Software der Geräte bietet die automatische Vermessung der ST-Strecke zu definierten Zeiten (meist J-Punkt plus 60–80 ms) und deren Amplitude (in mV) am einzelnen Herzschlag als auch in Mittelung über z. B. 32 Aktionen sowie die Messung der Dauer der ST-Veränderung. Nach üblichen (> 1 min Dauer, > 0,1 mV und mit > 1 min Intervall) oder individuell variierten Kriterien (z. B. 15-s-Messungen, Dauer der Minimum-ST-Streckensenkung, Herzfrequenz vor der ischämischen Episode, Intervall zwischen Ereignissen) können Einzelaktionen, Muster oder Trends analysiert werden (Balasubramanian et al. 1980). Ausmaß und Dauer transitorischer ST-Veränderungen lassen die ischämische Gesamtbelastung („total ischemic burden") erkennen (Lancet, Editorial 1987).

Herzfrequenzvariabilität. Ein neues, nicht-invasiv mit dem Langzeit-EKG erfaßbares Kriterium eines kardialen Risikos ist die *Herzfrequenzvariabilität* (Esperer

1992; d.h. eine Frequenzstarre des Herzens, die durch Messung der RR-Abstände über eine Zeitspanne von 30 min bis 24 h dokumentiert werden kann. Eine Standardisierung liegt für die Messung der Herzfrequenzvariabilität noch nicht vor, was den klinischen Einsatz erschwert. Moderne Langzeit-EKG-Geräte bieten die Möglichkeit einer automatischen Vermessung der Zyklusdauer des Sinusknotens unter Auslassung von Arrhythmien. Gegenwärtig liegen noch keine Standardisierungsempfehlungen hinsichtlich einer Auswertung solcher Messungen vor. Es wurde jedoch vielfach bestätigt, daß eine geringe Variation der Sinusknotenzykluslänge ein kardiales Risiko anzeigt. Bislang wird für die Frequenzstarre des Sinusknotens als Grenzwert eine Standardabweichung der Periodendauer von weniger als 30–50 ms als pathologisch gewertet.

Baroreflexsensitivität. Das autonome Nervensystem spielt bei der Genese des plötzlichen Herztodes eine wichtige pathophysiologische Rolle. In diesem Zusammenhang kommt der Ermittlung der Baroreflexsensitivität nach der Phenylephrinmethode besondere Bedeutung zu. Zahlreiche experimentelle und klinische Untersuchungen legen den Schluß nahe, daß mit Hilfe der Baroreflexsensitivität die phasische oder reflektorische Vagalaktivität erfaßt werden kann, wohingegen mit Hilfe der Herzfrequenzvariabilität vornehmlich die tonische vagale Aktivität charakterisiert wird.

Experimentelle Untersuchungen zeigen, daß durch einen Myokardinfarkt die Möglichkeit der reflektorischen Steigerung der Vagusaktivität in vielen Zellen vermindert wird, was zusammen mit der infarktbedingten Entwicklung eines arrhythmogenen Substrats die Bedingungen für das Auftreten maligner Arrhythmien schaffen kann. Die Korrelation der Baroreflexsensitivität mit dem Überleben nach Myokardinfarkt (wie experimentell nachgewiesen) stellt somit das erste Beispiel für die Anwendung eines funktionellen Tests des autonomen Nervensystems dar, der mit dem Ziel einer besseren Risikostratifizierung auch klinisch einsetzbar erscheint.

Es ergibt sich insgesamt, daß die Bestimmung der Herzfrequenzvariabilität wie auch die der Baroreflexsensitivität die Vorhersage insbesondere von plötzlichem Herztod und arrhythmischen Ereignissen verbessern kann. Verschiedenen Untersuchungen zufolge kann davon ausgegangen werden, daß insbesondere die kombinierte Analyse dieser, den autonomen Tonus messenden Verfahren mit der Bestimmung der linksventrikulären Funktion eine für klinische Zwecke nutzbare Stratifikation der Postinfarktpatienten erlaubt. Daher erscheint die Baroreflexsensitivität am besten mit dem Auftreten arrhythmischer Ereignisse zu korrelieren, während die Analyse der Herzfrequenzvariabilität einen guten Indikator für das Mortalitätsrisiko darstellt (Hohnloser u. Klingenheben 1996).

Indikationen zum Langzeit-EKG. Die Indikation zur Durchführung eines 24-h-EKG ist zunächst die Abklärung von subjektiven Beschwerden, wie Palpitationen, Herzrasen oder Synkopen (s. Übersicht 1.5). Zum zweiten trägt die 24-h-EKG-Aufzeichnung zur Identifizierung von Patienten bei, die vom plötzlichen Herztod bedroht sind (Lown u. Wolf 1971).

Übersicht 1.5. Indikation zum 24-h-EKG

Abklärung subjektiver Symptome
Palpitationen, Herzrasen, ungerichteter Schwindel, Synkopen.

Prognostische Einschätzung kardialer Erkrankungen
Koronare Herzkrankheit: ventrikuläre Arrhythmien nach Myokardinfarkt (besonders mit reduzierter Pumpfunktion und Aneurysmen);
dilatative Kardiomyopathie mit niedriger Auswurffraktion;
obstruktive Kardiomyopathie.

Therapieüberwachung
Wirkungsnachweis einer antiarrhythmischen Behandlung;
Ausschluß arrhythmogener Effekte einer medikamentösen antiarrhythmischen Therapie (z.B. Tachykardien, Bradykardien, SA-, AV-Blockierung);
Kontrolle der Schrittmachertherapie, intermittierende Detektions- und Stimulationsdefekte, Schrittmacherarrhythmien.

Koronare Herzkrankheit. Am besten untersucht ist der Zusammenhang zwischen komplexer ventrikulärer Extrasystolie und koronarer Herzkrankheit. In zahlreichen Untersuchungen konnte nachgewiesen werden, daß Koronarkranke mit häufigen und komplexen ventrikulären Extrasystolen (mehr als 30/h; Paare und Salven von ventrikulären Extrasystolen) häufiger am plötzlichen Herztod versterben als Koronarkranke ohne derartige Arrhythmien (vgl. Manz et al. 1983). Die ventrikuläre Extrasystolie erwies sich zwar als ein von den hämodynamischen Größen unabhängiger Prädiktor plötzlicher Todesfälle, Patienten mit einer niedrigen Auswurffraktion (weniger als 40%) und gleichzeitigen komplexen Extrasystolen waren jedoch besonders bedroht (Schulze et al. 1977).

Dilatative Kardiomyopathie. In einer neueren prospektiven Untersuchung konnte ein ähnlicher Zusammenhang zwischen ventrikulären Arrhythmien und reduzierter Pumpfunktion bei Patienten mit idiopathischer dilatativer Kardiomyopathie nachgewiesen werden (Meinertz et al. 1984): Patienten mit dilatativer Kardiomyopathie und einer linksventrikulären Auswurffraktion von weniger als 40%, die im 24-h-EKG zahlreiche Paare und Salven von ventrikulären Extrasystolen aufwiesen, hatten ein hohes Risiko, am plötzlichen Herztod zu versterben.

Hypertrophe Kardiomyopathie. Bei der hypertrophen Kardiomyopathie können mit dem 24-h-EKG ebenfalls bei ca. 60% der Patienten zahlreiche und komplexe ventrikuläre Extrasystolen aufgezeichnet werden (McKenna et al. 1981). Geht die hypertrophe Kardiomyopathie mit einer salvenartigen ventrikulären Extrasystolie einher, so können 8,6% plötzliche Todesfälle pro Jahr nachgewiesen werden. Beim Fehlen einer salvenartigen Extrasystolie kommt es lediglich bei 1% der Patienten zum plötzlichen Herztod (Maron et al. 1981).

Die angeführten Untersuchungen bei Koronarkranken und Patienten mit dilatativer oder hypertropher Kardiomyopathie zeigen, daß zur Frage der prognostischen Beurteilung der Nachweis von ventrikulären Arrhythmien allein nicht ausreicht. Erst die Quantifizierung der ventrikulären Arrhythmie bzw. ihre Zuordnung (z.B. Paare und Salven von ventrikulären Extrasystolen) geben Auskunft zur Prognose dieser Patienten und sind damit eine Entscheidungshilfe zur Indikation für eine prophylaktische antiarrhythmische Behandlung.

Spontanvariabilität

Bei der Beurteilung des möglichen Therapieeffekts der antiarrhythmischen Behandlung von Patienten mit ventrikulärer Extrasystolie muß die Spontanvariabilität der ventrikulären Extrasystolie Berücksichtigung finden (Michelson u. Morganroth 1980). Unter Zugrundelegung biostatistischer Berechnungen konnte dargelegt werden, daß bei einer 24stündigen Kontrollregistrierung ohne Medikament und einer 24stündigen Testregistrierung unter antiarrhythmischer Therapie eine Reduktion der ventrikulären Extrasystolie um mindestens 75% – der gepaarten ventrikulären Extrasystolen um mindestens 90% – erzielt werden muß, um einen Therapieeffekt beim Einzelpatienten zu sichern. Nach demselben statistischen Modell kann bei einer Zunahme der ventrikulären Extrasystolen um 144% und der gepaarten ventrikulären Extrasystolen um 227% eine arrhythmogene Wirkung des Medikaments angenommen werden (Andresen u. v. Leitner 1984). Der statistische Nachweis des antiarrhythmischen Therapieeffektes kann naturgemäß keine Aussage machen zur klinischen Effektivität der Behandlung, d.h. zur Verbesserung der Prognose hinsichtlich des Auftretens plötzlicher Todesfälle. In den bisherigen Interventionsstudien mit Antiarrhythmika bei Patienten mit koronarer Herzkrankheit und ventrikulärer Extrasystolie gelang es nicht, eine Verminderung der Gesamtmortalität bzw. der plötzlichen Todesfälle nachzuweisen (Manz et al. 1983b). Für Patienten mit Kammertachykardien und zahlreichen ventrikulären Extrasystolen im 24-h-EKG konnte wahrscheinlich gemacht werden, daß die Prognose durch eine antiarrhythmische Behandlung verbessert werden kann, wenn unter Therapie die komplexen ventrikulären Extrasystolen (Paare, Salven und R-auf-T-Extrasystolen) im 24-h-EKG nicht länger nachweisbar waren (Graboys et al. 1982).

Richtlinien für die Durchführung von Langzeit-elektrokardiographischen Untersuchungen in der kassenärztlichen/vertragsärztlichen Versorgung

1 Durchführung des Langzeit-EKG

Das Langzeit-EKG beinhaltet folgende Schritte:

1.1 Indikationsstellung, optimales Anlegen der Elektroden unter Sicht des abgeleiteten EKG zur Überprüfung der Ableitungsqualität am EKG-Ausschrieb oder am Bildschirm, Anschluß und Inbetriebnahme des Aufnahmegerätes, Instruktion des Patienten (u.a. zur Führung des Tätigkeits- und Medikamentenprotokolls, zur Angabe von Beschwerden mit Betätigung der Markierung am Aufnahmegerät), Ausschaltung und Abnahme des Aufnahmegerätes und Entfernung der Elektroden.

1.2 Computergestützte Auswertung des aufgezeichneten Langzeit-EKG mit gleichzeitiger oder anschließender ärztlicher Kontrolle der Daten und ausgewählter Beispiele im 25-mm-

Ausschrieb. Ausdruck des Herzfrequenzverhaltens mit Angabe der mittleren, der maximalen und der minimalen Herzfrequenz pro Stunde bzw. pro Aufzeichnungszeit. Angaben zum zeitlich vorherrschenden Grundrhythmus während der Aufzeichnungszeit. Quantitative Analyse und Differenzierung von Rhythmusstörungen mit zweikanaligem Ausschrieb der wichtigen Ereignisse mit Papiervorschub von mindestens 25 mm/s. Notwendige Korrektur und schriftliche Befundung der Auswertung durch den diese Leistung abrechnenden Arzt. Ein alleiniger Computerausdruck oder die alleinige Auswertung eines miniaturisierten EKG-Vollausschriebes erfüllt nicht die Voraussetzungen.

1.3 Patientenbezogene Bewertung des befundeten Langzeit-EKG, Entscheidung über die Behandlungsbedürftigkeit und die notwendige Therapie unter Berücksichtigung aller hierzu wichtigen Befunde.

1.4 Bei besonderer Indikationsstellung erfordert die Bewertung von Rhythmusstörungen eine umfangreiche Validierung und im Einzelfall eine vollständige visuelle Kontrolle aller Arrhythmien, gebunden an die Möglichkeit einer umfassenden zweikanaligen EKG-Dokumentation.

2 Apparative Voraussetzungen für die Durchführung des Langzeit-EKG

Die mit Langzeit-EKG-Geräten erbrachten Leistungen sind nur berechnungsfähig, wenn der abrechnende Arzt den Nachweis darüber führen kann, daß das Gerät den nachstehend genannten Anforderungen vollständig genügt. Eine entsprechende Gewährleistungsgarantie des Herstellers erfüllt diese Bedingung.

2.1 Kontinuierliche oder diskontinuierliche Aufzeichnung über 24 Stunden bei simultaner zweikanaliger EKG-Ableitung

Der im Gerätesystem vorhandene Dokumentationsspeicher muß der Aufgabenstellung dergestalt genügen, daß auch bei gehäuft auftretenden Ereignissen eine fachlich qualifizierte Beurteilung möglich ist.

2.2 Dokumentation aller wichtigen Ereignisse

Wichtige Ereignisse sind:

- Asystolien über 2,0 s Dauer,
- supraventrikuläre Tachykardie,
- Vorhofflimmern,
- Vorhofflattern,
- ventrikuläre Extrasystolen,
- ventrikuläre Paare,
- Kammertachykardie,
- Kammerflimmern,
- Kammerflattern.

2.3 Ausreichende Genauigkeit

Durch eine herstellerunabhängige Überprüfung mittels Einzelschlaganalyse anhand evaluierten Datenmaterials (z.B. AHA- oder MIT-Referenzbänder) muß eine medizinischen Erfordernissen entsprechende Genauigkeit belegt werden.

2.4 Ereignismarkierung durch den Patienten

Die Möglichkeit der vereinbarten oder ereignisabhängigen Markierung muß gewährleistet sein.

3 Fachliche Voraussetzungen

Die ärztlichen Leistungen erfordern eingehende Kenntnisse des Arztes in der Elektrokardiographie mit der Fähigkeit, auch seltene Rhythmusstörungen unter erschwerten Bedingungen, z.B. bei zeitgeraffter Darstellung oder bei Artefaktüberlagerung, zu erkennen. Voraussetzung für die Durchführung des Langzeit-EKG ist der Nachweis einer ausreichenden Erfahrung durch Weiterbildung oder durch Zeugnis über die selbständige Auswertung und Beurteilung von mindestens 100 Langzeit-EKG-Aufzeichnungen. Diese müssen mit Geräten aufgezeichnet worden sein, die den Apparateanforderungen gemäß Nr. 2 entsprechen.

4 Genehmigungsverfahren

Über die Genehmigung zur Abrechnung des Langzeit-EKG entscheidet die jeweilige Kassenärztliche Vereinigung nach Prüfung der in Nrn. 2. und 3. genannten Voraussetzungen. Bestehen trotz der Nachweise oder Zeugnisse gemäß Nr. 3 begründete Zweifel an der fachlichen Befähigung, muß die Qualifikation in einem Kolloquium überprüft werden.

5 Inkrafttreten

Diese Richtlinien treten am 1. Oktober 1987 in Kraft.

6 Übergangsbestimmungen

6.1 Ärzte, die vor Inkrafttreten dieser Richtlinien Langzeit-EKG gegenüber der Kassenärztlichen Vereinigung abgerechnet haben oder dazu von der jeweiligen Kassenärztlichen Vereinigung die Genehmigung erhalten haben, behalten die Berechtigung zur Abrechnung dieser Leistungen.

6.2 Die Abrechnung von Langzeit-EKG, die mit Geräten, die nicht diesen Richtlinien entsprechen, erstellt werden, ist bis zum 31.3.1989 möglich gewesen.

Tabelle 1.3. Hochauflösende Elektrokardiographie (HA-EKG) zur Erfassung ventrikulärer Spätpotentiale-Registrierverfahren. (Nach Breithardt et al. 1992)

Registrierungsverfahren		Parameter
1. Zeitdomäne	Beurteilung der Amplitude als Funktion der Zeit	a) QRS_d: Gesamtdauer des gefilterten QRS-Komplexes
		b) RMS 40: Amplitude der terminalen 40 ms von QRS
		c) LAS 40: Dauer des terminalen niederamplitudigen Anteils von QRS
2. Frequenzdomäne	Frequenzgehalt eines Fensters am Übergang von QRS zu ST-Strecke	
3. Spektrotemporales Mapping	Frequenzanalyse multipler, schrittweise verschobener Fenster	NF (Normalitätsfaktor)
4. Spektrale Turbulenzanalyse	Inhomogenitäten innernhalb des gesamten QRS und am Beginn der ST-Strecke	

f) Spätpotentialanalyse

Die sog. ventrikulären Spätpotentiale stellen niedrig amplitudige, fraktionierte Signale dar, die im Standard-Oberflächen-EKG nicht zu erkennen sind. Sie sind Ausdruck einer regional inhomogenen Erregungsausbreitung. Erst durch die Signalmittlungstechnik gelingt es, die im Mikrovoltbereich liegenden Potentiale als Mittelwert zahlreicher Herzzyklen zu erfassen. Diese Potentiale werden auf eine regional verzögerte, fraktionierte Erregungsausbreitung im Randgebiet von Infarktnarben zurückgeführt. Die Auswertung von Spätpotentialen erfolgt hinsichtlich ihrer Dauer und Amplitude („time domain") und als Analyse des Frequenzgehaltes („frequency domain") (Tabelle 1.3).

Bei Patienten mit der Neigung zu ventrikulären Tachykardien lassen sich die Spätpotentiale subendokardial im Randgebiet des früheren Infarkts nachweisen (v. Leitner et al. 1984). Bei Normalpersonen kommen sie praktisch nicht vor. Diese Lokalisationen entsprechen häufig auch dem Urspungsort ventrikulärer Tachykardien.

Als Parameter der nichtinvasiven Risikobeurteilung hat sich die Analyse des hochverstärkten EKG inzwischen weitgehend etabliert.

Eine prognostische Bedeutung ergibt sich für die Vorhersage späterer anhaltender Kammertachykardien oder des akuten Herztodes nach Infarkt. Im Zusammenhang mit dem Langzeit-EKG und dem Ausmaß der linksventrikulären Funktionsstörung können ventrikuläre Spätpotentiale zur Risikostratifizierung nach Infarkt genutzt werden.

Während in größeren Patientengruppen eine gute Korrelation zwischen Spätpotentialen und dem spontanen Auftreten arrhythmischer Ereignisse gefunden wurde, trifft dies auf ausgewählte Subgruppen nur bedingt zu. Gerade Kranke mit paroxysmalem Kammerflattern/-flimmern haben häufig im Intervall keine Spätpotentiale. Daher lag es nahe, nach dynamischen Spätpotentialen zu verschiedenen

Tageszeiten, während Ruhe- oder Belastungssituationen, während ischämischer Episoden oder in Phasen hoher Extrasystolierate zu suchen. Technische Voraussetzungen sind eine störungsfreie Aufzeichnung der Signale besonders im hohen Frequenzbereich, hohe Abtastfrequenz, die Möglichkeit sowohl zur Mittelung der Signale über die Zeit als auch zum spektrotemporalen Mapping, vom Benutzer beeinflußbare Parameter der Datenspeicherung und der Filtercharakteristik (Kelern et al. 1984).

Kombinierte Geräte können neben dem EKG weitere nichtinvasive Funktionsgrößen analysieren. Am weitesten fortgeschritten ist die Langzeitblutdruckmessung, die ihren Platz in der Diagnostik von Hypertonie, Schwindel und Synkopen hat.

Die Bedeutung der Spätpotentiale als additiver Risikoindikator für Kammertachykardie und plötzlichen Herztod geht aus Übersicht 1.6 hervor.

Übersicht 1.6. Erhöhtes Risiko für ventrikuläre Tachykardie/plötzlichen Herztod. (Nach Haberl 1995)

– Langzeit-EKG:	10 ventrikuläre Extrasystolen/h und/oder Couplets/Salven
– Ventrikelfunktion (z.B. mit Radionuklidventrikulographie):	Auswurffraktion < 40%
– Hochverstärktes EKG:	Nachweis von Spätpotentialen
– Programmierte Stimulation:	Auslösung einer Kammertachykardie (Zykluslänge > 270 ms)

g) Belastungs-EKG

Die Sensitivität des Langzeit-EKG ist allgemein der des Belastungs-EKG überlegen. Rhythmusstörungen wie die pathologische Bradykardie (die bei Belastung keinen adäquaten Frequenzanstieg zeigt), ischämieinduzierte Arrhythmien und frequenzkorrelierte Herzrhythmusstörungen, lassen sich jedoch im Einzelfall besser mit dem Belastungs-EKG erfassen). Bei der Therapiekontrolle einschließlich der Beurteilung einer proarrhythmischen Wirkung, ist die außerordentlich hohe Spontanvariabilität belastungsabhängiger Rhythmusstörungen zu berücksichtigen. Daher sollten nur wiederholte Belastungsuntersuchungen an verschiedenen Tagen zur Therapiekontrolle herangezogen werden (vgl. Bethge u. Gonska 1996).

h) EKG bei Tachyarrhythmien

Aus klinischer Sicht (Prognose, therapeutisches Vorgehen) ist die Unterscheidung zwischen supraventrikulären und ventrikulären Tachykardien sinnvoll und notwendig. Die ventrikulären Tachykardien haben ihren Ursprung in den Herzkammern. Alle anderen Tachykardien werden als supraventrikulär bezeichnet, wenngleich die Ventrikel in die Kreiserregung einbezogen sein können (z.B. atrioventrikuläre Reentrytachykardie beim Wolff-Parkinson-White-Syndrom).

Sinustachykardie	EKG: Frequenz > 100/min; P-Wellen unterscheiden sich nicht wesentlich vom P bei Sinusrhythmus; normale P-QRS-T-Sequenz und normale PQ-Zeit.
Atriale Tachykardie	EKG: P-Konfiguration vom Sinus-P unterschieden, normale P-QRS-T-Sequenz: Frequenzen im Bereich von 150–220 min.
Vorhofflimmern	EKG: Unregelmäßige Kammeraktionsfolge (absolute Arrhythmie); niedrigamplitudige (oder fehlende) Flimmerwellen mit unterschiedlicher Höhe; keine erkennbare Beziehung zwischen Vorhofflimmerwelle und Kammeraktion.
Vorhofflattern	EKG: Regelmäßige P-Wellen mit konstanter oder wechselnder Beziehung zwischen Vorhof- und Kammeraktion (2:1, 3:1 etc.). Typ I: negative P-Wellen in Ableitung II, III und aVF; durch atriale Überstimulation in der Regel beeinflußbar. Typ II: positive P-Wellen in Ableitung II, III und aVF.
Wolff-Parkinson-White-Syndrom	EKG: a) Klassisch: kurze PQ-Zeit (< 0,12 s), verbreiterter QRS-Komplex durch eine Delta-Welle; Repolarisationsstörungen (Einzelheiten s. S. 349 ff).
AV-Knoten-Reentrytachykardie	Verkürzte (< 0,12 s beim LGL-Syndrom) oder normal lange PQ-Zeit; schmaler QRS-Komplex.
Permanente, junktionale Reentrytachykardie (PJRT)	Während Sinusrhythmus unauffälliges PQ- und QRS-Intervall. Während der oft „permanent" vorhandenen regelmäßigen Tachykardie folgen retrograde P-Wellen (negativ in den Ableitungen II, III und aVF) in weitem Abstand auf schmale QRS-Komplexe (Verhältnis der Intervalle RP/RR = 0,5–0,75).
Präexzitation unter Einbeziehung von Mahaim-Fasern (s. S. 350)	EKG: 1. Verkürzte oder normale PQ-Zeit und geringe Verbreiterung des QRS-Komplexes durch eine Delta-Welle diese Form geht kaum mit Reentrytachykardien einher; ihre Bedeutung liegt in der Abgrenzung zum WPW-Syndrom). 2. Während Sinusrhythmus unauffällige PQ- und QRS-Intervalle. Reentrytachykardie: regelmäßige Tachykardie mit Verbreiterung des QRS-Komplexes durch

Tabelle 1.4. Einteilung häufiger supraventrikulärer tachykarder Rhythmusstörungen nach ihrem elektrophysiologischen Entstehungsmechanismus. (Nach Hohnloser 1994)

Arrhythmie	Elektrophysiologischer Entstehungsmechanismus
Vorhoftachykardie	Automatie
Parosysmale atriale Tachykardie mit Block	Automatie
AV-Knoten-Tachykardie	Reentry
Ortho- bzw. antidrome Tachykardie bei Präexzitation	Reentry
Vorhofflattern	Reentry
Vorhofflimmern	Reentry

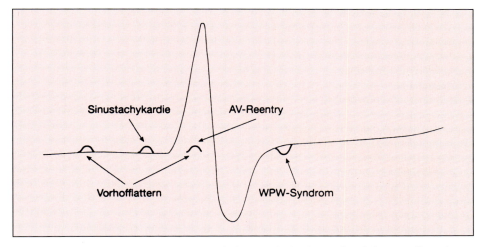

Abb. 1.16. Differentialdiagnose supraventrikulärer Tachykardien anhand der P-Welle: Bei Vorhofflattern und Sinustachykardie ist ein P-Welle vor dem QRS-Komplex nachweisbar, bei AV-Knoten-Tachykardien liegt die P-Welle im QRS-Komplex, bei orthodromen Tachykardien im Rahmen eines WPW-Syndroms am Ende des QRS-Komplexes. (Nach Haberl 1995)

Antesystolie (meist linksschenkelblockartige Konfiguration, bedeutsam in der Differentialdiagnose der Kammertachykardie).

Zum elektrophysiologischen Entstehungsmechanismus s. Tabelle 1.4.

Die Differentialdiagnose supraventrikulärer Tachykardien anhand der P-Welle ist in Abb. 1.16 dargestellt.

Extrasystolie   Die Extrasystolie ist die weitaus häufigste Herzrhythmusstörung und ist auch bei Gesunden oftmals nachweisbar (Inzidenz 50–100%). Die möglichen Ursachen sind in Übersicht 1.7 wiedergegeben (Tebbenjohanns u. Lüderitz 1995).

Übersicht 1.7. Mögliche Ursachen der Extrasystolie

- Kardiale Erkrankungen
  - koronare Herzkrankheit
  - Myokardinfarkt
  - Endo-, Myo- und Perikarditiden
  - Vitien
  - Herzinsuffizienz
  - Cor pulmonale
  - Contusio cordis
  - Kardiomyopathien
- Endokrinologische Ursachen
  - Hyperthyreose
  - Phäochromozytom
- Infektionen
- Elektrolytstörungen
  - Hypo- und Hyperkaliämie
  - Magnesiummangel
- Genußmittel
  - Koffein, Nikotin, Alkohol
- Pharmaka
  - Antiarrhythmika
  - Digitalisglykoside
  - Narkotika
  - Diuretika
  - Theophyllin
  - Neuroleptika
- Abdominelle Erkrankungen
  - Niereninsuffizienz, besonders bei Dialyse
  - Cholezystitis
  - Lebererkrankungen
- Hyperventilation

Definition, Diagnose und Einteilung

Unter Extrasystolie versteht man eine in bezug auf den Grundrhythmus vorzeitige Erregung, die mit einem konstanten Zeitintervall an die vorangehende Erregung des Grundrhythmus angekoppelt ist.

Hypothesen für diesen grundlegenden Mechanismus der festen Ankopplung gehen entweder von einer Kreiserregung (Reentry) oder von einer ausgelösten Impulsbildung („triggered activity") aus. Während Parasystolen oder Ersatzsystolen eindeutig auf einen fokalen Mechanismus zurückgeführt werden können, ist diese sichere Einteilung bei Extrasystolen nicht immer möglich. Die am häufigsten verwendete Einteilung bezieht sich auf den Ursprungsort und unterscheidet in supraventrikuläre (suprabifurkale) und ventrikuläre (infrabifurkale) Extrasystolen (ES).

Eine ganze Reihe von verschiedenen Phänomenen kann bei supraventrikulärer Extrasystolie beobachtet werden: Folgt jedem Normalschlag 1 ES, spricht man von Bigeminus. Folgen jeder Sinusknotenaktion 2 ES, liegt ein Trigeminus, folgen 3 ES, liegt ein Quadrigeminus vor – usw. Dagegen wird der Einffall einer ES nach 2 oder 3 Sinusaktionen als 2:1- bzw. 3:1-Extrasystolie bezeichnet. Extrasystolen, die im gleichen Reizbildungsort entstehen und eine identische Konfiguration aufweisen, werden als monomorph bezeichnet. Liegt keine identische Konfiguration vor und unterscheiden sich mehrere ES voneinander, so spricht man von polymorphen Extrasystolen.

Wird eine ES in den Sinusgrundzyklus eingefügt, ohne daß sie diesen in der Zyklusdauer beeinflußt, spricht man von einer interponierten ES. Dieses Phänomen ist wie folgt zu erklären:

1) Durch einen retrograden Block erreicht die ES den Sinusknoten nicht, und dieser wird in seinem normalen Rhythmus nicht gestört.
2) Wenn die Leitungswege nach der ES nicht mehr refraktär sind, führt die folgende Sinusaktion zu einer normalen Erregung des Myokards.

Wird die extrasystolische Erregung in den Sinusknoten zurückgeleitet und führt dort zu einer passiven Depolarisation, so wird die Reizbildung des Sinusknotens um das Kopplungsintervall der ES oder mehr verschoben, und das Intervall von der ES bis zum nächsten Sinusschlag ist länger als der Sinusgrundzyklus. Die Summe der PP- oder RR-Intervalle zwischen dem letzten Sinusschlag und der ES und der ihr folgenden Sinusaktion ist daher kürzer als 2 PP- oder RR-Intervalle des Sinusgrundzyklus. Die entstandene Pause wird als nichtkompensatorische postextrasystolische Pause bezeichnet. Erreicht die Erregung nach der ES den Sinusknoten nicht und wird die erste Erregung nach der ES im Erregungsleitungssystem blockiert, so ist die Summe der Intervalle zwischen 2 Normalschlägen gleich der Summe der Intervalle vor und nach der ES. Es wird von einer kompensatorischen postextrasystolischen Pause gesprochen. Je nach Stabilität der ventrikuloatrialen Leitung vermögen Kammer-ES in den AV-Knoten einzudringen und diesen vollständig zu erregen. Die nachfolgende Sinusaktion wird blockiert sein, da der AV-Knoten noch refraktär ist. Erfolgt nur eine partielle retrograde nodale Erregung durch die ES, so wird die nachfolgende Sinusaktion auf

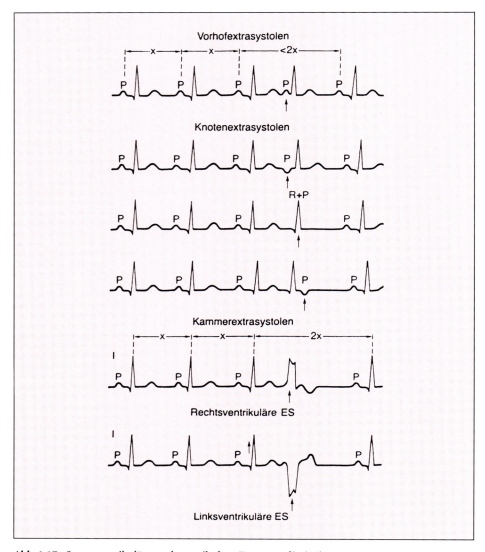

Abb. 1.17. Supraventrikuläre und ventrikuläre Extrasystolie (*ES*)

die Kammern übergeleitet mit einer verlängerten PQ-Zeit. Diese ist Ausdruck einer verborgenen Leitung (Abb. 1.17).

Differentialgiagnose   Eine wesentliche Differentialdiagnose ist die Parasystolie. Eine Parasystolie wird häufig verkannt und beruht auf einem fokalen Mechanismus. Es findet eine doppelte Erregung eines Herzabschnitts durch 2 Schrittmacher statt. Die Impulsabgabe des parasystolischen Fokus ist durch einen unidirektionalen Eintrittsblock davor geschützt, durch Sinusknotenerregungen entladen und zeitlich versetzt zu werden. Dieser Fokus erregt ungehindert das Myokard mit der eigenen Entladungsfrequenz. Die aktuellen Refraktärzeiten des Myokards sind nun ausschlaggebend, ob die Sinusknotenaktion, der parasystolische Fokus oder beide die folgende Herzaktion auslösen. Im letzten Fall werden Teile des Herzens vom Sinusknoten, andere Teile vom parasystolischen Fokus erregt. Es entsteht eine *Kombinations-* oder *Fusionssystole*, die im EKG durch einen QRS-Komplex gekennzeichnet ist, der sowohl Charakteristika des Sinusschlages als auch des parasystolischen Fokus aufweist. Typisches Zeichen der Parasystolie ist eine stets wechselnde bzw. gleitende Kupplung der ektopen Erregung zu dem vorausgehenden Normalschlag. Weiterhin ist das Intervall zwischen den einzelnen Erregungen des parasystolischen Fokus mit geringen Schwankungen (maximal 150 ms) gleich oder beträgt genau ein Vielfaches.

Parasystolen treten vorzugsweise bei Herzkranken auf, sind gelegentlich aber auch bei Gesunden nachzuweisen. Bei letzteren sind sie von minimaler klinischer Relevanz und bedürfen keiner Therapie. Sollte eine Antiarrhythmikatherapie notwendig werden, so ist die Parasystolie häufig eine sehr schwierig zu behandelnde Herzrhythmusstörung.

Weitere Differentialdiagnosen stellen die Ersatzsystolen, die AV-Dissoziation sowie bei ventrikulären Extrasystolen (VES) das Vorhofflimmern mit einzelnen breiten QRS-Komplexen dar.

Elektrokardiographische Merkmale der supraventrikulären Extrasystolie

Die supraventrikulären Extrasystolen lassen sich unterteilen in Sinus-, Vorhof- und junktionale ES. Gemeinsame Merkmale sind der vorzeitige Einfall einer Vorhoferregung mit abnorm konfigurierter P-Welle (Ausnahme Sinusextrasystole) und – falls kein Faszikelblock existiert – ein normal konfigurierter Kammerkomplex, da die ES oberhalb des His-Bündels entsteht und sich daher auf normalem Weg über das spezifische Erregungsleitungssystem ins Kammermyokard ausbreitet. Ausnahmen bilden blockierte supraventrikuläre ES, denen kein QRS-Komplex folgt, weil bei sehr frühzeitigem Einfall der AV-Knoten noch refraktär ist. Ausnahmen sind weiterhin aberrierend geleitete ES, die zu einer Deformierung und Verbreiterung des QRS-Komplexes führen, weil ein Teil des Leitungssystems (meist der rechte Tawara-Schenkel) noch refraktär ist (funktioneller Faszikelblock, Ashman-Phänomen, Abb. 1.18). Letzteres tritt vorwiegend bei

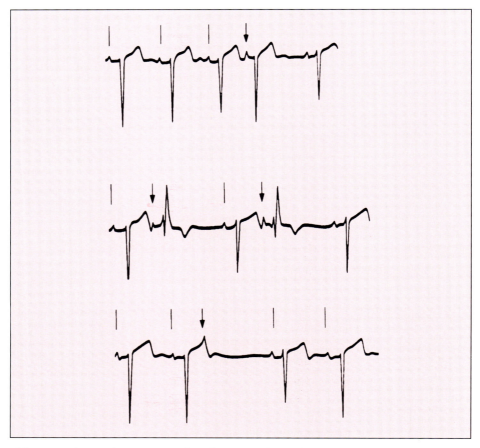

Abb. 1.18. Ashman-Phänomen: In der *obersten Reihe* sind zunächst 3 Sinusknotenaktionen (senkrechte Markierungen) mit regelrechter Überleitung auf die Kammern abgebildet. Jetzt folgt eine vorzeitige Vorhof-ES (früher einfallende P-Welle; *Pfeil*), die ebenfalls regelrecht auf die Kammern geleitet wird. Es folgt eine nichtkompensatorische postextrasystolische Pause. In der *mittleren Reihe* ist eine normale Sinusknotenaktion zu sehen, der eine vorzeitige Vorhof-ES folgt (*Pfeil*). Diese tritt früher als in der oberen Reihe ein und führt zu einer Deformierung des Kammerkomplexes, da der rechte Tawara-Schenkel noch refraktär ist. Die *unterste Reihe* zeigt nach der ersten normalen Sinusknotenaktion erneut eine vorzeitige Vorhof-ES (*Pfeil*), die in der T-Welle der vorausgehenden Aktion schwer zu erkennen ist. Diese ES fällt so frühzeitig ein, daß das AV-Leitungssystem (meist der AV-Knoten) noch refraktär ist und somit kein Kammerkomplex folgt

früh einfallenden ES auf. Hierdurch können VES vorgetäuscht werden, was klinisch bedeutsam sein kann. Blockierte supraventrikuläre ES sind oft leicht zu übersehen, insbesondere wenn die vorzeitige P-Welle in der T-Welle der vorausgehenden Erregung liegt. Bei entsprechender Häufung dieser ES können Sinusbradykardien sowie AV-Block II. und III. Grades vorgetäuscht werden – mit möglicherweise falschen therapeutischen Konsequenzen. Weiteres Merkmal der supraventrikulären ES ist die nahezu immer nachweisbare nichtkompensatorische postextrasystolische Pause.

Sinus-ES entstehen durch vorzeitige Reizbildung im Sinusknoten. Die resultierende P-Welle zeigt keine Abweichungen von den P-Wellen der Normalschläge. Sinus-ES sind selten, ihre Abgrenzung gegenüber einer Sinusarrhythmie ist oft unmöglich. Die Differentialdiagnose gegenüber einer Vorhof-ES kann ebenfalls sehr schwierig sein, da bei frühzeitigem Einfall der Sinus-ES eine Deformierung der P-Wellen nachweisbar wird, was durch eine aberrante Leitung in den Vorhöfen zu erklären ist.

Vorhof-ES weisen deformierte P-Wellen auf. Die Deformierung nimmt mit Entfernung des Reizbildungsortes vom Sinusknoten zu. Bei negativer Polarität der P-Welle in Ableitung I ist von einem linksatrialen Fokus, bei negativer Polarität in den inferioren Ableitungen II, III und aVF von einem Fokus in den unteren Vorhofabschnitten auszugehen. Durch die retrograde Erregung des Sinusknotens nimmt dieser nach Ablauf der Extraerregung seine Aktivität wieder auf und führt zu einer normalen P-Welle nach einer nichtkompensatorischen postextrasystolischen Pause. Bei kurzen Kopplungsintervallen und salvenförmiger Extrasystolie sind die P-Wellen und deren Polarität oft nicht zu erkennen.

AV-junktionale Extrasystolen weisen entsprechend der von kaudal nach kranial im Vorhof gerichteten Erregungsfront in den Ableitungen II, III und aVF negative P-Wellen auf. Die Kammern werden antegrad erregt, und der QRS-Komplex ist somit meist nicht deformiert.

Bei der Differentialdiagnose zwischen VES und aberranter supraventrikulärer Extrasystolie können folgende Kriterien bei der Entscheidungsfindung hilfreich sein und sprechen für aberrante Leitung:

- typischer Faszikelblock (85% Rechtsschenkelblock);
- triphasischer QRS-Komplex in V_1 (77%), nur 6% bei Kammer-ES;
- nichtkompensatorische postextrasystolische Pause;
- je kleiner der Quotient aus Kupplungsintervall und vorhergehender Zykluslänge, desto breiter der QRS-Komplex.

Klinische Bedeutung der supraventrikulären Extrasystolen

Supraventrikuläre ES werden oft nicht bemerkt, können jedoch gelegentlich Ursache von uncharakteristischen Palpitationen des Herzens sein. Sie sind in aller Regel bedeutungslos, können jedoch bei Patienten mit paroxysmalen supraventrikulären Tachykardien (AV-Knoten-Reentry, WPW-Syndrom o. ä.) zur Initiierung der Tachykardien führen. Bei Herzkranken stellen häufige supraventrikuläre ES nicht selten einen Trigger des Vorhofflimmerns dar. Auslöser wie Kaffee, Tee, Alkohol u. ä. sollten entsprechend reduziert werden. Eine medikamentöse Behandlung ist nur selten erforderlich; hier wären in erster Linie β-Rezeptorenblocker indiziert.

Elektrokardiographische Merkmale der ventrikulären Extrasystolie

Ventrikuläre Extrasystolen (VES) sind vorzeitig einfallende, über 0,11 s verbreiterte, faszikelblockartig konfigurierte QRS-Komplexe, die unabhängig von einer P-Welle auftreten. Weitere Merkmale der VES sind die fixe Kupplung an den vorangehenden Sinusschlag sowie die kompensatorische postextrasystolische Pause. Je nach Stabilität der retrograden, ventrikuloatrialen Leitung kann eine Erregungsrückleitung bis zum Sinusknoten gelangen, und gelegentlich kann eine nichtkompensatorische postextrasystolische Pause entstehen. Differentialdiagnostisch sind in erster Linie die Aberration bei supraventrikulären ES oder bei Vorhofflimmern-/flattern sowie die Parasystolie abzugrenzen.

Entsprechend der Konfiguration der ventrikulären Extrasystolie kann eine Unterscheidung hinsichtlich des Ursprungs nur selten zuverlässig vorgenommen werden. Liegt der Ursprungsort im linken Ventrikel, wird ein Rechtsschenkelblock erwartet; liegt der Ursprung im rechten Ventrikel, ist entsprechend der verspäteten Erregung der linken Kammer ein Linksschenkelblock zu erwarten. Diese Annahmen haben sich allerdings als sehr unsicher und z.T. falsch erwiesen. Basisnah entstehende ES weisen oft positive QRS-Komplexe in I–III, aVF und präkordial auf, da die Erregung von rechts, hinten und oben nach links, vorn und unten gerichtet ist. Spitzennah entspringende ES weisen entsprechend einer umgekehrten Erregungswelle negative QRS-Komplexe in I–III und aVF auf.

Eine exakte Differenzierung des Ursprungsortes der VES ist nicht möglich, da insbesondere beim geschädigten Herzen z.B. durch Infarktnarben oder bei Kardiomyopathie die Leitungseigenschaften stark abweichen können, so daß nicht unmittelbar aufgrund der Konfiguration auf den Ursprung geschlossen werden kann (Tebbenjohanns u. Lüderitz 1995).

Die ventrikuläre Extrasystolie – selbst keine tachykarde Arrhythmie – kann Vorläufer oder Auslöser von

Tabelle 1.5. Klassifikation ventrikulärer Rhythmusstörungen bei koronarer Herzkrankheit nach Lown u. Wolf (1971) (*VES* ventrikuläre Extrasystolen)

	24-h-Bandspeicheraufzeichnung	Bei Ergometerbelastung
Grad 0	Keine Arrhythmie	Keine Arrhythmie
Grad 1	Isolierte unifokale VES < 30/h oder < 1/min	Isolierte unifokale VES < 3/min
Grad 2	Isolierte unifokale VES > 30/h oder > 1/min	Isolierte unifokale VES > 2/min
Grad 3	Multiforme VES	Multiforme VES
Grad 4	a) VES-Paare b) VES-Salven oder Kammertachykardien	a) VES-Paare b) VES-Salven oder Kammertachykardien
Grad 5	Frühzeitige VES R- auf T-Phänomen	Frühzeitige VES R- auf T-Phänomen

ventrikulären Tachykardien oder Kammerflimmern sein (Tabelle 1.5). Bei Koronarkranken konnte eine Korrelation zwischen Häufigkeit sowie Form der Extrasystolie (singuläre VES, Couplets, Salven) und der Inzidenz plötzlicher Todesfälle nachgewiesen werden, wobei Patienten mit eingeschränkter Pumpfunktion in höherem Maße betroffen sind. Eine vergleichbare Beziehung zwischen Extrasystolie und plötzlichem Herztod wurde für Patienten mit dilatativer Kardiomyopathie in einem Teil der Untersuchungen gefunden.

Ventrikuläre Tachykardie

EKG:
Drei und mehr konsekutive Depolarisationen mit breitem QRS-Komplex (> 120 ms); übliche Frequenz zwischen 150 und 240/min. Die Kammertachykardie wird als persistierend bezeichnet, wenn sie > 30 s anhält. Als differentialdiagnostische Kriterien gegenüber einer supraventrikulären Tachykardie mit intraventrikulärem Block gelten:
a) Fusionsschläge: Kombination aus Sinusschlag und einem QRS-Komplex der Kammertachykardie.
b) AV-Dissoziation: Unabhängigkeit der Schlagfolge von Atrium und Ventrikel (auch intermittierende VA-Blockierung möglich).
c) Morphologische Kriterien wie rSR′ in V1 für supraventrikuläre Tachykardie, während R- oder QR-Formen in V1 für einen ventrikulären Ursprung der Tachykardie sprechen.

Kammerflimmern/ -flattern

EKG:
Beim Kammerflattern beträgt die Frequenz ca. 300/min; die QRS-Komplexe sind nicht mehr abgrenzbar: die Amplitude der ventrikulären Ausschläge ist gleichmäßig hoch. – Bei noch höherer Frequenz und wechselnder, überwiegend niedriger Amplitude der ventrikulären Depolarisation besteht Kammerflimmern.

Mechanismus:
Mikroreentry in aller Regel bei strukturell verändertem Myokard, selten durch Elektrolytstörungen oder Medikamente ausgelöst. Häufig aus Kammertachykardien entstehend.

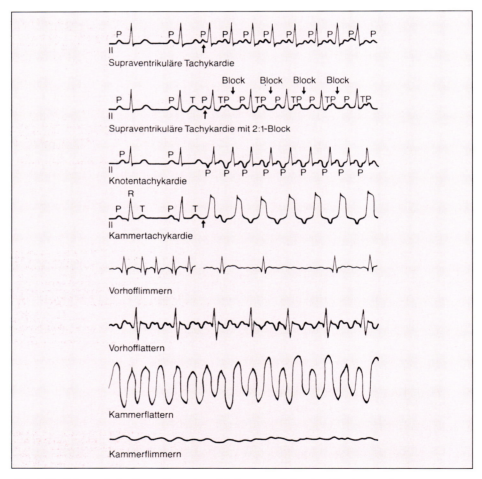

Abb. 1.19. Schematische Darstellung der wichtigsten tachykarden Rhythmusstörungen

Vorkommen:
a) Bei koronarer Herzkrankheit akutes Okklusions- (seltener Reperfusions-)Flimmern beim akuten Myokardinfarkt (keine Rezidivneigung).
b) Auf dem Boden narbiger Veränderungen nach Infarkt oder Entzündung (arrhythmogenes Substrat); meist rezidivierend.

Fazit: Die wichtigsten Störungen der Herzschlagfolge sind in Abb. 1.19 dargestellt. Die Herzrhythmusstörungen können in abnormer Reizbildung und in Überleitungsstörungen begründet sein. Es ist daher sinnvoll, zwischen Reizbildungs- und Erregungsleitungsstörungen zu differenzieren. Zu den nomotopen Reizbildungsstörungen sind die Sinusbradykardie (Frequenz < 60/min), die Sinustachykardie (Frequenz > 100/min) und die Sinusarrhythmie zu rechnen. Die sog. passiven heterotopen Reizbildungsstörungen treten bei Verlangsamung oder Ausfall der Reizbildung im Sinusknoten oder bei Blockierung der AV-Überleitung auf. Hierher gehören die Knotenersatzsystolen und -ersatzrhythmen; ferner die Kammerersatzsystolen und -ersatzrhythmen; weiterhin der sog. wandernde Schrittmacher.

Abzugrenzen sind davon die sog. aktiven heterotopen Reizbildungsstörungen, zu denen die Extrasystolen unterschiedlichen Reizursprungs zu rechnen sind, die paroxysmalen Tachykardien und das Kammerflattern und Kammerflimmern (Abb. 1.19). – Die supraventrikulären Extrasystolen sind erkennbar an schmalen Kammerkomplexen und je nach Reizursprung (im AV-Knotenareal) unterschiedlichen P-Wellen. Demgegenüber weisen in aller Regel schenkelblockartig deformierte Kammerkomplexe auf ventrikuläre Extrasystolen hin, wobei gelegentlich, je nach Blockbild, eine Differenzierung zwischen rechts- und linksventrikulären Heterotopien möglich ist. Multiplen, vorzeitigen sowie polytopen ventrikuären Extrasystolen kommt naturgemäß ein höherer Krankheitswert zu als vereinzelt auftretenden montotopen Kammerextrasystolen. Meist folgt den ventrikulären Extrasystolen eine kompensatorische Pause, wohingegen supraventrikuläre Extrasystolen infolge ihrer Rückleitung zum Sinusknoten zu einer Änderung des Grundrhythmus führen. Paroxysmale supraventrikuläre Tachykardien geben sich typischerweise durch schmale Kammerkomplexe zu erkennen.

Paroxysmale atriale Tachykardie mit Block. Besonders gefürchtet ist die paroxysmale atriale Tachykardie mit Block, die ein seltenes, aber charakteristisches Zeichen einer digitalogenen Rhythmusstörung darstellt (Abb. 1.20). Diese Störung, die häufig mit wechselnden AV-Blockierungen einhergeht, einschließlich der Wenckebach-Periodik, entsteht in mehr als 70% der Fälle als Nebenwirkung einer Glykosidtherapie. Die paroxysmale supraventrikuläre Tachykardie gilt als ein prognostisch ungünstiges Zeichen, v.a. bei fortgeschrittenem Herzleiden und bei chronischem Cor pulmonale. Die unmittelbare Mortalität beträgt über 50%, wenn die Tachykardie als digitalogene Überdosierungsfolge verkannt wird und Glykoside weitergegeben werden (Avenhaus 1971).

Von der supraventrikulären Tachykardie zu unterscheiden sind die Kammertachykardien mit den erkennbar deformierten Kammerkomplexen. Das Vorhofflimmern (Abb. 1.19) kann mit langsamer oder schneller Überleitung bzw. tachy- oder

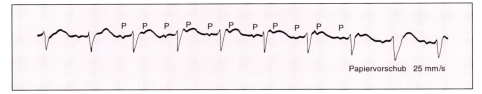

Abb. 1.20. Paroxysmale atriale Tachykardie mit 2:1-Block nach vorangegangener Glykosidtherapie (β-Acetyldigoxin, 2mal 0,2 mg tgl. bei eingeschränkter Nierenfunktion)

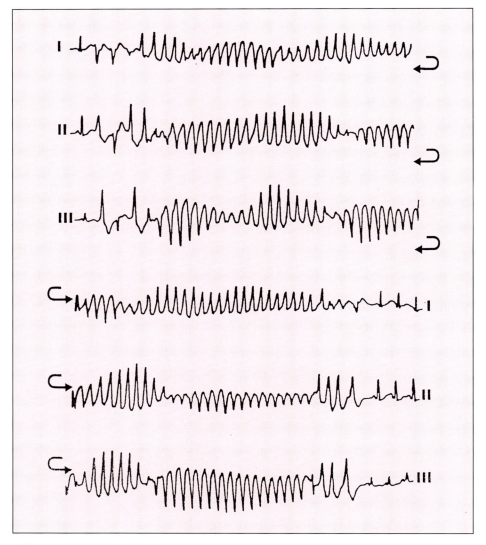

Abb. 1.21. Ventrikuläre Tachykardie vom Torsade-de-pointes-Typ: Die Tachykardie wird durch eine früh einfallende Extrasystole ausgelöst; die Tachyarrhythmie ist hochfrequent, zeigt eine unterschiedliche Amplitude und einen Wechsel des Vektors des QRS-Komplexes („Spitzenumkehrtachykardie")

bradysystolischer Kammerfrequenz (z. B. bei Mitralstenose) in Erscheinung treten. Das Vorhofflattern ist durch das typische Sägezahnmuster der Vorhofdepolarisation charakterisiert. Die unteren Registrierungen (Abb. 1.19) zeigen das vital bedrohliche Kammerflattern, das häufig in letales Kammerflimmern übergeht.

Torsade de pointes. Als „torsade de pointes" wird eine besondere Form der Kammertachykardie bezeichnet. Es handelt sich um eine bedrohliche Rhythmusstörung mit undulierenden Kammerausschlägen in der QRS-Achse, die als spezielle Form des Kammerflatterns angesehen werden kann (Abb. 1.21). Gemeinhin wird diese Rhythmusstörung durch eine spät einfallende ventrikuläre Extrasystole ausgelöst und auch ebenso terminiert. Andererseits kann die Kammertachykardie jedoch auch in Kammerflimmern übergehen. Ursächlich kommen sinuatriale und atrioventrikuläre Blockierungen in Frage, Elektrolytstörungen (z. B. Hypokaliämie, Hypomagnesiämie) sowie Pharmaka, die die ventrikuläre Repolarisation verlängern (z. B. Antiarrhythmika: Chinidin, Procainamid oder Psychopharmaka: Phenothiazin, trizyklische Antidepressiva); auch Myokarditiden, koronare Herzkrankheit, Mitralklappenprolapssyndrom sowie angeborene Syndrome mit verlängerter QT-Dauer (Jervell- und Lange-Nielson-Syndrom, Romano-Ward-Syndrom) können die Ursache einer solchen Kammertachykardie sein. Durch intrakardiale Stimulation ist es bei entsprechenden Patienten gelegentlich möglich, Torsade-de-pointes-Tachykardien zu provozieren. Experimentelle Untersuchungsergebnisse weisen darauf hin, daß der Torsade-de-pointes-Tachykardie die Interaktion zweier ektopischer ventrikulärer Zentren zugrundeliegt (Naumann d'Alnoncourt et al. 1982). Eine „bifokale" Genese dieser speziellen Kammertachykardie war bereits vom Erstbeschreiber Dessertenne vermutet worden (Dessertenne 1966). Therapeutisch kommen Defibrillation, intrakardiale Stimulation sowie Medikamente in Frage, die eine Verkürzung der Repolarisation bewirken (z. B. Lidocain, Mexiletin, Tocainid, Phenytoin). Daneben ist naturgemäß auf die Ausschaltung auslösender Faktoren hinzuwirken (Elektrolytstörungen, leitungsverzögernde Antiarrhythmika, arrhythmogene Pharmaka etc.).

i) EKG bei Bradyarrhythmien

Die Differentialdiagnose von Bradyarrhythmien ist in den meisten Fällen durch das Oberflächenelektrokardiogramm möglich. Wegen der oft nur intermittierend auftretenden Rhythmusstörungen führt häufig aber auch erst die 24-h-Langzeit-Elektrokardiographie (Bandspeicher-EKG) weiter. Ein Belastungselektrokardiogramm eignet sich zur Objektivierung einer pathologischen Bradykardie, d. h. einer langsamen Herzschlagfolge ohne ausreichende Frequenzzunahme unter Belastung. Eine solche Form der Bradykardie liegt bei den meisten Patienten mit Sinusknotensyndrom vor (vgl. Lüderitz et al. 1978; s. auch S. 338 ff). Eine unzureichende Frequenzzunahme läßt sich ferner mit dem Atropintest feststellen (s. S. 342).

Zu den nichtinvasiven diagnostischen Maßnahmen gehört der Karotisdruckversuch (Karotissinusmassage). Überdurchschnittliche Frequenzsenkung bzw. Asystolie sprechen für einen hyperaktiven Karotissinusreflex (s. S. 347).

Erregungsleitungsstörungen (Abb. 1.22) betreffen die sinuatrialen, intraatrialen, atrioventrikulären und intraventrikulären Verzögerungen bzw. die Unterbrechung der normalen Erregungsausbreitung und können je nach dem Sitz der Störung unter-

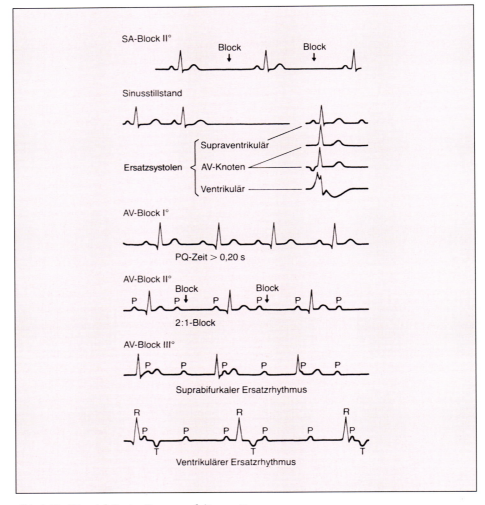

Abb. 1.22. Die wichtigsten Erregungsleitungsstörungen

schieden werden. Abbildung 1.22 zeigt einen Sinusstillstand mit möglichem supraventrikulärem, junktionalem (AV-Knoten-) oder ventrikulärem Ersatzrhythmus, der die sonst lebensbedrohliche Rhythmusstörung überbrückt. Der sinuatriale Block (SA-Block) II. Grades ist nur erkennbar bzw. von einer Bradykardie differenzierbar, wenn intermittierend eine normale Herzschlagfolge beobachtet werden kann. Der SA-Block II. Grades Typ I (Wenckebach) geht mit einer fortlaufenden Zunahme der Leitungsverzögerung bis zum Leitungsausfall einher. Die PP-Perioden sind häufig, aber keineswegs regelhaft, durch ein Zusammenrücken der P-Zacken gekennzeichnet. Allgemein gilt, daß das Pausen-PP-Intervall am längsten ist, aber nicht den doppelten Wert eines der übrigen PP-Intervalle erreicht, und daß das erste PP-Intervall nach der Pause länger als das letzte vor ihr ist. Der SA-Block II. Grades Typ II ist durch SA-Leitungsausfälle bei gleichbleibender Überleitungszeit charakterisiert.

Der SA-Block I. Grades ist nur durch intrakardiale Stimulation und Potentialableitung zu erkennen.

Die Sinusknotenfunktionsstörungen bzw. die sinuatrialen Blockierungen besitzen besonders im Zusammenhang mit dem Sinusknotensyndrom klinische Bedeutung (vgl. Lüderitz 1979b; s. S. 338 ff).

Die atrioventrikulären Blockbilder umfassen die verschiedenen Formen einer gestörten Erregungsleitung zwischen Vorhöfen und Ventrikeln. Eine Blockierung kann im AV-Knoten, im His-Bündel und innerhalb der intraventrikulären Faszikel des Erregungsleitungssystems lokalisiert sein. Die effektive Herzfrequenz wird bei höhergradigen Leitungsstörungen durch die Automatie eines Ersatzzentrums distal der Blockierung bestimmt. Je peripherer das Ersatzautomatiezentrum, desto niedriger wird die Kammerfrequenz in der Regel sein. Hinsichtlich der prognostischen und therapeutischen Bedeutung der einzelnen Blockbilder ist die konventionelle Einteilung in AV-Blockierung I., II. und III. Grades (analog zur Einteilung der SA-Blockierungen) oft nicht ausreichend. Wichtiger ist die exakte Lokalisation der durch das Oberflächen-EKG nicht objektivierbaren Leitungsstörungen durch die His-Bündel-Elektrographie (s. S. 91).

Die atrioventrikuläre Blockierung I. Grades (PQ-Zeit über 0,2 s) ist häufig Zeichen einer Glykosidüberdosierung. Atrioventrikuläre Blockierungen II. und III. Grades können infolge einer hämodynamisch wirksamen Verminderung der effektiven Kammerfrequenz zu Adams-Stokes-Anfällen führen. Abbildung 1.22 zeigt einen AV-Block II. Grades in Form eines 2:1-Blocks und in den beiden unteren Registrierungen einen totalen AV-Block mit fehlendem Zusammenhang zwischen Vorhof- und Kammeraktionen. Ein suprabifurkaler Ersatzrhythmus mit Reizursprung oberhalb der Trennung des His-Bündels in die Tawara-Schenkel liegt in seiner Frequenz meist höher als ein peripherer idioventrikulärer Ersatzrhythmus (Abb. 1.22, unterste Registrierung).

Erregungsleitungsstörungen unterhalb des His-Bündels waren lange Zeit lediglich in Rechts- und Linksschenkelblockierungen unterschieden worden. Heute muß als gesichert gelten, daß der linke Schenkel, zumindest funktionell, möglicherweise aber auch anatomisch aus einem linksanterioren und linksposterioren Anteil besteht (Rosenbaum et al. 1970b). Die isolierte Unterbrechung eines dieser Schenkel wird als Hemiblock bezeichnet. Leitungsstörungen des linken Schenkels können also nicht nur als (kompletter) Linksschenkelblock in Erscheinung treten, sondern auch als linksanteriorer (LAH) und linksposteriorer Hemiblock (LPH; Abb. 1.23 und 1.24; vgl. Fontaine et al. 1978). Je nach Ausbreitung einer intraventrikulären Erregungsleitungsstörung können unifaszikuläre, bifaszikuläre und trifaszikuläre Blockierungen unterschieden werden. Die unifaszikulären Blockbilder manifestieren sich als Rechtsschenkelblock (RSB), LAH oder LPH. Der linksanteriore Hemiblock ist charakterisiert durch

- einen nach links gerichteten Hauptvektor von QRS (ÂQRS) meist zwischen $-30°$ und $-70°$,
- einen Q I, S-III-Typ und
- eine normale oder geringfügig verlängerte QRS-Dauer.

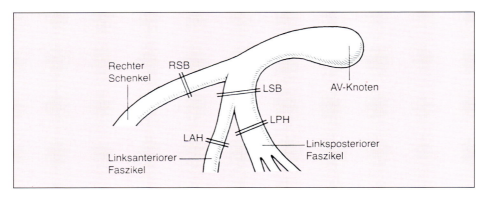

Abb. 1.23. Schematische Darstellung von Hemiblock und faszikulären Blockbildern (*LAH* linksanteriorer Hemiblock, *LPH* linksposteriorer Hemiblock, *RSB* Rechtsschenkelblock, *LSB* Linksschenkelblock)

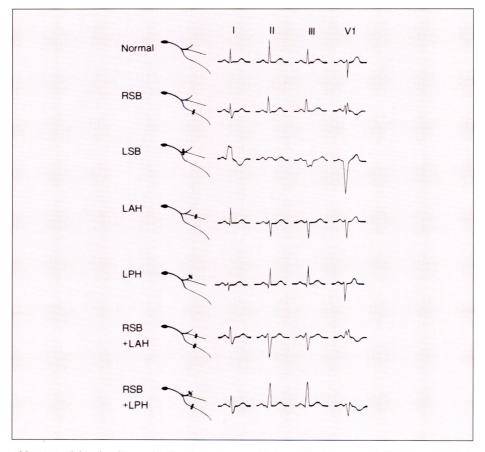

Abb. 1.24. Elektrokardiographische Kriterien verschiedener Blockformen (*RSB* Rechtsschenkelblock, *LSB* Linksschenkelblock, *LAH* linksanteriorer Hemiblock, *LPH* linksposteriorer Hemiblock)

Die Kriterien des sehr selten isoliert vorkommenden linksposterioren Hemiblocks sind:

1) ein nach rechts gerichteter Hauptvektor von QRS in der Frontalebene (ÂQRS über +110°),
2) eine S I, Q-III-Konstellation und
3) keine wesentliche Verspätung der Ventrikelerregung (QRS < 0,12 s).

Zu den bifaszikulären Blockierungen sind zu rechnen: die Kombination von LAH und LPH = vollständiger Linksschenkelblock, die (relativ häufige) Kombination von LAH und RSB sowie die (seltene) Kombination von LPH und RSB; die beiden letztgenannten sind häufig Vorläufer eines totalen AV-Blocks. Der linksfaszikuläre Block stellt die periphere Form eines totalen atrioventrikulären Blocks dar.

Ätiologisch ist für die Entstehung faszikulärer Blockbilder bei älteren Patienten eine koronare Herzkrankheit oder eine Fibrosierung des Erregungsleitungssystems anzunehmen. Ursachlich kommen ferner eine isolierte Fibrosierung des Erregungsleitungssystems in Frage (Lenègre-Erkrankung) bzw. Fibrosierung und Verkalkung im Bereich von Mitralanulus und muskulärem Septum (Lev-Krankheit), (Lenègre 1964; Lev 1964). Bei jungen Patienten können diese Leitungsstörungen in Zusammenhang mit Herzfehlern (z.B. Ostium-primum-Defekt) oder Myokarditiden, Myokardiopathien, Amyloidose oder Hämosiderose beobachtet werden. – Die klinische Bedeutung der faszikulären Blockierungen ist in der möglichen Progredienz zu höhergradigen Blockierungen bzw. als prognostisches Kriterium insbesondere nach Herzinfarkt zu sehen. Bei bifaszikulären Blockformen und unifaszikulären Blockierungen mit AV-Block I. Grades kann die His-Bündel-Elektrographie eine wesentliche Entscheidungshilfe für die Schrittmacherindikation sein (vgl. Lüderitz 1979a).

1.2.3
Intrakardiale Stimulation und Ableitung

Erregungsleitungsstörungen können die sinuatrialen, intraatrialen, atrioventrikulären und intraventrikulären Verzögerungen bzw. die Unterbrechung der normalen Erregungsausbreitung betreffen und sind durch elektrophysiologische Techniken je nach Sitz der Störung zu unterscheiden (Abb. 1.22 und 1.23). Der SA-Block I. Grades ist nur durch intrakardiale Stimulation und Potentialableitung zu erkennen (Steinbeck et al. 1974; s.o., vgl. Übersicht 1.8).

Die intrakardiale Stimulation und Ableitung stellt eine wesentliche Bereicherung in der Erfassung von Arrhythmien dar (Scherlag et al. 1969; Wellens 1978). Während der elektrophysiologischen Untersuchung ist es möglich, unter kontrollierten Bedingungen eine „latente" Arrhythmieneigung aufzudecken und die klinisch auftretende Arrhythmie zu induzieren. Die Indikation zur Untersuchung kann bei der Verdachtsdiagnose eines Sinusknotensyndroms ebenso gegeben sein wie bei der Abklärung von paroxysmalen supraventrikulären und ventrikulären Tachyarrhythmien (Manz u. Lüderitz 1985; vgl. folgende Übersichten 1.8– 1.12).

Übersicht 1.8. Invasive elektrographische Methoden

Vorhofstimulation

a) Schnelle atriale Stimulation:
   Sinusknotenerholungszeit;
b) vorzeitige atriale Einzelstimulation:
   Sinuatriale Leitungszeit, Reentrydiagnostik, Refraktärzeitbestimmung (mit/ohne pharmakologische Funktionsprüfung).

His-Bündel-Elektrographie (meist verbunden mit Vorhofstimulation): Diagnostik atrioventrikulärer, paranodaler und intraventrikulärer Leitungsstörungen (mit/ohne pharmakologische Funktionsprüfung).

Programmierte Ventrikelstimulation

a) Schnelle ventrikuläre Stimulation:
   präautomatische Pause;
b) vorzeitige ventrikuläre Stimulation:
   Reentrydiagnostik, Refraktärzeitbestimmung, Therapieeinstellung und Therapiekontrolle;
c) intra-/epikardiale EKG-Ableitung bzw. Mapping, Pacemapping (mit/ohne pharmakologische Funktionsprüfung).

Übersicht 1.9. Indikation zur elektrophysiologischen Untersuchung bei Verdacht auf Generatorfunktionsstörung des Sinusknotens

1. Indikation:
   - symptomatische Patienten (Synkope, Präsynkope) mit fraglichen EKG-Befunden wie intermittierende Bradykardie.
2. Mögliche Indikation:
   - vor Schrittmacherimplantation zur Beurteilung von VA- und AV-Leitungsfähigkeit oder intraatrialer Vulnerabilität,
   - symptomatische Patienten mit Sinusknotensyndrom und zusätzlichem Verdacht auf Tachykardien,
   - Beurteilung des Schweregrades der Sinusknotenfunktionsstörung (selten).
3. Keine Indikation:
   - symptomatische Patienten mit Sinusknotensyndrom, wenn die Symptome unzweifelhaft einer dokumentierten Bradykardie zugeordnet werden können,
   - Vorhofflimmern,
   - asymptomatische Patienten mit nächtlicher Sinusbradykardie bzw. SA-Blockierung.

Übersicht 1.10. Indikation zur elektrophysiologischen Untersuchung bei AV-Leitungsstörungen

1. Indikation:
   - Synkope, als deren Ursache eine Blockierung im AV-Knoten oder im His-Purkinje-System vermutet wird,
   - AV-Block II. Grades mit unklarer Lokalisation der Blockierung.
2. Keine Indikation:
   - Beziehung zwischen Symptom und elektrokardiographisch dokumentierter AV-Blockierung nachgewiesen (AV-Block II, Typ Mobitz, AV-Block III),
   - asymptomatische Patienten mit intermittierendem AV-Block Typ Wenckebach während Sinusbradykardie.

Übersicht 1.11. Indikation zur elektrophysiologischen Untersuchung bei paroxysmaler supraventrikulärer Tachykardie

1. Indikation:
   - symptomatisches WPW-Syndrom,
   - bei Verdacht auf paroxysmale supraventrikuläre Tachykardie als Ursache einer klinischen Symptomatik (Palpitationen, Herzrasen),
   - bei supraventrikulärer Tachykardie und geplanter nichtmedikamentöser Therapie infolge ausgeprägter Symptomatik oder fehlenden Ansprechens auf Antiarrhythmika oder lebensbedrohlicher Arrhythmien.
2. Mögliche Indikation:
   - Präexzitationssyndrom während Sinusrhythmus, wobei elektrophysiologische Parameter zur Berufswahl oder zur Wahl der sportlichen Aktivitäten als Entscheidungshilfe beitragen können,
   - Präexzitation während Sinusrhythmus und plötzlicher Herztod in der Familienanamnese,
   - vor sonstiger Herzoperation (Bypass, Klappenersatz) und Präexzitation während Sinusrhythmus.

Übersicht 1.12. Indikation zur elektrophysiologischen Untersuchung bei anhaltenden Kammertachyarrhythmien

1. Indikation:
   - Zustand nach Reanimation ohne Hinweis für einen akuten Myokardinfarkt,
   - Kammertachykardie/-flimmern > 48 h nach akutem Myokardinfarkt,
   - rezidivierende Kammertachykardie zur medikamentösen Therapieeinstellung und vor nichtmedikamentösen therapeutischen Maßnahmen,
   - Tachykardie mit breitem QRS-Komplex.
2. Keine Indikation:
   - Kammertachykardie/-flimmern in der Akutphase des Myokardinfarktes (48 h),
   - Herzstillstand infolge akuter Ischämie oder anderer identifizierbarer Ursachen (z. B. Aortenstenose, angeborenes QT-Syndrom, Elektrolytstörung).

a) Atriale Ableitungen

Im Hinblick auf die klinische Relevanz komplizierter Arrhythmien, die auf eine Störung der Sinusknotenfunktion zurückgeführt werden (Sinusknotensyndrom, Bradykardie-Tachykardie-Syndrom), ist vielfach über Methoden zur Analyse der Reizbildung im Sinusknoten und der sinuatrialen Überleitung berichtet worden (Seipel et al. 1974; Steinbeck u. Lüderitz 1977; Strauss et al. 1973, vgl. Lüderitz 1976, s. auch S. 338 ff).

Der Charakter derartiger Rhythmusstörungen läßt sich häufig anhand der konventionellen EKG-Ableitungen nicht klären. Durch die Analyse der Vorhoferregung im Oberflächen-EKG ist nämlich nur eine summarische Beurteilung der Sinusknotentätigkeit am Patienten möglich, in die die elektrische Generatorfunktion und die sinuatriale Überleitung eingehen. Die SA-Leitungszeit stellt die Latenz zwischen Impulsentstehung im Schrittmacherzentrum des Sinusknotens und dem Auftreten der im EKG darstellbaren Vorhoferregung dar. Diese Latenz kann als Leitungszeit eines funktionellen, anatomisch nicht einheitlichen Überleitungsgewebes verstanden werden.

Die sog. *Sinusknotenerholungszeit* wird als Maß für die Funktion des Sinusknotens als elektrischer Generator angesehen. Sie ist definiert als der zeitliche Abstand von der letzten künstlich induzierten atrialen Depolarisation bis zum Auftreten der ersten spontan vom Sinusknoten übergeleiteten Vorhoferregung (s. unten). Allerdings erlaubt der komplexe Parameter der Sinusknotenerholungszeit nicht in jedem Fall eine Unterscheidung zwischen normaler und gestörter Reizbildung und ist damit keine allein aussagefähige Meßgröße. Gleichwohl stellt die Sinusknotenerholungszeit eine wesentliche Entscheidungshilfe für die Schrittmacherindikation beim Sinusknotensyndrom dar. Daneben scheinen SA-Blockierungen eine häufige Ursache von Sinusknotenfunktionsstörungen zu sein. Vorwiegend wissenschaftliche Bemühungen konzentrierten sich daher auch auf die Bestimmung der *sinuatrialen Leitungszeit* (Einzelheiten s. Sinusknotensyndrom, S. 343, vgl. Lüderitz 1975, 1976).

Bei den Provokationsmethoden durch Vorhofstimulation wird ein mehrpoliger Elektrodenkatheter über die Femoral- oder Kubitalvenen in den rechten Vorhof eingeführt. Das distale Elektrodenpaar liegt der lateralen Wand des rechten Vorhofs an und dient zur Stimulation. Von einem proximalen Elektrodenpaar, das sinusknotennah am Übergang von der V. cava superior zum rechten Vorhof liegt, wird ein bipolares kraniales Vorhofpotential abgeleitet. Einzelstimuli von 2 ms Dauer und doppelter diastolischer Schwellenreizstromstärke werden auf das distale Elektrodenpaar abgegeben (Abb. 1.25) (Einzelheiten s. Steinbeck 1983).

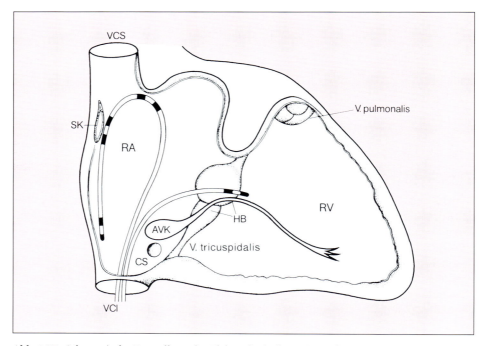

Abb. 1.25. Schematische Darstellung der Elektrodenkatheter im rechten Herzen zur His-Bündel-Elektrographie und Vorhofstimulation (*HB* His-Bündel, *RA* rechter Vorhof, *RV* rechter Ventrikel; *VCS* V. cava superior, *VCI* V. cava inferior, *V. tricuspidalis* Tricuspidalklappe; *V. pulmonalis* Pulmonalklappe; *SK* Sinusknoten, *AVK* Atrioventrikularknoten, *CS* Koronarsinus)

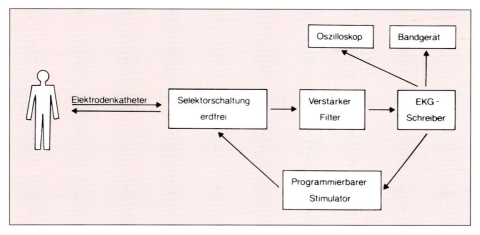

Abb. 1.26. Blockschaltbild zur intrakardialen Elektrographie und Stimulation

b) His-Bündel-Elektrographie

Erstmals gelang Puech (1957) die Registrierung von Potentialen des His-Bündels am Menschen. Die Ableitung erfolgte im Rahmen einer Katheteruntersuchung bei Fallot-Trilogie (Giraud et al. 1960).

Nach ausgedehnten tierexperimentellen Studien wurde die His-Bündel-Elektrographie 1969 durch Scherlag in die Klinik eingeführt (Scherlag et al. 1972).

Bei der heutigen routinemäßig durchgeführten Elektrographie des His-Bündels wird gewöhnlich ein Elektrodenkatheter über die rechte V. femoralis eingeführt und so gelegt, daß die Elektroden kurz unterhalb des septalen Segels dem Ventrikelseptum im rechten Ventrikel anliegen (Abb. 1.25). Bei Verwendung von Kathetern mit 4 oder 6 Elektroden werden durch Selektorschaltung 2 benachbarte Elektroden angewählt, die eine optimale Aufzeichnung der His-Bündel-Potentiale ermöglichen. Zumeist wird die His-Bündel-Elektrographie mit atrialer Stimulation verbunden. Ein transvenöser, vom rechten oder linken Arm (oder über die rechte V. femoralis) in den rechten Vorhof eingeführter Katheter erlaubt die Vorgabe wählbarer Frequenzen (vgl. Abb. 1.26).

Die Ableitungen vom His-Bündel erfolgen zusammen mit konventionellen EKG-Ableitungen (Abb. 1.27). Es stellen sich hierbei die elektrodennahen Potentiale des rechten Vorhofs als eine Gruppe von „spikes" dar (A), die innerhalb der P-Dauer des EKG liegen. Diesen Potentialen folgt nach 60–100 ms ein einzelner „spike" (H) von etwa 15 ms Dauer, der dem Elektrogramm des His-Bündels entspricht. Nach dem „spike" folgt in einem Abstand von 30–50 ms eine Gruppe von Potentialen, die innerhalb des QRS-Komplexes des EKG liegen und Ausdruck der Depolarisation des elektrodennahen Septummyokards sind (Einzelheiten s. Seipel 1987; Lüderitz 1983c).

Die His-Bündel-Elektrographie ist vornehmlich zur diagnostischen Abklärung alterierter Leitungsverhältnisse des spezifischen Erregungsleitungssystems geeignet, die durch das Oberflächen-EKG nicht zu objektivieren sind. Es lassen sich ferner Rückschlüsse auf die orthograde Leitung und auf retrograde Leitungs-

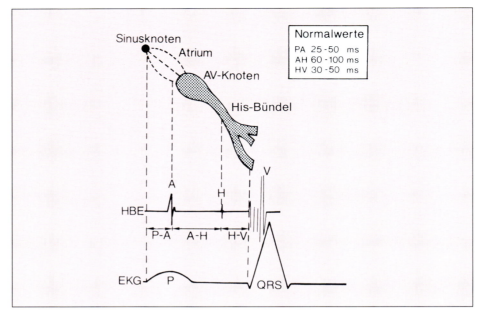

Abb. 1.27. Zeitliche Beziehung zwischen His-Bündel-Elektrogramm (*HBE*) und Oberflächenelektrogramm (*EKG*) sowie die Abschnitte des Reizbildungs- und Erregungsleitungssystems des Herzens, die zum entsprechenden Zeitpunkt erregt werden

anomalien gewinnen. Die AV-Blockierungen I. Grades sind meist oberhalb des His-Bündels lokalisiert. Die PQ-Verlängerung im EKG beruht somit auf einer Zunahme des AH-Intervalls. Atrioventrikuläre Blockierungen II. Grades scheinen in der Mehrzahl der Fälle proximal des His-Bündels gelegen zu sein, sofern es sich um Blockierungen vom Wenckebach-Typ handelt. Beim sog. Mobitz-II-Typ (AV-Block II. Grades ohne Wenckebach-Periodik) liegt die Blockierung meist distal des His-Bündels. Die Blockierung beim AV-Block II. Grades kann sowohl proximal wie distal des His-Bündels lokalisiert sein (Neuss u. Schlepper 1971).

Durch die His-Bündel-Elektrographie konnte gezeigt werden, daß supraventrikuläre Rhythmen, die zuvor als mittlerer oder oberer Knotenrhythmus bezeichnet wurden, dem His-Bündel entstammen. Weiterhin ließ sich eine Differenzierung ventrikulärer Extrasystolen von aberrierend geleiteten atrialen Erregungen bei Vorhofflimmern durch das His-Bündel-Elektrogramm (HBE) erreichen. Bei ventrikulären Extrasystolen fehlt ein vorangehendes H-Potential. – Auch supraventrikuläre Tachykardien mit funktionellem Schenkelblock lassen sich mit dem HBE identifizieren.

Besonders wichtig ist die His-Bündel-Elektrographie für die Diagnostik paranodaler atrioventrikulärer Verbindungen geworden. Beim Low-Ganong-Levine-Syndrom (Verkürzung des AV-Intervalls ohne deformierte Kammerkomplexe, s. S. 364) finden sich häufig ein verkürztes AH- und HV-Intervall. Der Erregungsablauf beim typischen Wolff-Parkinson-White-Syndrom ist dadurch gekennzeichnet, daß der His-Bündel-Spike im Bereich der Δ-Welle und damit innerhalb der im Oberflächen-EKG erkennbaren Ventrikelerregung liegt. Dieser Befund wird als

Bestätigung eines Erregungsablaufs unter Umgehung der AV-Leitungsbahnen angesehen (Castellanos et al. 1979).

Pharmakologische Ergebnisse, die mit der His-Bündel-Elektrographie gewonnen wurden, haben für differentialtherapeutische Entscheidungen bei verschiedenen Herzrhythmusstörungen Bedeutung gewonnen. Das AH-Intervall wird beispielsweise durch Atropin, Isoproterenol und Phenytoin verkürzt, während Verapamil, Digitalis und Propranolol zu einer Verlängerung führen.

Schließlich hat sich die His-Bündel-Elektrographie für die Interpretation unterschiedlicher Schenkelblockbilder als nützlich erwiesen. Mit Hilfe des HBE wurde eine getrennte Analyse der Erregungsleitung im AV-Knoten und im übrigen intraventrikulären Leitungssystem möglich. Durch zusätzliche Frequenzbelastung lassen sich latente intraventrikuläre Leitungsstörungen demaskieren. Damit stellt die His-Bündel-Elektrographie in vielen Fällen eine wertvolle Hilfe für die Indikationsstellung zur Implantation eines elektrischen Schrittmachers dar.

Diese Anwendungsbereiche haben das HBE auch für wissenschaftliche Fragestellungen und für klinische Spezialindikationen zu einer brauchbaren Untersuchungsmethode gemacht, die in den letzten Jahren eine weite Verbreitung gefunden hat. Wegen der seltenen und oft sehr speziellen Fragestellungen ist der Indikationskatalog zur obligaten Durchführung eines HBE jedoch relativ klein. Bei AV-Blockierungen kann das Ergebnis in den meisten Fällen vorausgesagt werden. Somit ist auch die Entscheidung über eine Schrittmacherindikation aufgrund des klinischen Bildes und des Oberflächen-EKGs meist ohne invasive Diagnostik möglich. Bei intraventrikulären Blockierungen ist das HBE nur notwendig, wenn das klinische Bild unklar bleibt. Die für die Klinik wesentliche prognostische Bedeutung eines verlängerten HV-Intervalls ist nicht eindeutig zu beurteilen (vgl. Narula 1978; Seipel 1986).

Untersuchungen von Altschuler et al. (1979) sprechen dafür, daß Patienten mit einem HV-Intervall > 60 ms und intermittierenden Symptomen, die mit höhergradigen AV-Blockierungen vereinbar sind, einen permanenten Schrittmacher auch dann erhalten sollten, wenn vor der Implantation ein intermittierender AV-Block nicht zu dokumentieren ist.

c) Ventrikuläre Stimulation und Ableitung

Ventrikuläre Tachykardien treten in extrasystolischer und permanenter Form auf; gewöhnlich gehen sie mit einer manifesten kardialen Grunderkrankung (zumeist koronare Herzkrankheit mit Zustand nach Myokardinfarkt, Herzwandaneurysma) einher. Bei diesen bedrohlichen Rhythmusstörungen kann die invasive elektrophysiologische Untersuchung zu folgenden Zwecken eingesetzt werden:

1) Differentialdiagnose zwischen ventrikulärer Tachykardie und supraventrikulärer Tachykardie mit aberrierender Überleitung,
2) Auslösung ventrikulärer Tachykardie aus diagnostischen Gründen bzw. zur Therapiekontrolle unter antiarrhythmischer Therapie (s. S. 95).
3) Unterbrechung ventrikulärer Tachykardien (Einzelheiten s. Steinbeck 1983),
4) als Voraussetzung für weiterführende elektrotherapeutische Maßnahmen (implantierbare Kardioverter/Defibrillator, ICD) (Einzelheiten s. S. 288 ff).

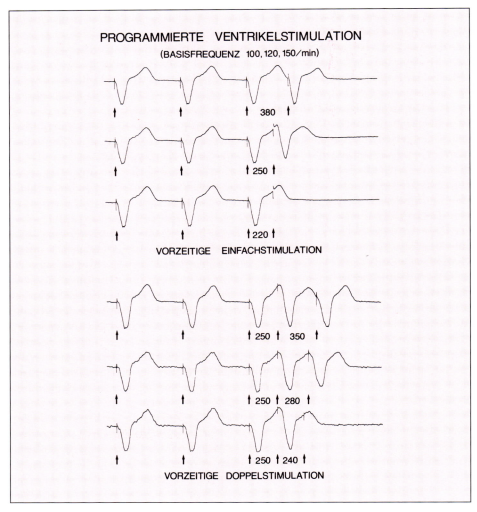

Abb. 1.28. Programmierte Ventrikelstimulation. *Oben*: Einzelstimulation. Bei vorgegebener Einzelstimulation wird ein vorzeitiger Impuls angekoppelt (380 ms). Dieses Intervall wird konsekutiv in 5- bis 10-ms-Schritten verkürzt, bis der Impuls (in diesem Beispiel bei 220 ms) in die effektive Refraktärzeit fällt. *Unten*: Bei der vorzeitigen Doppelstimulation wird an den 1. frühzeitigen, jedoch noch übernommenen Impuls (hier: 250 ms) ein zweiter angekoppelt, dessen Vorzeitigkeitsintervall ebenfalls in 5- bis 10-ms-Schritten verkürzt wird, bis er (in diesem Beispiel bei 240 ms) nicht mehr übernommen wird. Ausgewertet wird die Auslösung spontaner Echoschläge der Kammer bzw. die Induzierung extrasystolischer Salven oder Tachykardien. (Nach Steinbeck et al. 1981a)

Methodik der programmierten Ventrikelstimulation

Die Methode ist in Abb. 1.28 und 1.29 erläutert. Über einen in der Spitze des rechten Ventrikels plazierten Elektrodenkatheter wird z. B. nach jeder 8. bis 10. Basisstimulation des rechten Ventrikels eine vorzeitige Kammererregung induziert. Die Reizung erfolgt bipolar und mit der doppelten Schwellenreizstromstärke. Es wird zunächst mit einem langen Kopplungsintervall (Intervall zum vorangegangen

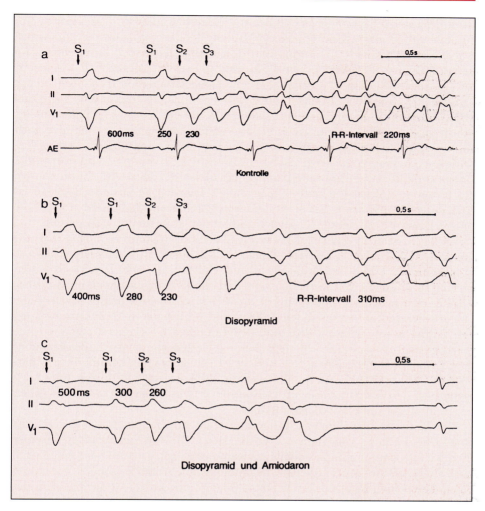

Abb. 1.29. a Programmierte Ventrikelstimulation ohne antiarrhythmische Therapie bei einem 52jährigen Patienten mit spontanem Auftreten von Kammertachykardien auf dem Boden einer koronaren Herzkrankheit. Registrierung von I, II, V_1 sowie einer rechtsatrialen Ableitung (AE). Basisstimulationsintervall (S_1–S_1) 600 ms; durch zwei vorzeitige Impulse (S_1–S_2 250 ms; S_2–S_3 220 ms) wird eine Tachykardie mit Rechtsschenkelblockbild (RSB) (s. V_1) und einer Zykluslänge von 230 ms induziert. Die Frequenz und QRS-Morphologie entsprechen der spontan aufgetretenen Tachykardie dieses Patienten. Unterbrechung durch Bolusinjektion von Lidocain 60 mg i.v. b Programmierte Ventrikelstimulation unter oraler Dauertherapie mit Disopyramid 600 mg täglich per os; gleicher Patient wie in a. Registriert sind I, II und V_1. Basisstimulationsintervall (S_1–S_1) 400 ms; durch zwei vorzeitige Impulse (S_1–S_2 280 ms; S_2–S_2 230 ms) wird wiederum eine persistierende Tachykardie mit RSB-Bild (s. V_1) ausgelöst; die Zykluslänge hat auf 310 ms zugenommen (Kammerfrequenz 194/min). Unterbrechung durch kurzfristige höherfrequente rechtsventrikuläre Stimulation („overdrive"). c Programmierte Ventrikelstimulation unter Disopyramid 600 mg täglich per os und Amiodaron 600 mg täglich per os für 14 Tage, gleicher Patient wie in a. Registriert sind I, II und V_1. Basisstimulationsintervall (S_1–S_1) 500 ms; durch zwei vorzeitige Impulse (in diesem Beispiel S_1–S_2 300 ms; S_2–S_3 260 ms) werden maximal zwei konsekutive spontane ventrikuläre Echos ausgelöst, jedoch keine persistierende Tachykardie. (Nach Steinbeck 1986)

Grundrhythmus) begonnen, so daß der vorzeitige Impuls spät in die ventrikuläre Diastole einfällt. Daraufhin wird das Kopplungsintervall in konsekutiven Stimulationsversuchen in 5- bis 10-ms-Schritten verkürzt, bis der Extrareiz in die Refraktärphase des rechten Ventrikels fällt (effektive Refraktärzeit 220 ms, s. 3. Registrierung in Abb. 1.25). Die vorzeitige Einfachstimulation wird meist bei der Basisfrequenz von 100, 120 und 150/min vorgenommen. Ist damit eine Tachykardieauslösung nicht möglich, so wird, wiederum mit der niedrigsten Basisstimulationsfrequenz beginnend, an einen ersten kritisch einfallenden Impuls, der noch von der Kammer übernommen wird, ein zweiter Impuls angekoppelt, dessen Vorzeitigkeitsintervall ebenfalls in 5- bis 10-ms-Schritten verkürzt wird (vorzeitige Doppelstimulation, s. die 3 unteren Registrierungen der Abb. 1.28). Ist durch eine der genannten Maßnahmen eine ventrikuläre Tachykardie zu induzieren, so ist nach deren Terminierung das Stimulationsprotokoll beendet. – In Abb. 1.29 ist die programmierte Stimulation bei Mono- und Kombinationstherapie dargestellt.

Vergleicht man in der Diagnostik ventrikulärer Rhythmusstörungen die programmierte Stimulation mit dem Langzeit-EKG, so ist zu konstatieren, daß die programmierte Stimulation wohl eher als das Holter-EKG in der Lage ist, Patienten zu identifizieren, die von Rezidiven ventrikulärer Tachyarrhythmien im Langzeitverlauf seltener bedroht sind (Manz u. Lüderitz 1985). In einer prospektiven Studie an Patienten mit koronarer Herzkrankheit und ventrikulären Tachykardien ergab der Vergleich von Langzeit-EKG und programmierter Kammerstimulation eine therapeutisch wegweisende Überlegenheit der letztgenannten Methode gegenüber dem Holter-EKG (Swerdlow u. Peterson 1985). Demgegenüber kommt die ESVEM-Studie (Mason 1993) zu dem Resultat, daß die Vorhersage von Rezidiven unter Antiarrhythmika bei Patienten, die beiden Kontrollverfahren zugeführt wurden (Holter, programmierte Stimulation), identisch ist.

Eine kritische Einstellung zur programmierten Stimulation ergibt sich auch aus einer Untersuchung von Steinbeck et al. (1992). Die Autoren gelangen in einer Studie über symptomatische anhaltende Kammertachykardien zu dem Schluß, daß eine elektrophysiologisch geleitete Behandlung mit Antiarrhythmika gegenüber einer allgemeinen Beta-Blocker-Therapie (Metoprolol) keine Vorteile bietet. Andererseits ließen sich durch Induzierung ventrikulärer Tachykardien mittels intrakardialer Stimulation Patienten mit schlechter Prognose von solchen mit einer guten Prognose trennen. Es muß dabei freilich offenbleiben, ob die gute Prognose (d.h. fehlende Induzierbarkeit) durch die antiarrhythmische Medikation bedingt war (Steinbeck et al. 1992).

III. Spezieller Teil

2 Medikamentöse Therapie kardialer Rhythmusstörungen

2.1
Indikationen für die Arrhythmiebehandlung

Grundsätzlich sind 2 Formen von Rhythmusstörungen behandlungsbedürftig. Nämlich solche, die zu subjektiven Symptomen führen, und Arrhythmien, die mit einer prognostischen Belastung des Patienten verbunden sind. Zunächst ist zu fragen, inwieweit das klinische Bild tatsächlich durch eine Rhythmusstörung bestimmt ist. Hier werden Arzt wie Patient häufig fehlgeleitet. Herzrasen, Palpitationen, Schwindel werden nicht selten fälschlich als arrhyhmiebedingt gewertet. Untersuchungen mit Langzeit-EKG-Registrierung und Telemetrie haben gezeigt, daß Palpitationen in über 50% der Fälle nicht durch Arrhythmien bedingt sind. Umgekehrt verursachten tatsächlich vorhandene Herzrhythmusstörungen bei weniger als der Hälfte der Patienten eine klinische Symptomatik (Senges u. Czygan 1985). Zwischen den subjektiven Beschwerden und der tatsächlichen Präsenz von Herzrhythmusstörungen besteht daher nur eine unsichere Beziehung.

Ist die Symptomatik eines Patienten als rhythmogen aufzufassen, so ist als nächstes die Dokumentation bzw. diagnostische Konkretisierung notwendig. Erst dann kann entschieden werden, ob eine Therapie erforderlich ist.

Die Prognose bei supraventrikulären und ventrikulären Arrhythmien ist bislang nicht sicher abzuschätzen. Wesentlich ist in jedem Fall die Herzkrankheit, die der Arrhythmie zugrunde liegt. Ein sog. idiopathisches paroxysmales Vorhofflimmern zählt beispielsweise zu den unbedeutenden, d.h. relativ gutartigen Rhythmusstörungen (Hannink u. Laubinger 1982). Eine prognostische Belastung hinsichtlich des plötzlichen Herztodes besteht zweifellos bei ventrikulären Tachyarrhythmien auf der Grundlage einer koronaren Herzkrankheit oder Kardiomyopathie. Als besonders gefährdet sind die Patienten anzusehen, bei denen ventrikuläre Arrhythmien in der unmittelbaren Postinfarktphase zu objektivieren sind (24-h-Langzeit-EKG). Die Gefährdung nimmt mit der Häufigkeit und Komplexität ventrikulärer Arrhythmien zu ($\geq$ 3 konsekutive ventrikuläre Heterotopien) (Manz et al. 1983a). Von Wichtigkeit ist in diesem Zusammenhang naturgemäß das Ausmaß der myokardialen Schädigung (Auswurffraktion, Infarktgröße). Dagegen haben ausgedehnte Untersuchungen gezeigt, daß die Langzeitprognose bei asymptomatischen, gesunden „Patienten" mit häufigen und komplexen ventrikulären Heterotopien der der gesunden Bevölkerung ähnlich ist und daß kein wesentlich erhöhtes (kardiales) Letalitätsrisiko besteht (Kennedy et al. 1985). Voraussetzung freilich ist das Fehlen einer kardialen Grunderkrankung. Umstritten ist noch die Bewertung langer ventrikulärer Salven ohne Nachweis einer kardialen Erkrankung (vgl. Breithardt 1986).

Die Therapieindikation sollte sich also orientieren an der subjektiven Symptomatik und an der bislang bewiesenen prognostischen Belastung bestimmter Rhythmusstörungen, um vom Patienten Schaden abzuwenden, der aus einer nicht indizierten differenten Behandlung erwachsen kann. In Grenzfällen könnte – in der Nutzen-Risiko-Abwägung – die Behandlung mit einem β-Rezeptorenblocker erwogen werden (s. unten).

Es ist selbstverständlich, daß eine differente Behandlung ein Maximum an Wirkung mit einem Minimum an Nebenwirkungen verbinden muß. Die weiterführende Therapie setzt deshalb eine profunde Kenntnis von Pathogenese, Pathophysiologie und Klinik der kardialen Arrhythmien voraus. Gefahren können dort entstehen, wo aufgrund unzulänglicher Diagnostik unkritische Therapieentscheidungen getroffen werden. Nutzen und Risiko, vermeidbare und unvermeidbare Fehler liegen in der Arrhythmiebehandlung so eng beieinander, daß vor jeder Therapieeinleitung eine äußerst kritische Abwägung zu fordern ist.

Zahlreiche Herzrhythmusstörungen stellen gefürchtete Komplikationen von Organerkrankungen dar und sind nicht selten Ursache eines letalen Krankheitsverlaufs. Sowohl bradykarde wie tachykarde Arrhythmien können zu lebensbedrohlichen Situationen führen. Hierbei sind die Arrhythmien naturgemäß nicht an sich bedrohlich und mithin therapiepflichtig, sondern ihre hämodynamischen Auswirkungen, d.h. die kritische Verminderung der Herzauswurfleistung (s. Übersicht 2.1).

Übersicht 2.1. Behandlungsbedürftige Herzrhythmusstörungen

Bradykarde Rhythmusstörungen:	*Tachykarde Rhythmusstörungen:*
Sinusbradykardie (pathologische),	supraventrikuläre Tachykardie,
Bradyarrhythmia absoluta,	Vorhofflattern/-flimmern,
sinuatriale Blockierungen,	ventrikuläre Extrasystolie,
atrioventrikuläre Blockierungen,	Kammertachykardie,
Karotissinussyndrom,	Kammerflattern/-flimmern.
Bradykardie-Tachykardie-Syndrom,	
(Sinusknotensyndrom);	

Unter den bradykarden Rhythmusstörungen ist v.a. die pathologische Sinusbradykardie zu nennen: eine langsame Herzschlagfolge, die unter Belastung keinen adäquaten Frequenzanstieg zeigt und – anders als beim trainierten Sportler – mit einer Leistungsminderung verbunden ist (s. S. 83). Bedrohlichen Charakter können auch die Bradyarrhythmia absoluta, die verschiedenen Formen der sinuatrialen und atrioventrikulären Blockierungen sowie das Karotissinussyndrom vom vagalkardialen Typ annehmen. In diesem Zusammenhang ist ferner das Sinusknotensyndrom zu erwähnen als Sammelbegriff für eine Vielzahl nicht-ventrikulärer Arrhythmien mit Krankheitswert, deren Ursache vornehmlich in einer gestörten Sinusknotenfunktion gesehen wird. Bradykardien bzw. der Wechsel von Tachykardie und Bradykardie sind beim Sinusknoten das verbindende klinische Symptom, auf das sich Diagnostik und Therapie beziehen (s. S. 338 ff).

Als gravierende tachykarde Rhythmusstörungen sind anzusehen: die atriale Tachykardie – speziell in der paroxysmalen Form der AV-Blockierung bei Digitalisintoxikation (s. Abb. 1.20) –, AV-Knotentachykardien, Vorhofflattern (mit der Gefahr der 1:1-Überleitung) sowie Vorhofflimmern mit hoher Kammerfrequenz. Ventrikuläre Extrasystolen, insbesondere bei salvenartigem Auftreten und bei frühzeitigem Einfall, können Vorläufer einer ventrikulären Tachykardie sein; Kammerflattern und Kammerflimmern stellen als Ausdruck eines hämodynamischen Kreislaufstillstandes eine vital bedrohliche Situation dar.

Bei **dilatativer Kardiomyopathie** ist die Indikation zur Arrhythmiebehandlung gegeben, wenn persistierende ventrikuläre Tachykardien bestehen, auch wenn diese hämodynamisch toleriert werden und bei Zustand nach Reanimation. Relativ indiziert ist bei dilatativer Kardiomyopathie die Behandlung, wenn häufige Paare und Salven bei gleichzeitig niedriger linksventrikulärer Auswurffraktion unter 40% auftreten. Die Therapie sollte dann mit Substanzen erfolgen, die die Pumpfunktion nicht oder möglichst wenig beeinträchtigen.

Patienten mit **hypertropher Kardiomyopathie** sind in hohem Maße vom plötzlichen Herztod bedroht. Als Ursache werden v. a. persistierende ventrikuläre Tachykardien genannt. Patienten, die gleichzeitig an anhaltenden Kammertachykardien und Salven von ventrikulären Extrasystolen leiden, sind eindeutig behandlungsbedürftig.

Verschiedene Faktoren bestimmen die Therapiebedürftigkeit aus hämodynamischer Sicht

Jede anhaltende tachykarde Rhythmusstörung, sei sie supraventrikulären oder ventrikulären Ursprungs, bedarf kurz- oder mittelfristig einer therapeutischen Intervention. Im Gegensatz dazu kann für die große Bandbreite nichtanhaltender Rhythmusstörungen keine allgemeine Regel zur Therapiebedürftigkeit aus hämodynamischer Sicht gegeben werden. Dabei ist im wesentlichen die typische oder atypische Symptomatik des Patienten zu berücksichtigen, die abhängig ist von der Häufigkeit der Ereignisse, der Kammerfrequenz, der kardialen Grunderkrankung sowie möglicher Begleiterkrankungen und schließlich der individuellen Reaktionslage des Patienten. Andere Faktoren können im Einzelfall die Entscheidung wesentlich modifizieren: die Prognose der Rhythmusstörung, der Anspruch des Patienten an seine körperliche Leistungsfähigkeit und v. a. die gegenüber einem Nutzen abzuwägenden Risiken und Nebenwirkungen der antiarrhythmischen Therapie. Eine Übersicht über Einzelfaktoren im komplexen Entscheidungsprozeß für oder gegen eine Indikationsstellung zur Therapie gibt Abb. 2.1. Im Einzelfall wird nicht selten ein Therapieversuch ex juvantibus zu empfehlen sein, um die kausale Verknüpfung wenig typischer Symptome mit nichtanhaltenden tachykarden Rhythmusstörungen bzw. das Verschwinden der Symptomatik mit Suppression dieser Arrhythmien im Akutversuch zu prüfen (Steinbeck 1990).

Es ist also zu betonen, daß nicht grundsätzlich jede supraventrikuläre oder ventrikuläre Extrasystole behandlungspflichtig ist. Eine Therapie ist regelhaft geboten bei symptomatischen bzw. prognostisch belastenden Rhythmusstörungen bzw. den sog. Warnarrhythmien bei Myokardinfarkt, bei frühzeitigem Einfall der Extrasystole: „R-auf-T-Phänomen", oder einem Vorzeitigkeitsindex von QRS zu QT unter

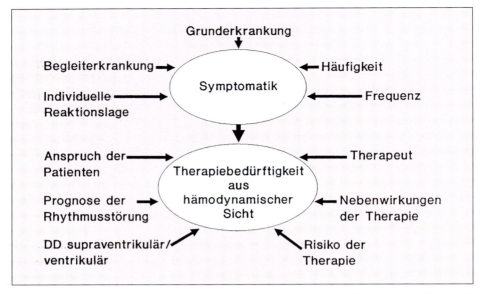

Abb. 2.1. Therapiebestimmende Faktoren bei der Arrhythmiebehandlung, DD = Differentialdiagnose. (Nach Steinbeck 1989)

0,85, bei salvenartigem Auftreten, d. h. mehr als 2 Extrasystolen konsekutiv, bei unterschiedlicher Konfiguration im EKG (polymorphe Extrasystole) und bei gehäuftem Auftreten, d. h. mehr als 5 Extrasystolen/min. Die Klassifizierung ventrikulärer Rhythmusstörungen nach Lown im Zusammenhang mit koronarer Herzkrankheit (Lown u. Wolf 1971) ist in Tabelle 1.5 (s. S. 79) wiedergegeben. Diese Einteilung hat große Verbreitung gefunden und ist vielfach modifiziert worden. Von Bethge et al. wurde speziell eine Gruppe 3 B herausgestellt (stabiler ventrikulärer Bigeminus), die eine besonders belastete Prognose aufweisen soll (Bethge u. Lichtlen 1980; vgl. Bethge u. Lichtlen 1981).

2.2
Allgemeiner Behandlungsplan

Herzrhythmusstörungen stellen keine eigene Erkrankung dar, sondern sind Symptom oder Komplikation eines – meist kardialen – Grundleidens. Zu behandeln sind Arrhythmien, die infolge gestörter Hämodynamik zu klinischen Symptomen führen wie Herzinsuffizienz, Angina pectoris, Schwindel, kardiogener Schock und Synkope. Änderungen von Herzfrequenz und Ventrikelkontraktion bestimmen also die hämodynamischen Konsequenzen der Herzrhythmusstörungen und ihre Behandlung (Tabelle 2.1).

Hämodynamik
Die hämodynamische Ausgangssituation als modifizierender Faktor der Arrhythmiebehandlung ist von wesentlicher Bedeutung (Übersicht 2.2).

Allgemeiner Behandlungsplan

Tabelle 2.1. Fragen vor Beginn der Antiarrhythmikatherapie

Hämodynamische Situation während der Arrhythmie	Stabil Kurzzeitig stabil (wenige Minuten) Instabil (Adams-Stokes-Syndrom, Schock)
Behandlungsziel	Terminierung der Arrhythmie Frequenzreduktion einer Tachykardie Terminierung und Rezidivprophylaxe
Mechanismus der Arrhythmie	Bradykard: – Vorhofstillstand – AV-Block Tachykard: – Atrial – Atrioventrikulär – Ventrikulär
Kardiale Grundkrankheit bekannt?	Koronare Herzkrankheit (Herzinfarkt?) Myokarditis Kardiomyopathie Long-QT-Syndrom Präexzitationssyndrom und andere
Situation vor der Arrhythmie	Erregungsleitungsstörungen Linksventrikuläre Pumpfunktion

Übersicht 2.2. Hämodynamik bei Herzrhythmusstörungen und ihre Behandlung

Einflußgrößen:

Lebensalter,
Grundkrankheit,
Auswurffraktion (EF),
Kammerarrhythmie/-frequenz (ventrikuläre Extrasystolie bzw. ventrikuläre Tachykardie, Kammerflattern/-flimmern),
intraventrikuläre Leitung,
Antiarrhythmika,
Hämatokrit, Viskosität, Atriales natriuretisches Peptid (?) u.a.

1. Lebensalter

Eine wichtige und seit langem bekannte Einflußgröße ist das Lebensalter des Patienten. Von Robinson wurde an gesunden Männern die belastungsabhängige maximale Herzfrequenz als Funktion des Lebensalters bereits 1939 nachgewiesen (Robinson 1939). Die hämodynamisch bedeutsame Frequenzerhöhung ist demnach in zunehmendem Alter (> 60 Jahre) deutlich eingeschränkt. Die altersbedingte frequenzbezogene Abnahme des Herzzeitvolumens wurde 1955 von Brandfonbrener et al. beschrieben.

2. Frequenz

Das gesunde Herz ist in der Lage, über weite Frequenzbereiche ein normales Herzzeitvolumen aufrechtzuerhalten. Dabei besteht eine inverse Beziehung zwischen

Frequenz und Schlagvolumen. Mit steigender Frequenz verringert sich das Schlagvolumen zunächst weniger, als dem Frequenzzuwachs entspricht, so daß das Herzzeitvolumen erst ansteigt, sodann gleichbleibt und erst bei Frequenzen um oder über 160/min infolge der Verkürzung der diastolischen Füllungsphase abnimmt, weil das Schlagvolumen nun stärker absinkt, als dem Frequenzzuwachs entspricht. Bei Herzkranken kann die obere (kritische) Herzfrequenz, jenseits derer das Herzzeitvolumen absinkt, deutlich niedriger als bei Gesunden liegen, denn die Kompensationsvorgänge zur Aufrechterhaltung einer normalen Herzauswurfleistung werden entscheidend von der myokardialen Ausgangslage bzw. Grundkrankheit bestimmt (koronare Herzkrankheit, Myokarditis, Kardiomyopathie, Klappenfehler).

3. Reizbildung und Erregungsleitung

Erregungsleitung bzw. Art und Ort der Reizbildung sind wesentliche, die Hämodynamik bestimmende Faktoren. An Schrittmacherpatienten ließ sich mit der Radionuklidventrikulographie die Überlegenheit der atrioventrikulären Stimulation (DDD) gegenüber der Kammerbedarfsstimulation (VVI) im Akutversuch und in der Langzeitbeobachtung zeigen (Bergbauer u. Sabin 1983; Nitsch et al. 1982, 1983). Die hämodynamischen Differenzen zwischen Kammer- und Sinusrhythmus gleicher Frequenz (bzw. bei Übergang von Kammertachykardien in Sinusrhythmus) bestehen in einer deutlichen Verminderung des systolischen Drucks während der Kammertachykardie mit breitem QRS-Komplex. Bei schmalem oder normalem QRS-Komplex kommt es trotz ventrikulärer Tachykardie zu einer Verbesserung der Hämodynamik (Lüderitz 1987).

4. Herzrhythmusstörungen

Naturgemäß bestimmen Art und Häufigkeit der Rhythmusstörungen das Ausmaß der Funktionseinbuße der Herzauswurfleistung und damit der Organdurchblutung. Die Untersuchungen von Corday u. Lang (1978) belegen, daß ventrikuläre Herzrhythmusstörungen die Nierendurchblutung, die zerebrale Zirkulation und vor allem die Koronarzirkulation stärker beeinträchtigen als supraventrikuläre Arrhythmien. Schon vereinzelte ventrikuläre Extrasystolen können zu einer signifikanten Abnahme des arteriellen Femoralisdrucks sowie des antegraden und retrograden Druckverhaltens führen. Eine Kammertachykardie läßt (frequenzabhängig) eine erhebliche Abnahme von systemischem Druck sowie antegradem und retrogradem Koronardruck erkennen.

Die zerebrale Zirkulation erfährt bei häufigen ventrikulären Extrasystolen eine Reduktion um 12% und bei ventrikulärer Tachykardie bis zu 70%. Die Nierendurchblutung ist bei ventrikulärer Extrasystolie um etwa 10% vermindert und um etwa 60% bei ventrikulären Tachykardien. Die Koronarzirkulation ist bei ventrikulären Extrasystolen (je nach Häufigkeit) zwischen 12 und 25% eingeschränkt; bei ventrikulären Tachykardien ist sie um etwa 60% vermindert. Bei Kammerflimmern als elektrokardiographischem und hämodynamischem Korrelat des Kreislaufstillstandes kommt die koronare Zirkulation zum Erliegen (Corday et al. 1959).

5. Auswurffraktion

Der besondere Zusammenhang von Hämodynamik und Herzrhythmusstörungen wird bei Betrachtung der linksventrikulären Auswurffraktion deutlich. In jüngster Zeit konnte nämlich nachgewiesen werden, daß bei primär nicht induzierbaren Tachyarrhythmien und bei Suppression zuvor durch programmierte Stimulation auslösbarer Tachykardien die Prognose hinsichtlich der kumulativen Überlebensrate relativ schlecht ist, wenn die Auswurffraktion unter 30% liegt. Für das Auftreten eines Herzstillstandes hat neben der Induzierbarkeit ventrikulärer Arrhythmien zusätzlich eine linksventrikuläre Ejektionsfraktion unter 30% als unabhängiger prognostischer Risikofaktor zu gelten (Wilber et al. 1988).

6. Atriales natriuretisches Peptid

Eine nur mutmaßliche Einflußgröße auf die Hämodynamik bei Herzrhythmusstörungen ist das atriale natriuretische Peptid (ANP). Es wird in den Vorhofmuskelzellen gebildet, in kernnahen Granula gespeichert und bei Vorhofdehnung in den Kreislauf abgegeben. Die ANP-Konzentration ist bei Herzkranken höher als bei Herzgesunden, und bei akuten Tachyarrhythmien ist sie höher als bei chronischer Frequenzbeschleunigung. Dabei ist während ventrikulärer Tachykardie die ANP-Konzentration signifikant höher als bei supraventrikulären Tachykardien oder Vorhofflimmern (Crozier et al. 1987). Hierbei es es denkbar, daß der bestimmende Parameter weniger die Pulsfrequenz als vielmehr der konsekutiv erhöhte atriale Druck ist. Das in diesem Zusammenhang erhöhte ANP könnte sehr wohl die Polyurie bedingen, die bei Tachykardie beobachtet wird. Messungen von Neyses et al. (1988) ergaben dementsprechend eine signifikante Erhöhung der ANP-Konzentration bei Patienten mit Kammertachykardie, verbunden mit einer Abnahme des Herzzeitvolumens. ANP ist hier zumindest Indikator der Herzinsuffizienz mit möglicherweise regulativer polyurischer Wirkung (Lüderitz 1989).

Abbildung 2.2 zeigt die Rangfolge therapeutischer Maßnahmen.

Die Therapie von Herzrhythmusstörungen – in der Klinik ebenso wie in der Praxis – gliedert sich in Kausaltherapie, in allgemeine Maßnahmen wie Bettruhe, Sedierung, ggf. Vagusreiz usw., in medikamentöse Therapie, elektrische Maßnahmen und ggf. kardiochirurgische antiarrhythmische Interventionen.

Die kausale Behandlung muß dabei naturgemäß auf die Krankheitsursache ausgerichtet sein, d.h. zum Beispiel Therapie einer koronaren Herzkrankheit, Behandlung einer Myokarditis, Beseitigung einer Glykosidintoxikation oder Elektrolytstörung, Normalisierung einer Hyperthyreose oder die Revision eines defekten Schrittmachers. Gerade bei bedrohlichen Arrhythmien kommt es jedoch häufig darauf an, akut und das heißt symptomatisch die Rhythmusstörung zu beseitigen, wozu in erster Linie medikamentöse und ggf. elektrische Maßnahmen in Frage kommen.

Die **Sinustachykardie** läßt sich häufig durch Sedierung beeinflussen, ggf. durch Herzglykoside oder β-Rezeptorenblocker. Die *Sinusbradykardie* ist oft durch Parasympatholytika oder Sympathomimetika (Atropin, Orciprenalin) kurzfristig zu behandeln. Auf die Dauer ist meist ein elektrischer Schrittmacher notwendig. Die **supraventrikuläre Extrasystolie** läßt sich, sofern sie überhaupt behandlungsbedürftig ist, mit Prajmalin, β-Rezeptorenblockern, Verapamil, Propafenon,

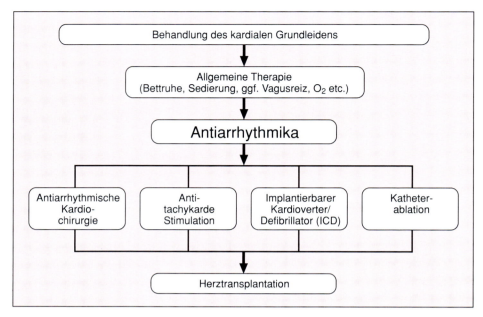

Abb. 2.2. Rangfolge therapeutischer Maßnahmen bei Herzrhythmusstörungen

Chinidin oder auch Disopyramid beherrschen. Bei der supraventrikulären Tachykardie kommen zunächst physikalische Maßnahmen in Frage: Sedierung, Vagusreiz (Karotisdruck, Preßatmung). Als vorteilhaft hat sich Verapamil erwiesen, ggf. kommen auch β-Rezeptorenblocker, Herzglykoside, Chinidin, Disopyramid, Ajmalin/Prajmalin oder Propafenon in Betracht. In speziellen Fällen können elektrotherapeutische und kardiochirurgische Maßnahmen angewendet werden. Vorhofflattern und Vorhofflimmern bedürfen häufig der Glykosidtherapie, vor allem wegen der überleitungshemmenden Digitaliseigenschaften bei tachysystolischen Formen. Bei Vorhofflattern kommt vor allem die Elektrotherapie in Frage (Einzelheiten s. S. 324 ff).

Die verschiedenen **bradykarden Rhythmusstörungen** auf der Basis sinuatrialer oder atrioventrikulärer Blockierungen können dauerhaft meist nur mit einem elektrischen Schrittmacher behandelt werden. Dies gilt auch für die Bradyarrhythmia absoluta und das Karotissinussyndrom. Die **ventrikuläre Extrasystolie** sollte mit Lidocain, Ajmalin/Prajmalin, Mexiletin u. a. behandelt werden; ggf. β-Rezeptorenblocker und neuere Antiarrhythmika (s. Übersicht 2.3). Bei der Digitalisüberdosierung kommt Phenytoin in Betracht (Einzelheiten s. S. 187).

Die **Kammertachykardie** sollte mit Lidocain, ggf. mit Ajmalin und evtl. mit Propafenon behandelt werden. Auch bieten sich hier in Spezialfällen elektrotherapeutische Möglichkeiten mit differenzierten Stimulationstechniken an, ggf. herzchirurgische Maßnahmen. Im Akutfall ist oft die Elektroschockbehandlung indiziert, die bei Kammerflimmern obligat ist (Einzelheiten s. S. 286 ff.). In ganz speziellen Fällen kann auch eine orthotope Herztransplantation aus antiarrhythmischer Indikation in Frage kommen.

Übersicht 2.3. Allgemeine Differentialtherapie von Herzrhythmusstörungen

Sinustachykardie:	β-Rezeptorenblocker, Sedierung, Herzglykoside;
Sinusbradykardie:	Atropin, Orciprenalin, elektrischer Schrittmacher;
supraventrikuläre Extrasystolie:	β-Rezeptorenblocker, Verapamil, Propafenon, Chinidin, Disopyramid, Flecainid, Prajmalin;
supraventrikuläre Tachykardie:	Sedierung, Vagusreiz (Karotisdruck, Preßatmung), Verapamil, Adenosin, β-Rezeptorenblocker bzw. Sotalol, Herzglykoside, Chinidin, Disopyramid, Ajmalin/Prajmalin, Propafenon; Elektrotherapie (Hochfrequenzstimulation, programmierte Stimulation, Elektroschock); Katheterablation (z. B. bei Präexzitationssyndrom); His-Bündelablation; ggf. chirurgische Maßnahmen,
Vorhofflattern/-flimmern:	Herzglykoside, Verapamil, β-Rezeptorenblocker, Chinidin, Disopyramid, Flecainid, Propafenon, Elektrotherapie, Ablation, atriale Defibrillation bzw. implantierbarer Atrioverter;
SA-/AV-Blockierungen, Bradyarrhythmia absoluta, Karotissinussyndrom:	elektrischer Schrittmacher;
ventrikuläre Extrasystolie:	Lidocain, Mexiletin, β-Rezeptorenblocker bzw. Sotalol, Tocainid, Propafenon, Chinidin, Flecainid, Aprindin, Amiodaron, Ajmalin/Prajmalin;
Kammertachykardie:	*Akut*: Lidocain, Ajmalin; *Dauertherapie*: Sotalol, Mexiletin, Amiodaron, Propafenon, Flecainid, Disopyramid, Tocainid, Aprindin. – Elektrotherapie, Katheterablation und chirurgische Maßnahmen bei Therapieresistenz;
Kammerflimmern:	Defibrillation (200–400 J) bzw. Implantierbarer Kardioverter-Defibrillator (ICD)

2.3
Bradykarde Rhythmusstörungen

Grundsätzlich lassen sich bradykarde Dysrhythmien medikamentös behandeln; vielfach gelingt es jedoch nicht, die Herzfrequenz ausreichend und dauerhaft zu beschleunigen. In derartigen Fällen mit Bradykardien von Krankheitswert ist die Implantation eines elektrischen Herzschrittmachers langfristig nicht zu umgehen. An pharmakologischen Möglichkeiten kommen – insbesondere in der Akuttherapie – Sympathomimetika und Vagolytika in Frage. Bedeutung besitzen Isoprenalin (Aludrin), Orciprenalin (Alupent) sowie Atropin und Ipratropium.

2.3.1
Sympathomimetika

Orciprenalin (Alupent)

Das Sympathomimetikum Orciprenalin steigert die Herzfrequenz über eine Stimulation der β-Rezeptoren. Die Impulsbildung des Sinusknotens wird beschleunigt, die Erregungsleitung in Vorhof, AV-Knoten und His-Purkinje-System nimmt zu, und die Erregbarkeit heterotoper Automatiezentren wird gesteigert. Fernerhin wirken Sympathomimetika positiv inotrop und erhöhen den myokardialen O_2-Verbrauch, was insbesondere bei stenosierender Koronarsklerose zu berücksichtigen ist. Für die Behandlung von Bradykardien ist in der Regel der Einfluß auf die Reizbildung, insbesondere auf die der sekundären und tertiären Reizbildungszentren, von größerer Bedeutung als die Wirkung auf die Erregungsleitung. Bei vorbestehender, z.B. digitalogen gesteigerter myokardialer Erregbarkeit birgt die Anwendung von β-Sympathomimetika die Gefahr von Extrasystolen und Tachyarrhythmien bis hin zum Kammerflimmern. Auch O_2- und/oder Kaliummangel begünstigen die antibradykarde Wirkung der Sympathomimetika, wohingegen eine Azidose diesem Einfluß entgegenwirkt. Bei Oxyfedrin (Ildamen) ist eine schwächere Sympathikusstimulation als beim Orciprenalin anzunehmen.

Indikation
Die *Hauptindikationen* für Orciprenalin sind vornehmlich akute und weniger die chronischen Erregungsleitungs- und Reizbildungsstörungen, partielle oder totale AV-Blockierungen, wobei sowohl intranodale Blockierungen wie faszikuläre Blockbilder günstig beeinflußt werden. Es wird sowohl eine Abnahme des Blockierungsgrades wie eine Akzeleration primärer, sekundärer und tertiärer Ersatzzentren (bei totalem AV-Block) erreicht. Häufig gelingt es somit, das Intervall bis zur elektrischen Schrittmachertherapie zu überbrücken.

Applikationsform und Dosierung
Sympathomimetika sind vorzugsweise parenteral anzuwenden. Bei intravenöser Gabe tritt die Wirkung innerhalb weniger Sekunden ein. Eine exakte Dosierungsangabe läßt sich nicht geben, da die Dosierung nach dem erreichten Frequenzergebnis einzurichten ist. Bei der anzustrebenden Frequenz sind das Alter und das klinische Bild des Patienten zu berücksichtigen. Als Anhaltspunkt für die Dosierung sei genannt: für die Akuttherapie Alupent 0,5–1,0 mg i.v., für die nachfolgende Dauerinfusion, welche bei weniger bedrohlichen Fällen auch primär eingesetzt werden kann: 5–50 µg/min (je nach effektiver Kammerfrequenz). Für die orale Dauerbehandlung werden 6mal $1/2$–1 Tbl./Tag empfohlen, wobei zu berücksichtigen ist, daß die Alupentwirkung nach 3–4 h weitgehend abgeklungen ist. Es ist zu betonen, daß die pharmakologische Langzeittherapie von bradykarden Rhythmusstörungen nach wie vor problematisch ist.

An *unerwünschten Wirkungen* werden unter Orciprenalin Unruhe, Schlaflosigkeit, Mundtrockenheit, Übelkeit, Parästhesien, Tremor und Extrasystolie beobachtet. Letztere kann bei realtiver oder absoluter Orciprenalinüberdosierung zu bedrohlichen Arrhythmien und Tachykardien (evtl. Kammerflimmern) führen. Als Antidot sind β-Sympatholytika einzusetzen.

Oxyfedrin (Ildamen)
Die Substanz kann als 2%ige Lösung zur intravenösen Injektion verwendet werden, außerdem in Form von Tabletten und Zerbeißkapseln für die orale Therapie. Die intravenöse Einzeldosis beträgt etwa 5–10 mg, die innerhalb von 1–2 min verabreicht werden kann. Der Wirkungseintritt ist in 3–5 min zu erwarten, die

Maximalwirkung nach 5–10 min; sie hält länger als 30 min an. Eine i.v.-Infusion in einer Dosis von 0,3 g/kg/h kann angeschlossen werden.

2.3.2
Parasympatholytika

Atropin

Als Parasympatholytikum = Vagolytikum hat in der antibradykarden Therapie das Atropin Bedeutung. Durch Parasympatholyse kommt es zu einem Überwiegen des Sympathotonus mit konsekutiver Zunahme der Sinusfrequenz und Verbesserung der atrioventrikulären Überleitung. Da das His-Purkinje-System und die Ventrikelmuskulatur parasympathisch praktisch nicht innerviert sind, werden die distalen Anteile des Erregungsleitungssystems durch Vagolytika auch nicht beeinflußt. Im Gegensatz zu den β-Sympathomimetika führt also Atropin nicht zu einer Steigerung der Irritabilität des Ventrikelmyokards, was insbesondere bei der Therapie digitalisinduzierter Bradykardien von Vorteil ist.

Indikation
Atropin ist v.a. bei vagal bedingten Sinusbradykardien indiziert, ferner bei sinuatrialen Blockierungen und intermittierendem Sinusstillstand. Durch Erhöhung der Sinusfrequenz lassen sich zudem heterotope Reizbildungszentren supprimieren. Auch bei AV-Blockierung, z.B. Hinterwandinfarkt, kann Atropin wegen seiner leitungsverbessernden Wirkung im Intranodalbereich erfolgreich angewandt werden. Distale Leitungblockierungen lassen sich jedoch nicht mit Atropin angehen (s. oben); durch Erhöhung der Sinusfrequenz kann es sogar zu einer Zunahme des Blockierungsgrades kommen.

Applikationsform und Dosierung
Atropin ist bevorzugt parenteral zu applizieren. Mittlere Dosierung: 0,5–1,0 (2,0) mg Atropinsulfat i.v. Die Wirkdauer liegt bei 60 min. Zur oralen Dauertherapie (3- bis 6stündlich, 0,25–0,5 mg) ist Atropin wegen seiner kurzen Wirkungsdauer und der nicht unerheblichen Nebenwirkungen nicht geeignet. Diese Feststellung muß wohl auch für den Tropasäureester Ipratropiumbromid (Itrop) mit einer angegebenen Wirkungsdauer von 2–4 h gelten (s. unten).

Nebenwirkungen
In Einzelfällen kann es als unerwünschte Wirkung zu supraventrikulären und ventrikulären Tachykardien (evtl. auch Kammerflimmern) nach Atropingabe kommen. Die extrakardialen Nebenwirkungen des Atropins bestehen in Mundtrockenheit, Obstipation, Völlegefühl, Inappetenz, Sehstörungen, Miktionsstörungen, Hitzegefühl und Auslösung von Glaukomanfällen. Beim Glaukom und bei benigner Prostatahyperplasie ist Atropin daher kontraindiziert. Auch Halluzinationen sind beobachtet worden. Als Antidot stehen Parasympathomimetika und β-Sympatholytika zur Verfügung.

Ipratropiumbromid

Die Substanz kann intravenös und oral ($^1/_2$–$1^1/_2$ Filmtbl. à 10 mg; Langzeittherapie: 2- bis 3mal 1–$1^1/_2$ Filmtbl. à 10 mg tgl.) angewendet werden. Die rasche i.v.-

Applikation von 0,5–1,0 mg führt nach 1–3 min zum vagolytisch bedingten Frequenzanstieg, der im Vergleich zu Atropin etwa doppelt so stark ist und deutlich länger anhält. Die Steigerung der Herzfrequenz beträgt bei Sinusbradykardien im Durchschnitt 82% (Brisse 1981). Die Dauer der Medikamentenwirkung erwies sich bei gesunden Probanden als deutlich länger im Vergleich zu Patienten mit dem Syndrom des kranken Sinusknotens. Die halbmaximale Frequenzsteigerung dauerte in der ersten Gruppe mehr als 120 min, in der Gruppe der Bradykardien im Durchschnitt 45 min. Bei der oralen Therapie werden 3mal 10 bzw. 3mal 15 mg/24 h in regelmäßigen 8stündigen Intervallen verabreicht. Der zu erwartende Frequenzanstieg beträgt etwa 25–30% der maximalen Frequenzänderung nach intravenöser Applikation. Bestimmungen der Plasmaspiegel nach intravenöser Anwendung zeigten einen biphasischen Verlauf mit einer schnellen Phase ($t_{\frac{1}{2}}$ = 16 min) und einer langsamen 2. Phase von 3,6 h. Die Substanz wird bei oraler Verabreichung zu etwa 32% resorbiert.

Nach der akuten intravenösen Anwendung läßt sich durch Ipratropiumbromid eine Steigerung der Reizbildung und Erregungsleitung entsprechend seinem vagolytischen Wirkungsspektrum nachweisen. Die Sinusfrequenz wird nach 0,5–1,0 mg i.v. im Durchschnitt um 50 bzw. 82% gesteigert, das PA-Intervall zeigt nach Medikation unter Stimulation eine geringere Zunahme als unter Ausgangsbedingungen; der Unterschied beträgt etwa 16%. Das AH-Intervall wird in Ruhe ebenfalls um 16% reduziert, unter Stimulationsfrequenzen von 100/min um 17% verlängert im Vergleich zu 60% vor Medikation. Die Sinusknotenerholungszeit wird bei Frequenzen von 160 bzw. 130/min im Mittel um 36% reduziert, bei einer Stimulationsfrequenz von 100/min um 60%. Der Eintritt der Wenckebach-Periodik kann bei normalem und pathologischem Ausgangsbefund zu höheren Stimulationsfrequenzen verschoben werden.

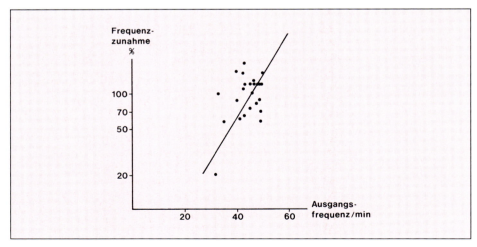

Abb. 2.3. Zunahme der Kammerfrequenz nach 1 mg Ipratropiumbromid i.v. – 24 Patienten mit verschiedenen Formen bradykarder Rhythmusstörungen: Sinusbradykardie mit und ohne SA-Block, AV-Blockierungen II. und III. Grades, bradykardes Vorhofflimmern. (Nach Bender et al. 1975)

Entsprechend einer Verbesserung der AV-Überleitung wird auch bei Patienten mit bradykarder Kammerfrequenz bei Vorhofflimmern eine Zunahme dieser ventrikulären Frequenz erzielt, die im Mittel 109% erreicht (Bender et al. 1975). Bei AV-Block II. und III. Grades nimmt die Vorhoffrequenz um durchschnittlich 52%, die Kammerfrequenz um 59% zu (vgl. Abb. 2.3; Brisse 1983).

2.4
Tachykarde Rhythmusstörungen

2.4.1
Allgemeine Pharmakologie antiarrhythmischer Arzneistoffe

Die Möglichkeiten der medikamentösen antiarrhythmischen (antitachykarden) Therapie sind heute vielfältiger und effektiver, aber auch komplizierter als noch vor wenigen Jahren. Dies gilt gleichermaßen für die Indikation zur Therapie wie für den Entschluß zu einem bestimmten Antiarrhythmikum und die Kontrolle der antiarrhythmischen Behandlung selbst.

Obwohl die medikamentöse Therapie von Tachykardien grundsätzlich auch ohne genaue Kenntnis des Wirkungsmechanismus der applizierten Antiarrhythmika möglich ist, so sind doch für die Differentialindikation wie für die Abschätzung von Therapieerfolg und Nebenwirkungen zumindest Grundkenntnisse über die zur Verfügung stehenden Substanzen notwendig.

Die pharmakologische Beeinflussung tachykarder Arrhythmien hat mehrere pathophysiologische Ansatzpunkte. Zum einen ist die Therapie auf die arrhythmieauslösenden Kausalfaktoren bzw. Grunderkrankungen auszurichten (s. oben);

Übersicht 2.4. Klassifizierung der Antiarrhythmika-Wirkungen

I. Direkter Membraneffekt: Abnahme der maximalen Anstiegsgeschwindigkeit (Phase 0), Na^+-Einstrom ↓
Depression der diastolischen Depolarisation (Phase 4);
  I A. Verlängerung des Aktionspotentials:
    Chinidin, Procainamid, Ajmalin/Prajmalin, Disopyramid, Spartein;
  I B. Verkürzung des Aktionspotentials:
    Lidocain, Mexiletin, Tocainid, Phenytoin;
  I C. Keine signifikante Wirkung auf die Aktionspotentialdauer:
    Flecainid, Propafenon, Aprindin, Encainid*;

II. Sympatholyse:
  β-Rezeptorenblocker;

III. Zunahme der Repolarisationsphase; K^+-Ausstrom ↓:
  Amiodaron, Sotalol;

IV. Kalziumantagonismus; Ca^{2+}-Einstrom ↓:
  Verapamil, Gallopamil, Diltiazem.

* In Deutschland nicht im Handel.

ein zweiter Behandlungsweg zielt auf die Veränderung arrhythmogener Einflüsse des vegetativen Nervensystems und dessen Transmitterstoffen, z. B. durch β-Rezeptorenblocker, Parasympathomimetika und Parasympatholytika. Symptomatisch wirken schließlich die Antiarrhythmika im engeren Sinne, die auf die Beeinflussung der arrhythmogenen elektrophysiologischen Veränderungen des Reizbildungs- und Erregungsleitungssystems ausgerichtet sind. Die Antiarrhythmika (Antifibrillanzien) lassen sich in mehrere Gruppen einteilen (Vaughan Williams 1970; Harrison et al. 1980; Hillis u. Whiting 1983; s. Übersicht 2.4).

a) Möglichkeiten zur Einteilung der Antiarrhythmika

1) Nach experimentellen Gesichtspunkten

Die Klasse I umfaßt antiarrhythmische Substanzen, die eine spezifische Hemmwirkung auf den raschen Natriumeinstrom besitzen. Die durch diese Substanzen bedingte Verminderung der maximalen Anstiegsgeschwindigkeit des Aktionspotentials als Parameter der Erregungsleitungsgeschwindigkeit, der diastolischen Depolarisation und der Verlängerung der Refraktärzeit (Klasse I A, Abb. 2.4) lassen eine Frequenzabnahme und eine Suppression ektopischer Foci erwarten, da die heterotopen Erregungen vermehrt auf refraktäres Gewebe treffen. Auch die Beeinflussung von reentrybedingten Tachykardien ist möglich, wenn man davon ausgeht, daß diese Antiarrhythmika die Refraktärperiode in größerem Ausmaß beeinflussen als die Erregungsleitungsgeschwindigkeit. Umgekehrt können insbesondere bei höherer Dosierung durch überwiegende Herabsetzung der Erregungsleitung auch Reentryphänomene begünstigt werden.

Ein Charakteristikum der Klasse I B (vgl. Abb. 2.4) ist die Verstärkung des Kaliumauswärtsstroms mit konsekutiver Verkürzung der Repolarisation und damit der Aktionspotentialdauer, wobei der letztgenannte Parameter stärker beeinflußt wird als die effektive Refraktärperiode. Aus dieser Wirkung ist die Unterdrückung gekoppelter Extrasystolen und heterotoper Reizbildungen während der gesamten Potentialdauer abzuleiten. Für Phenytoin (Diphenylhydantoin) wird darüber hinaus eine zentralnervöse Wirkung diskutiert. – Substanzen der Klasse I C zeigen keine signifikanten Effekte auf die Aktionspotentialdauer. – Die Wirkungsweise der membranstabilisierenden Antiarrhythmika der Klasse I insgesamt ist in Tabelle 2.2 wiedergegeben (vgl. Podrid u. Morganroth 1985).

Die Klasse II bezieht sich auf Antiarrhythmika mit Blockierung der Katecholaminwirkung auf die Reizbildung und Erregungsleitung und umfaßt die β-Rezeptorenblocker. Diese Substanzgruppe ist gekennzeichnet durch eine spezifische antiadrenerge Wirkung am Myokardzellverband und z. T. durch eine (unspezifische) direkte Membranwirkung am Arbeitsmyokard und am spezifischen Reizbildungs- bzw. Erregungsleitungssystem, die qualitativ der Chinidinwirkung vergleichbar ist.

Der Klasse III werden Substanzen zugerechnet, die zu einer Zunahme der Repolarisationsphase führen wie das in der Bundesrepublik 1982 eingeführte Amiodaron (Cordarex) sowie der β-Blocker Sotalol (Sotalex = d/l-Sotalol-Razemat); hierbei geht die antiarrhythmische Wirkung nur vom d-Isomer aus, das als solches nicht erhältlich ist. Fernerhin das hierzulande nicht handelsübliche Bretylium, das der Klasse III zugeordnet wird.

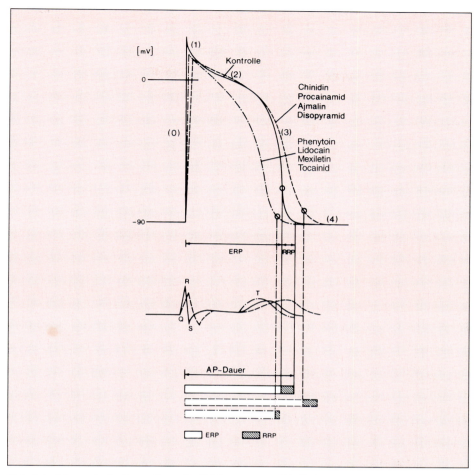

Abb. 2.4. Schematische Darstellung der Wirkung unterschiedlicher Antiarrhythmikaklassen auf den Verlauf eines ventrikulären Aktionspotentials, auf das unipolare Elektrogramm sowie auf die Refraktärzeiten einer Ventrikelfaser; *ERP* effektive Refraktärperiode, *RRP* relative Refraktärperiode. Die *Kreise* zeigen den Repolarisationsgrad an, bei dem die Faser wieder mit einem fortgeleiteten Aktionspotential antwortet. Unter Phenytoin wird dieser Repolarisationsgrad zu negativeren Potentialwerten verschoben, so daß die effektive Refraktärzeit relativ zur Aktionspotentialdauer verlängert wird. Aktionspotentialdauer und QT-Intervall werden durch Chinidin, Procainamid, Ajmalin/Prajmalin und Disopyramid verlängert und durch Phenytoin, Lidocain, Mexiletin und Tocainid verkürzt. (Die in Klammern gesetzten Zahlen bezeichnen die einzelnen Phasen des Aktionspotentials.) (Mod. nach Gettes 1971)

Zur Klasse IV werden die kardiodepressiv wirkenden Antiarrhythmika mit spezifischen Hemmwirkungen auf den langsamen Natrium-Kalzium-Einstrom gezählt. Hierher gehören die sog. Kalziumantagonisten Verapamil (Isoptin), Gallopamil (Procorum) und Diltiazem (Dilzem) und Zweitanbieterpräparate. Die vorzugsweise bei supraventrikulären Tachykardien ausgeprägte Wirkung von Verapamil wird auf die Terminierung kreisender Erregungen mit langsamer

Tabelle 2.2. Membranstabilisierende Antiarrhythmika (Klasse I)

Substanz	Klasse	Wirkung	EKG-Veränderungen
Chinidin Procainamid Disopyramid	I A	Deutliche Abnahme der Anstiegsgeschwindigkeit (Phase 0), Zunahme der Repolarisation	↑↑ QT ± ↑ PR, QRS
Lidocain Tocainid Mexiletin	I B	Minimale Abnahme der Anstiegsgeschwindigkeit (Phase 0), Verkürzung der Repolarisation	Keine Änderung
Flecainid Propafenon Encainid*	I C	Verminderung der Anstiegsgeschwindigkeit (Phase 0), geringer Effekt auf die Repolarisation	↑↑ PR, QRS

* In Deutschland nicht im Handel.

Tabelle 2.3. Pharmakokinetik von Antiarrhythmika. (Nach Senges u. Czygan 1985)

	Bioverfügbarkeit [%]	Halbwertszeit Absorption [h]	Verteilungsvolumen [l/kg]	Plasmaeiweißbindung [%]	Therapeutische Plasmakonzentration [µg/ml]	Halbwertszeit Elimination [h]
Klasse I A						
Chinidin-Duriles	60–80	1,5	2–4	80	2–6	5–9
Disopyramid	85	0,5	0,5–1,5	5–65	2–8	4–9
Procainamid-Duriles	70–85	~ 2	1,5–2,5	15–25	3–8	3–7
Prajmalin	50					5
Klasse I B						
Lidocain	35	0,3	1–2	20–40	2–6	1–2
Tocainid	90	< 0,5	3	50	3–10	12–14
Mexiletin	85	< 0,5	5–9	55	0,5–2	12
Phenytoin	50–70	0,5–3	0,5–1	90	6–20	8–60
Klasse I C						
Flecainid	95	1,5	10	40	0,2–1	13–20
Propafenon	50	0,5	2–3	91	0,3–3	3
Aprindin	90	< 0,5		85–95	1–2	30
Klasse II z.B.						
Propranolol	20–50	0,5	2,5–3,5	85–95	0,02–0,9	3–6
Metoprolol	40–50	0,2	5,6	12	0,02–0,5	3–4
Sotalol	90	~ 1	2–3	< 5	1–4	10
Klasse III						Bei Dauertherapie
Amiodaron	50	3	2–3	80	0,9–5,3	1–3 Monate
Sotalol	90	~ 1	2–3	< 5	1–3	10
Klasse IV						
Verapamil	10–20	0,5	3,5–6	90		ca. 3,5
Diltiazem	50	1,5	2	85	0,1–0,4	3–6
Gallopamil	15–23		~ 2	90		3,5

Tabelle 2.4. Metabolismus von Antiarrhythmika. (Nach Senges u. Czygan 1985)

	Ausscheidung der unveränderten Substanz [%]	Metabolisierte Substanz [%]	Wichtigster Metabolit	Aktiver Metabolit	Ausscheidung
Klasse IA					
Chinidin	10–40	60–70	Hydroxy-	Ja	Hepatisch/renal
Disopyramid	40–50	25–35	N-Dealkyliert	Nein	Renal/hepatisch
Procainamid	30–60	40–50	N-Acetyl-	Ja	Niere
Prajmalin	15	85	Hydroxy-	?	Enterohepat. Kreislauf, 70% Darm, 30% Niere
Klasse IB					
Lidocain	10	90	Monoäthyl-Glycin Xylidid	Ja	Hepatisch/renal
Tocainid	40	25	N-Carboxy-	?	Renal/hepatisch
Mexiletin	10–15	85	Hydroxy-	Nein	Hepatisch/renal
Phenytoin	5	90	Para-Hydroxy-	Nein	Hepatisch/renal
Klasse IC					
Flecainid	30	20	O-Dealkyliert	Ja	95% Niere
Propafenon	1	99	Hydroxy-	Ja	Enterohepatischer Kreislauf, 30% Darm, 70% Niere
Aprindin	1	99	N-Dealkyliert N-Hydroxy-	Desäthyl-Ja	Enterohepatischer Kreislauf, 35% Darm, 65% Niere
Klasse II z. B.					
Propranolol	< 5	90	Hydroxy-	Ja	Niere
Metoprolol	< 5	95	O-Demethyl-	Nein	95% Niere
Sotalol	75–90	< 5	–	Nein	Niere
Klasse III					
Amiodaron	?	?	Desäthyl- Iodierte Derivate?	Ja?	10% Niere, 90% Galle
Sotalol	75–90	< 5	–	Nein	Niere
Klasse IV					
Verapamil	< 5	95	N-Demethyl- N-Dealkyliert	Ja?	70% Niere, 20% Darm
Diltiazem	< 3	95	Desacetyl-	Ja	40% Niere, 60% Darm
Gallopamil	~ 2	95	O-Demethyl- N-Dealkyliert	Nein?	40–50% Niere, 50–60% Darm

Tabelle 2.5. Klinische Wirkungen von Antiarrhythmika auf das gesunde Erregungsleitungssystem. (Nach Senges u. Czygan 1985)

a) *Elektrokardiographische Veränderungen*

	Sinus-frequenz	PQ-Zeit	QRS-Dauer	QT-Zeit	Kammer-frequenz bei Vorhofflimmern
Klasse I A					
Chinidin	→↑	→↑	↑	↑	↑
Disopyramid	→↑	→↑	↑	↑	↑
Procainamid	→	→↑	↑	↑	↑
Ajmalin	→↓	→↑	↑	↑	
Klasse I B					
Lidocain	→	→	→	→	↑
Tocainid	→↑	→	→	→	↑
Mexiletin	→↑	→	→	→	↑
Phenytoin	→	→	→	→↓	↑→↓
Klasse I C					
Flecainid	→↓	→↑	↑	↑	
Propafenon	→	→↑	↑	↑	
Aprindin	→↑	↑	→↑	↑	↓
Klasse II					
β-Rezeptoren-blocker	→↓	→↑	→	→↓	↓
Klasse III					
Amiodaron	↓	→	→	↑	↓
Sotalol	↓	→	→	↑	↓
Klasse IV					
Verapamil	→↑	↑	→	→	↓
Diltiazem	→	↑	→	→	↓
Gallopamil	→↑	↑	→	→	↓

Impulsfortleitung sowie auf die Supprimierung früh einfallender Erregungen aufgrund von Nachpotentialen bezogen.

Zu nennen sind ferner die Aktivatoren des langsamen Natrium- und Kalziumkanals und des aktiven Kationentransports durch die Membran, nämlich β-Sympathomimetika wie Isoprenalin und Orciprenalin. Die elektrophysiologischen Wirkungen dieser Substanzen bestehen in einer Zunahme der Steilheit der diastolischen Depolarisation am sinuatrialen, atrioventrikulären und Purkinje-System sowie in einer Verkürzung von Aktionspotentialdauer und Refraktärperiode. Die aus diesen Effekten ableitbaren antiarrhythmischen Wirkungen beziehen sich auf eine Verminderung von atrioventrikulären Blockierungen, eine Zunahme der Kammerfrequenz (bei totalem AV-Block) und eine allgemeine Frequenzsteigerung, die der Ausbreitung ektopischer Erregungen entgegenwirkt.

Die indikationsbezogene Wahl eines bestimmten Antiarrhythmikums muß sich nach den pharmakokinetischen, elektrophysiologischen und hämodynamischen

Tabelle 2.5 (Fortsetzung)

b) Elektrophysiologische Veränderungen bei intrakardialer Stimulation

	SKEZ	Leitungszeit		HV	Effektive Refraktärperiode		
		SA	AH		Atrium	AV-Knoten	Ventrikel
Klasse I A							
Chinidin	↓→↑	→↑	↓→↑	→↑	↑	↓→↑	↑
Disopyramid	→	↓→↑	↓→↑	→↑	↑	↓→↑	↑
Procainamid	→↑	→↑	→↑	→↑	↑	→↑	↑
Ajmalin	→		→↑	↑	→	↑	↑
Klasse I B							
Lidocain	→	→	↓→	→	→	↓→	↓
Tocainid	→	→	→	→	→↓	→↓	↓
Mexiletin	→	→	→	→↑	→	→	→
Phenytoin	→	→	↓→	→	→	↓→	↓
Klasse I C							
Flecainid	→		↑	↑	→↑	→	→↑
Propafenon			↑	↑	↑	↑	↑
Aprindin	→↑	↑	↑	↑	→	↑	
Klasse II							
β-Rezeptoren-blocker	↑	↑	↑	→	→	→↑	→
Klasse III							
Amiodaron	→↑	→↑	↑	↑	↑	↑	↑
Sotalol	↑	↑	↑	↑	↑	↑	↑
Klasse IV							
Verapamil	→		↑	→	→	↑	→
Diltiazem	→	→	↑	→	→	↑	→
Gallopamil			↑	→	→	↑	→

↑ Zunahme, → keine Änderung, ↓ Abhahme, *SKEZ* Sinusknotenerholungszeit, *SA* sinuatriale Leitungszeit, *AH* Intervall septaler Vorhof bis Beginn des His-Potentials (AV-nodal), *HV* Intervall Beginn des His-Potentials bis Beginn der frühesten Ventrikelerregung.

Eigenschaften einer Substanz richten. Eine besondere Rolle spielen in diesem Zusammenhang die möglichen kardialen und extrakardialen Nebenwirkungen (s. unten).

Die pharmakokinetischen Parameter sowie der Metabolismus der Antiarrhythmika sind in den Tabellen 2.3 und 2.4, die elektrophysiologischen Effekte auf einzelne Anteile des Erregungsleitungssystems in Tabelle 2.5 wiedergegeben (unterschieden nach elektrokardiographischen Veränderungen und intrakardialen Parametern).

Natriumkanalblockade der Klasse-I-Antiarrhythmika. Die Zusammenhänge zwischen elektrischen und mechanischen Herzwirkungen der Antiarrhythmika der Klasse I wurde von Honerjäger auf die Natriumkanalblockade der einzelnen Sub-

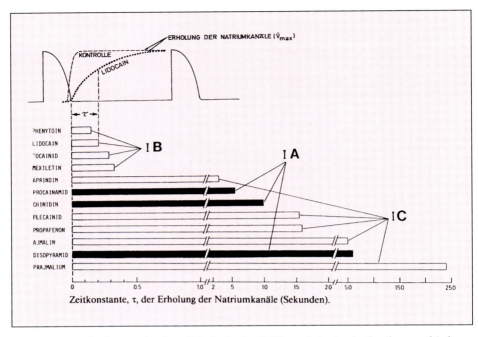

Abb. 2.5. Kinetik der Natriumkanalblockade durch Klasse-I-Antiarrhythmika verschiedener Gruppen. Normalerweise erholen sich die Natriumkanäle, gemessen an der maximalen Depolarisationsgeschwindigkeit des Aktionspotentials, V_{max}, nach Beendigung der Repolarisationsphase sehr rasch (Kontrolle, Zeitkonstante ca. 20 ms), so daß eine vorzeitige Wiedererregung des Herzens in Form von Extrasystolen oder Tachyarrhythmien möglich ist. Die Antiarrhythmika verlangsamen den Erholungsprozeß der Natriumkanäle in substanzspezifischem Ausmaß (am wenigsten Phenytoin, am stärksten Prajmalin). Die Lidocainkurve wurde unter der Annahme gezeichnet, daß alle Natriumkanäle unmittelbar nach der Repolarisation blockiert sind; in therapeutischen Konzentrationen reagieren die Antiarrhythmika jedoch nur mit einem Teil der Natriumkanäle (nach Arbeiten von Campbell, Heistracher, Hondeghem, Kohlhardt, Reuter und Sada am isolierten Meerschweinchenpapillarmuskel). (Nach Honerjäger 1983)

stanzen bezogen. Die Reduktion des intrazellulären Natriums führt zu einer Abnahme der intrazellulären Kalziumkonzentration mit der Konsequenz einer geringeren Aktivierung der kontraktilen Proteine, d.h. einer negativ-inotropen Wirkung (vgl. Abb. 2.5; Honerjäger 1983, 1989).

Frequenzabhängige Reaktionskinetik der Klasse-I-Antiarrhythmika. Eine experimentell begründete Subklassifizierung wurde neuerdings nach der frequenzabhängigen Wirkung von Klasse-1-Substanzen auf der Grundlage der Reaktionskinetik vorgenommen (Tabelle 2.6). Nach Untersuchungen von Weirich u. Antoni (1990) besteht eine Abhängigkeit der Sättigung der Natriumkanalbindungsstelle als Funktion von *Bindung und Abdissoziation der Antiarrhythmikamoleküle von der jeweiligen experimentellen Stimulationsfrequenz*, d.h. es kommt bei zunehmender Frequenz zu einer stärkeren Blockade dieser Bindungsstelle. Klinisch

Tabelle 2.6. Frequenzabhängige Subgruppeneinteilung der Klasse-I-Antiarrhythmika. (Nach Weirich u. Antoni 1990)

	Gruppe 1 Lidocain, Mexiletin Tocainid	Gruppe 2 Flecainid, Chinidin, Procainamid, Encainid	Gruppe 3 Disopyramid, Propafenon, Prajmalin
Blockierung	schnell	langsam	schnell
Deblockierung	schnell	langsam	langsam
Sättigung	bei hoher Frequenz	bei hoher Frequenz	bereits bei niedriger Frequenz
	Frequenzerhöhung über 60/min:		
Blockierung	schnelle Zunahme	langsame Zunahme	langsame, nur noch geringe Zunahme
Einfluß auf Normalschlag	minimal	submaximal	maximal
Einfluß auf Extrasystolen	maximal	submaximal	maximal

könnte diese Beobachtung mit den unter Belastung auftretenden Leitungsverzögerungen und den daraus folgenden proarrhythmischen Effekten gesehen werden.

Inwieweit diese komplizierte, bisher auf In-vitro-Experimenten und Kalkulationen beruhende Modifikation der Vaughan Williams-Klassifizierung klinische Relevanz gewinnen wird, muß derzeit offen bleiben.

2) Nach klinischen Aspekten

In klinisch-elektrophysiologischer Hinsicht lassen sich 3 Gruppen von antiarrhythmischen Substanzen unterscheiden (vgl. Seipel 1987). Die erste Gruppe beeinflußt in normaler Dosierung am Gesunden die intrakardiale Erregungsleitung praktisch nicht (z. B. Lidocain, Mexiletin, Phenytoin). Die Wirkung auf die intrakardialen Refraktärzeiten ist unterschiedlich. – Die zweite Gruppe von Antiarrhythmika bewirkt eine unterschiedlich stark ausgeprägte Leitungsverzögerung und Refraktärzeitverlängerung (z. B. Chinidin, Procainamid, Disopyramid, Ajmalin/Prajmalin, Propafenon). Die chinidinartigen Substanzen wirken sich auch besonders leitungsdepressiv auf akzessorische Bahnen beim Präexzitationssyndrom aus (Wellens 1975). Die nach dieser klinischen Einteilung zu nennende dritte Gruppe der Antifibrillanzien wirkt prädominant negativ-dromotrop auf den AV-Knoten: Kalziumantagonisten (z. B. Verapamil, Gallopamil, Diltiazem), β-Rezeptorenblocker.

3) Nach dem Ort der Wirkung

Aronson hat 1985 eine Klassifikation vorgeschlagen, die sich am Wirkort der Antiarrhythmika orientiert (s. Übersicht 2.5):

Übersicht 2.5. Klassifikation der Antiarrhythmika nach dem Wirkort

Sinusknoten:

β-Rezeptorenblocker,
Klasse-IV-Substanzen,
Herzglykoside;

AV-Knoten:

Klasse-I C-Substanzen,
β-Rezeptorenblocker,
Klasse-IV-Substanzen,
Herzglykoside;

Vorhof:

Klasse-I A-Substanzen,
Klasse-I C-Substanzen,
β-Rezeptorenblocker,
Klasse-III-Substanzen;

Akzessorische Bahnen:

Klasse-I A- und Klasse-III-Antiarrhythmika;

Ventrikel:

Klasse-I- und Klasse-III-Antiarrhythmika.

4) Nach pharmakologischen Wirkungen auf arrhytmogene Mechanismen

Durch die Expertenkommission der Arbeitsgruppe Herzrhythmusstörungen der Europäischen Gesellschaft für Kardiologie wurde 1990 eine neue Klassifikation der Antiarrhythmika auf der Grundlage der pharmakologischen Wirkungen auf die arrhythmogenen Mechanismen vorgenommen („The Sicilian Gambit" 1991; s. Abb. 2.6).

b) Antiarrhythmikakombinationen

Bezüglich der Kombinationstherapie mit Antiarrhythmika ist zu betonen, daß grundsätzlich Substanzen derselben Wirkungsklasse (s. oben) wegen der zu gewärtigenden Verstärkung der kardialen Nebenwirkungen nicht miteinander kombiniert werden sollten (z. B. Chinidin mit Disopyramid). Auch sollten leitungsverzögernde Antiarrhythmika nicht mit Amiodaron gemeinsam gegeben werden. Andererseits kann es durchaus sinnvoll sein, chinidinartige Substanzen mit Mexiletin oder auch mit β-Rezeptorenblockern frei zu kombinieren.

Die gemeinsame Verabreichung von β-Rezeptorenblockern mit Kalziumantagonisten vom Typ des Verapamils oder Diltiazems muß wegen der (gemeinsamen) depressiven Eigenschaften auf Sinusknoten und AV-Überleitung und Kontraktilität zumindest als relativ kontraindiziert gelten.

Aufgrund der pharmakokinetischen Eigenschaften hat sich bei den einzelnen Substanzen eine gewisse Präferenz (soweit möglich) für die parenterale bzw. orale Applikationsform ergeben – Einzelheiten zur Kombinationstherapie mit Antiarrhythmika s. S. 147, 229 ff.

Abb. 2.6. Klassifizierung antiarrhythmischer Substanzen nach der Wirkung auf Ionenkanäle, Rezeptoren, Ionenpumpe, EKG, Sinusfrequenz und linksventrikuläre Funktion, erarbeitet durch die Arbeitsgruppe Herzrhythmusstörungen der Europäischen Gesellschaft für Kardiologie. (Nach „The Sicilian Gambit" 1991) (Alinidin, Bepridil, Encainid und Moricizin in Deutschland nicht handelsüblich)

Tachykarde Rhythmusstörungen

Wirkstoff	Ionenkanal Na schnell	Na mittel	Na langsam	Ca	K	I_f	Rezeptoren α	β	M_2	P	Ionenpumpe Na-K ATPase	Linksventrikuläre Funktion	Sinusfrequenz	Extrakardiale Effekte	PR Intervall	QRS Breite	JT Intervall
Lidocain	○											→	→	●			↓
Mexiletin	○											→	→	●			↓
Tocainid	○											→	→	●			↓
Moricizin	I											↓	→	○		↑	
Procainamid		A			◐							↓	→	●	↑	↑	↑
Disopyramid		A			◐				○			↓	→	●	↑↓	↑	↑
Chinidin		A			◐		○		○			→	↑	●	↑↓	↑	↑
Propafenon		A						◐				↓	↓	○	↑	↑	
Flecainid			A		○							↓	→	○	↑	↑	
Encainid			A									↓	→	○	↑	↑	
Bepridil	○			●	◐							?	↓	○			↑
Verapamil	○			●			◐					↓	↓	○	↑		
Diltiazem				◐								↓	↓	○	↑		
Bretylium					●		◑	◑				→	↓	○			↑
Sotalol					●			●				↓	↓	○	↑		↑
Amiodaron	○			○	●		◐	◐				→	↓	●	↑		↑
Alinidin					◐	●						?	↓	●			
Nadolol								●				↓	↓	○	↑		
Propranolol	○							●				↓	↓	○	↑		
Atropin									●			→	↑	●	↓		
Adenosin										○		?	↓	○	↑		
Digoxin										○	●	↑	↓	●	↑		↓

Relative Stärke der Blockierung: ○ niedrig ◐ mäßiggradig ● hoch
○ Agonist
◑ Agonist/Antagonist
A = "Activated state"-Blocker
I = "Inactivated state"-Blocker

Tabelle 2.7. Extrakardiale Nebenwirkungen der Antiarrhythmika

Medikament	Extrakardiale Nebenwirkungen
Ajmalin (Gilurytmal)	Übelkeit, Kopfschmerzen, Appetitlosigkeit, Cholestase, Leberenzymanstieg
Prajmalin (Neo-Gilurytmal)	Cholestase, Übelkeit, Kopfschmerzen, Schwindel, Leberenzymanstieg, Thrombozytopenie
Amiodaron (Cordarex)	Korneaablagerungen, Photosensibilität, Schilddrüsenstoffwechselstörungen; Selten: Lungenfibrose, Tremor, Polyradikulitis, Hepatopathie
Aprindin (Amidonal)	Tremor, Doppelsehen, Psychosen, cholestatische Hepatitis, Agranulozytose
Chinindinbisulfat (z. B. Chinidin-Duriles, Opto-chinidin Ret.)	Gastrointestinale Beschwerden, Sehstörungen, Ohrensausen, Synkopen, Leukopenie, Hepatitis, hämolytische Anämie; Selten: Thrombozytopenie, Agranulozytose, schwere Überempfindlichkeitsreaktionen
Disopyramid (Diso-Duriles, Norpace, Rythmodul)	Mundtrockenheit, Seh- und Miktionsstörungen, gastrointestinale Beschwerden, Sedierung, Cholestase
Flecainid (Tambocor)	Doppelsehen, Schwindel, Kopfschmerzen, Müdigkeit, Hepatitis
Lidocain (Xylocain)	Benommenheit, Schwindel, zentralnervöse Symptome
Mexiletin (Mexitil)	Zentralnervöse Beschwerden, Parästhesie, Hypotonie, gastrointestinale Beschwerden
Procainamid (Novocamid)	Blutdruckabfall, Depressionen, Agranulozytose, systemischer LE
Phenytoin (Phenhydan)	Nystagmus, Ataxie, Lymphadenopathie, Gingivahyperplasie
Propafenon (Rytmonorm)	Mundtrockenheit, salziger Geschmack, Kopfschmerzen, Schwindel, gastrointestinale Beschwerden, Cholestase
Propranolol (Dociton)	Schwindel, Nausea, Diarrhö, Bronchospasmus, periphere Durchblutungsstörungen, Alpträume
Sotalol (Sotalex)	Wie Propranolol, ausgeprägte Hypotonie (kardial: Bradykardie!)
Tocainid (Xylotocan)	Übelkeit, Erbrechen, Schwindel, Tremor, Hautreaktionen, zentralnervöse Beschwerden, Agranulozytose
Verapamil (Isoptin)	Hypotonie, gastrointestinale Beschwerden
Adenosin (Adrekar)	Dyspnoe, Flush, thorakales Oppressionsgefühl, Kofpschmerz, Übelkeit

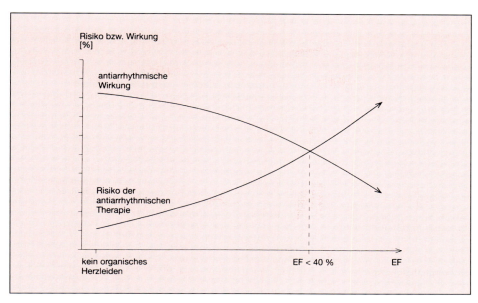

Abb. 2.7. Medikamentöse Arrhythmiebehandlung. Beziehung zwischen antiarrhythmischer Wirksamkeit und Risiko der Arrhythmiebehandlung in Abhängigkeit von der linksventrikulären Pumpfunktion (EF)

c) Unerwünschte Wirkungen – Indikationsbeschränkungen

Ein wesentliches Problem der medikamentösen Arrhythmiebehandlung stellen kardiale und extrakardiale Nebenwirkungen dar. Die potentiellen unerwünschten extrakardialen Wirkungen betreffen zahlreiche Organsysteme wie Gastrointestinal- und Urogenitaltrakt, Zentralnervensystem, Stoffwechsel, Haut, Augen und blutbildendes System (vgl. Tabelle 2.7).

Den kardialen unerwünschten Wirkungen sind elektrophysiologische und hämodynamische Effekte zuzurechnen (Abb. 2.7). Elektrophysiologische Nebenwirkungen umfassen Sinusknotendepression, atrioventrikuläre und intraventrikuläre Leitungsstörungen mit konsekutiven *Bradykardien sowie Tachyarrhythmien* als Ausdruck proarrhythmischer Effekte: Akzeleration von Tachykardien, Degeneration in Kammerflimmern. Besonders gefürchtet sind die *Torsade-de-pointes-Tachykardien* bei inhomogener Kammerrepolarisation (Abb. 1.21, S. 82).

d) Hämodynamik

Praktisch alle klinisch relevanten Antiarrhythmika wirken – wie tierexperimentelle Untersuchungen zeigen – negativ-inotrop. Diese Effekte sind dosisabhängig bei den einzelnen Pharmaka unterschiedlich stark ausgeprägt.

Mechanismen der Kardiodepression durch Antiarrhythmika. Der kardiodepressive Effekt an der Myokardzelle wird über eine verminderte Bereitstellung von Kalziumionen für die Kontraktion vermittelt (Honerjäger 1989; Lüderitz 1989). Die

Tabelle 2.8. Ursachen kardiodepressiver Effekte von Antiarrhythmika

Antiarrhythmika-Klasse nach Vaughan-Williams	Wirkung	Antiarrhythmikum
I Na-Kanalblocker	Passiver Na-Influx reduziert, damit Ca-Aufnahme eingeschränkt	1 A: Chinidin Disopyramid Ajmalin Procainamid 1 B: Mexiletin Lidocain Tocainid 1 C: Propafenon Flecainid
II β-Rezeptorenblocker	Stimulation der Adenylcyclase blockiert → Abfall des cAMP, weniger Ca-Kanäle aktiviert	β-Blocker, auch: Amiodaron, Propafenon
III Kaliumkanalblocker	K-Kanalblockade verlängert Aktivierung der Ca-Kanäle	Amiodaron Sotalol
IV Ca-Kanalblocker	Ca-Kanalblockade hemmt den Ca-Einstrom	Verapamil Diltiazem

Mechanismen, die zur Abnahme des intrazellulären Kalzium führen, sind jedoch unterschiedlich (Tabelle 2.8). Neben Effekten an den Membranen der Herzmuskelzelle mit ihrer Auswirkung auf die Kontraktionskraft müssen die diastolische Herzfunktion (Verlängerung der Diastolendauer, Abnahme der Wandspannung), die koronare Perfusion (Koronarflow, koronarer Widerstand) und die periphere Durchblutung (peripherer Widerstand) berücksichtigt werden. Zusätzlich blockieren Antiarrhythmika sympathische (β-Blocker, Amiodaron, Propafenon) oder vagale Reflexe (Chinidin, Disopyramid) und modulieren auf diese Weise die autonome Regulation (Lüderitz 1989; Pfeiffer u. Lüderitz 1996).

Der hämodynamische Nettoeffekt eines Antiarrhythmikums wird von verschiedenen Faktoren beeinflußt: Neben der direkten Auswirkung des Antiarrhythmikums auf die myokardiale Inotropie müssen das Ausmaß der vorbestehenden kardialen Funktionseinschränkung, Dosis und Applikation des Antiarrhythmikums, die Hämodynamik der zu behandelnden Rhythmusstörung und der antiarrhythmische Effekt sowie die autonomen Kompensationsmechanismen berücksichtigt werden (Honerjäger 1989; Tabelle 2.9). Das Zusammenwirken dieser Faktoren erklärt, weshalb der hämodynamische Effekt eines antiarrhythmischen Arzneimittels im Einzelfall schwer vorherzusehen ist (Pfeiffer u. Lüderitz 1996).

Die kardiodepressiven negativ-hämodynamischen Wirkungen beziehen sich auf myokardiale Kontraktilität, Gefäßwiderstand, Herzzeitvolumen und Blutdruckverhalten (Tabelle 2.10). Die Substanzen der Wirkstoffklasse I A (sogenannte Natriumantagonisten) nach Vaughan Williams (1970) beeinflussen die myokardiale Kontraktilität negativ, vor allem Chinidin und Disopyramid; letzteres erhöht zudem den peripheren Widerstand und vermindert das Herzzeitvolumen. Ajmalin/

Tachykarde Rhythmusstörungen

Tabelle 2.9. Einflußfaktoren auf den hämodynamischen Nettoeffekt eines Antiarrhythmikums

	Starker kardiodepressiver Effekt	Schwacher kardiodepressiver Effekt
LV-Funktion	Reduziert	Normal
Dosierung	Hoch	Niedrig
Applikation	Intravenös	Oral
Kompensationsmechanismen	β-Blocker	Kein β-Blocker
Direkte negative Inotropie	Abhängig vom AA: z. B. Disopyramid	Abhängig vom AA: z. B. Amiodaron
Peripherer Widerstand	Vasodilatation	Vasokonstriktion
Antiarrhythmischer Effekt	Geringer antiarrhythmischer Effekt	Suppression einer hämodynamisch stark wirksamen Arrhythmie

AA Antiarrhythmikum.

Tabelle 2.10. Hämodynamische Auswirkung der Antiarrhythmika, geordnet nach Wirkstoffklassen, einschließlich der Prüfsubstanzen Barucainid, Diprafenon und Encainid (↓ = Abnahme, ↑ = Zunahme, → = keine Änderung). (Nach Block u. Winkle 1983; Myerburg et al. 1987)

	Substanz	Myokardiale Kontraktion	Gefäßwiderstand	Herzzeitvolumen	Blutdruck
I A	Chinidin				
	intravenös	↓↓	↓↓↓	↓→↑	↓↓↓
	oral	→↓	→↑	→	→↓
	Procainamid				
	intravenös	↓	↓↓	→	↓↓
	oral	↓	↓	→	→
	Ajmalin	→↓	→↓	→↓	↓
	Disopyramid	↓↓↓	↑↑	↓↓↓	↑
I B	Lidocain	→	→	→	→
	Mexiletin	→	→	→	→
	Tocainid	→	↑	→	→
I C	Flecainid	→↓	?→	?→	→
	Propafenon	↓↓	↓↓	↓	→↓
	Encainid	→	→	→	→
II/III	Amiodaron	↓	↓	↓→↑	↓
	Sotalol	↓↓	↓	↓	↓
IV	Verapamil	↓↓	↓↓	↓→↑	↓↓
	Diltiazem	↓	↓	→↑	↓
	Phenytoin	↓	↓	→	↓
	Diprafenon	↓↓	↓↓	↓	↓↓↓

Prajmalin verhält sich dagegen relativ neutral, wie auch die Klasse-I B-Substanzen Lidocain, Mexiletin und Tocainid. Unter den Klasse-I C-Antiarrhythmika hat Propafenon nennenswerte hämodynamische Auswirkungen, ebenso der nicht handelsübliche Propafenonabkömmling Diprafenon und – in geringerem Ausmaß – Flecainid. Encainid (hier nicht im Handel) nimmt diesbezüglich eher eine Mittelstellung ein. Sotalol als Klasse-III-Antiarrhythmikum vermindert die Kontraktilität auch wegen der gleichzeitigen β-Blockierung.

Bezogen auf die in Tabelle 2.10 wiedergegebenen, großenteils experimentell ermittelten negativ-inotropen Wirkungen der Antiarrhythmika (vgl. Seipel 1988) sind die mitgeteilten praktisch-klinischen Beobachtungen relativ selten. Tabelle 2.11 enthält die der Arzneimittelkommission der deutschen Ärzteschaft innerhalb von 16 Jahren gemeldeten hämodynamischen Nebenwirkungen antiarrhythmischer Substanzen (Arzneimittelkommission 1988). Die Bezeichnungen „Hypotension", „Kreislaufschwäche" usw. beziehen sich auf Diagnosen der eingegangenen Einzelmeldungen. Demzufolge wurde unter Chinidin nur einmal eine Herzinsuffizienz beobachtet. Bei Disopyramid, das erst seit 1977 hierzulande handelsüblich ist, sind die hämodynamischen Nebenwirkungen deutlich häufiger, ebenso bei den weit verbreiteten Antiarrhythmika Propafenon und Flecainid (in Abhängigkeit von der Austreibungsfraktion; Podrid et al. 1984), seltener hingegen bei Mexiletin. Unter β-Rezeptorenblockern werden hämodynamische Nebenwirkungen erwartungsgemäß vermehrt beobachtet. Hierbei sind Anwendungshäufigkeit und das Nachlassen der Berichtshäufigkeit bei älteren Arzneistoffen zu berücksichtigen.

Während die Klasse-III-Substanz Amiodaron hämodynamisch relativ günstig beurteilt wird, ist Sotalol teilweise auch bei der Klasse II (β-Rezeptorenblocker) mit seinen negativ-inotropen Wirkungen berücksichtigt, die durch das β-blockierende Isomer bedingt sind. Bei dem Kalziumantagonisten Verapamil (Klasse IV) findet sich das Symptom Kreislaufschwäche vergleichsweise häufig – wohl auch wegen der peripheren Vasodilatation der Substanz.

Diese Beurteilung betrifft naturgemäß nur die Eigenwirkung der Substanzen auf die Kontraktilität. Dem steht selbstverständlich die zu erwartende hämodynamisch günstige Beseitigung von Herzrhythmusstörungen als eigentliches Ziel der Anwendung von Antiarrhythmika gegenüber (vgl. Scholz 1976).

Insgesamt vermitteln die Angaben der Tabelle 2.11 den Eindruck, daß hämodynamische Nebenwirkungen von Antiarrhythmika nur vereinzelt vorkommen, zumindest nach dem Meldeverhalten der Ärzteschaft. Zu bedenken ist allerdings, daß eine derartige Häufigkeitsaufstellung zahlreichen subjektiven und objektiven Einschränkungen unterliegt. So muß offenbleiben, ob prinzipiell zu wenige Nebenwirkungen mitgeteilt werden, ob Indikationsstellung und Therapiekontrolle so überaus kritisch und sorgfältig erfolgen, daß keine unerwünschten Wirkungen auftreten; oder ob die negative Inotropie tatsächlich eine so wenig bedeutsame Nebenwirkung bei der Arrhythmiebehandlung ist.

Die CAST-Studien

Die sog. CAST-Studien (Cardiac Arrhythmia Suppression Trial) haben für eine erhebliche Verunsicherung gesorgt. Diese auf den „arrhythmogenen" Herztod ausgerichteten multizentrischen Untersuchungen wurden an Infarktpatienten mit

Tabelle 2.11. Hämodynamische Nebenwirkungen von Antiarrhythmika, geordnet nach Wirkstoffklassen, *Meldungen an die Arzneimittelkommission der deutschen Ärzteschaft 1971 bis 1987.* Die Ziffern bezeichnen die Anzahl der Patienten.

	Substanz	Nebenwirkungen	
I A	Chinidin Disopyramid	Herzinsuffizienz Lungenödem Rechtsherzinsuffizienz „Kreislaufschwäche" Dyspnoe	(1) (2) (2) (3) (1)
I B	Mexiletin	Lungenödem	(1)
I C	Flecainid	Lungenödem Herzinsuffizienz Linksherzinsuffizienz Rechtsherzinsuffizienz „Kreislaufschwäche"	(2) (3) (1) (1) (1)
	Propafenon	Lungenödem Herzinsuffizienz Linksherzinsuffizienz	(2) (2) (3)
II	Betablocker (incl. Sotalol)	Lungenödem Herzinsuffizienz Linksherzinsuffizienz Rechtsherzinsuffizienz „Kreislaufschwäche" Hypotension	(6) (5) (2) (1) (17) (9)
III	Amiodaron	Lungenödem	(1)
	Sotalol	Lungenödem Rechtsherzinsuffizienz	(1) (1)
IV	Verapamil	Lungenödem Herzinsuffizienz (global) Linksherzinsuffizienz Rechtsherzinsuffizienz „Kreislaufschwäche" Hypotension	(4) (2) (1) (1) (25) (7)

asymptomatischen ventrikulären Rhythmusstörungen und eingeschränkter linksventrikulärer Pumpfunktion durchgeführt. – Die Studien sollten klären, inwieweit die medikamentöse Therapie ventrikulärer Extrasystolen nach Myokardinfarkt das Risiko eines plötzlichen Herztodes zu vermindern vermag. Die multizentrisch angelegte Untersuchung umfaßte Infarktkranke mit 6 oder mehr ventrikulären Extrasystolen pro Stunde im 24-h-Langzeit-EKG, die in einer Zeitspanne zwischen 6 Tagen und 2 Jahren nach dem Infarkt objektiviert wurden. Untersucht wurden – unter Berücksichtigung der linksventrikulären Auswurffraktion – Flecainid,

Encainid (CAST I) und Moricizin (CAST II) gegenüber Placebo. Flecainid ist hierzulande seit 1982 im Handel (Tambocor); Encainid ist in den USA auf dem Markt (Enkaid), hier jedoch nicht handelsüblich. Das Phenothiazinderivat Moricizin ist ein in der ehemaligen UdSSR entwickeltes Antiarrhythmikum, das in den USA klinisch eingesetzt wird, (Handelsname: Ethmozin) (s. S. 224). Vor Beginn der Studie wurde eine Titrationphase eingeschaltet. Es wurden nur solche Patienten eingeschlossen, die auf eine der Prüfsubstanzen ansprachen. Als wichtigstes Resultat zeigte die Studie eine erhöhte Inzidenz von Herzstillstand und Todesfällen unter Flecainid oder Encainid (33/730 Patienten) im Vergleich mit der unbehandelten

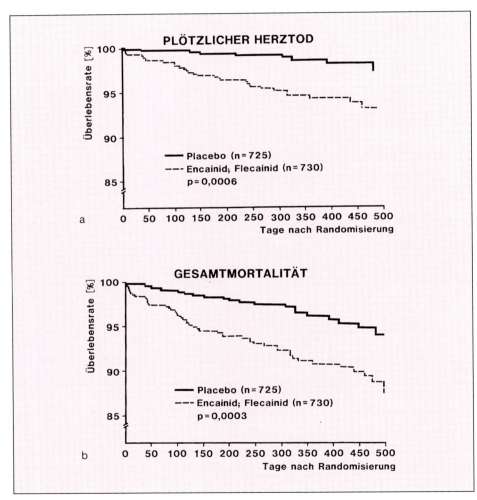

Abb. 2.8a, b. Überlebensrate (%) bezogen auf plötzlichen (arrhythmogenen) Herztod und Gesamtmortalität von 1455 Patienten, die nach Randomisierung Encainid, Flecainid (n = 730) oder Placebo (n = 725) erhielten. **a** Todesursache Arrhythmie oder Herzstillstand, p = 0,0006; **b** Gesamttodesrate (alle Todesursachen), p = 0,0003. (The Cardiac Arrhythmia Suppression Trial (CAST) Investigators 1989)

Placebogruppe (9/725 Patienten; Abb. 2.8; CAST Investigators 1989; Lüderitz 1991a). In der CAST-II-Studie, die mit Moricizin durchgeführt wurde (Greene et al. 1992; Steinbeck 1991), war nicht signifikant, jedoch trendmäßig die Zahl der plötzlichen Todesfälle und der Gesamtmortalität erhöht im Vergleich zu einem mit Placebo behandelten Kontrollkollektiv (s. Übersicht 2.6).

Übersicht 2.6. CAST II: Mortalität unter Moricizin

	Kontrolle		Moricizin
Patienten:	n = 1346		n = 1346
Mortalität:			
– Juni 1989	n = 11		n = 4
– Juli 1991	n = 74		n = 97
(18 Monate)	(5,4 %)	n. s.	(7,2 %)

Die ursächlichen letalen Kammerarrhythmien sind in diesem Zusammenhang als Folge einer Arrhythmieverstärkung und negativ inotroper Effekte durch die Antiarrhythmika aufzufassen.

Es ergeben sich folgende *Konsequenzen nach CAST*: Die Unterdrückung häufiger und komplexer ventrikulärer Extrasystolen nach Myokardinfarkt durch Klasse-I-Antiarrhythmika beinhaltet keinen prognostischen Vorteil – entgegen der ursprünglichen Erwartung. Infarktpatienten mit asymptomatischen ventrikulären Rhythmusstörungen sollten also prophylaktisch mit differenten Antiarrhythmika der Klasse I nicht behandelt werden. Die in CAST nachgewiesene Übersterblichkeit ist nicht auf die Untergruppe der IC-Substanzen (mit stark leitungsverzögernder Wirkung ohne Einfluß auf die Refraktärzeit) beschränkt, sondern ist für alle Klasse-I-Antiarrhythmika anzunehmen, wie die CAST-II-Studie mit Moricizin zeigt.

Der Wert der CAST-Studien liegt insgesamt darin, daß die medikamentöse Arrhythmiebehandlung in kritischere Bahnen gelenkt wurde. Bewertung und Zulassung neuer Antiarrhythmika haben sich nach CAST I und II grundlegend geändert. Bei risikobelasteten Infarktpatienten haben die β-Rezeptorenblocker wieder an Bedeutung gewonnen.

Es bleibt festzuhalten, daß die negativ-inotropen Eigenwirkungen, welche die meisten Antiarrhythmika besitzen, weitgehend vernachlässigt werden können, wenn es gelingt, die behandlungsbedürftige Herzrhythmusstörung zu beseitigen!

Ob die negative Inotropie klinisch überhaupt in Erscheinung tritt, hängt wesentlich von der funktionellen Ausgangssituation des Myokards ab. Beim nicht kontraktionsgestörten Herzen fällt die negativ-inotrope Wirkung kaum ins Gewicht. Auch beim insuffizienten Organ wird die negativ-inotrope Wirkung häufig überschätzt. Grundsätzlich ist im Einzelfall zu prüfen, inwieweit durch den jeweiligen antiarrhythmischen Effekt und damit durch die diesbezügliche hämodynamische Verbesserung die negativ-inotrope Eigenwirkung eines Pharmakons wieder ausgeglichen wird.

e) Proarrhythmische Wirkungen der Antiarrhythmika

CAST-Cardiac Arrhythmia Suppression Trial

Unter den kardialen Nebenwirkungen antiarrhythmischer Substanzen kommt naturgemäß der Arrhythmieverstärkung durch Antiarrhythmika die größte Bedeutung zu, da sie zu einer unmittelbaren vitalen Gefährdung des Patienten führen kann. Breite Aufmerksamkeit gewannen die arrhythmogenen Wirkungen vor allem durch die CAST-Studie (Cardiac Arrhythmia Suppression Trial) (S. 126 ff). Diese auf den „arrhythmogenen Herztod" ausgerichtete multizentrische Untersuchung wurde an Infarktpatienten mit asymptomatischen ventrikulären Rhythmusstörungen und eingeschränkter linksventrikulärer Pumpfunktion durchgeführt. Dabei waren unter den Antiarrhythmika Flecainid und Encainid die Zahl der plötzlichen Todesfälle und die Gesamtmortalität signifikant erhöht im Vergleich zu einem mit Placebo behandelten Kontrollkollektiv.

Diese Übersterblichkeit bei Koronarkranken nach Myokardinfarkt ist auf arrhythmogene und negativ-inotrope Effekte der antiarrhythmischen Substanzen zurückzuführen (Tabelle 2.12; CAST Investigators 1989; Lüderitz 1987).

Vor diesem Hintergrund wurde die Zulassung der Klasse-I-Antiarrhythmika vom vormaligen Bundesgesundheitsamt eingeschränkt (Übersicht 2.7). Als Gegenanzeigen für Klasse-I-Antiarrhythmika wurde die Behandlung von Koronarkranken innerhalb der ersten 3 Monate nach Myokardinfarkt sowie von Patienten mit reduzierter Pumpfunktion angegeben. Obwohl keine wissenschaftlichen Daten dafür vorliegen, daß Patienten mit ventrikulären Arrhythmien ohne strukturelle Herzkrankheit ebenfalls Nachteile unter antiarrhythmischer Therapie mit Klasse-I-Substanzen erfahren können, sollen auch diese symptomatischen Patienten ohne erkennbare strukturelle Herzkrankheit nach dem Bescheid des Bundesgesundheits-

Tabelle 2.12. Analyse der Ursachen von Tod und Herzstillstand mit Reanimation in den CAST-Studien

	Verum [n (%)]	Placebo [n (%)]	Signifikanz [p]
Patienten	755	743	–
Gesamtmortalität und Reanimation	63 (8,3)	26 (3,5)	0,0001
Kardiale Todesfälle und Reanimation	60 (7,95)	21 (2,8)	0,0001
Herzstillstand mit Reanimation	5	1	–
Arrhythmischer Tod und Reanimation	43 (5,7)	16 (2,2)	0,0004
Nichtrhythmogener Tod oder Reanimation	17 (2,6)	5 (0,7)	0,01
Nichtkardialer Tod	3	5	nicht signifikant

amtes nicht länger mit Klasse-I-Substanzen behandelt werden (Bundesgesundheitsamt 1993).

Übersicht 2.7. Der vom Bundesgesundheitsamt 1993 festgelegte Stufenplan für den Einsatz von Antiarrhythmika

Klasse-Ia- und -Ic-Antiarrhythmika

Indikation, supraventrikulär:

Symptomatische und behandlungsbedürftige tachykarde supraventrikuläre Herzrhythmusstörungen, wie zum Beispiel

- AV-junktionale Tachykardien,
- supraventrikuläre Tachykardien bei WPW-Syndrom oder
- paroxysmales Vorhofflimmern

Klasse-Ia- bis -Ic-Antiarrhythmika

Indikation, ventrikulär:

Schwerwiegend symptomatische ventrikuläre tachykarde Herzrhythmusstörungen, wenn diese nach Beurteilung des Arztes lebensbedrohlich sind

Klasse-III-Antiarrhythmika

Indikation, supraventirkulär:

Symptomatische und behandlungsbedürftige tachykarde supraventrikuläre Herzrhythmusstörungen

Indikation, ventrikulär:

Schwerwiegend symptomatische ventrikuläre tachykarde Herzrhythmusstörungen

Gegenanzeige für Klasse-Ia- bis -Ic-Antiarrhythmika

Innerhalb der ersten 3 Monate nach Myokardinfarkt

oder

bei eingeschränkter Herzleistung (Ejektionsfraktion < 35%)

außer

bei Patienten mit lebensbedrohlichen ventrikulären Herzrhythmusstörungen

SWORD – Survival With Oral d-Sotalol

Qualitativ ähnliche Befunde wurden bei der sog. SWORD-Studie (*Survival With Oral d-Sotalol*) mit d-Sotalol erhoben. Die klinisch eingesetzte Substanz Sotalol besteht demgegenüber aus einem Racemat von rechts- und linksdrehendem Sotalolhydrochlorid. Das linksdrehende l-Sotalol besetzt β-adenerge Rezeptoren und hemmt K^+-Kanäle. d-Sotalol hingegen hemmt fast ausschließlich den schnellen, repolarisierenden K^+-Ausstrom während der Systole. Hierdurch kommt es zu einer Verlängerung des Aktionspotentials, was die refraktäre Periode des Herzmuskels vergrößert und die Gefahr einer Extrasystolie oder anderer, höhergradiger Arrhythmien mindert. Durch die fehlende β-Rezeptorenwirkung sollte d-Sotalol auch von Patienten mit schwerer linksventrikulärer Dysfunktion toleriert werden. In der SWORD-Studie wurde die Wirkung von d-Sotalol auf die Letalität bei Patienten mit linksventrikulärer Dysfunktion nach frischem und abgelaufenem Myokardinfarkt untersucht. Es zeigte sich bei 1549 ausgewerteten Patienten, daß die Gabe von d-Sotalol mit einer Letalitätszunahme vergesellschaftet war, mutmaßlich auf der Grundlage von Arrhythmien. Die prophylaktische Gabe von Kaliumkanalblockern reduziert also nicht die Letalität, sondern kann mit einer erhöhten Sterblichkeit bei Risikopatienten nach Myokardinfarkt einhergehen (Waldo et al. 1996).

In der SWORD-Studie sollte also die Frage nach dem erwartbaren günstigen Effekt von d-Sotalol, einem Repolarisationshemmer der Klasse III, bei Patienten nach Myokardinfarkt mit reduzierter linksventrikulärer Pumpfunktion beantwortet werden. Es handelte sich um eine randomisierte, multizentrisch durchgeführte, doppelblinde, placebokontrollierte 2-Gruppen-Studie. Einschlußkriterien waren u.a. ein Infarkt zwischen dem 6. und 42. Tag nach Symptomenbeginn mit einer linksventrikulären Auswurffraktion von 40% und darunter. Patienten nach dem 42. Infarkttag wurden eingeschlossen, wenn eine manifeste Herzinsuffizienz (NYHA II, III) vorlag. Die Medikation bestand in 2mal 100 mg d-Sotalol täglich, falls toleriert auch 2mal 200 mg, sowie Placebo. Die vorgesehene Beobachtungsdauer erstreckte sich auf 18 Monate.

Nach einer mittleren Beobachtungszeit von 156 Tagen wurde die Studie vorzeitig abgebrochen; es zeigten sich Unterschiede in der Mortalität beider Gruppen: 48 bzw. 3,1% der mit Placebo behandelten, aber 78, entsprechend 5%, der d-Sotalol-Patienten verstarben. Der Unterschied war mit p = 0,006 signifikant. Dabei zeigten sich bei der Eingangsuntersuchung keine Gruppendifferenzen relevanter Parameter. Die mittlere Auswurffraktion lag bei 30,8%. Die Ergebnisse sind aus Abb. 2.9 zu ersehen (Waldo et al. 1996).

Daß d-Sotalol im Rahmen der SWORD-Studie zu keiner Überlebensverlängerung führte, liegt möglicherweise daran, daß der antiarrhythmische Effekt der Ver-

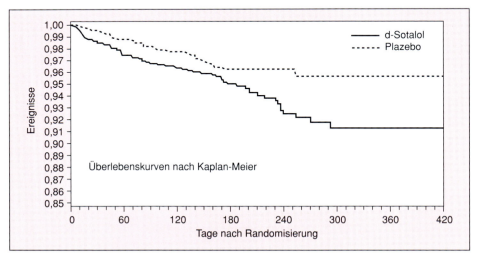

Abb. 2.9. Überlebensrate von 3121 Patienten, die randomisiert einer d-Sotalol bzw. Placebogabe zugeordnet waren. Überlebenskurven nach Kaplan-Maier. (Nach Waldo et al. 1996)

längerung des Aktionspotentials unter adrenerger Stimulation (beispielsweise bei Tachykardie durch koronare Ischämie) weitgehend verloren geht. Somit entfällt mutmaßlich der antiarrhythmische Schutz durch d-Sotalol ohne gleichzeitige Abschirmung adrenerger Einflüsse durch sein 1-Isomer oder die Beeinflussung weiterer elektrophysiologischer Mechanismen.

1) Begriffe und Definitionen

Die arrhythmieverstärkenden (= proarrhythmischen) Wirkungen der Antiarrhythmika umfassen die Aggravierung vorbestehender Rhythmusstörungen sowie das Neuauftreten von Arrhythmien. Die Verstärkung von Herzrhythmusstörungen kann sowohl supraventrikuläre wie ventrikuläre Arrhythmien betreffen und bezieht sich im einzelnen auf die Zunahme von Frequenz, Dauer und Häufigkeit von Tachykardien oder auf die Zunahme der Häufigkeit von Extrasystolen einschließlich Couplets und extrasystolischen Kammertachykardien. Auch der Übergang von nichtanhaltenden in anhaltende Kammertachykardien und die erschwerte Unterbrechbarkeit supraventrikulärer und ventrikulärer Tachyarrhythmien sind hier zu nennen.

Das Neuauftreten von Tachyarrhythmien umfaßt supraventrikuläre Tachykardien, monomorphe und polymorphe Kammertachykardien sowie Spitzenumkehrtachykardien (Torsade de pointes) und Kammerflattern/-flimmern. Schließlich ist das Auftreten von Bradyarrhythmien zu erwähnen, wie Sinusknotenstillstand, sinuatriale und atrioventrikuläre Blockierungen (Morgenroth u. Horowitz 1984; Podrid 1989). Die üblichen Kriterien der Proarrhythmie sind in Tabelle 2.13 aufgeführt (Pfeiffer u. Lüderitz 1996).

2) Pathomechanismus der Arrhythmieverstärkung

Die zellulären Mechanismen, die zu einer proarrhythmischen Wirkung führen, sind im einzelnen nicht bekannt. Wahrscheinlich spielen Wechselwirkungen zwischen den elektrophysiologischen antiarrhythmischen Effekten, der elektrischen Instabilität und dem Ausmaß der eingeschränkten linksventrikulären Pumpfunktion eine wesentliche Rolle. Weitere arrhythmieauslösende Ursachen können im pathologisch veränderten Gewebe selbst, in veränderter Blutversorgung und Gewebskonzentration der jeweiligen Substanz sowie pH-Wert und lokalen Elektrolytverschiebungen oder akuter Ischämie begründet sein. Letztlich bedarf es eines „arrhythmogenen Substrats", das unter Einfluß konditionierender Faktoren (zum Beispiel gestörte Hämodynamik) über Triggermechanismen (zum Beispiel Ischämie) zur Arrhythmieentstehung führt.

Antiarrhythmische Effekte und proarrhythmische Wirkungen von Antiarrhythmika beruhen auf denselben Mechanismen: Die Inzidenz von Reentrytachykardien kann durch eine leitungsverzögernde Substanz, infolge Verschiebung des Kupplungsintervalls initiierender Extrasystolen in die Echozone einer Tachykardie, durch Verbreiterung der Echozone, Induktion unidirektionaler Blockierungen, Zunahme einer Refraktäritätsdispersion im Myokard infolge regional differenter Antiarrhythmikaeffekte oder durch Induktion vegetativer Dysbalancen zunehmen. Ektope Automatiezentren können durch Auslösung eines Eintrittsblocks in eine Parasystolie überführt werden. Die Verschiebung des Ruhemembran- und des Schwellenpotentials an der Herzmuskelzelle kann Ursache gesteigerter Oszillationen und damit getrigger-

Tabelle 2.13. Kriterien einer Proarrhythmie (*AA*, Antiarrhythmika)

Nachweis	Ausschluß

I. Beobachtung spontaner Arrthythmien (Langzeit-EKG):
1. Zunahme sporadischer Arrhythmien:
VES/24 h zuvor unter AA
  1–50, Couplets, Runs 10facher Anstieg
  51–100 5facher Anstieg
  101–300 4facher Anstieg
  >300 3facher Anstieg
2. Umwandlung nichtanhaltender Tachykardie in anhaltende Formen
3. Frequenzanstieg einer bekannten Tachykardie, ggf. mit Zunahme der hämodynamischen Folgen
4. Wesentliche Veränderung des Charakters einer bekannten Tachykardie (z.B. ventrikuläre Tachykardie → Kammerflattern, -flimmern)
 	
II. Elektrophysiologische AA-Testung
1. Erleichtere Initiierung: Verringerung der Anzahl der Extraimpulse, die die Tachykardie auslösen
2. Erschwerte Terminierung
3. Induktion von Arrhythmien, die ohne AA nicht auslösbar waren/sind
 	
III. Reexposition (ethisch vertretbar?)
	1. Keine zeitliche Beziehung zwischen AA und Zunahme der Arrhythmie
	2. Toxische Blutspiegel
	3. Spontanvariabilität der Arrhythmie als Ursache der Rhythmusstörung?
	4. Extrakardiale Nebenwirkungen der AA (z.B. Hyperthyreose mit Arrhythmien unter Amiodaron)
	5. Veränderte hämodynamische oder koronare Situation
	6. Elektrolyt- oder Säure-Basen-Dysbalancen

ter Arrhythmien sein. Die Veränderung des Frequenzspektrums des Sinusknotens durch nahezu alle Antiarrhythmika kann im Einzelfall zur Induktion von frequenzabhängigen brady- oder tachykardiebedingten Tachyarrhythmien führen (Tabelle 2.14).

3) Arrhythmogenes Substrat

Unter dem arrhythmogenen Substrat werden die pathologisch-anatomischen Voraussetzungen für die Entstehung einer Tachykardie verstanden. Dies können beispielsweise fibrotisches Myokard, ein Aneurysma, die Grenzzone zwischen gesundem und ischämischem Myokard im Randbezirk einer Infarktnarbe, Narben- oder diffuse Myokardschäden bei Kardiomyopathie oder der Restzustand einer Myokarditis u.a. sein. Darüber hinaus können außerhalb der Kammerebene akzessorische Leitungsbahnen, atrioventrikuläre Kurzschlüsse und Abweichungen von spezifischen Reizbildungs- und Erregungsleitungsgewebe bestehen. Diese anatomischen und funktionellen Voraussetzungen bedingen für sich allein noch keine Rhythmusstörung. Kommen hier jedoch konditionierende Faktoren hinzu, z.B. Schwankungen der autonomen Innervation oder Elektrolytstörungen, und treten Triggermechanismen auf, z.B. Extrasystolen oder Störungen des Spontanrhythmus, so

Tabelle 2.14. Mechanismen antiarrhythmischer und proarrhythmischer Effekte von Antiarrhythmika

Mechanismus der Arrhythmie	Elektrophysiologisches Substrat	Antiarrhythmischer Effekt	Proarrhythmischer Effekt
Reentry	Leitungsgeschwindigkeit	Verzögert	Zu wenig verzögert
	Blockierung	Unidirektionaler → bidirektionaler Block	Kein Block → unidirektionaler Block
	Refraktärität	Verlängert	Dispersion
	Echofenster	Schmaler	Breiter
		Zu kurzen Kupplungsintervallen verschoben	Zu längeren Kupplungsintervallen verschoben
Automatie	Ruhemembranpotential	Erniedrigt	Angestiegen
	Schwellenpotential	Angehoben	Erniedrigt
	Anstiegsgeschwindigkeit der Phase-0-Depolarisation	Verzögert	Beschleunigt
	Perifokale Leitung	Aufhebung des Eintrittsblocks Austrittsblock	Eintrittsblock Aufhebung des Austrittsblocks
Getriggerte Automatie	Oszillationen des Membranpotentials	Vermehrt	Vermindert
		Verschiebung der kritischen Frequenz in einen unphysiologischen Bereich	Verschiebung der kritischen Frequenz in üblichen Frequenzbereich
Repolarisation	QT-Intervall	Synchron verlängerte Repolarisation	Dispersion der Repolarisation

bewirken diese Störfaktoren zusammen mit dem arrhythmogenen Substrat die eigentliche Arrhythmie (Abb. 2.10). Definitionsgemäß handelt es sich um einen Myokardbereich, in dem sich normales Muskelgewebe in unmittelbarer Nachbarschaft von pathologisch veränderten Strukturen befindet.

4) Häufigkeit arrhythmieverstärkender Wirkungen

Die Beobachtung arrhythmieverstärkender Wirkungen richtet sich naturgemäß nach Dokumentation und Prüfverfahren (EKG, Langzeit-EKG, Belastungs-EKG, intrakardiale Stimulation und Ableitung). Unter Zugrundelegung nichtinvasiver Verfahren ist mit dem Auftreten proarrhythmischer Effekte in etwa 10% der Behandlungsfälle zu rechnen, wohingegen bei invasiver elektrophysiologischer Testung in knapp 20% arrhythmogene Wirkungen auftreten. Das Langzeit-EKG

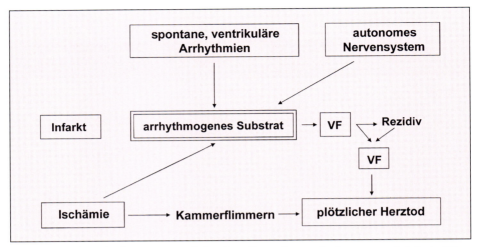

Abb. 2.10. Tachyarrhythmogenese auf der Grundlage eines arrhythmogenen Substrats, VF = Kammerflimmern

scheint also die Arrhythmieverstärkung zu unterschätzen, während die elektrophysiologische Testung die proarrhythmischen Effekte eher überschätzt. Dabei dürften Chinidin, Flecainid, Mexiletin und Procainamid die proarrhythmischen Wirkungen von Disopyramid, Propafenon und Tocainid übertreffen (Podrid 1989; vgl. Tabelle 2.15).

Wenngleich arrhythmogene Effekte bei hohen Antiarrhythmikakonzentrationen auftreten können, so sind entsprechende Nebenwirkungen auch durchaus bei normalen („therapeutischen") Plasmaspiegeln möglich. Eine strenge Korrelation zwischen Dosierung und proarrhythmischem Risiko ist offenbar nicht gegeben. Eine Arrhythmieverstärkung wird nicht nur bei Antiarrhythmika beobachtet, die die Refraktärzeit verlängern, sondern auch bei Substanzen, die die Aktionspotentialdauer nicht beeinflussen (Klasse IC-Antiarrhythmika), v.a. wenn eine kardiale

Tabelle 2.15. Arrhythmogene Wirkung unter antiarrhythmischer Therapie. (Mod. nach Morganroth u. Horowitz 1984)

Antiarrhythmikum	Komplexe VES (24-h-EKG)		Ventrikuläre Tachykardien (Elektrophysiologische Testung)	
	(n)	[%]	(n)	[%]
Chinidin	20/130	(15)	5/25	(20)
Procainamid	5/55	(9)	4/19	(21)
Disopyramid	6/102	(6)	1/21	(5)
Mexiletin	11/144	(8)	8/40	(20)
Tocainid	12/120	(10)	1/21	(6)
Aprindin	9/80	(11)	5/26)	(19)
Encainid	1/47	(2)	10/90	(11)
Flecainid	14/223	(4)	30/254	(12)
Gesamt	78/901	(8)	64/496	(14)

Vorschädigung besteht. Gerade unter einer niedrigen Dosierung eines Klasse-I C-Antiarrhythmikums kann bei entsprechender myokardialer Disposition eine ventrikuläre Tachykardie „getriggert" werden, die bei höheren Dosierungen zu supprimieren ist („paradoxer proarrhythmischer Effekt") (Seipel 1989).

5) Prämonitorische Zeichen proarrhythmischer Effekte

Toxische Antiarrhythmikakonzentrationen sind nicht selten Indikatoren einer Arrhythmieverstärkung. Auch eine medikamentös induzierte QT-Verlängerung (Chinidin, Procainamid, Disopyramid, Sotalol) kann mit proarrhythmischen Effekten vergesellschaftet sein, namentlich mit Torsade-de-Pointes-Tachykardien, einer besonderen potentiell gefährlichen Form des Kammerflatterns. Dennoch ist die Komplikation „Arrhythmieverstärkung" in den meisten Fällen nicht vorhersehbar. Eine Amiodaron-bedingte QTc-Verlängerung kann nicht als Hinweis auf wiederkehrende Torsade-de-pointes-Tachykardien angesehen werden (Mattioni et al. 1989). Auch eine Ketanserin-induzierte QTc-Verlängerung gilt nicht als arrhythmogenes Zeichen (Zehender et al. 1989). Eine Elektrolytstoffwechselstörung (Hypokaliämie) mit Zunahme des QT-Intervalls kann hingegen durchaus zur Aggravierung einer Rhythmusstörung führen. Das heißt, die elektrokardiographisch-morphologisch objektivierte QT-Verlängerung allein darf nicht als arrhythmogener Indikator gewertet werden. Eine verlängerte QT-Zeit kann sowohl antiarrhythmische wie arrhythmogene Effekte reflektieren (Singh 1989).

Eine invasive elektrophysiologische Untersuchung mit intrakardialer Stimulation und Ableitung hat nur geringe prämonitorische Aussagekraft. Die arrhythmieverstärkende Wirkung eines Medikamentes ist offenbar nicht repräsentativ für die anderer Antiarrhythmika; auch nicht, wenn diese derselben Klasse nach Vaughan Williams angehören (1970). Eine diagnostische Hilfe kann die Ergometrie sein, die in etwa einem Drittel der Fälle eine proarrhythmische Wirkung durch Antiarrhythmika unter Belastung zu erkennen gibt (Slater et al. 1988).

Die verläßlichsten Hinweise auf Arrhythmieverstärkung sind vorbestehende maligne Rhythmusstörungen wie Kammertachykardien oder Kammerflimmern sowie eine unter 35% eingeschränkte linksventrikuläre Auswurffraktion (Podrid 1989; Slater et al. 1988).

Konsequenzen für die Praxis

Mit einer Arrhythmieverstärkung ist grundsätzlich bei allen Antiarrhythmika und bei allen Patienten zu rechnen. Besonders gefährdet sind Kranke mit anamnestisch bekannten malignen Kammerrhythmusstörungen und linksventrikulärer Funktionseinschränkung als Ausdruck einer schwerwiegenden kardialen Erkrankung. Die Ergebnisse der CAST-Studie sprechen dafür, daß auch ein kurz zurückliegender Myokardinfarkt einen wesentlichen arrhythmogenen Risikofaktor darstellt.

Die Arrhythmieverstärkung eines bestimmten Antiarrhythmikums besagt nichts über die proarrhythmischen Effekte anderer Wirkstoffe. Gefährdete Patienten sollten unter EKG-Monitoring, Langzeit- und Belastungs-EKG – sowie gegebenenfalls invasiver elektrophysiologischer Kontrolle – in der Klinik auf Antiarrhythmika eingestellt werden. Auch bei weniger gefährdeten Patienten sollte die Möglichkeit einer engmaschigen EKG-Kontrolle gegeben sein, um proarrhythmische Effekte, insbesondere bei Therapieeinleitung und Dosisänderungen, rechtzeitig zu erkennen.

Proarrhythmiegefährdung und Therapieempfehlungen

Die Kenntnis bedrohlicher proarrhythmischer Wirkungen unter einer Antiarrhythmikabehandlung hat dazu geführt, daß die Indikation zur medikamentösen Arrhythmietherapie heute streng gestellt wird. Dies ist der erste Schritt zur Vermeidung einer bedrohlichen Proarrhythmie. Die genannten verschiedenen Mechanismen arrhythmogener Effekte sind im Einzelfall kaum beweisbar und erschweren daher die Identifikation eines Risikopatienten für eine Proarrhythmie. Grundsätzlich gilt, daß der herzkranke Patient ein höheres Risiko einer arrhythmogenen Antiarrhythmikawirkung hat als der Herzgesunde. Hämodynamisch kompromittierte Patienten haben ebenfalls ein höheres Risiko als hämodynamisch stabile Kranke, insbesondere bei Verwendung von Antiarrhythmika mit stark negativ-inotroper Eigenwirkung und v.a. bei intravenöser Zufuhr (z.B. Disopyramid, β-Blocker, Kalziumantagonisten). Bei koronar instabilen Patienten ist mit einem höheren arrhythmogenen Risiko zu rechnen, da eine regional unterschiedliche Myokardperfusion durch das Antiarrhythmikum wahrscheinlich ist. Die Folge könnte leicht eine arrhythmogene Refraktäritätsdispersion sein (Übersicht 2.8).

Übersicht 2.8. Morphologische und hämodynamische Merkmale einer proarrhythmischen Gefährdung

Anamnese:	Herzkrank
	Zustand nach Myokardinfarkt(en)
	Nachgewiesene ventrikuläre Tachykardie
	Zustand nach Reanimation
	Frühere proarrhythmische Effekte
Klinik:	Herzinsuffizienz
	Instabile Angina pectoris
	Akuter Myokardinfarkt
	Kardiogener Schock
EKG und Langzeit-EKG:	Vorhofflimmern
	Ventrikuläre Extrasystolen
	Verlängertes QT-Intervall
	Bekannte Automatie- und Leitungsstörungen
	Nichtanhaltende ventrikuläre Tachykardie
Labor:	Hypokaliämie

2.4.2
Nebenwirkungen und Risiken bei der Behandlung von Herzrhythmusstörungen

a) Unvermeidbare Risiken bei der Behandlung von Herzrhythmusstörungen

Eine pathophysiologisch gezielte antiarrhythmische Therapie ist in den meisten Fällen nicht möglich. Die zugrundeliegende Störung des Verhältnisses von Erregungsleitungsgeschwindigkeit und Refratärzeit und die gebotene Normalisierung dieser Parameter in der Weise, daß wieder ein geordneter Ablauf von Reizbildung und Erregungsleitung gewährleistet ist, lassen sich beim Patienten in der Regel vor Therapieeinleitung nicht objektivieren. Daher ist die Behandlung kardialer Arrhythmien gemeinhin eine empirische, wenn auch gewisse Differentialindikationen und Abschätzmöglichkeiten von Therapieerfolg und Nebenwirkungen bestehen (s. Übersicht 2.9).

Übersicht 2.9. Unvermeidbare Risiken in der Behandlung von Herzrhythmusstörungen

Ineffizienz der antiarrhythmischen Therapie (medikamentös; elektrotherapeutisch);

Kardiale und extrakardiale Nebenwirkungen (z. B. Sinusknotendepression, anticholinerge Nebenwirkungen);

Verstärkung der Herzrhythmusstörungen (Akzeleration einer Tachykardie; Degeneration in Kammerflimmern);

Arzneimittelinteraktionen (z. B. Digoxin – Chinidin; Digoxin – Amiodaron; Digoxin – Verapamil; Cumarine – Amiodaron; Chindin – Amiodaron).

Die Ineffizienz einer antiarrhythmischen Therapie – sei sie medikamentös oder elektrisch – ist jedoch eine häufig unvermeidbare Behandlungsfolge. Eine Änderung dieser Situation hat sich in gewisser Weise durch die Einführung der programmierten Ventrikelstimulation in die Klinik ergeben. Dieses (invasive) Verfahren erlaubt es, die Wirksamkeit einer antiarrhythmischen Therapie auf die Auslösbarkeit und Frequenz der durch Elektrostimulation induzierten Kammertachykardien zu überprüfen und somit eine effektive Behandlung im Einzelfall zu determinieren (Horowitz et al. 1978; Mason u. Winkle 1978; Steinbeck et al. 1981c).

Zu den unvermeidbaren Risiken gehören weiterhin noch unbekannte oder zumindest unerwartete kardiale und extrakardiale Nebenwirkungen, mit denen bei der Vielzahl der hierzulande verwendeten Substanzen potentiell gerechnet werden muß. Kardiale Nebenwirkungen im engeren Sinn stellen die Akzeleration von Tachykardien bzw. die Degeneration in Kammerflimmern dar – sowohl unter medikamentöser Therapie wie bei Anwendung elektrotherapeutischer Verfahren.

In Einzelfällen kann es auch durch Atropinanwendung bei bradykarden Rhythmusstörungen zu supraventrikulären und ventrikulären Tachykardien (evtl. auch Kammerflimmern) als Nebenwirkung kommen.

Noch unklar sind zahlreiche Arzneimittelinteraktionen der Antiarrhythmika untereinander bzw. die zwischen antiarrhythmischer Substanz und anderen Stoffgruppen. Insbesondere ist die Digoxinspiegelerhöhung bei gleichzeitiger Chinidin- oder Amiodaronmedikation in ihrer klinischen Bedeutung bisher nicht abschätzbar (vgl. Moysey et al. 1981).

Auch über die Interaktion zwischen dem Cumarinderivat Warfarin-Natrium (Coumadin) und Amiodaron wurde berichtet. Demnach kann Amiodaron zu einer Verlängerung der Prothrombinzeit mit Blutungskomplikationen führen: Beobachtung bei 5 von 9 Patienten. Obgleich der Mechanismus dieser Interaktion noch nicht geklärt ist, sollte bei gleichzeitiger Amiodaron- und Warfarin-Natrium-Medikation eine engmaschige Prothrombinzeitbestimmung zur Aufrechterhaltung einer therapeutischen Prothrombinzeit erfolgen (Martinowitz et al. 1981).

b) Typische vermeidbare Risiken in der Arrhythmiebehandlung

Fehldiagnosen (s. Übersicht 2.10).

> **Übersicht 2.10.** Fehldiagnosen:
>
> 1) Verkennung des Grundleidens (z.B. Hyperthyreose, Hypokaliämie, Schrittmacherfunktionsstörung),
> 2) Differentialdiagnose ventrikuläre vs. supraventrikuläre Extrasystolie bzw. Tachykardie,
> 3) Differentialdiagnose tachysystolisches Vorhofflimmern vs. Reentrytachykardie (WPW).

Kardiale Arrhythmien sind Symptom und Komplikation zahlreicher Erkrankungen. An erster Stelle steht daher die Therapie des Grundleidens als Ursache der Herzrhythmusstörungen, erst dann folgen allgemeine Maßnahmen sowie die symptomatische medikamentöse Therapie und elektrotherapeutische Verfahren (s. S. 237ff).

Die kausale Behandlung muß dabei naturgemäß auf die Krankheitsursachen ausgerichtet sein. Nicht selten wird eine Tachyarrhythmie als Ausdruck einer Schilddrüsenüberfunktion erfolglos mit Antiarrhythmika behandelt – namentlich bei älteren Patienten, bei denen eine Hyperthyreose oft mono- oder oligosymptomatisch verläuft.

Differentialtherapeutisch besonders wichtig ist die Unterscheidung zwischen supraventrikulärer und ventrikulärer Tachykardie bzw. Extrasystolie. Während die supraventrikuläre Tachykardie (SVT) auch bei Gesunden vorkommt, finden sich Kammertachykardien (VT) in der Regel nur bei Herzkranken. Bei SVT ist die Schlagfolge meist regelmäßig, der Beginn plötzlich; Kombinationssystolen fehlen; ein Karotisdruckversuch ist häufiger erfolgreich. Die VT ist demgegenüber oft unregelmäßig, der Beginn ist vielfach allmählich und wird durch ventrikuläre Extrasystolen eingeleitet; Kombinationssystolen wären für das Vorliegen einer VT beweisend. Ein Karotisdruck bleibt bei einer VT in der Regel ohne Einfluß. Die zweifelsfreie Differentialdiagnose zwischen beiden Tachykardieformen gelingt mit dem Ösophaguselektrogramm bzw. mit intrakardialen Ableitungen (s.o.).

Die Fehlinterpretation einer supraventrikulären Tachykardie (Differentialdiagnose: Knotentachykardie oder tachysystolisches Vorhofflimmern bei Präexzitationssyndrom) kann zu gefährlichen therapeutischen Fehlentscheidungen führen. So berichteten Seipel et al. (1977a) über einen Zwischenfall bei der medikamentösen Behandlung eines Patienten mit Vorhofflimmern und schneller Überleitung über die akzessorische Bahn bei Wolff-Parkinson-White-Syndrom. Nach Verapamilgabe (5 mg Isoptin i.v.) erfolgte zunächst keine Änderung der Kammerfrequenz; nach zusätzlicher Applikation von Ajmalin trat eine (passagere) Asystolie bei fortbestehendem Vorhofflimmern durch komplette Blockierung des AV-Knotens wie auch der akzessorischen Bahn auf (Abb. 2.11).

Risikoreich kann die Verkennung einer paroxysmalen atrialen Tachykardie mit Block sein, die ein seltenes, aber charakteristisches Zeichen einer digitalogenen Rhythmusstörung darstellt (s. S. 82). Die paroxysmale supraventrikuläre Tachykardie gilt als prognostisch ungünstiges Zeichen vor allem bei fortgeschrittenem Herzleiden und bei chronischem Cor pulmonale.

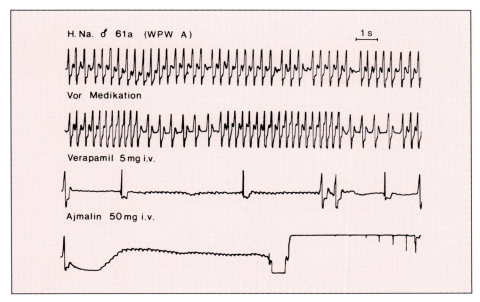

Abb. 2.11. Zwischenfall bei der medikamentösen Behandlung eines Patienten mit Vorhofflimmern und schneller Überleitung über die akzessorische Bahn bei WPW-Syndrom. Nach Verapamil zunächst keine Änderung der Kammerfrequenz, nach zusätzlicher Ajmalingabe Asystolie bei weiterbestehendem Vorhofflimmern durch komplette Blockierung des AV-Knotens wie auch der akzessorischen Bahn. (Nach Seipel et al. 1977a)

Nichtbeachtung absoluter und relativer Kontraindikationen

1) Sinusknotensyndrom (betr. alle Antiarrhythmika);
2) obstruktive Lungenerkrankungen (β-Rezeptorenblocker);
3) Prostatahypertrophie (Chinidin, Disopyramid);
4) Blutbildabweichungen und Leberschädigung (Procainamid, Ajmalin, Prajmalin, Phenytoin, Chinidin, Propranolol, Lidocain, Disopyramid, Aprindin, Tocainid u.a.);
5) Präexzitationssyndrom (Digitalis);
6) Niereninsuffizienz (β-Blocker), Chinidin, Disopyramid, Glykoside, Procainamid);
7) QT-Syndrom (leitungsverlängernde Antiarrhythmika u.a.);
8) Schwangerschaft (Spartein);
9) Schilddrüsendysfunktion: Amiodaron.

Das Sinusknotensyndrom stellt eine zumindest relative Kontraindikation für alle handelsüblichen Antiarrhythmika dar. Dies gilt in besonderem Maße für die β-Rezeptorenblocker (s. S. 338ff). Auch die weitgehend selektiv, d.h. distal des His-Bündels wirksamen Antiarrhythmika Lidocain (Xylocain) und Mexiletin (Mexitil) können bei Vorschädigung des Reizbildungs- und Erregungssystems zu einer Sinusknotendepression mit bedrohlichen bradykarden Rhythmusstörungen führen (Lang et al. 1975). Vorbestehende Leitungsstörungen gelten ebenfalls als Kontraindikation für Antifibrillanzien. – Beim Sinusknotensyndrom bedarf zudem die Anwendung von herzaktiven Glykosiden aus antiarrhythmischer Indikation

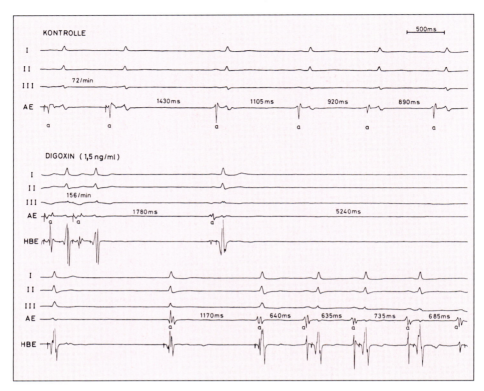

Abb. 2.12. Unerwünschte Glykosideinwirkung auf die Sinusknotenfunktion bei einer 56jährigen Patientin mit Sinusknotensyndrom. *Oben*: Registrierung von Ableitung I, II und III sowie des atrialen Elektrogramms während und nach einer Vorhofstimulationsfrequenz von 72/min unter Kontrolle. Die Sinusknotenerholungszeit beträgt 1430 ms. *Unten*: Registrierung von Ableitung I, II, III, atrialem Elektrogramm und His-Bündel-Elektrogramm während und nach einer Stimulationsfrequenz von 156/min nach Erreichen einer therapeutischen Digoxinplasmakonzentration von 1,5 ng/ml. Die Sinusknotenerholungszeit beträgt 1780 ms. Das darauf folgende Intervall ist extrem verlängert auf 5240 ms. (Nach Steinbeck et al. 1977)

(z. B. tachysystolisches Vorhofflimmern) einer kritischen Abwägung. Neuere Untersuchungen haben gezeigt, daß durch Digitalis bei einzelnen Sinusknotenkranken mit einer unvorhersehbaren und schweren Schädigung der Sinusknotenfunktion zu rechnen ist (Abb. 2.12). Eine Langzeitanwendung herzaktiver Glykoside bei pathologischer Sinusknotenfunktion erscheint nur gerechtfertigt, wenn im Langzeit-EKG bzw. bei diagnostischer Vorhofstimulation unerwünschte Wirkungen ausgeschlossen werden konnten (Steinbeck et al. 1977).

Da β-Rezeptorenblocker in der Arrhythmiebehandlung wegen ihrer Nebenwirkungsarmut zunehmende Verwendung finden, sei als weiteres Beispiel die Gabe von β-Rezeptorenblockern trotz der Kontraindikation obstruktiver Lungenerkrankungen erwähnt (weitere Nebenwirkungen der β-Rezeptorenblocker s. S. 159).

Da Disopyramid (Diso-Duriles, Norpace, Rythmodul) und in gewissem Maße auch Chinidin durch anticholinerge Nebenwirkungen (Mundtrockenheit, ver-

Tabelle 2.16. Epidemiologisch relevante Daten zum Risiko von Blutbildschäden durch Antiarrhythmika (Nach Knipping 1980)

	In WHO-Liste der häufig Agranulozytose auslösenden Stoffe (1968–1973)	Andere Blutbildschäden				„Agranulozytosefälle" in Literatur und anderen Berichten[a]	Potentielle Agranulozytose- auslösung klinisch nachgewiesen (Kausalkonnex)
		Aplastische Anämie	Hämolytische Anämie	Makrozytäre Anämie	Thrombozytopenie		
Procainamid	+		+	+		+	Ja
Ajmalin	+	+	+			+	Ja
Chloracetylajmalin						+	?
Prajmalin						?	?
Phenytoin	+	+		+		+	Ja
Chinidin	+	+	+		+	+	Ja
Propranolol	+				+	+	?
Lidocain						+	?
Disopyramid ⎫						+	?
Aprindin ⎬ Relativ neuere rhythmisierende Substanzen						+	?
Propafenon ⎪						?	–
Mexiletin ⎭						?	–

[a] Eine Aussage darüber, ob diese Fälle von wahrscheinlichem („probable") oder/und zweifelhaftem („doubtful") Ursachenzusammenhang oder/und lediglich Verdachtsberichte sind, ist nicht möglich. Keine Zahlenangaben, da ermittelbare Zahlen von Verdachtsfällen unvollständig und auch aus obengenannten Gründen ohne wissenschaftlichen Aussagewert.

schwommenes Sehen, Miktionsstörungen) ausgezeichnet sind, muß eine vorbestehende Prostatahypertrophie als Kontraindikation für die Anwendung von Disopyramid und Chinidin gelten.

Zahlreiche Antiarrhythmika können zu *Blutbildschäden* führen: Procainamid, Ajmalin, Phenytoin, Chinidin, Propranolol, Lidocain und Disopyramid (Knipping 1980) (vgl. Tabelle 2.16). Hervorgehoben sei hier das Aprindin, das wegen schwerer Nebenwirkungen (Blutbildschädigungen vom Typ der Agranulozytose) von der Arzneimittelkommission der deutschen Ärzteschaft nurmehr zur eingeschränkten Anwendung empfohlen wird (1977) (s. S. 196). Ähnliches gilt für Tocainid. Naturgemäß besteht daher bei bereits bekannten Blutbildschäden eine absolute Kontraindikation für die Anwendung der genannten Antiarrhythmika.

Ein spezielles Problem ist die notfallmäßige Behandlung von supraventrikulären Tachykardien im Rahmen des *Präexzitationssyndroms*. (Die Standardtherapie besteht heute in der kurativen Katheterablation.) Beim Wolff-Parkinson-White-(WPW-)Syndrom mit Reentrytachykardie kommt es im Akutfall darauf an, die Leitungsgeschwindigkeit und Refraktärzeit der Überleitung via AV-Knoten und/oder akzessorischer Leitungsbahn zu beeinflussen, um die Blockierung der vorhandenen kreisenden Erregung zu erreichen. In diesem Sinne können Antiarrhythmika wie Propafenon, Ajmalin oder Chinidin oder auch Amiodaron ggf. kombiniert mit β-Rezeptorenblockern, evtl. auch Verapamil, wirksam sein. Die Gabe von herzaktiven Glykosiden kann bei bestimmten tachykarden Rhythmusstörungen im Rahmen des WPW-Syndroms gefährlich sein (Vorhofflattern, Vorhofflimmern), wenn man davon ausgeht, daß durch Digitalis die Refraktärzeit der akzessorischen Verbindung verkürzt werden kann (Einzelheiten s. S. 359 ff).

Einschränkungen der Nierenfunktion mit Erhöhung der Serumkreatininkonzentration über 1,2 mg/100 ml finden sich nicht selten bei Patienten mit Arrhythmien im Rahmen einer generalisierten Gefäßsklerose. Eine Dosisreduktion ist geboten bei Substanzen mit dominierender oder teilweise renaler Ausscheidung, wie bei einigen β-Rezeptorenblockern [Atenolol = Tenormin, Sotalol = Sotalex, Timolol = Temserin u.a.], Chinidin, Disopyramid, Glykosiden und Procainamid.

Risikoreich kann in besonderem Maß das Übersehen von Syndromen mit *verlängerter QT-Dauer* und der sich daraus ergebenden Kontraindikationen für zahlreiche Pharmaka sein. Beim Jervell- und Lange-Nielsen-Syndrom sowie beim Romano-Ward-Syndrom (ohne Innenohrschwerhörigkeit) handelt es sich um Symptomenkomplexe mit inhomogener verlängerter Repolarisation, die möglicherweise auf der Grundlage von Reentrymechanismen zu Extrasystolie und Kammertachykardien führen. Therapeutisch kontraindiziert sind alle Antiarrhythmika, die die Refraktärzeit und Erregungsleitungszeit im His-Purkinje-System verlängern und damit zu erneuten Kammertachykardien führen können.

Zu einer QT-Verlängerung mit schweren Tachyarrhythmien kann – im Gegensatz zu anderen β-Rezeptorenblockern – Sotalol führen (s. Abb. 2.13). Die Abbildung dokumentiert eine Sotalol-induzierte Form des Kammerflatterns mit extrasystolischer Terminierung. Man beachte die QTc-Verlängerung mit Wiederherstellung eines bradykarden Sinusrhythmus (Kuck et al. 1985).

Als Beispiel einer seltenen Kontraindikation bei der antiarrhythmischen Therapie sei schließlich die Schwangerschaft im letzten Trimenon für die Sparteinan-

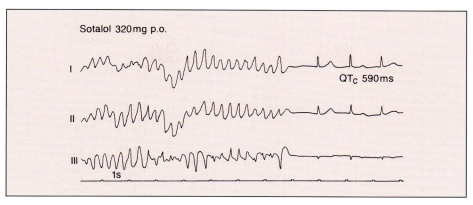

Abb. 2.13. Torsade-de-pointes-Tachykardie bei QT-Verlängerung unter Sotalolmedikation. (Nach Kuck et al. 1985)

wendung genannt, da diese Substanz zur Wehenauslösung aufgrund der Tonussteigerung der glatten Muskulatur führen kann (s. S. 179).

Vernachlässigung von Nebenwirkungen

Durch sorgfältige klinische und laborchemische Kontrollen kann dem Auftreten unerwünschter Nebenwirkungen mit gravierenden Konsequenzen meist vorgebeugt werden (s. Übersicht 2.11). So läßt eine engmaschige Bestimmung der Leberfunktionsparameter eine Schädigung durch Antiarrhythmika wie Ajmalin, Prajmalin, Phenytoin, Amiodaron oder Aprindin meist rechtzeitig erkennen.

Übersicht 2.11. Vernachlässigung von Nebenwirkungen

1) Leberschädigung (Prajmalin, Amiodaron, Aprindin, Phenytoin)
2) Herzinsuffizienz (Disopyramid; übrige Antiarrhythmika)
3) Blutbildschäden (Phenytoin, Aprindin, Tocainid u. a.)
4) LE-Symptomatik (Procainamid, Tocainid)
5) Schilddrüsenfunktionsstörungen (Amiodaron)

Bei herzinsuffizienten Patienten ist die Gabe von Disopyramid sehr sorgfältig zu prüfen bzw. in Kombination mit Glykosiden oder anderen positiv inotropen Substanzen vorzunehmen. Die negativ-inotrope Wirkung von Disopyramid soll die anderer Antiarrhythmika übertreffen und kann in manchen Fällen – auch bei oraler Gabe – zu einer kardialen Dekompensation mit akuter Rechts- und Linksherzinsuffizienz führen (Podrid et al. 1980b) (s. Übersicht 2.12).

Die sorgfältige Überwachung des Blutbildes wird frühzeitig Blutbildschäden durch Antiarrhythmika aufdecken (s. oben). Das Lupus-erythematodes-Syndrom bei Procainamidanwendung muß als gravierende Nebenwirkung gelten (Sonnhag et al. 1979). Unter Tocainid – dem 1982 als Xylotocan eingeführten Antiarrhythmi-

Übersicht 2.12. Symptome der Herzinsuffizienz nach Disopyramid p.o. (300–800 mg/Tag, 16 von 100 Patienten) (Podrid et al. 1980b)

Klinische Symptome:	16 Patienten
Leistungsminderung:	5 Patienten
Gewichtszunahme:	8 Patienten
Rasselgeräusche oder Galopprhythmus:	16 Patienten
Röntgenologische Symptome (Herzgröße):	8 Patienten
Lungenödem:	6 Patienten
Besserung nach Absetzen von Disopyramid:	14 Patienten

kum mit dominierender Wirkung distal des His-Bündels (s. S. 185) – wurden ebenfalls LE-Nebenwirkungen mit positiver Immunhistologie der Niere mitgeteilt. Bei Patienten, die einer Amiodarontherapie unterliegen, bedarf es einer regelmäßigen Spaltlampenuntersuchung zur Feststellung von Korneaablagerungen und einer Überwachung der Schilddrüsenparameter zum Ausschluß einer Hyper- oder Hypothyreose (Einzelheiten zu Amiodaron s. S. 197 ff.).

Unerlaubte Antiarrhythmikakombinationen

Über die Risiken verschiedener Antiarrhythmikakombinationen läßt sich derzeit noch kein sicheres Urteil abgeben. Während die Kombination leitungsverzögernder und leitungsverkürzender Substanzen offenbar therapeutisch sinnvoll sein kann, z.B. Disopyramid und Mexiletin oder Mexiletin und Amiodaron (Waleffe et al. 1980b), stellt die Kombination von 2 leitungsverzögernden Pharmaka ein erhebliches potentielles Risiko dar, z.B. Disopyramid und Chinidin, aber auch Chinidin bzw. leitungsverzögernde Antiarrhythmika (Klasse I A, s. S. 111) und Amiodaron (s. Übersicht 2.13)

Übersicht 2.13. Unerlaubte Antiarrhythmikakombinationen

z. B.:

1) Verapamil, Diltiazem und β-Rezeptorenblocker (Sinusknoten, AV-Leitung)
2) Disopyramid + Chinidin ⎫ (ventrikuläre Leitungsverzögerung)
3) Disopyramid + Aprindin ⎭
4) Chinidin + Amiodaron

Unter der kombinierten Gabe von Verapamil und Flecainid wurde eine Asystolie mit kardiogenem Schock beschrieben. Die Autoren führen diese ernste Nebenwirkung in 2 Fällen auf die additive, negativ-inotrope und chronotrope Wirkung beider Substanzen zurück und warnen folglich vor der Kombination Klasse-I C-Antiarrhythmika plus Kalziumantagonisten vom Verapamiltyp (Buss et al. 1992).

Elektrophysiologisch gut begründet ist die Warnung vor der gleichzeitigen Applikation von β-Rezeptorenblockern und Kalziumantagonisten vom Typ des Verapamils bei intravenöser Anwendung. Dies muß auch für den Kalziumantagonisten Diltiazem (Dilzem) gelten. Beide Substanzgruppen führen zu einer Sinusknotendepression, insbesondere bei Vorliegen eines Sinusknotensyndroms. Die synergistische Wirkung nicht nur auf den Sinusknoten als den natürlichen Taktgeber des Herzens, sondern auch auf die atrioventrikuläre Überleitung läßt die Kombination von β-Rezeptorenblockern und Verapamil bzw. Diltiazem (v. a. intravenös), von streng indizierten Ausnahmen abgesehen, als nicht empfehlenswert erscheinen.

Empfehlungen zur antiarrhythmischen Kombinationstherapie
(Manz et al. 1993)

1. Kardiale Grundkrankheit (Pumpfunktion) und extrakardiale Arrhythmieursachen sind als erstes abzuklären.
2. Nieren- und Leberfunktion sowie Elektrolytstatus müssen bekannt sein.
3. Nur Antiarrhythmika unterschiedlicher Klassen bzw. Untergruppen sollten kombiniert werden.
4. Die Dosis der Einzelkomponenten ist nach Möglichkeit zu reduzieren.
5. Bei ventrikulärer Tachyarrhythmie stehen Klasse-I B-Substanzen als Kombinationspartner an erster Stelle.
6. β-Rezeptorenblocker sollten – wann immer möglich – eingesetzt werden.
7. Bei der Kombination mit β-Rezeptorenblockern ist die β-blockierende Eigenkomponente von Amiodaron und Propafenon zu berücksichtigen.
8. Besonders bei Kombinationen mit leitungsverzögernden Substanzen ist auf proarrhythmische und negativ-inotrope Effekte zu achten.
9. Eine Therapiekontrolle (EKG, Laborparameter, Ergometrie, Langzeit-EKG, bzw. programmierte Stimulation, ggf. Blutspiegel) ist unerläßlich.
10. Die Therapieeinleitung von ventrikulären Arrhythmien erfolgt stationär.

2.4.3
Therapiekontrolle bei der Arrhythmiebehandlung

Lange Zeit war man bei der antiarrhythmischen Therapie weitgehend auf ein empirisches Vorgehen angewiesen, aufgrund dessen sich eine gewisse Differentialindikation herausgebildet hat. Kriterien einer effektiven antiarrhythmischen Behandlung sind klinische Symptomatik, Pulsverhalten und EKG (Ruhe- und Belastungs-EKG). Besondere Bedeutung kommt der Langzeitelektrokardiographie zu (s. S. 57 ff) (vgl. Bethge u. Lichtlen 1981) (s. Übersicht 2.14).

Übersicht 2.14. Therapiekontrolle bei antiarrhythmischer Behandlung

- Klinische Symptomatik, Pulsverhalten
- EKG (Ruhe-, Belastungs-EKG)
- Langzeit-EKG
- Intrakardiale Stimulation und Ableitung
- Blutspiegelbestimmung von Antiarrhythmika

a) Programmierte Stimulation bei supraventrikulären und ventrikulären Tachyarrhythmien

Die programmierte supraventrikuläre Stimulation überprüft den Erfolg einer Katheterablation bei AV-Knoten-Reentytachykardie oder WPW-Syndrom. Die atriale Stimulation kann die Vorhofvulnerabilität nach antiarrhythmischer Medikation bzw. die Auslösung von Vorhofflattern nach Therapie testen.

Die Methode der programmierten Ventrikelstimulation prüft die Auslösung und Perpetuierung einer Kreiserregung als Pathomechanismus der persistierenden Ventrikeltachykardie unter Einwirkung eines Antiarrhythmikums, während der notwendige Trigger zur Tachykardieauslösung, z.B. Extrasystolie, von der Methode selbst durch vorzeitige Einfach- oder Doppelstimulation des Ventrikels initiiert wird (Horowitz et al. 1978) (vgl. S. 94). Abbildung 2.14 zeigt die serielle Austestung bei einer Patientin mit ventrikulären Tachykardien.

Dadurch, daß die programmierte Ventrikelstimulation unter dem Einfluß verschiedener Antiarrhythmika wiederholt werden kann, ist bei jedem Patienten eine individuelle Kontrolle der Wirksamkeit einer eingeschlagenen antiarrhythmischen Therapie möglich. Entsprechend dem Ergebnis der elektrophysiologischen Austestung kann sodann die antiarrhythmische Langzeittherapie festgelegt werden.

Von einer Morbidität bzw. Mortalität im Zusammenhang mit der Anwendung dieser Methode ist bisher nur selten berichtet worden (Horowitz 1986). In jedem Fall sollte die programmierte Ventrikelstimulation jedoch nur von darin erfahrenen Ärzten unter Intensivstationsbedingungen durchgeführt werden, wobei jederzeit für einen sofortigen Einsatz von Reanimationsmaßnahmen Sorge zu tragen ist (vgl. Steinbeck et al. 1981 a; Steinbeck 1983).

In einer elektrophysiologischen Studie wurde von uns in diesem Sinne die Wirksamkeit von insgesamt 6 verschiedenen Antiarrhythmika unter oraler Dauertherapie bei chronisch rezidivierenden Kammertachykardien untersucht (Abb. 2.15). Es wurde geprüft, ob unter Therapie die Tachykardie weiterhin auslösbar war; wenn ja, mit welcher Tachykardiefrequenz im Vergleich zur Kontrolluntersuchung. Aprindin (Amidonal) führte bei 21% der Patienten zur vollständigen Unterdrückung der Tachykardieauslösbarkeit; die übrigen Patienten wiesen eine Abnahme der induzierten Tachykardiefrequenz von im Mittel 200 auf 165/min auf. Weniger häufig scheint die vollständige Unterdrückbarkeit durch Mexiletin (Mexitil) und Disopyramid (Rythmodul bzw. Norpace) zu sein; mit Mexiletin war darüber hinaus keine nennenswerte Senkung der Tachykardiefrequenz zu erzielen. Sotalol (Sotalex) führte bei 41% zur vollständigen Unterdrückung und erwies sich damit in dieser Untersuchung als das wirksamste Antiarrhythmikum. Flecainid (Tambocor) bedingte eine deutliche Frequenzsenkung, die Unterdrückung der Auslösbarkeit wurde jedoch nur bei 12% der untersuchten Patienten erreicht. Als sehr wirksames Antiarrhythmikum zeigte sich bei dieser Indikation auch Amiodaron (Cordarex): bei 37% der Patienten waren die Tachykardien nicht mehr auslösbar, die übrigen Kranken wiesen eine deutlich gesenkte Tachykardiefrequenz, d.h. Zunahme der Zykluslänge, auf (vgl. Steinbeck 1986).

Aufgrund der derzeitigen Erfahrungen scheint die programmierte ventrikuläre Stimulation also nützlich für die einzuschlagende Langzeittherapie zu sein und eine gewisse prognostische Aussage zuzulassen. Bei der Indikation zur Durch-

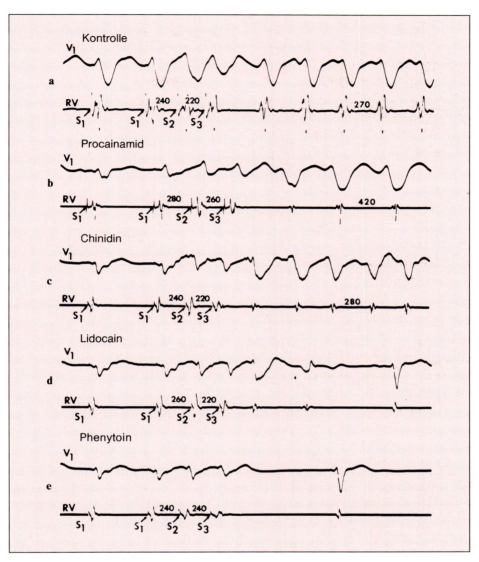

Abb. 2.14a–e. Prüfung verschiedener Antiarrhythmika durch programmierte ventrikuläre Stimulation bei einer 60jährigen Patientin. Registrierung von V_1 und einem rechtsventrikulären Elektrogramm (*RV*). Die Basisstimulation (S_1) und die vorzeitigen Impulse (S_2, S_3) sind jeweils angegeben mit den entsprechenden Kopplungsintervallen (in ms) sowie die Zykluslänge der jeweils initiierten ventrikulären Tachykardie. **a** Kontrolle, Auslösung einer Kammertachykardie, Zykluslänge 270 ms entsprechend einer Frequenz von 222/min. **b** Nach i.v.-Gabe von 1500 mg Procainamid (18,7 µg/ml) ebenfalls Auslösung einer Ventrikeltachykardie; die Zyklusdauer ist jedoch verlängert (420 ms entsprechend 143/min). **c** Nach oraler Gabe von 2000 mg Chinidin (3,4 µg/ml) Auslösung einer Ventrikeltachykardie mit einer von der Kontrolle nicht signifikant unterschiedenen Zyklusdauer (280 ms entsprechend 214/min). **d** Nach i.v.-Applikation von Lidocain (175 mg) ist nurmehr ein ventrikulärer Extraschlag induzierbar. **e** Nach intravenöser Gabe von 1000 mg Phenytoin (Diphenylhydantoin, DPH; 9,75 µg/ml) können keine Extraaktionen bzw. keine Kammertachykardie mehr induziert werden. Auch bei Variation des Stimulationsintervalls ist nach DPH keine Kammertachykardie mehr zu provozieren. (Nach Horowitz et al. 1978)

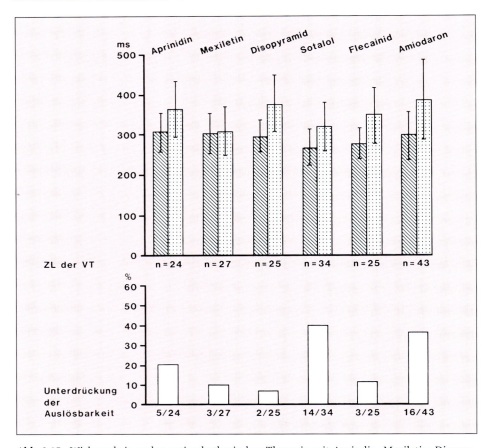

Abb. 2.15. Wirksamkeit oraler antiarrhythmischer Therapie mit Aprindin, Mexiletin, Disopyramid, Sotalol, Flecainid, Amiodaron bei Patienten mit chronisch-rezidivierender ventrikulärer Tachykardie, ermittelt mit programmierter Ventrikelstimulation. Dargestellt ist *oben* die Wirkung auf die Zykluslänge (*ZL*) bzw. Frequenz der Kammertachykardie (*VT*), *unten* die Auslösbarkeit der Rhythmusstörungen (Schraffierte Säulen: Kontrolle; punktierte Säulen: Medikamenteneffekt). (Nach Steinbeck 1986)

führung der programmierten Stimulation ist im Einzelfall die Nutzen-Risiko-Abwägung naturgemäß sorgfältig vorzunehmen.

b) Blutspiegelbestimmungen

Für antiarrhythmische Substanzen gilt, daß dann Spiegelbestimmungen unnötig sind, wenn es um die akute Behandlung von Arrhythmien geht. Die Indikation zur Blutspiegelbestimmung kann andererseits gegeben sein, wenn keine direkten Wirkungen objektivierbar sind (Prophylaxe rezidivierender Tachyarrhythmien) (vgl. Galeazzi 1981; Myerburg et al. 1979): bei geringer therapeutischer Breite, fehlendem Ansprechen auf die Medikation, bei gestörter Pharmakokinetik (Änderungen von Aufnahme, Verteilung, Stoffwechsel oder Ausscheidung) sowie bei Verdacht auf Intoxikation s. Übersicht 2.15).

Tachykarde Rhythmusstörungen

Übersicht 2.15. Indikation zur Blutspiegelbestimmung von Antiarrhythmika

Wirkung nicht meßbar (prophylaktische Therapie, z.B. rezidivierende Tachyarrhythmie);
Störungen der Pharmakokinetik (Aufnahme, Verteilung, Stoffwechsel, Ausscheidung);
ungenügendes Ansprechen auf übliche Dosis (Kinetik, Compliance);
Verdacht auf Intoxikation;
enge therapeutische Breite.

Mit dem Ziel der Optimierung antiarrhythmischer Maßnahmen wurden von Nitsch et al. Mexiletinserumspiegel bei 56 Patienten mit ventrikulären Arrhythmien untersucht (Nitsch et al. 1981, 1982 b): Es ergab sich eine deutliche Abhängigkeit der Serumspiegel von der Tagesdosis (600–1000 mg Mexiletin p.o.) und dem Dosisintervall. Schwere Nebenwirkungen bei 3 Patienten zeigten eine Abhängigkeit von Dosis und Serumspiegel (Abb. 2.16). Bei 10 von 24 Patienten war ein unbefriedigendes Therapieergebnis auf Serumspiegel zurückzuführen, die unterhalb des als therapeutisch wirksam anzunehmenden Konzentrationsbereichs lagen (< 0,5 µg/ml) (s. S. 182 ff).

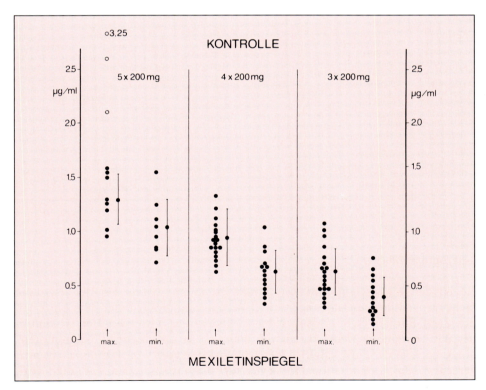

Abb. 2.16. Mexiletinserumspiegel. Tagesdosis in Abhängigkeit vom Therapieergebnis: 600 mg (n = 24), 800 mg (n = 21) bzw. 1000 mg p.o. (n = 11). Die Serumspiegel zeigen eine Abhängigkeit von der täglichen Dosis und vom Dosisintervall. Die Spiegel von 3 Patienten mit schweren Nebenwirkungen (*offene Kreise*) lagen deutlich oberhalb des Konzentrationsbereichs der Kontrollgruppe. (Nach Nitsch et al. 1981)

Tabelle 2.17. Handels- und Freinamen von β-Rezeptorenblockern mit Angabe der sog. Membranwirkung und mittleren Tagesdosis (Auswahl)

Handels-präparat	Freiname	„Membran-wirkung"	Tägliche Dosis p.o. [mg]	Hersteller
Aptin	Alprenolol	+	200	Astra
Beloc	Metoprolol	–	100–200	Astra
Betadrenol	Bupranolol	+	80	Pharma Schwarz
Betapressin	Penbutolol	–	40	Hoechst
Carvedilol	Dilatrend, Querto	+	25–50	Boehringer Mannheim, Byk Gulden
Concor	Bisoprolol	–	10	Merck
Conducton	Carazolol	+	15	Klinge
Corindolan	Mepindolol	–	2,5–5	Schering
Disorat	Methypranol	–	10–20	Boehringer Mannheim
Dociton	Propranolol	+	60–120	Rhein-Pharma
Endak	Carteolol	–	5–10	Madaus
Esmolol	Brevibloc	–	z. B. 50–100 µg pro kg/min (i.v.)	Gensia
Kerlone	Betaxolol	–	20	Beiersdorf
Lopresor	Metoprolol	–	200	Geigy
Prent	Acebutolol	+	400	Bayer
Selectol	Celiprolol	–	200	Upjohn
Solgol	Nadolol	–	120	Squibb-Heyden
Sotalex	Sotalol	–	160	Bristol
Temserin	Timolol	–	15	Sharp & Dohme
Tenormin	Atenolol	–	50–100	ICI
Trasicor	Oxprenolol	+	40–120	Ciba
Visken	Pindolol	+	15	Sandoz

2.4.4
β-Rezeptorenblocker

Neben den klassischen Antiarrhythmika (s. unten) haben bei der Therapie tachykarder Rhythmusstörungen die β-Rezeptorenblocker unter dem Eindruck der CAST-Studien (s. S. 126 ff) wieder an Bedeutung gewonnen. Derzeit sind in der Bundesrepublik Deutschland weit mehr als 50 verschiedene β-Rezeptorenblockerpräparate – mit teilweise gleicher Wirksubstanz – im Handel, nicht mitgerechnet die Kombinationspräparate, die β-Sympatholytika enthalten (vgl. Tabelle 2.17). – Bei der Therapie der Angina pectoris, der essentiellen Hypertonie und des hyperkinetischen Herzsyndroms sind v.a. die spezifischen β-sympatholytischen Eigenschaften wesentlich. Die antiarrhythmische Wirkung der β-Rezeptorenblocker dürfte dagegen nicht nur auf der β-Sympatholyse beruhen, sondern auch auf den unspezifischen Membranwirkungen (s. Übersicht 2.16).

Übersicht 2.16. Kardiale Wirkungen der β-Rezeptorenblocker

β-Sympatholyse:
negative Chronotropie – Frequenzabnahme,
negative Dromotropie – Verminderung der Erregungsleitung,
negative Inotropie – Kontraktilitätsabnahme,
Herabsetzung des O_2- und Substratverbrauchs,
Arteriolenverengung;

Antihypertensive Wirkung;

Lokalanästhetischer Effekt;

Kardiodepression (Kalziumantagonismus);

Antiarrhythmische Wirkung (Membraneffekt);
Refraktärzeitverlängerung,
Abnahme der maximalen Anstiegsgeschwindigkeit (dp/dt_{max}).

Trotz gewisser substanzspezifischer Unterschiede hinsichtlich Plasmahalbwertszeit, die nicht der Wirkungsdauer am Rezeptor entspricht (Tabelle 2.18), und Wirkungscharakteristik (s. Übersicht 2.17) kommen in antiarrhythmischer Hinsicht den einzelnen β-Rezeptorenblockern keine differentialtherapeutisch gravierenden Unterschiede zu.

Tabelle 2.18. Plasmahalbwertzeit nach oraler Applikation verschiedener β-Rezeptorenblocker

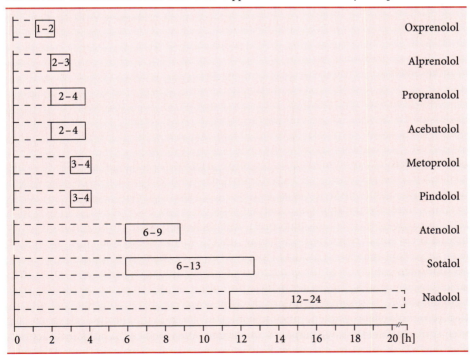

Übersicht 2.17. Wirkungscharakteristika einiger β-Rezeptorenblocker

Mit ISA:	Ohne ISA:
I. Kardioselektiv (β₁):	
Acebutolol (Prent)	Atenolol (Tenormin);
	Metoprolol (Beloc)
II. Nichtkardioselektiv (β₁ + β₂):	
Oxprenolol (Trasicor)	Propranolol (Dociton);
Alprenolol (Aptin),	Sotalol (Sotalex);
Pindolol (Visken)	Timolol (Temserin);
	Bupranolol (Betadrenol)
(ISA intrinsische sympathische Aktivität)	
Handelsnamen in Klammern, zahlreiche Zweitanbieterpräparate verfügbar.	

Es ergibt sich daraus für die Arrhythmiebehandlung der Vorteil, bei Unverträglichkeit bzw. Nebenwirkungen des einen β-Rezeptorenblockers auf einen anderen übergehen zu können, ohne dem Patienten therapeutische Chancen vorzuenthalten. Die mittleren Dosierungen sind in Tabelle 2.17 angegeben.

Bei antianginöser und antihypertensiver Indikation sind gelegentlich wesentlich höhere Dosierungen notwendig. Bei der oralen Verabfolgung ist jedoch die quantitative Wirkungscharakteristik der einzelnen Substanzen zu berücksichtigen. Für eine intravenöse Applikation von β-Rezeptorenblockern besteht i. allg. keine Notwendigkeit. Außerhalb der Klinik wäre die intravenöse Gabe ohnehin wegen der zu befürchtenden Nebenwirkungen (negative Inotropie, AV-Leitungsstörungen etc.) kontraindiziert.

a) Grundlagen

Als erste kompetitive β-blockierende Substanz wurde das Dichlorisoprenalin (DCI) beschrieben, das mit dem Isoprenalin chemisch eng verwandt ist. Nach dem DCI wurden zahlreiche weitere β-Sympatholytika entwickelt, die ebenfalls eine bemerkenswerte Strukturähnlichkeit zum Isoprenalin aufweisen. Dies macht verständlich, daß β-Rezeptorenblocker neben ihrer β-sympatholytischen Hauptwirkung zusätzlich eine gewisse – je nach chemischer Konfiguration unterschiedliche – β-adrenerge Stimulationswirkung besitzen können („intrinsic activity"). Abgesehen von dieser sympathotonen Eigenwirkung einzelner Substanzen (z. B. Acebutolol, Alprenolol, Oxprenolol, Pindolol) unterscheiden sich β-Rezeptorenblocker hinsichtlich ihrer negativen Inotropie, ihrer Kardioselektivität und ihrer für die antiarrhythmische Therapie möglicherweise relevanten „chinidinartigen" Membranwirkungen. Die lokalanästhetischen, kardiodepressiven, antiarrhythmischen und zentralen Effekte der β-Rezeptorenblocker gelten als unspezifische Wirkungen. – Die klinisch relevanten kardiodepressiven Eigenschaften, die alle β-Rezeptorenblocker besitzen, sind sowohl auf die β-Sympatholyse als auch auf unspezifische Membranwirkungen zu beziehen. Die (unspezifische) kardiodepressive Eigenwirkung wird auf einen Kalziumantagonismus zurückgeführt. Die antiarrhythmische Wirkung beruht nicht nur auf der β-Sympatholyse, die einem gesteigerten sympathischen Anstieg entgegenwirkt, sondern z. T. auch wohl auf den unspezifischen Membranwirkungen. Therapeutisch wichtig ist die Kardioselektivität einer β-blockierenden Substanz, d. h. die Eigenschaft, ganz überwiegend die β-Rezeptoren des Herzens zu beeinflussen bei nur unbeträchtlicher Wirkung auf die anderer Organe, was jedoch nur unvollständig erreicht werden kann.

b) Elektrophysiologie

Unter klinischen Bedingungen sind die spezifischen Wirkungen der β-Rezeptorenblocker naturgemäß vom Ausmaß der sympathischen Aktivität abhängig, die bei bestimmten Krankheitszuständen (z. B. Myokardinfarkt) in unterschiedlichem Maß erhöht ist.

Die *Sinusfrequenz* des Herzens wird durch Propranolol um etwa 10–20% herabgesetzt; gelegentlich kommt es unter therapeutischer Dosierung auch zu schweren Bradykardien (Gibson u. Sowton 1969). Durch vergleichende Untersuchungen von d-Propranolol (das nur membranwirksam ist, ohne β-rezeptorenblockierend zu wirken) und d,l-Propranolol konnte gezeigt werden, daß die Wirkung auf den Sinusknoten ein β-blockierender Effekt ist, der von der Membranwirkung unabhängig ist. Inwieweit diese Ergebnisse auf den erkrankten Sinusknoten zu übertragen sind, ist ungeklärt. Bei Patienten mit Sinusknotensyndrom kann es jedenfalls nach Propranololgabe in ausgeprägtem Maße zur Bradykardie kommen. Die effektive Refraktärzeit des Vorhofs nimmt nach Propranololgabe zu. In tierexperimentellen Untersuchungen konnte unter Einfluß von Oxprenolol eine nur geringfügige Abnahme der Spontanfrequenz des Sinusknotens gemessen werden (Lüderitz 1978a).

Im *AV-Knotenareal* schwächen β-Rezeptorenblocker die Effekte einer sympathischen Stimulation ab. Bei konstanter Herzfrequenz (atriale Stimulation) führen β-rezeptorenblockierende Dosen von Propranolol zu einer PQ-Verlängerung, die einer AH-Zunahme im His-Bündelelektrogramm entspricht. Auch bei therapeutischer Dosierung von Propranolol kann es zum Auftreten atrioventrikulärer Leitungsblockierungen kommen. Die AV-Leitungsverzögerung dürfte dabei auf den die β-Rezeptoren blockierenden Eigenschaften und nicht auf direkten Membraneffekten beruhen (Wit et al. 1975). Propranolol verlängert sowohl die funktionelle wie die effektive Refraktärzeit des AV-Knotens. Diese Wirkung ist klinisch insofern wichtig, als durch Propranolol damit nicht nur die ventrikuläre Antwort auf schnelle Vorhofrhythmen vermindert wird, sondern auch eine kreisende Erregung im AV-Knoten als Ursache einer paroxysmalen supraventrikulären Tachykardie terminiert werden kann. Beim Wolff-Parkinson-White-Syndrom führen β-Rezeptorenblocker im Bereich der akzessorischen Leitungsbahn zu keiner Leitungsverzögerung und Refraktärzeitverlängerung. Bei simultaner Erregung der Ventrikel über das normale AV-Überleitungsgewebe und den Bypass vergrößert Propranolol das Ausmaß der Präexzitation (Rosen et al. 1972).

Auf das spezifische *ventrikuläre Leitungsgewebe* haben β-Rezeptorenblocker in therapeutischer Dosierung keine signifikanten Wirkungen hinsichtlich Leitungsgeschwindigkeit und Refraktärperiode (Wit et al. 1975). Am *Ventrikelmyokard* zeigen β-Rezeptorenblocker ebenso wie an den übrigen kardialen Strukturen antiadrenerge Wirkungen. Tierexperimentell wird unter Propranolol (und unter Oxprenolol) eine Abnahme der maximalen Anstiegsgeschwindigkeit des Aktionspotentials deutlich, die auf eine verminderte Erregungsleitungsgeschwindigkeit hinweist. Oxprenolol ist allerdings erst in sehr hohen Konzentrationsbereichen in diesem Sinne wirksam. Die Aktionspotentialdauer findet sich selbst bei pharmakologischen Wirkstoffkonzentrationen nur geringfügig verlängert. Die mit Doppelreizen gemessene Refraktärperiode erfährt nach Oxprenololeinwirkung nur eine mäßiggradige Zunahme.

c) Indikationen

β-Rezeptorenblocker kommen bei verschiedenen klinischen Zustandsbildern, die mit Arrhythmien vergesellschaftet sind, in Frage, z.B. Sympathotonie (Streß), koronare Herzkrankheit, Hyperthyreose, Phäochromozytom, Subaortenstenose und bei einigen medikamentös induzierten Herzrhythmusstörungen, z.B. durch Antiarrhythmika, Glykoside, trizyklische Antidepressiva, L-Dopa (s. Übersicht 2.18).

Übersicht 2.18. β-Rezeptorenblocker bei Herzrhythmusstörungen

Sympathotonie (Streß), koronare Herzkrankheit, Hyperthyreose, Phäochromoytom, Subaortenstenose;	Pharmaka (iatrogen): – Glykoside, – trizyklische Antidepressiva, – L-Dopa.

Die Indikation für β-Rezeptorenblocker konzentriert sich im engeren Sinne auf Arrhythmien im Rahmen einer Sympathotonie: Sinustachykardie, Vorhofextrasystolie, Vorhofflimmern und Vorhofflattern, paroxysmale supraventrikuläre Tachykardie sowie ventrikuläre Extrasystolie (s. Übersicht 2.19).

Übersicht 2.19. Indikationen für die Arrhythmiebehandlung mit β-Rezeptorenblockern

1. *Adrenerge Stimulation*: Sinustachykardie; supraventrikuläre, ventrikuläre Extrasystolie;
2. *Koronare Herzkrankheit*: Belastungsextrasystolie, Reinfarktprophylaxe;
3. *Hyperthyreose (Sympathotonie)*: Sinustachykardie, Vorhofflimmern, Extrasystolie;
4. *QT-Syndrom*;
5. *LGL-, WPW-Syndrom*;
6. *Mitralklappenprolapssyndrom*;
7. *Glykosidinduzierte Arrhythmien*;
8. *als Alternativantiarrhythmikum*: Vorhofflimmern/-flattern, Paroxysmale supraventrikuläre Tachykardie;
9. *als Additivantiarrhythmikum*: Zu differenten Substanzen wie: Disopyramid, Mexiletin, Propafenon, Lidocain, Flecainid u.a. und deren Indikationen.

Somit erweisen sich die β-Sympatholytika als wichtiges Adjuvans für die klassische antiarrhythmische Therapie. Natürlich ist die Anwendung von β-Rezeptorenblockern in jedem Einzelfall indikationsbezogen zu prüfen. Dies gilt besonders für die Sinustachykardie, die mannigfache Ursachen haben kann. Ist ein hyperkinetisches Herzsyndrom als wesentlicher Kausalfaktor anzunehmen, so erweist sich meist ein β-Sympatholytikum als wirksam. Besonders eindrucksvoll ist die Wirkung von β-Rezeptorenblockern bei der Hyperexzitationstachykardie, wie sie z.B. bei Rednern, Autorennfahrern und Piloten auftritt. Auch die Auftrittsangst des Künstlers geht mit einer Tachykardie einher und kann sich bis zu einem unerträglichen Leidensdruck steigern. In derartig ausgeprägten Fällen ist ein Therapieversuch mit β-Rezeptorenblockern angebracht.

Vorhofextrasystolen sind nur bei klinischer Relevanz behandlungsbedürftig, eine Indikation für β-Rezeptorenblocker ist bei supraventrikulärer Extrasystolie im Rahmen einer koronaren Herzkrankheit gegeben. β-Rezeptorenblocker können sich auch als vorteilhaft erweisen, wenn der Extrasystolie eine Digitalisintoxikation zugrunde liegt.

Bei Vorhofflimmern und Vorhofflattern sind v.a. die tachysystolischen Formen therapiepflichtig, wobei nach Digitalisierung die zusätzliche Gabe von β-Rezeptorenblockern effektiv sein kann. Eine Konversion in Sinusrhythmus gelingt nur in wenigen Fällen. Bei Hyperthyreose sind mit β-Rezeptorenblockern therapeutische Erfolge bei Vorhofflimmern und Vorhofflattern mit schneller Überleitung zu erzielen.

Die symptomatische Therapie der paroxysmalen supraventrikulären Tachykardie sollte mit physikalischen Maßnahmen begonnen werden, wie Sedierung und Vagusreiz (Karotisdruck, Preßatmung). Außer Verapamil und Herzglykosiden können hier β-Rezeptorenblocker hilfreich sein. Besonders in der Anfallsprophylaxe zeigen sie eine gute protektive Wirkung bei hypersympathoton bedingten funktionellen Störungen.

Kammerextrasystolen sind häufig Ausdruck einer organischen Herzerkrankung. β-Rezeptorenblocker sind besonders bei belastungsinduzierten Heterotopien auf dem Boden einer koronaren Herzkrankheit angezeigt. Bei bedrohlichen ventrikulären Extrasystolen infolge eines Myokardinfarkts ist i.allg. zunächst Lidocain, evtl. Ajmalin/Prajmalin oder Mexiletin zu verabreichen. Extrasystolen als Ausdruck einer Herzinsuffizienz sind mit kardioaktiven Glykosiden anzugehen. Bei digitalogenen Kammerextrasystolen haben sich neben Kalium und Phenytoin auch die β-Sympatholytika bewährt. Nützlich erscheinen β-Rezeptorenblocker v.a. auch als Additivantiarrhythmikum zu differenten Substanzen wie Disopyramid, Lidocain, Mexiletin, Propafenon, Flecainid, Tocainid u.a. und deren Indikationen.

Aufgrund prospektiver Studien mit β-Rezeptorenblockern empfehlen sich einige Substanzen zur *Reinfarktprophylaxe* (vgl. Tabelle 2.19). Inwieweit der Rückgang des plötzlichen Herztodes nach akutem Myokardinfarkt durch β-Rezeptorenblocker auf eine Suppression letaler Arrhythmien zurückzuführen ist, kann jedoch nicht sicher entschieden werden. Als mögliche Kausalfaktoren kommen neben der Verkleinerung des Infarktareals die Verminderung adrenerg induzierter Tachyarrhythmien in Frage sowie die antiarrhythmischen Sekundäreffekte der β-Rezeptorenblocker.

Tabelle 2.19. Prospektive Studien mit β-Rezeptorenblockern im Hinblick auf die Beeinflussung des plötzlichen Herztodes

Studie	Patienten	Dauer (Monate)	Gesamtmortalität			Plötzliche Todesfälle		
			Placebo	Verum	p	Placebo	Verum	p
Alprenolol (Wilhelmsson et al. 1974)	230	24	14	7	n.s.	11	2	0,05
Practolol (Multicentre Intern. Study 1975)	3038	3–12	117	94	n.s.	52	30	0,02
Alprenolol (Andersen et al. 1979)	480 (65 J. 282	12 12	64 29	61 13	n.s. 0,01)	– –	– –	– –
Propranolol (Baber et al. 1980)	720	9	27	28	n.s.	–	–	–
Timolol (Norwegian Multicenter Study Group 1981)	1884	12–17	152	98	0,001	95	47	0,001
Metoprolol (Hjalmarson et al. 1981)	1377	3	62	40	0,03	17	6	0,05
Sotalol (Julian et al. 1982)	1456	12	64	52	n.s.	–	–	–
Propranolol (β-Blocker Heart Trial Res. Group 1982)	3837	25	188	138	0,005	89	64	0,05
Oxprenolol (Eur. Infarction Study Group 1984)	1741	12	45	57	n.s.	24	25	n.s.

Hyperthyreose

Die Erregbarkeit des Herzens ist bei der Hyperthyreose gesteigert. Zu den Leitsymptomen einer Schilddrüsenüberfunktion gehört die Sinustachykardie. Am häufigsten liegt die Ruhefrequenz zwischen Werten von 80–130 Schlägen/min; nur in 5% der Fälle findet sich eine niedrigere Frequenz. Eine besonders wichtige kardiale Komplikation bei thyreotoxischen Erkrankungen ist das Vorhofflimmern (s. S. 371ff). Die Kammerfrequenz läßt eine Abhängigkeit vom Grad der Toxikose erkennen. Je ausgeprägter die Hyperthyreose, um so besser ist die Überleitung für Flimmerimpulse. Als Vorläufer für ein Vorhofflimmern ist das Auftreten von Vorhofextrasystolen zu werten. Gelegentlich werden auch ventrikuläre Extrasystolen beobachtet. Pathogenetisch sind Rhythmusstörungen bei Hyperthyreose auf eine erhöhte Ansprechbarkeit des Herzens gegenüber Katecholaminen bezogen worden. Andererseits ist bemerkenswert, daß antiadrenerge Substanzen wie Propranolol zwar einen Rückgang der erhöhten Sinusfrequenz bewirken, jedoch nicht eine vollständige Frequenznormalisierung herbeiführen können. Tierexperimentell kann durch den β-Rezeptorenblocker Propranolol nur ein partieller Rückgang der maximalen Anstiegsgeschwindigkeit des Aktionspotentials nach Trijodthyroninvorbehandlung (10 µg/ml Inkubationsmedium) erreicht werden, und zwar in einer Konzentration, die beim normalen Papillarmuskel zu einer Reduzierung der Anstiegssteilheit unterhalb des Normwertes führt (1 µg/ml Inkubationsmedium) (Lüderitz et al. 1972).

Trotz der nur erreichbaren Partialwirkung hat sich klinisch die Gabe von Propranolol bei tachykarden Rhythmusstörungen im Rahmen einer Hyperthyreose neben der Therapie des Grundleidens als sinnvoll erwiesen (vgl. Lüderitz 1984a).

d) Nebenwirkungen und Kontraindikationen

Die unerwünschten *Nebenwirkungen*, welche nur teilweie auf der spezifischen β-Sympatholyse beruhen, sind von der Wirkungscharakteristik des jeweiligen β-Rezeptorenblockers und der Vorschädigung bestimmter Organe abhängig. Unspezifische Nebenwirkungen sind Schwindel, Müdigkeit, Nausea, Diarrhö, Mundtrockenheit, Pollakisurie, Exanthem, Konjunktivitis, Parästhesien und gelegentlich Sehstörungen (s. Übersicht 2.20).

Übersicht 2.20. Unspezifische Nebenwirkungen der β-Rezeptorenblocker

Parästhesien	thrombozytopenische Purpura	Exanthem,
Mundtrockenheit,	Leukopenie,	Obstipation, Durst,
Nausea, Erbrechen,	hämolytische Anämie,	Libidoverminderung,
Halluzinationen,	Alopezie,	Potenzstörungen.
Depressionen, Alpträume,	Psoriasiforme Hautveränderungen,	

Kontraindikationen: Bei Asthma bronchiale und anderen obstruktiven Lungenerkrankungen sollte kein β-Rezeptorenblocker gegeben werden. Auch mit den sog. kardioselektiven β-Rezeptorenblockern ist hier Vorsicht geboten, da dosisabhängig eine Verstärkung des obstruktiven Bildes möglich ist. – Bei manifester Herzinsuffizienz gelten β-Rezeptorenblocker wegen der negativ-inotropen Wirkungen allgemein als kontraindiziert (s. Übersicht 2.21). Unter kontrollierten Bedingungen können jedoch β-Rezeptorenblocker bei gleichzeitiger Digitalisierung verabreicht werden. In jüngster Zeit konnten in seriösen Untersuchungen positive Wirkungen von Carvedilol bei der Herzinsuffizienz zweifelsfrei nachgewiesen werden (Packer et al. 1996).

Wegen der bekannten elektrophysiologischen Eigenschaften sollte auf β-Rezeptorenblocker bei allen Formen von atrioventrikulären Leitungsstörungen wie auch beim Sinusknotensyndrom verzichtet werden. Von Sotalol, einem nichtkardioselektiven β-Rezeptorenblocker ohne intrinsische sympathomimetische und membranstabilisierende Wirkung wurden Intoxikationen mit Zunahme des QT-Intervalls

Übersicht 2.21. Kontraindikationen für β-Rezeptorenblocker

1. *Absolut:*
   manifeste Herzinsuffizienz,
   Asthma bronchiale,
   pathologische Bradykardie,
   Sinusknotensyndrom,
   SA-Block, AV-Block,
   metabolische Azidose.

2. *Relativ:*
   Diabetes mellitus,
   Hypothyreose,
   Raynaud-Syndrom,
   Gravidität,
   vorbestehende Depression

und schweren Tachyarrhythmien mitgeteilt (Elonen et al. 1979; Kuck et al. 1985). Die Eigenschaft, das QT-Intervall – wenn auch geringer – zu verlängern (Manz et al. 1995a), haben offenbar unter bestimmten Umständen (chronische Therapie mit Metoprolol) auch andere β-Rezeptorenblocker (Edvardsson u. Olsson 1981). Als relative Kontraindikationen sind Spontanhypoglykämie und der insulinpflichtige Diabetes mellitus zu nennen.

β-Rezeptorenblocker gelten auch bei metabolischer Azidose als kontraindiziert wegen der dabei stark verminderten Wirksamkeit von Adrenalin. Durch die Anwendung von β-Rezeptorenblockern kann es daher bei metabolischer Azidose zu einem akuten Kreislaufzusammenbruch kommen (Branch et al. 1973).

e) Schlußfolgerungen

β-Rezeptorenblocker verhindern in elektrophysiologischer Hinsicht die katecholaminbedingten Veränderungen des Membranpotentials der kardialen Einzelfaser und wirken damit der Entstehung adrenerg bedinger Arrhythmien entgegen. Die β-adrenergen Effekte werden spezifisch, kompetitiv und reversibel gehemmt. Trotz gewisser substanzspezifischer Unterschiede hinsichtlich Plasmahalbwertszeit und Wirkungscharakteristik kommen den einzelnen β-Rezeptorenblockern jedoch kaum differentialtherapeutisch relevante Unterschiede in der Arrhythmiebehandlung zu (s. oben). Eine Ausnahme macht Sotalol, das zusätzlich elektrophysiologische Eigenschaften der Klasse III nach Vaughan Williams aufweist („Repolarisationsverlängerung").

Der Indikationsbereich der β-Rezeptorenblocker erstreckt sich innerhalb der differentialtherapeutischen Arrhythmiebehandlung auf tachykarde supraventrikuläre und ventrikuläre Rhythmusstörungen: Sinustachykardie, Vorhofflimmern/-flattern, paroxysmale supraventrikuläre Tachykardie, supraventrikuläre und ventrikuläre Extrasystolie im Rahmen unterschiedlicher klinischer Zustandsbilder, wie adrenerge Stimulation (Streß), koronare Herzkrankheit, Hyperthyreose, Phäochromozytom, Subaortenstenose und einigen medikamentös (z. B. iatrogen) induzierten Herzrhythmusstörungen (Antiarrhythmika, Glykoside, trizyklische Psychopharmaka, L-Dopa u.a.; s. Übersicht 2.22).

Nützlich erscheinen β-Rezeptorenblocker auch als Additivantiarrhythmikum zu differenten Substanzen wie Disopyramid, Lidocain, Mexiletin, Propafenon, Flecainid, Tocainid u.a., da durch die Kombination häufig die Dosis der spezifischen nebenwirkungsbelasteten Substanzen niedrig gehalten werden kann. Hervorragende Bedeutung kommt den β-Rezeptorenblockern bei der Reinfarktprophylaxe zu.

Allerdings kann nicht sicher entschieden werden, inwieweit der Rückgang des plötzlichen Herztodes nach akutem Myokardinfarkt durch β-Rezeptorenblocker auf eine Suppression letaler Arrhythmien zurückzuführen ist. Bei Syndromen mit verlängerter QT-Dauer bieten sich β-Rezeptorenblocker, die die intraventrikuläre Erregungsleitung nicht verzögern (d.h. ausgenommen Sotalol), für die Langzeitprophylaxe an. So konnte beim Jervell-Syndrom (s. S. 365) unter einer Dauertherapie mit β-Rezeptorenblockern ein Rückgang der Mortalität beobachtet werden.

Übersicht 2.22. β-Rezeptorenblocker in der antiarrhythmischen Differentialtherapie

Sinustachykardie:	Sedierung, Glykoside, *β-Rezeptorenblocker*
Supraventrikuläre Extrasystolen:	*β-Rezeptorenblocker*, Verapamil, Prajmalin, Chinidin, Disopyramid
Supraventrikuläre Tachykardie:	Sedierung, Vagusreiz, Verapamil, *β-Rezeptorenblocker*, Glykoside, Chinidin, Disopyramid; Elektrotherapie
Vorhofflattern/-flimmern:	Glykoside, Verapamil, *β-Rezeptorenblocker*, Chinidin, Flecainid, Elektrotherapie
Ventrikuläre Extrasystolen:	Lidocain, Ajmalin/Prajmalin, *β-Rezeptorenblocker*, bzw. Sotalol, Chinidin, Disopyramid, Propafenon, Mexiletin, Tocainid, Flecainid, Amiodaron, (Phenytoin)
Kammertachykardie:	Lidocain, Ajmalin/Prajmalin (prophylaktisch *β-Rezeptorenblocker* bzw. Sotalol bei ventrikulären Tachyarrhythmien); Elektrotherapie
Kammerflimmern:	Defibrillation (200–400 J)

Fazit: Die β-Rezeptorenblockade stellt in der Therapie von Herzrhythmusstörungen eine wesentliche Bereicherung der medikamentösen Möglichkeiten dar. Spezifische Nebenwirkungen ergeben sich durch die β-Sympatholyse selbst. Die unspezifischen Nebenwirkungen sind im Vergleich zu den differenten Antifibrillanzien gering. Bei Überdosierung bzw. Intoxikation hat sich neben Orciprenalin u.a. Glukagon als wirksam erwiesen (vgl. Lüderitz 1983a).

2.4.5
Kalziumantagonisten

Substanzen mit experimentell beobachteter kalziumantagonistischer Wirkung sind Verapamil (z.B. Isoptin, Cardibeltin), Gallopamil (Procorum), ein Methoxyderivat des Verapamils, Nifedipin (Adalat), Prenylamin (Segontin), Fendilin (Sensit), Diltiazem (Dilzem) und viele Zweitanbieterpräparate (s. Übersicht 2.23).

Große Erwartungen richten sich auf den neuen Kalziumantagonisten *Mibefradil*, der v.a. auf die Kalziumkanäle vom T-Typ wirkt. Diese neue kalziumantagonistische Substanz scheint im Unterschied zu den übrigen Kalziumkanalblockern keine negativ-inotropen Wirkungen zu entfalten. Auch das Auftreten von prätibialen

Übersicht 2.23. Kalziumantagonisten (Monosubstanzen) sowie ein Kombinationspräparat, das einen Kalziumantagonisten enthält

Amlodipin (Norvasc)
Bepridil*,
Diltiazem (Dilzem),
Fendilin (Sensit),
Gallopamil (Procorum),
Mibefradil (Posicor, Cerate)
Nifedipin (Adalat),
Nisoldipin (Baymycard),
Nitrendipin (Bayotensin)
Tiapamil*,
Verapamil (Isoptin).

Kombinationspräparate:
z. B. Cordichin (Verapamil/Chinidin)

* Nicht im Handel.

Ödemen wird als deutlich geringer als bei den herkömmlichen Pharmaka dieser Substanzklasse angegeben (Clozel 1997).*

Weitere Kalziumantagonisten, z. B. Tiapamil (Nowak et al. 1980) sowie Bepridil – ein Kalziumantagonist mit Langzeiteffekt und antiarrhythmischen Eigenschaften auf Ventrikelebene (Torres et al. 1984) – befinden sich noch in der klinischen Erprobung. Zu den stärksten und spezifischsten Kalziumantagonisten werden Verapamil, Gallopamil, Diltiazem und Nifedipin gezählt, wohingegen Prenylamin, Fendilin, Perhexilin etc. zu der Gruppe mit geringerer Wirkstärke sowie geringerer kalziumantagonistischer Spezifität gerechnet werden (Fleckenstein 1981). Das klinische Wirkungsbild dieser Substanzen ist nicht einheitlich. Das Spektrum der Wirkungen, das bei den Einzelsubstanzen unterschiedlich ausgeprägt ist, ist in der Übersicht 2.24 wiedergegeben.

Übersicht 2.24. Wirkungsspektrum der Kalziumantagonisten

Senkung des myokardialen O_2-Verbrauchs,
antianginöse Wirksamkeit,
Senkung des peripheren Gefäßwiderstandes,
Senkung der Herzdruckarbeit,
Erhöhung des koronaren O_2-Angebots infolge Dilatation auch der epikardialen Koronararterien,
Prophylaxe von Koronarspasmen (Hemmung des transmembranären Kalziumioneninflux),
antiarrhythmische Wirkungen,
Prophylaxe von Koronarspasmen bei Kombination mit Herzglykosiden,
Senkung erhöhter Blutdruckwerte,
Reduktion der Nitratdosen.

---

* Neuerdings wurde von Wechselwirkungen zwischen Mibefradil und CSE-Hemmern (HMG-CoA-Reduktasehemmer, Statine) berichtet: Rhabdomyolyse bei gleichzeitiger Gabe von Simvastatin und Mibefradil. Die gleichzeitige Anwendung dieser Substanzen sollte daher vermieden werden. – Aus rhythmologischer Sicht ist bei der gleichzeitigen Verabreichung von Mibefradil und Betarezeptorenblockern besondere Vorsicht im Hinblick auf bradykarde Rhythmusstörungen geboten. Dies gilt insbesondere für Patienten mit vorbestehenden Bradykardien und/oder AV-Block 1. Grades.

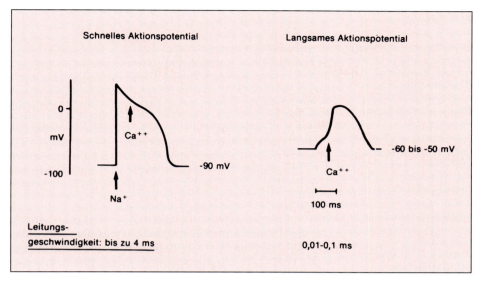

Abb. 2.17. Vergleich der elektrophysiologischen Eigenschaften eines schnellen und eines langsamen myokardialen Aktionspotentials. Das schnelle Aktionspotential (*links*) geht von einem Ruhepotential von etwa −90 mV aus. Seine Amplitude beträgt etwa 120 mV, seine Aufstrichgeschwindigkeit bis zu 1000 V/s und seine Leitungsgeschwindigkeit bis zu 4 m/s. Das langsame Aktionspotential (*rechts*) beginnt bei relativ niedrigem Ruhepotential (−60 bis −50 mV), seine Aufstrichgeschwindigkeit (5–20 V/s) und seine Amplitude sind klein (etwa 50 mV), und es wird sehr langsam geleitet (0,01–0,1 m/s). Der Aufstrichphase des langsamen Aktionspotentials liegt ein langsamer, kalziumionenabhängiger Einwärtsstrom zugrunde, der durch Kalziumionen, β-Sympathomimetika oder Methylxanthine gesteigert und durch Kalziumantagonisten gehemmt

Antiarrhythmische Wirkungen kommen v.a. dem Verapamil, Gallopamil und dem Diltiazem zu. Nifedipin hat in vivo offenbar keine wesentlichen antiarrhythmischen Eigenschaften. Über die Suppression ventrikulärer Extrasystolen durch Perhexilin ist bei Patienten berichtet worden, die gleichzeitig eine koronare Herzkrankheit bzw. Angina pectoris aufwiesen (Pickering u. Goulding 1978). Die Autoren halten die Substanz allerdings wegen schwerer potentieller Nebenwirkungen nicht für ein Antiarrhythmikum der ersten Wahl.

Die antiarrhythmischen Effekte der Kalziumantagonisten beruhen wahrscheinlich auf der Hemmung „langsamer Aktionspotentiale", die physiologischerweise im Sinus- und AV-Knoten und unter pathologischen Bedingungen im hypoxischen Myokard vorkommen (Abb. 2.17).

Die Hemmung pathologischer „langsamer Aktionspotentiale" in geschädigten Arealen (z.B. Myokardinfarkt) führt möglicherweise zur Unterdrückung von Extrasystolen und Tachyarrhythmien vom Reentrytyp. Allerdings läßt sich bislang eine Tachyarrhythmie klinisch nur selten einem bestimmten elektrophysiologischen Entstehungsmechanismus zuordnen. Eine Bewertung dieses vorwiegend theoretisch begründeten Therapieprinzips läßt sich daher für die Klinik noch nicht vornehmen (Scholz 1980).

a) Verapamil

Verapamil (z. B. Isoptin und viele Zweitanbieterpräparate) gilt als klassischer Kalziumantagonist. Die Substanz blockiert den transmembranären Kalziumeinstrom an der Myokardfaser und hemmt die Spontanentladung von Schrittmacherzellen. Durch Verapamil werden die Leitungseigenschaften am His-Purkinje-System nur geringfügig beeinflußt, im AV-Knotenbereich kommt es jedoch zu einer Leitungsverzögerung. Die depressorische Wirkung auf sinuatriale Strukturen ist geringer ausgeprägt (vgl. Seipel et al. 1973). Bei Patienten mit Sinusknotensyndrom ist die depressorische Wirkung von Verapamil auf sinuatriale Strukturen etwa 4- bis 5mal so stark wie bei Gesunden mit der Gefahr der Auslösung von Asystolie. Verapamil muß daher bei Sinusknotenkranken grundsätzlich als kontraindiziert gelten (Carrasco et al. 1978).

Indikation. Die *Hauptindikation* für Verapamil sind paroxysmale supraventrikuläre Tachykardien, ferner Vorhofflimmern und Vorhofflattern mit dem Ziel einer Verminderung der Ventrikelfrequenz (Bender 1966; Bender et al. 1980). Auch eine regularisierende Wirkung von Verapamil wird gelegentlich beobachtet. – Die frequenzsenkende Wirkung erfolgt durch eine Blockierung im AV-Knoten. Beim WPW-Syndrom mit Vorhofflimmern und schneller antegrader Überleitung über die akzessorische Leitungsbahn ist demnach jedoch keine befriedigende Verminderung der Kammerfrequenz durch Verapamil zu erwarten. Neben der Frequenzsenkung ist bei Patienten mit Vorhofflimmern unter Verapamil auch eine Tendenz der Regularisierung der RR-Abstände beschrieben worden, wobei das Auftreten von Ersatzrhythmen angenommen wird (Belz u. Bender 1974).

Als Applikationsform ist die intravenöse Gabe von Verapamil zu bevorzugen (ggf. auch als Dauerinfusion), die insbesondere dann deutlich überlegen ist, wenn eine rasche Wirkung angestrebt wird: 1 Amp. = 5 mg (evtl. 2 Amp.) Isoptin i. v. (cave β-Rezeptorenblocker-Vorbehandlung). Die orale Gabe (z. B. 3mal 80 bzw. 3mal 120 mg Isoptin) ist wesentlich weniger wirksam. Nach oraler Applikation wird Verapamil fast vollständig resorbiert. Wegen des ausgeprägten First-pass-Metabolismus in der Leber gelangen aber nur geringe Mengen in den systemischen Kreislauf. Die beim hepatischen Abbau entstehenden Metaboliten sind möglicherweise ihrerseits antiarrhythmisch wirksam.

Zur Prophylaxe supraventrikulärer Tachykardien ist die Retardform aufgrund der beschriebenen Pharmakokinetik nur in beschränktem Maß geeignet: 2- bis 3mal 120 mg Isoptin retard/Tag per os. Die Wirkungsdauer wird mit ca. 10 h angegeben. Vorzuziehen ist Verapamil 120 mg p. o. als Einzeldosis) in nicht retardierter Form.

Verapamil wirkt negativ inotrop und führt zu einer peripheren Vasodilatation, die gelegentlich eine bedrohliche Blutdrucksenkung nach sich ziehen kann. Isoptin i. v. kann dementsprechend auch bei der akuten Hochdruckkrise erfolgreich eingesetzt werden. Die extrakardialen Nebenwirkungen von Verapamil resultieren z. T. aus der peripheren arteriellen Vasodilatation mit konsekutiver Hypotonie. Gastrointestinale Beschwerden (Obstipation) sind nicht allzu selten; dabei scheint eine Dosisabhängigkeit zu bestehen. Auch eine Verapamil-induzierte Gingivahyperplasie bei Kindern ist beschrieben worden (Mehta et al. 1992).

Die toxischen kardialen Wirkungen bestehen in z. T. hochgradigen AV-Blockierungen, die die Gabe von Sympathomimetika notwendig machen. Als Kontraindi-

Übersicht 2.25. Verapamil (z. B. Isoptin und zahlreiche Zweitanbieterpräparate)

Anwendung:	oral, i. v.;
Halbwertszeit:	1,5–7 h;
Elimination:	hepatisch, renal;
Dosierung:	0,1 mg/kg i.v. (langsame Injektion) 3- bis 4mal 80–120 mg/Tag p. o.;
extrakardiale Nebenwirkungen:	Blutdruckabfall (i. v.), Obstipation;
Kontraindikation:	Sinusknotensyndrom, höhergradige AV-Blockierungen, Hypotonie Kombination mit β-Rezeptorenblockern.

kation für Verapamil gelten die manifesten Herzinsuffizienz (hier ist eine gleichzeitige Digitalisierung notwendig), Schockzustände unterschiedlicher Genese und höhergradige AV-Blockierungen (s. Übersicht 2.25). Auch eine Digoxin/Verapamil Interaktion ist zu beachten.

In Einzelfällen kann bei Herzinsuffizienz durch die Verminderung der Vorlast das Herzzeitvolumen auch gesteigert werden (Ferlinz et al. 1979).

Zwar muß die Kombination von Verapamil mit β-Rezeptorenblockern als grundsätzlich kontraindiziert gelten wegen der gemeinsamen suppressiven Eigenschaften auf den Sinusknoten und die AV-Überleitung; andererseits wurde jedoch bei Angina-pectoris-Kranken – offenbar ohne vorbestehende Leitungsstörungen – Verapamil (360 mg täglich) erfolgreich mit Propranolol (240 mg täglich) kombiniert (Subramanian et al. 1982). In der placebokontrollierten Studie zeigten die Verum-behandelten Patienten eine deutlich höhere Leistungsfähigkeit. Leitungsstörungen wurden nicht beobachtet. Daraus ist abzuleiten, daß unter antianginöser Indikation bei bestimmten Patienten unter sorgfältiger Überwachung die kombinierte Gabe von Verapamil und β-Rezeptorenblockern zulässig sein kann.

Eine Verapamil-Digoxin-Interaktion mit Verapamil-induzierter Erhöhung des Digoxinspiegels ist mehrfach berichtet worden. Die klinische Bedeutung dieser Interaktion ist jedoch noch ungeklärt (Klein et al. 1980).

b) Gallopamil

Die klinische antiarrhythmische Bedeutung des seit April 1983 im Handel befindlichen Kalziumantagonisten Gallopamil (D 600) – Handelsname Procorum – ist noch nicht sicher zu beurteilen. Die spezifische, reversible Hemmung des transmembranären Kalziuminfluxes soll etwa 3- bis 5mal stärker als bei Verapamil sein. Tierexperimentelle Befunde sprechen für eine dominierende Wirkung auf den AV-Knoten im Sinne einer Verzögerung der Erregungsleitung und Verlängerung der effektiven und funktionellen Refraktärphase sowie eine Beeinträchtigung der Sinusknotenautomatie. Die Aktionspotentiale des Ventrikelmyokards bleiben hingegen weitgehend unbeeinflußt (Beck et al. 1978; Zipes u. Fisher 1974).

Die Substanz wird etwa je zur Hälfte über den Harn und die Fäzes ausgeschieden. In klinischen Untersuchungen mit His-Bündelelektrographie und atrialer Stimulation führt Gallopamil zu einer frequenzabhängigen Leitungsverzögerung im

AV-Knoten um 30%. Die Erregungsleitung im Vorhof und im His-Purkinje-System blieb unbeeinflußt. Ebenso wie Verapamil zeigt Gallopamil eine depressorische Wirkung auf die Sinusknotenautomatie (Beck et al. 1978).

Bei oraler Applikation ist der Wirkungseintritt etwa 1 h nach Einnahme, das Wirkungsmaximum 1 h später; die Wirkungsdauer wird mit 6 h angegeben. Die mittlere Tagesdosis liegt bei 3- bis 4mal 50 mg per os.

An unerwünschten Wirkungen ist zu achten auf: AV-Leitungsstörungen, orthostatische Fehlregulation, negative Inotropie, Schwindel und gastrointestinale Symptome. Als Antidot wird Orciprenalin (Alupent) genannt.

c) Cordichin

Die Arzneimittelspezialität Cordichin ist die Kombination eines Kalziumantagonisten (Verapamil 80 mg) mit einem Antiarrhythmikum der Klasse I A (Chinidin 160 mg). Das Medikament soll bei chronischen Vorhofrhythmusstörungen, insbesondere bei Vorhofflimmern, der Chinidinmonotherapie überlegen sein (Gülker et al. 1980; vgl. Antiarrhythmische Kombinationstherapie, S. 146).

Zur Abwehr von Arzneimittelrisiken hat das Bundesinstitut für Arzneimittel und Medizinprodukte (BfArM) am 21.6.1996 folgenden Bescheid erlassen:*

Anwendungsgebiete, Dosierungen und Hinweise zur Therapiekontrolle
Zur Kardioversion von Vorhofflimmern und -flattern, wenn eine Elektrokardioversion nicht anwendbar ist:

- Eine Kardioversion mit Cordichin darf nur stationär unter kontinuierlicher Monitorüberwachung durchgeführt werden. Die Monitorüberwachung ist mindestens 24 h nach Einstellung in den Sinusrhythmus bzw. – bei Abbruch der Anwendung von Cordichin – bis zum Unterschreiten der QTc-Zeit von 0,420 s durchzuführen.
- Eine Kardioversion mit Cordichin darf nur durchgeführt werden, wenn der Serumkaliumwert nicht unter 4,5 mmol/l liegt.
- Vor der medikamentösen Kardioversion sollte der QTc-Wert (gemittelt über 10 RR-Intervalle) unter 0,420 s liegen.
- Eine Erhöhung der Tagesdosis über 3mal 1 Filmtablette hinaus sollte jeweils erst nach Einstellung entsprechender Steady-state-Konzentrationen von Chinidin und Verapamil, d.h. in Abständen von 3 Tagen, um jeweils 1 Filmtablette erfolgen. Die maximale Tagesdosis beträgt 3mal 2 Filmtabletten Cordichin.
- Nach Einstellung des Sinusrhythmus ist die Behandlung mit Cordichin zu beenden oder, bei gegebener Notwendigkeit zur Rezidivprophylaxe, die Dosierung zu reduzieren (s. unten). Bei nicht erfolgter Konversion nach maximal 3 Behandlungstagen mit der höchsten Dosierung ist die Cordichinbehandlung zu beenden.

---

* Arzneimittelkommission der Deutschen Ärzteschaft (1996): Fixe Kombination Chinidin/Verapamil (Cordichin) Dtsch Ärztebl 93: A-2106–2108

Dazu werden folgende Hinweise gegeben:

- *Eine Indikation zur Wiederherstellung des Sinusrhythmus ist dann gegeben, wenn hierdurch eine Besserung schwerwiegender Symptome der Patienten und/oder eine Prävention von Thromboembolien erreicht werden soll.*
- *Cordichin kann zur medikamentösen Kardioversion von Vorhofflimmern und Vorhofflattern eingesetzt werden, wenn anstelle der Elektrokardioversion eine medikamentöse Konversion angezeigt ist (z. B. wenn der Patient die elektrische Konversion ablehnt).*

Zur Rezidivprophylaxe von chronischem Vorhofflimmern nach erfolgreicher Konversion mittels Cordichin bei Patienten, bei denen die Wiederherstellung des Sinusrhythmus zu einer Besserung schwerwiegender Symptome geführt hat:

- Zur Rezidivprophylaxe nach erfolgter Kardioversion sollte eine Tagesdosis von 2mal 1 Filmtablette in der Regel nicht überschritten werden, auch wenn für diese Dosierung der Wirksamkeitsnachweis durch validierte klinische Studien noch aussteht.
- Zur Kontrolle der klinischen Wirksamkeit in der Indikation Rezidivprophylaxe sowie zur frühzeitigen Erkennung proarrhythmischer Nebenwirkungen sind in regelmäßigen Abständen Kontrolluntersuchungen (12-Kanal-EKG, Langzeit-EKG, ggf. Belastungs-EKG) durch einen Kardiologen bzw. kardiologisch erfahrenen Arzt durchzuführen.

Dazu werden folgende Hinweise gegeben:

- *Beim erstmaligen Auftreten von idiopathischem Vorhofflimmern sollte keine medikamentöse Prophylaxe verordnet, sondern der Spontanverlauf beobachtet werden. Eine Indikation zum Erhalt des Sinusrhythmus ist dann gegeben, wenn hierdurch eine Besserung schwerwiegender Symptome des Patienten und/oder eine Prävention von Thromboembolien erreicht werden soll.*

Für beide Indikationen gelten die folgenden Hinweise auf Abbruchkriterien der Cordichingabe:

- Die Anwendung von Cordichin muß sofort abgebrochen werden, wenn eines der folgenden Ereignisse auftritt: Symptomatische Hypotonie, Bradykardie, Torsade-de-pointes-Tachykardie, ventrikuläre Tachykardie (Salven > 10 Schläge), QTc > 0,550 s, Anstieg des QTc-Wertes um mehr als 30% gegenüber dem Ausgangswert. Weiterhin ist insbesondere auf morphologische Veränderungen des ST-T-Komplexes und auf das Neuauftreten von U-Wellen bzw. eines T-Wellen-Alternans zu achten; ggf. ist die Medikation abzusetzen.

Weitere Änderungen des Zulassungsstatus

Die absoluten **Gegenanzeigen** werden folgendermaßen ergänzt:

- Hypokaliämie, Hypomagnesiämie, Vorhofthromben (frei flottierend bzw. nicht ausreichend organisiert), instabile Angina pectoris, Herzklappenfehler rheumatischer Genese, operationsbedürftige Vitien, Zustand nach kardiochirurgischem Eingriff innerhalb der letzten 3 Monate, Vorhofflimmern bei Präexzitationssyndrom, idiopathisches QT-Syndrom, iatrogenes QT-Syndrom.

Die Angaben zu den möglichen **Nebenwirkungen** werden folgendermaßen ergänzt:

- Unter Cordichin kommt es zu einer individuell unterschiedlich ausgeprägten Verlängerung der QT-Zeit; damit eng verbunden ist das Risiko der Auslösung von Torsade-de-pointes-Tachyarrhythmien und Kammerflimmern.

> **Wichtige Hinweise für Ärzte zur Behandlung von Patienten, die derzeit auf eine Rezidivprophylaxe mit Cordichin eingestellt sind:**
>
> - *Ein Umstellen oder Absetzen der Rezidivprophylaxe mit Cordichin bei Patienten, die im Sinusrhythmus eingestellt sind, wird generell nicht empfohlen.*
> - *Falls die medizinischen Notwendigkeit für die Beendigung der Rezidivprophylaxe mit Cordichin gesehen wird, ist zu berücksichtigen, daß bei Vorhofflimmerrezidiven ein erhöhtes Embolierisiko bestehen kann bzw. bei Umstellung auf ein anderes Antiarrhythmikum infolge von Wechselwirkungen proarrhythmische Nebenwirkungen auftreten können.*

Weitere Anordnungen des BfArM

In Ergänzung der Änderung der Anwendungsgebiete für Cordichin hat das BfArM klinische Studien zur Überprüfung des Nutzen-Risiko-Verhältnisses von Cordichin angeordnet. Diese sollen bis 1999 abgeschlossen sein, weswegen die Indikationsänderungen zunächst bis zu diesem Zeitpunkt befristet angeordnet wurden.

Es wird darauf hingewiesen, daß im Rahmen klinischer Prüfungen der Einsatz von Cordichin zur Rezidivprophylaxe von Vorhofflimmern nach erfolgreicher medikamentöser oder elektrischer Kardioversion zulässig ist.

d) *Diltiazem*

Diltiazemhydrochlorid (Dilzem) ist eine relativ neue, kalziumantagonistisch wirkende Substanz (Sato et al. 1971). In tierexperimentellen Untersuchungen konnte eine Abnahme der spontanen Sinusfrequenz und der AV-Überleitung nachgewiesen werden (Zipes u. Fisher 1974; Ono et al. 1977; Narimatsu u. Taira 1976; Kawai et al. 1981).

An ischämischen Purkinje-Fasern führt Diltiazem (3 µg/ml) zur Unterdrückung der abnormen Reizbildung über eine Suppression der Slow response-Aktionspotentiale (Naumann d'Alnoncourt et al. 1981c).

In den bisherigen klinischen Untersuchungen wurde eine leitungsverzögernde Wirkung der Substanz im Bereich des AV-Knotens beschrieben, die sich bei Patienten mit supraventrikulären Tachykardien günstig auswirken soll (Kawai et al. 1981; Wakasa et al. 1979).

Diltiazem kann, wie Einzelbeobachtungen zeigen, zu einer Verlängerung der Sinusknotenerholungszeit beim Sinusknotenkranken führen. Damit erscheint die Substanz, der erregbarkeitshemmende Eigenschaften zukommen, beim Sinusknotensyndrom nicht indiziert. Auch die Kombination von Diltiazem mit β-Rezeptorenblockern kann wegen der suppressiven Eigenschaften auf Sinusknoten und AV-Überleitung nicht empfohlen werden (vgl. Manz et al. 1981).

Die mittlere Dosierung von Diltiazem, das in der Bundesrepublik Deutschland für die Indikationen koronare Herzkrankheit und Hypertonie zugelassen ist, liegt bei 3mal 1 Tablette à 60 mg täglich bzw. 2mal Dilzem ret. (à 90 mg). Dilzem steht auch für die parenterale Anwendung zur Verfügung.

An Nebenwirkungen werden gelegentliche Ödembildung, Übelkeit, Müdigkeit und Schwindel angegeben. In sehr seltenen Fällen kann es zu einem Anstieg der Leberfunktionsparameter (GOT, GPT, γ-GT und LDH) kommen. Insgesamt scheint die Verträglichkeit von Diltiazem gut zu sein.

2.4.6
Herzglykoside

Digitalisglykoside und Strophanthin besitzen direkte myokardiale sowie vagomimetische und antiadrenerge Wirkungen und beeinflussen die Reizbildung und Erregungsleitung des Herzens. In diesem Zusammenhang können Herzglykoside auch antiarrhythmische Eigenschaften entfalten. Darüber hinaus kann die kontraktionssteigernde Wirkung der Glykoside Arrhythmien entgegenwirken. Durch eine Verbesserung der Pumpfunktion und der myokardialen O_2-Versorgung sowie durch eine Abnahme des enddiastolischen Ventrikeldrucks und der Herzgröße kann die Aktivität heterotoper Reizbildungszentren herabgesetzt werden. Der vagomimetische Effekt der Digitalisglykoside hat eine Frequenzsenkung zur Folge. Die glykosidinduzierte Refraktärzeitverkürzung des Vorhofs begünstigt die Überführung von Vorhofflattern in Vorhofflimmern.

Indikation. Die *Indikation* für Glykoside ist bei solchen Rhythmusstörungen gegeben, die ihre Ursache in einer Myokardinsuffizienz haben, insbesondere Sinustachykardie, supraventrikuläre und ventrikuläre Extrasystolie, Vorhofflimmern und Tachyarrhythmia absoluta. Bei Flimmerarrhythmien mit schneller Überleitung und konsekutiver Tachysystolie sind Glykoside auch unabhängig von einer gleichzeitig vorliegenden Herzinsuffizienz indiziert, da hier speziell der hemmende Glykosideinfluß auf die atrioventrikuläre Überleitung erwünscht ist.

Nebenwirkungen. Da grundsätzlich jede Rhythmusstörung auch glykosidbedingt sein kann, ist vor der Digitalisgabe eine Glykosidintoxikation bzw. -überdosierung auszuschließen. Nach der Häufigkeit genannt, finden sich bei Glykosidintoxikation ventrikuläre Extrasystolie, Bigeminus, AV-Blockierungen, supraventrikuläre Extrasystolen und Sinusbradykardie. Besonders gefürchtet ist die paroxysmale atriale Tachykardie mit Block (s. S. 82).

Für die *Dosierung* und *Applikationsform* gelten die allgemeinen Regeln der Glykosidtherapie. Ist ein dringliches Eingreifen erforderlich, so sollte eine rasche Sättigung durch i.v.-Gabe angestrebt werden, z.B. durch initiale Gabe von 0,5 mg Digoxin i.v. oder 0,4 mg Metildigoxin i.v. Nach 30 min kann ggf. die Wiederholung der verringerten Einzeldosen (0,25 mg Digoxin bzw. 0,2 mg Metildigoxin) erfolgen, bis eine Frequenzverlangsamung erreicht wird. Für die orale Behandlung ist Herzglykosiden mit hoher enteraler Resorptionsquote (70–100%), z.B. Digoxin, α-, β-Acetyldigoxin, Metildigoxin, und mit rascher Abklingquote der Vorzug zu geben. In der Regel werden zu Behandlungsbeginn 2 Einzeldosen verabreicht (z.B. 0,25 mg Digoxin in den ersten 3 h). Eine weitere Einzeldosis wird nach 12 h gegeben. Am folgenden Tag ist dieses Vorgehen zu wiederholen. Die Erhaltungsdosis der folgenden Tage beträgt etwa die Hälfte der vorangegangenen Tagesdosis.

2.4.7
Antiarrhythmika im engeren Sinne

a) Antiarrhythmika der Klasse I A

Chinidin (z. B. Chinidin duriles, Optochinidin ret.)

Chinidin gilt als Prototyp und Referenzsubstanz der Antiarrhythmika der sog. Klasse I A (direkter Membraneffekt und Membranabdichtung), welche elektrophysiologisch an der Einzelfaser eine Refraktärzeitverlängerung und Abnahme der maximalen Anstiegsgeschwindigkeit des Aktionspotentials als Ausdruck einer Leitungsverzögerung bewirken. Weitere antiarrhythmische Substanzen der Klasse I A sind Procainamid, Ajmalin, Prajmalin, Disopyramid und Spartein. Chinidin hat zudem einen atropinähnlichen (vagolytischen) Einfluß auf Sinusknoten und AV-Überleitung. – Unter klinischen Bedingungen vermindert Chinidin aufgrund seines negativ bathmotropen Effektes die Aktivität heterotoper Reizbildungszentren in Vorhof- und His-Purkinje-System. Andererseits kann die herabgesetzte Erregungsleitung im His-Purkinje-System das Auftreten von Reentrymechanismen begünstigen, die klinisch als Extrasystolen bzw. Kammertachykardien (evtl. auch Kammerflimmern) in Erscheinung treten. QT-Verlängerung, QRS-Verbreiterung und QTU-Anomalien im EKG sind als prämonitorische Zeichen aufzufassen. Eine länger währende Chinidinmedikation sollte daher unter EKG-Kontrolle vorgenommen werden. Als toxische Wirkungen werden weiterhin Sinusbradykardien als Folge verminderter Spontanautomatie und intraatriale Leitungsverzögerungen beobachtet. Chinidin wirkt negativ inotrop und senkt den arteriellen Blutdruck. Dieser Effekt ist bei oraler Applikation (und nur diese ist angebracht wegen der potentiellen Gefahren der i.v.-Anwendung) gering ausgeprägt (Pharmakokinetik und Nebenwirkungen s. Tabelle 2.20 und Übersicht 2.26).

Übersicht 2.26. Chinidin (z. B. Chinidin Duriles, Optochinidin ret.)

Indikation:	Vorhofflimmern/-flattern, supraventrikuläre, ventrikuläre Extrasystolie;
Anwendung:	oral;
Therapeutischer Bereich (Plasmaspiegel):	2–6 µg/ml;
Halbwertszeit:	5–9 h;
Elimination:	hepatisch (renal 10–30%);
Dosierung:	
– Chinidinbisulfat:	1–1,5 g tgl. p.o.,
– Chinidingalacturonat:	3mal 250–500 mg tgl. p.o.;
Nebenwirkungen (extrakardial):	Übelkeit, Diarrhö, Blutbildschädigungen (Thrombozytopenie, Agranulozytose, Anämie), Hepatitis, Allergie, Tonic Water-Unverträglichkeit.

Tabelle 2.20. Medikamentöse Therapie tachykarder Rhythmusstörungen (Übersicht)

Medikamente (Handelsname)	Indikation	Dosierung Akuttherapie	Prophylaxe	Extrakardiale Nebenwirkungen
Ajmalin (Gilurytmal)	Ventrikuläre Extrasystolie, ventrikuläre Tachykardie	25–50 mg i.v.	< 300 mg/12 h i.v.	Cholestase, Übelkeit, Kopfschmerzen, Appetitlosigkeit, Leberenzymanstieg
Prajmalin (Neo-Gilurytmal)	Supraventrikuläre, ventrikuläre Extrasystolie, Rezidivprophylaxe, ventrikuläre Tachykardie		60 mg tgl. p.o.	Cholestase, Übelkeit, Kopfschmerzen, Schwindel, Leberenzymanstieg. Thrombozytopenie
Amiodaron (Cordarex, Tachydaron)	Supraventrikuläre, ventrikuläre Tachyarrhythmien	5 mg/kg KG (langsam i.v. < 450 mg)	Sättigungsdosis 600–1000 mg/Tag, 1–2 (3) Wochen Erhaltungsdosis 200–400–600 mg tgl. p.o.	Korneaablagerungen, Photosensibilität, Schilddrüsenstoffwechselstörungen; selten: Lungenfibrose, Hepatopathie, Tremor, Polyradikulitis
Aprindin (Amidonal)	Supraventrikuläre, ventrikuläre Tachykardie	20 i.v.	1- bis 2mal 50 mg tgl. p.o.	Tremor, Doppelsehen, Psychosen, cholestatische Hepatitis, Agranulozytose
Chinidin (z.B. Chinidin-Duriles, Optochinidin ret.)	Vorhofflimmern/-flattern, supraventrikuläre, ventrikuläre Extrasystolie	< 300 mg/24 h	1–1,5 g tgl. p.o.	Gastrointestinale Beschwerden, Sehstörungen, Ohrensausen, Synkopen, Leukopenie, Hepatitis, hämolytische Anämie; selten: Thrombozytopenie, Agranulozytose, schwere Überempfindlichkeitsreaktionen
Disopyramid (Diso-Duriles, Norpace, Rythmodul)	Supraventrikuläre, supraventrikuläre Extrasystolie, Tachykardie, Arrhythmieprophylaxe nach Elektrokonversion	2 mg/kg KG < 150 mg in 5–15 min	4- bis 6mal 100 mg tgl. p.o.	Mundtrockenheit, Seh- und Miktionsstörungen, gastrointestinale Beschwerden, Sedierung, Cholestase
Flecainid (Tambocor)	Supraventrikuläre und ventrikuläre Rhythmusstörungen, paroxysmales Vorhofflimmern	1 mg/kg KG i.v.	2mal 100–150 mg tgl. p.o.	Doppelsehen, Schwindel, Kopfschmerz, Müdigkeit
Lidocain (Xylocain)	Ventrikuläre Extrasystolie, Kammertachykardie	50–100 mg i.v	2–4 mg/min i.v.	Benommenheit, Schwindel, zentralnervöse Symptome

Tabelle 2.20 (Fortsetzung)

Medikamente (Handelsname)	Indikation	Dosierung Akuttherapie	Prophylaxe	Extrakardiale Nebenwirkungen
Mexiletin (Mexitil)	Ventrikuläre Extrasystolie und Tachykardie	100–250 mg langsam i.v.	600–900 mg tgl. p.o.	Zentralnervöse Beschwerden, Parästhesie, Hypotonie, gastrointestinale Beschwerden
Procainamid (Procainamid Duriles)	Ventrikuläre Tachyarrhythmien, Vorhofflimmern	25–50 mg/min i.v.	30–50 mg/kg KG alle 4–6 h	Blutdruckabfall, Depressionen, Agranulozytose, systemischer LE
Phenytoin (Phenhydan, Zentropil)	Ventrikuläre Extrasystolie, Kammertachykardie (bei Digitalisintoxikation)	125 mg i.v.	3mal 100 mg tgl. p.o.	Nystagmus, Ataxie, Lymphadenopathie, Gingivahyperplasie
Propafenon (Rytmonorm)	Ventrikuläre Extrasystolie, supraventrikuläre und ventrikuläre Tachykardie, Präexzitationssyndrome	0,5–1 mg/kg KG	450–900 mg tgl. p.o.	Mundtrockenheit, salziger Geschmack, Kopfschmerzen, Schwindel, gastrointestinale Beschwerden, Cholestase
Propranolol (Dociton)	Supraventrikuläre Tachykardie, ventrikuläre Extrasystolie, tachysystolisches Vorhofflimmern		80–120 mg tgl. p.o.	Schwindel, Nausea, Diarrhö, Bronchospasmus, periphere Durchblutungsstörungen, Alpträume
Sotalol (Sotalex)	Supraventrikuläre, ventrikuläre Tachykardie, ventrikuläre Extrasystolie	20 mg i.v. in 5 min	2mal 80–160 mg tgl. p.o.	Wie Propranolol, ausgeprägte Hypotonie (kardial: Bradykardie!)
Tocainid (Xylotocan)	Ventrikuläre Extrasystolie und Tachykardie		3- bis 4mal 400 mg tgl. p.o.	Übelkeit, Erbrechen, Schwindel, Tremor, Hautreaktionen, zentralnervöse Beschwerden, Agranulozytose
Verapamil (Isoptin)	Supraventrikuläre Extrasystolie, Vorhofflimmern, -flattern	5 mg i.v.	3mal 80–120 mg tgl. p.o.	Hypotonie, gastrointestinale Beschwerden

Die bevorzugten *Indikationen* für Chinidin sind Vorhofflattern und Vorhofflimmern sowohl hinsichtlich der Regularisierung wie der Rezidivprophylaxe nach Elektrokonversion. Fernerhin wird Chinidin erfolgreich bei extrasystolischen Heterotopien und Tachykardien eingesetzt.

Kontraindiziert ist Chinidin bei Bradykardie, AV-Blockierungen II. und III. Grades, bei Chinidinüberempfindlichkeit (welche durch eine Probedosis zu prüfen ist) mit gastrointestinalen und toxischen Wirkungen, Niereninsuffizienz und Hyperkaliämie. Bei manifester Herzinsuffizienz sollte Chinidin nicht ohne gleichzeitige Digitalistherapie verwendet werden. Bei der oralen Applikation wird Chinidin meist als Chinidinbisulfat verabreicht. Die mittlere Tagesdosis liegt zwischen 1 und 1,5 g Chinidinbisulfat (z.B. Chinidin Duriles). Der therapeutisch wirksame (relativ einfach fluorometrisch bestimmbare) Serumspiegel von Chinidin liegt bei 2-6 mg/l. Die Chinidinelimination ist bei herz- bzw. niereninsuffizienten Patienten weitgehend normal (Kessler et al. 1974). Verschiedene Untersuchungen weisen darauf hin, daß die Serumdigoxinkonzentration bei Glykosidtherapie unter gleichzeitiger Chinidingabe zunimmt (Doering 1979; Leahey et al. 1979). Die klinische bzw. rhythmologische Bedeutung dieser Interaktion ist bisher noch nicht sicher abschätzbar. – Chinidin verstärkt die Wirkung der Cumarine bei der Antikoagulanzienbehandlung. Auch eine Interaktion zwischen Chinidin und Rifampicin ist bekanntgeworden (Twurm-Barima u. Carruthers 1981).

Chinidin und chinidinartige Substanzen sind kontraindiziert bei angeborenen idiopathischen QT-Verlängerungen (Jervell- und Lange-Nielsen-Syndrom) (Jervell u. Lange-Nielsen 1957) (s. S. 365) und Romano-Ward-Syndrom (Romano et al. 1956; Ward 1964) sowie bei erworbenen Verlängerungen der QT-Strecke, z.B. akuter Myokardinfarkt, Erkrankungen des Zentralnervensystems, Antiarrhythmikaüberdosierung (Chinidin und chinidinartige Substanzen), Hirnblutung und Ventrikeleinbruch.

Diese Kontraindikation (QT-Verlängerung) gilt für alle (leitungsverlängernden) Antiarrhythmika der Klasse I A nach Vaughan Williams, fernerhin für bestimmte Koronarmittel, Antidepressiva und durchblutungsfördernde Mittel sowie für alle Wirkstoffe, die eine Hypokaliämie induzieren können (Diuretika, Laxanzien, Reduktionsdiät, s. Tabelle 5.4, S. 366; Dany et al. 1980).

Große Beachtung fand eine Arbeit über die Wirksamkeit und Sicherheit der Chinidintherapie zur Erhaltung des Sinusrhythmus nach Kardioversion (Coplen et al. 1990). In dieser Metaanalyse von 6 kontrollierten randomisierten Studien (insgesamt 808 Patienten) zeigte sich zwar eine überlegene antiarrhythmische Wirkung von Chinidin, die Sterblichkeit lag aber in den mit Chinidin behandelten Gruppen – als negativer Effekt der antiarrhythmischen Therapie – höher als in den Placebokollektiven (Coplen et al. 1990).

Zu der in Deutschland weit verbreiteten fixen Antiarrhythmikakombination Chinidin – Verapamil (Cordichin) s. S. 166.

Procainamid (z. B. Procainamid Duriles)

Procainamid wird wegen seiner kurzen Wirkungsdauer und zahlreicher Nebenwirkungen hierzulande nur noch relativ selten eingesetzt. Die Wirkungscharakteristika des Procainamids entsprechen weitgehend denen des Chinidins. Es dominiert die lokalanästhetische (membranabdichtende) Wirkung. Wie bei Chinidin, so besteht auch bei Procainamid eine ausgeprägte negativ inotrope Wirkung. Bei intravenöser Applikation kann es zu einer erheblichen Blutdrucksenkung kommen.

Die *Indikationen* für Procainamid sind ventrikuläre Extrasystolen, Kammertachykardien und Kammerflattern. Fernerhin kann die Substanz auch bei paroxysmalen Tachykardien und bei Vorhofflimmern eingesetzt werden.

Unter den extrakardialen Nebenwirkungen sei außer auf Appetitlosigkeit, Übelkeit und Durchfälle besonders auf Agranulozytose und systemischen Lupus erythematodes bei Langzeittherapie hingewiesen. Die Kontraindikationen bestehen (wie bei Chinidin) in AV-Blockierungen höheren Grades, sinuatrialen Leitungsstörungen, manifester Herzinsuffizienz und Hypotonie. Wegen der kurzen Halbwertszeit von im Mittel 4 h muß Procainamid in geringen Zeitintervallen (ca. 4- bis 5stündlich) verabreicht werden (oral oder parenteral). Die Tagesdosis liegt zwischen 2 und 4 g. In der Notfalltherapie sollten bei intravenöser Applikation 100 mg/min bis zu einer Gesamtdosis von maximal 1000 mg unter EKG-Kontrolle nicht überschritten werden (s. Übersicht 2.27).

Übersicht 2.27. Procainamid (Procainamid Duriles)

Indikation:	ventrikuläre Tachyarrhythmien, Vorhofflimmern
Anwendung:	oral, i.v.
Therapeutischer Bereich (Plasmaspiegel):	3–8 µg/ml
Halbwertszeit Procainamid:	~ 4 h
N-Acetyl-Procainamid (NAPA):	~ 7 h
Elimination:	hepatisch (renal 50–60%)
Dosierung:	25–50 mg/min i.v., 30–50 mg/kg p.o. alle 4–6 h
Nebenwirkungen (extrakardial):	Blutdruckabfall (i.v.), Depressionen, Agranulozytose, systemischer Lupus erythematodes

Wegen der bei uns nurmehr geringen klinischen Bedeutung des Procainamids angesichts effektiverer und v.a. nebenwirkungsärmerer Alternativen sei bezüglich weiterer Einzelheiten auf das Schrifttum verwiesen (Koch-Weser 1977; Seipel 1987).

Ajmalin, Prajmalin (Gilurytmal, Neo-Gilurytmal)

Ajmalin [Gilurytmal], Prajmalin [Neo-Gilurytmal] = Prajmaliumbitartrat, (weinsaures Salz des Propylajmalins)] ist ein Rauwolfiaalkaloid mit einer chinidinartigen membranstabilisierenden Wirkung (vgl. Abb. 2.18). An der myokardialen Einzelfaser führt die Substanz zu einer Verlängerung des Aktionspotentials bzw. der Refraktärperiode und einer Abnahme der maximalen Anstiegsgeschwindigkeit des Aktionspotentials als Ausdruck einer Verminderung der Leitungsgeschwindigkeit. Die heterotope Reizbildung wird stärker gehemmt als die Erregungsleitung. Am Patienten wird mit intrakardialen Ableitungen die vorzugsweise Beeinflussung der intraventrikulären Erregungsleitung beobachtet.

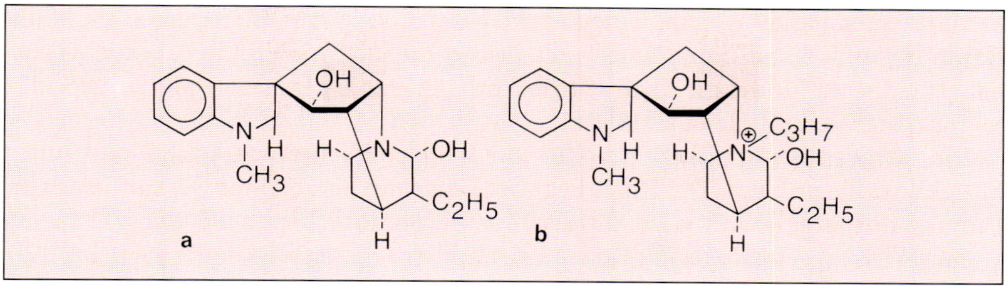

Tachykarde Rhythmusstörungen

Abb. 2.18a, b. Strukturformeln von **a** Ajmalin (Gilurytmal); und **b** Prajmalin (Neo-Gilurytmal)

Das bevorzugte *Indikationsgebiet* sind extrasystolische (supraventrikuläre, ventrikuläre) Arrhythmien, Vorhofflimmern sowie auch paroxysmale supraventrikuläre Tachykardien, in Sonderheit Umkehrtachykardien im Zusammenhang mit Präexzitationssyndromen (vgl. Kleinsorge 1959). Beim Wolff-Parkinson-White-Syndrom (s. S. 351ff.) wird durch Ajmalin der akzessorische Bypass blockiert und es kommt oft zu einem diagnostisch verwertbaren Verschwinden der Delta-Welle im Elektrokardiogramm. Dieser leitungsdepressive Effekt von Ajmalin auf die akzessorische Bahn wird daher als – nicht ganz zuverlässiger – sog. Ajmalintest beim WPW-Syndrom eingesetzt. Uns hat sich Ajmalin besonders in der Notfalltherapie ventrikulärer Tachykardien bewährt.

In einer relativ neuen Untersuchung konnten Manz et al. zeigen, daß Ajmalin zuverlässiger bei der Unterbrechung von persistierenden hämodynamisch stabilen Kammertachykardien als Lidocain wirkt (s. Abb. 2.19). Neben der besseren Effektivität in bezug auf die Tachykardieterminierung bewirkt die Abnahme der Tachy-

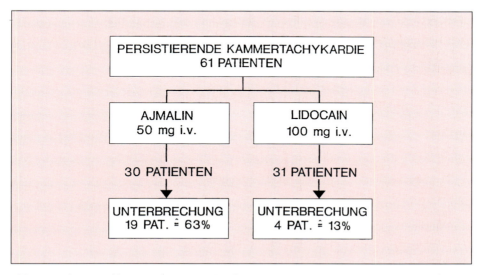

Abb. 2.19. Akute medikamentöse Intervention bei 61 Patienten mit persistierender ventrikulärer Tachykardie. Injektion von Ajmalin führt unmittelbar zur Unterbrechung der ventrikulären Tachykardie bei 19 von 30 Patienten, während Lidocain nur bei 4 von 31 Patienten die Tachykardie beendet

kardiefrequenz unter Ajmalin einen Anstieg des Herzzeitvolumens, der sich auf die Hämodynamik stabilisierend auswirkt. Demzufolge ist Ajmalin u. E. besser geeignet als Lidocain für die medikamentöse Notfalltherapie persistierender ventrikulärer Tachykardien (Manz et al. 1990 a).

Die intravenöse Applikation sollte nur bei dringlicher Indikation und unter EKG-Kontrolle erfolgen. Die Dosis liegt bei 5 mg/min bis zu einer Gesamtdosis von 1 mg/kg Körpergewicht i. v. Die intravenöse Höchstdosis liegt bei 300 mg/12 h.

Der Wirkungseintritt erfolgt nach ca. 1 min (i. v.), die Wirkdauer liegt bei 12–15 min (gute Steuerbarkeit!). Beim (oralen) Prajmalin ist von einem Wirkungseintritt nach 25 min und einer Wirkdauer von etwa 8 h auszugehen. – Die Injektion ist bei Verbreiterung des QRS-Komplexes und naturgemäß bei Verschwinden der Tachykardie unverzüglich zu beenden. Nach Sistieren von supraventrikulären Tachykardien kann es zu längerwährenden präautomatischen Pausen kommen.

In der oralen, ausreichend resorbierbaren Form (Prajmalin) wird Ajmalin zur Prophylaxe ventrikulärer Extrasystolen und Tachykardien (supraventrikulär, ventrikulär) verordnet.

Umfassende pharmakokinetische Untersuchungen über das Rauwolfiaalkaloid Ajmalin bzw. Prajmalinbitartrat gibt es bislang nicht. Die Elimination erfolgt überwiegend durch Biotransformation in der Leber und biliäre Exkretion. Die renale Ausscheidung der unveränderten Substanz Prajmalin und der Metaboliten liegt unter 30 % (Schaumlöffel 1974). Somit ist davon auszugehen, daß es bei Herzinsuffizienz nicht zu einer Kumulation der Substanz kommt (Nitsch u. Lüderitz 1990).

Die toxischen kardialen Erscheinungen unter Einfluß von Ajmalin/Prajmalin bestehen v. a. in einer Zunahme der intraatrialen, atrioventrikulären und intraventrikulären Erregungsleitung. Es sind sowohl Asystolien wie auch Zustände mit Kammerflimmern beobachtet worden. Die negativ-inotrope Wirkung der Substanz scheint gering zu sein.

Extrakardiale Nebenwirkungen sind Übelkeit, Kopfschmerzen, Appetitlosigkeit, intrahepatische Cholestase und Leberschädigung – wahrscheinlich pharmakogenetisch bedingt (Zekorn et al. 1985) – sowie Lichtempfindlichkeit, Augenflimmern und Doppelbilder. Auch Agranulozytosen nach Ajmalinapplikation sind bekannt geworden (s. Übersicht 2.28).

Übersicht 2.28. Ajmalin (Gilurytmal) und Prajmalin (Neo-Gilurytmal)

Indikation:	supraventrikuläre, ventrikuläre Tachyarrhythmien
Anwendung:	oral (Prajmalin), i. v. (Ajmalin)
Therapeutischer Bereich (Plasmaspiegel):	0,03–0,05 µg/ml
Halbwertszeit	
Ajmalin:	1 h
Prajmalin:	5 h
Elimination:	hepatisch (renal)
Dosierung	
Ajmalin:	1 mg/kg i. v.
Prajmalin:	3mal 20 mg/d p. o.
Nebenwirkungen (extrakardial):	Übelkeit, Cholestase, Agranulozytose.

Ajmalin ist naturgemäß kontraindiziert bei höhergradigen atrioventrikulären Erregungsleitungsstörungen sowie beim QT-Syndrom.

Disopyramid (z. B. Norpace, Rythmodul, Diso-Duriles)

Disopyramid wurde 1977 in der Bundesrepublik Deutschland unter den Namen Rythmodul und Norpace in den Handel gebracht, seit 1981 auch als Retardzubereitung: Diso-Duriles. Der Arzneistoff ist mit keinem der bisher bekannten Antiarrhythmika chemisch verwandt (4-Diisopropyl-amino-2-phenyl-2-(2-pyridyl)-butyramid-monophosphat). Die Substanz wird zu über 50% über die Nieren und zu 15% über den Darm ausgeschieden. Etwa 90% der oral verabreichten Dosis werden resorbiert. Die maximale Serumkonzentration wird in 30–180 min nach oraler Applikation erreicht und bleibt ca. 5 h im Wirkbereich (s. Übersicht 2.29). Der Wirkungsmechanismus ist bislang nicht in allen Einzelheiten geklärt.

Übersicht 2.29. Disopyramid (z. B. Rythmodul, Norpace, Diso-Duriles)

Indikation:	supraventrikuläre, ventrikuläre Tachyarrhythmien
Anwendung:	oral, i.v.
Therapeutischer Bereich:	2–8 µg/ml
Clearance:	3,43 ml/min/kg
Halbwertszeit:	$t_{\frac{1}{2}} \alpha$ 2 min, $t_{\frac{1}{2}} \beta$ 4,5 h[a]
Elimination:	renal (50–60%), hepatisch
Unveränderte Ausscheidung (Urin):	52%
Dosierung:	4- bis 6mal 100 mg tgl. p.o., 2 mg/kg KG < 150 mg in 5–15 min
Nebenwirkungen (extrakardial):	Miktionsstörungen, Mundtrockenheit, Sehstörungen, Obstipation, Übelkeit, Agranulozytose, Cholestase

[a] α α-Phase (Verteilung); β β-Phase (Elimination).

Die elektrophysiologischen Wirkungen von Disopyramid bestehen an der myokardialen Einzelfaser in einer signifikanten Zunahme der Aktionspotentialdauer als Hinweis auf eine Refraktärzeitverlängerung und Abnahme der maximalen Anstiegsgeschwindigkeit des Aktionspotentials als Ausdruck einer verminderten Erregungsleitungsgeschwindigkeit. Die Amplitude des Aktionspotentials und das Ruhemembranpotential bleiben unverändert. Die diastolische Repolarisation (Phase 4) wird verzögert (Abb. 2.20). Tierexperimentelle Untersuchungen von Nayler (1976) sprechen für einen kalziumantagonistischen Effekt, der in Zusammenhang mit einer kardiodepressiven Wirkung gesehen wird.

Bei Patienten mit normaler Sinusknotenfunktion bewirkt Disopyramid keine wesentliche Änderung von Herzfrequenz, sinuatrialer Leitungszeit und Sinusknotenerholungszeit. Bei Vorliegen eines Sinusknotensyndroms wird eine Verlängerung der Sinusknotenerholungszeit beobachtet. Von Seipel et al. (1975a) wurden unter Disopyramid eine signifikante Verlängerung der Leitung im His-Purkinje-System sowie eine Zunahme der effektiven und funktionellen Refraktär-

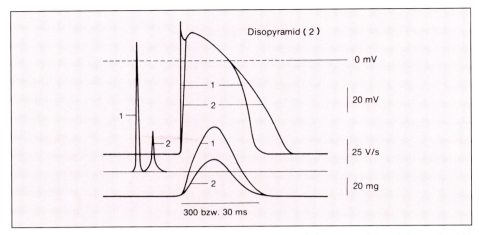

Abb. 2.20. Übereinander projizierte Registrierungen von Aktionspotentialen (*oberer Strahl*), maximaler Anstiegsgeschwindigkeit des Aktionspotentials (dV/dt$_{max}$) (*mittlerer Strahl*) und Kontraktionskraft (*unterer Strahl*) bei einem isolierten Katzenpapillarmuskel vor (*1 Kontrolle*) und in Anwesenheit von 10^{-4} M Disopyramid (*2* nach 21 min). Zeiteichung von 300 ms für oberen und unteren Strahl, 30 ms für mittleren Strahl. (Nach Scholz 1976)

zeit im AV-Knoten beobachtet. Fernerhin wurde über eine Verlängerung der effektiven Refraktärperiode im Vorhof und in akzessorischen Leitungsbahnen berichtet. In klinischen Untersuchungen wurde eine Beseitigung oder deutliche Verminderung von Vorhofflimmern bei 10 von 23 Patienten (44%) beobachtet. Ein mäßiger oder fehlender Erfolg zeigte sich bei 13 Patienten (56%). Die Beseitigung oder deutliche Besserung bei ventrikulären Extrasystolen wird in 6 von 16 Fällen angegeben (38%) (Breithardt et al. 1976). Bei chronisch-rezidivierenden Kammertachykardien wurde eine hohe antiarrhythmische Wirksamkeit der Kombination von Disopyramid und Mexiletin beobachtet (Breithardt u. Seipel 1981), die über den Effekt der Einzelsubstanzen hinausging.

Indikation: Disopyramid kommt in der medikamentösen Differentialtherapie als Alternative zu Chinidin in Frage, insbesondere dann, wenn letzteres wegen Nebenwirkungen kontraindiziert ist. Die günstige antiarrhythmische Wirkung von Disopyramid im Vergleich zu anderen Antiarrhythmika geht aus Abb. 2.21 hervor, die sich auf die Zykluslänge (als Parameter der Frequenz) von spontanen und stimulationsinduzierten Kammertachykardien bezieht. Demnach führt Disopyramid bei dem untersuchten Patientenkollektiv zu der ausgeprägtesten Frequenzsenkung (144/min) gegenüber der Kontrolle (196/min) entsprechend einer Zykluslänge von 417 bzw. 306 ms (Steinbeck et al. 1981c).

Als reversible dosisabhängige (Tagesdosis 400–600 mg per os) Nebenwirkungen werden Mundtrockenheit, verschwommenes Sehen, Miktionsstörungen, Nausea und Kopfschmerzen genannt. Diese Nebenwirkungen sind auf die anticholinerge Wirkung der Substanz zurückzuführen. Disopyramid wirkt negativ inotrop; diese Wirkung soll die negative Inotropie anderer Antiarrhythmika übertreffen und kann in manchen Fällen zu einer kardialen Dekompensation mit akuter Rechts- und Linksherzinsuffizienz führen (Podrid et al. 1980b).

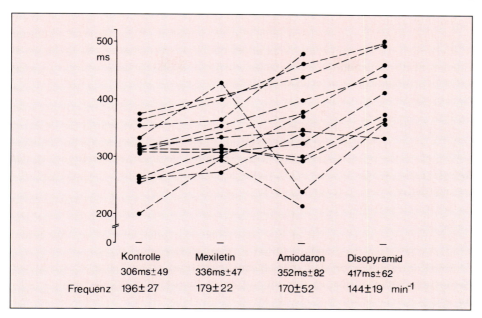

Abb. 2.21. Mittlere Zykluslänge (RR-Intervall) und entsprechende mittlere Kammerfrequenz spontaner und stimulationsinduzierter Ventrikeltachykardien unter Kontrollbedingungen sowie unter Einfluß verschiedener Antiarrhythmika. Die Wirkung von Mexiletin wurde bei 11 Patienten, die von Amiodaron bei 13 Patienten geprüft. Es wurde jeweils der Mittelwert von 5–10 verschiedenen Zyklen während einer stabilen Kammertachykardie berücksichtigt. (Nach Steinbeck et al. 1981c)

Es ist auf eine Kumulation bei Niereninsuffizienz zu achten. Auch toxische Wirkungen auf die ventrikuläre Erregbarkeit, speziell bei einer Kombination von Disopyramid mit Chinidin oder Aprindin, sind bekannt geworden (Rosenberg et al. 1979).

Im Unterschied zu Chinidin führt Disopyramid offenbar nicht zu einer Erhöhung des Serumdigoxinspiegels bei gleichzeitiger Digoxinbehandlung.

Für die intravenöse Anwendung von Disopyramid gelten besondere Richtlinien: Die Substanz (z.B. Rythmodul i.v.) soll nur unter Monitorüberwachung und bei entsprechender kardiologischer Ausrüstung verabreicht werden. Dabei ist die Dosierung dem individuellen Bedarf anzupassen. Eine rasche Bolusinjektion ist zu vermeiden. Als Anfangsdosis sollten 2 mg/kg KG (aber nicht mehr als insgesamt 150 mg, entsprechend 3 Amp. Rythmodul i.v.) langsam intravenös über einen Zeitraum von 5 min injiziert werden. Der Zeitraum der Injektion kann bis zu 15 min ausgedehnt werden (2 mg/kg KG über 15 min). Abweichungen von diesen Richtlinien können in Abhängigkeit von Erfahrung, Ausrüstung und individuellem Krankheitsverlauf vorgenommen werden.

Spartein

Ein nur schwach wirksames Antiarrhythmikum ist Spartein, ein Alkaloid des Besenginsters, das in vitro ähnliche elektrophysiologische Wirkungen wie Chinidin entfaltet.

Indikation: Sinustachykardien, Vorhoftachykardien und Vorhofextrasystolen sowie Prophylaxe von Vorhofflimmern nach Elektroreduktion. Auch bei ventrikulären Arrhythmien ist Spartein erfolgreich angewendet worden (Esser et al. 1975). Nach eigenen Erfahrungen kann die Substanz auch bei paroxysmalem Vorhofflimmern auf der Grundlage eines arteriosklerotischen Herzleidens vorzugsweise gemeinsam mit Digitalis wirksam sein.

In der praktischen Anwendung wird Spartein oft zu niedrig dosiert. Für die Dauertherapie sollte nur das Retardpräparat eingesetzt werden. – Aufgrund der elektrophysiologischen Charakteristik ist die Substanz der Klasse I nach Vaughan Williams zuzuordnen. Bemerkenswert ist die (experimentell gemessene) Verlängerung der Refraktärzeit (Senges u. Ehe 1973), wohingegen unter klinischen Bedingungen die intrakardialen Leitungszeiten nur geringfügig beeinflußt werden.

Interessanterweise wird Spartein bei einem kleinen Teil der Patienten nicht metabolisiert (5%; Dengler u. Eichelbaum 1977).

Die mittlere Dosierung liegt bei 600–1200 mg täglich per os (6- bis 12mal 1 Tablette Depasan) bzw. 200 mg (2mal 1 Ampulle) Depasan i.v.

Eine Kontraindikation stellt die Schwangerschaft im letzten Trimenon wegen der Gefahr der Wehenauslösung dar, die auf einer Tonussteigerung der glatten Muskulatur unter Spartein beruht. Bei vorbestehenden Leitungsstörungen sollte die Substanz nicht angewendet werden (s. Übersicht 2.30).

Übersicht 2.30. Spartein

Indikation:	supraventrikuläre, ventrikuläre Tachyarrhythmien
Anwendung:	oral, i.v.
Therapeutischer Bereich (Plasmaspiegel):	0,5 µg/ml
Halbwertszeit:	2 h
Elimination:	hepatisch (renal 25%)
Dosierung:	3mal 200–400 mg täglich p.o., 2–3 mg/kg i.v.
Nebenwirkungen (extrakardial):	Kopfschmerzen, Magenbeschwerden, vorzeitige Wehentätigkeit (Tonussteigerung der glatten Muskulatur)

b) Antiarrhythmika der Klasse I B

Lidocain (Xylocain)

Der bevorzugte Wirkort von Lidocain (Xylocain), einem Antiarrhythmikum vom lokalanästhetischen Typ, ist der Ventrikelbereich. Die Wirkung besteht vorwiegend in einer Suppression heterotoper Reizbildungszentren im His-Purkinje-Bereich. Zu einer Sinusknotendepression kann es jedoch beim Sinusknotensyndrom kommen. Eine differentialtherapeutisch wichtige Eigenschaft ist die im Gegensatz zu den vorgenannten Antiarrhythmika nur unwesentliche Beeinflussung der atrioventrikulären Erregungsleitung.

Die elektrophysiologischen Wirkungen von Lidocain zeigen ebenso wie bei anderen Antiarrhythmika eine deutliche Abhängigkeit von der extrazellulären

Kaliumkonzentration. Unter klinischen Bedingungen läßt sich damit die Ineffizienz therapeutischer Konzentrationen bei Hypokaliämie erklären (Vaughan Williams 1973).

Tierexperimentelle Untersuchungen weisen darauf hin, daß Lidocain die Degeneration von ventrikulären Tachykardien in Kammerflimmern verhindert und abnorme Reizbildung in Purkinje-Fasern supprimieren kann (Naumann d'Alnoncourt et al. 1981a).

Die bevorzugte *Indikation* für Lidocain stellen ventrikuläre Extrasystolen und Tachykardien bzw. deren Prophylaxe dar, wobei sich die prophylaktische Wirkung auch auf Kammerflattern und Kammerflimmern bezieht. Dies gilt insbesondere, wenn die Arrhythmien im Gefolge eines akuten Myokardinfarkts auftreten. Kammerflattern bzw. Kammertachykardien können mit Lidocain ggf. auch dann behandelt werden, wenn eine Defibrillation nicht möglich ist. Bei supraventrikulären Tachykardien ist Lidocain deutlich weniger wirksam.

Einer – allerdings nicht unwidersprochenen – australischen Doppelblindstudie zufolge führt die frühe prophylaktische intramuskuläre Lidocaingabe zu einer Senkung der Mortalität in der Prähospitalphase des akuten Myokardinfarkts (Valentine et al. 1974). Die allgemeine Anwendung dieser Erkenntnis ist u. a. wegen der zu gewärtigenden Nebenwirkungen umstritten: Bradykardie, Asystolie (Einzelbeobachtungen beim Sinusknotensyndrom) und geringe negative Inotropie. Zudem behindert eine vorangegangene intramuskuläre Injektion eine bei akutem Herzinfarkt indizierte Thrombolyse. Koster u. Dunning berichteten 1985 über die Prävention letaler Arrhythmien (Kammerflimmern) durch intramuskuläre Lidocaingabe (400 mg) in der Prähospitalphase eines Myokardinfarkts. Auch diese vieldiskutierte Studie hat nicht zur allgemeinen Anwendung dieser prophylaktischen Maßnahme (ausführbar durch Nichtmediziner oder sogar den Patienten selbst) geführt (vgl. Lown 1985). Hinderungsgründe sind neben ökonomischen Aspekten möglicherweise die Unverhältnismäßigkeit aufgrund einer nur geringen Häufigkeit von Kammerflimmern und pharmakokinetische und allgemeintherapeutische Einwände.

Die nicht selten beobachteten extrakardialen Nebenwirkungen von Lidocain betreffen v. a. das Zentralnervensystem und äußern sich in Benommenheit, Schwindel, Desorientiertheit, Seh- und Sprachstörungen. In schweren Fällen können Krämpfe und komatöse Zustände auftreten (s. Übersicht 2.31).

Relative Kontraindikationen für die Lidocainanwendung sind das Sinusknotensyndrom sowie AV-Blockierungen II. und III. Grades; bradykarden Komplikationen sollte hier durch eine elektrische Reizsonde vorgebeugt werden.

Die Applikation von Lidocain erfolgt parenteral. Auch die Verabreichung großer Mengen per os hat zu keiner zuverlässigen Resorption geführt. Die intravenöse Therapie beginnt in der Regel mit einer Bolusinjektion von 50–100 mg (evtl. 200 mg), die gefolgt wird von einer kontrollierten Dauerinfusion von 2–4 mg/min. Zur (prophylaktischen) intramuskulären Anwendung sollten ggf. 300 mg gegeben werden (Injektion in den M. deltoideus). Es ist davon auszugehen, daß mit dieser Dosis für 45–60 min ein wirksamer Plasmaspiegel ($> 1{,}4$ µg/ml) erreicht wird. Der Wirkungseintritt von Lidocain ist bei i. v.-Applikation sofort, nach i. m.-Gabe nach 5–15 min zu erwarten. Die Wirkdauer wird bei intravenöser Anwendung mit 15–20 min, nach intramuskulärer Gabe mit 1–2 h angegeben.

Übersicht 2.31. Lidocain (Xylocain)

Indikation:	ventrikuläre Extrasystolie, Kammertachykardie
Anwendung:	parenteral
Therapeutischer Bereich (Plasmaspiegel):	2–6 µg/ml
Halbwertszeit:	$t_{\frac{1}{2}}\ \alpha\ \ 8\ \text{min}^a$ $t_{\frac{1}{2}}\ \beta\ 108\ \text{min}^a$
Elimination:	hepatisch (renal 5%)
Dosierung:	Bolus 50 mg (–100 mg)/5 min, Dauerinfusion 2–4 mg/min (300 mg i.m., M. deltoideus)
Nebenwirkungen (extrakardial):	zentralnervöse Störungen

[a] α α-Phase (Verteilung); β β-Phase (Elimination).

N.B. Eine intramuskuläre Injektion von Lidocain sollte bei eingetretenem Infarkt oder Infarktverdacht möglichst vermieden werden, um eine nachfolgende Thrombolyse nicht zu inhibieren!

Da der Abbau von Lidocain vorwiegend in der Leber erfolgt, ist bei Patienten mit schweren Leberfunktionsstörungen bzw. verminderter Leberdurchblutung (Herzinsuffizienz, akuter Myokardinfarkt) eine Dosisreduzierung geboten. In diesem Zusammenhang können Serumkonzentrationsbestimmungen von Lidocain hilfreich sein. Von Follath et al. (1980) wird aufgrund von Untersuchungen im akuten Stadium des Myokardinfarkts folgender Indikationskatalog zur Serumspiegelbestimmung vorgeschlagen (Follath et al. 1980). Bei:

- verminderter Lidocainclearance (Herzinsuffizienz, Hypotonie, Hepatopathie),
- Bolusinjektion und Injektionsgeschwindigkeiten von 3–4 mg/min,
- Infusionsdauer von Lidocain über 24 h.

Der Einfluß einer verminderten kardialen Funktion auf die Lidocainserumkonzentration und Eliminationshalbwertszeit ist in Abb. 2.22 wiedergegeben.

Neuere Untersuchungen zeigen, daß die Lidocainclearance unter Dauerinfusion bei gleichzeitiger Propranololgabe vermindert ist (Ochs et al. 1980). Übersicht zu Lidocain bei Scott u. Julian 1971.

Mexiletin (Mexitil)

Mexiletin ist ein im November 1979 in Deutschland als Mexitil in den Handel gebrachtes Antiarrhythmikum. Die Substanz (1-Methyl-2-(2,6-xylyl-oxy)-äthylamin-hydrochlorid) weist eine gewisse strukturelle Ähnlichkeit zum Lidocain auf (vgl. Abb. 2.23 und 2.25). Beide Pharmaka besitzen annähernd die gleiche lokalanästhetische Wirkung.

Tierexperimentell führt Mexiletin zu einer Abnahme der maximalen Anstiegsgeschwindigkeit des Aktionspotentials als Ausdruck einer verminderten Erregungsleitungsgeschwindigkeit, ohne das Ruhemembranpotential zu beeinflussen. Die ventrikuläre Aktionspotentialdauer wird verkürzt (Haap u. Antoni 1978). Die

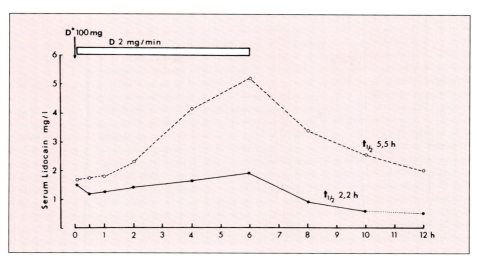

Abb. 2.22. Lidocainserumkonzentration und Eliminationshalbwertszeit ($t\frac{1}{2}$) bei Herzinsuffizienz (----) und bei normaler Herzfunktion (——). (Nach Follath et al. 1980)

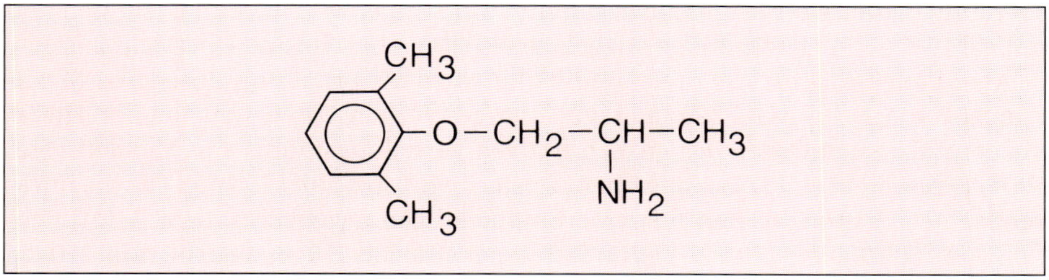

Abb. 2.23. Strukturformel von Mexiletin

Dauer des monophasischen Aktionspotentials der frühen ventrikulären Extrasystolen wird verlängert.

Am Patienten bewirkt die Substanz auch bei vorbestehender Leitungsstörung keine Änderung der Leitungszeit proximal des His-Bündels, während es distal der His-Brücke unter Einfluß von Mexiletin, insbesondere bei vorgeschädigtem Leitungssystem, zu Leitungsverzögerungen und faszikulären Blockbildern kommen kann (z. B. Rechtsschenkelblock und linksanteriorer Hemiblock). Die Sinusknotenerholungszeit wird in einzelnen Fällen (auch beim Sinusknotensyndrom) durch Mexiletin verlängert. Gleichwohl scheint die Substanz keine eindeutig gerichteten Wirkungen auf Sinusfrequenz und Vorhofrefraktärzeit zu entfalten. Trotz der speziellen Beeinflussung verschiedener Strukturen des Reizbildungs- und Erregungsleitungsgewebes dürfte Mexiletin ganz vorwiegend auf den Bereich distal des His-Bündels wirken.

Die klinischen Erfahrungen sprechen dafür, daß Mexiletin sowohl in intravenöser wie oraler Applikationsform besonders bei ventrikulären Tachykardien wirksam ist (Talbot et al. 1973). Dies gilt auch für Fälle, die sich gegenüber Lidocain therapieresistent verhalten (Campbell et al. 1973).

Übersicht 2.32. Mexiletin (Mexitil)

Indikation:	ventrikuläre Extrasystolie und Tachykardie
Anwendung:	oral, i.v.
Therapeutischer Bereich (Plasmaspiegel):	0,5–2 µg/ml
Clearance:	≈ 5 ml/min/kg
Halbwertszeit:	12 h
Elimination:	hepatisch (renal < 10%);
Unveränderte Ausscheidung (Urin):	3–15%
Dosierung:	100–250 mg langsam i.v. 600–900 mg tgl. p.o.
Nebenwirkungen (extrakardial):	ZNS-Symptomatik, Tremor, Doppelsehen, Verwirrtheitszustände, Krämpfe.

Die therapeutischen Plasmaspiegel der Substanz liegen zwischen 0,5 und 2 µg/ml. Toxische Wirkungen gehen mit Plasmakonzentrationen von über 3,0 µg/ml einher. Die Serumhalbwertszeiten sind mit etwa 10 h beim Gesunden und mit ca. 19 h beim Herzkranken anzusetzen (Talbot et al. 1973, s. Übersicht 2.32).

Als Empfehlung für die orale Medikation wird als Erhaltungsdosis eine Mexiletingabe von 2- bis 3mal 200 mg täglich vorgeschlagen. Am ersten Tag der Therapie empfiehlt sich wegen des großen fiktiven Verteilungsraums von Mexiletin (ca. 500 l) (Prescott et al. 1977) eine höhere Dosierung: 4- bis 5mal 200 mg. Für die intravenöse Applikation werden folgende Empfehlungen gegeben: initiale Bolusinjektion von 150–200 mg über 2–5 min; Sättigungsinfusion 250 mg über 30 min, 250 mg über 2,5 h, 500 mg über 8 h. Erhaltungsdosis der Infusion: 500–1000 mg über 24 h (Prescott 1977). Gravierende negativ-inotrope Wirkungen bestehen in diesem Dosisbereich offenbar nicht.

Die *Indikation* für Mexiletin ist somit gegeben bei ventrikulären Rhythmusstörungen, die ihren Ausgang distal des His-Bündels nehmen, d.h. alle Kammerarrhythmien, insbesondere ventrikuläre Extrasystolen und Tachykardien. Dabei ist Mexiletin eher für die Langzeittherapie als für die akute Behandlung geeignet. Mexiletin stellt in der Wirkungscharakteristik in vieler Hinsicht eine therapeutische Alternative zu Lidocain dar, besitzt diesem gegenüber jedoch den Vorteil der oralen Applikationsmöglichkeit (s. Übersicht 2.32).

In einer Studie konnte Merx (1981) zeigen, daß durch Mexiletin ventrikuläre Extrasystolen bei akutem Myokardinfarkt unterdrückt werden und bedrohliche ventrikuläre Tachyarrhythmien seltener auftreten (vgl. S. 389).

Im Zusammenhang mit einer (prophylaktischen) Mexiletinlangzeittherapie kann die Serumkonzentrationsbestimmung der Substanz nützlich sein: in einer Studie wurden die Mexiletinserumspiegel bei 56 Patienten mit ventrikulären Arrhythmien bei einer täglichen Dosis zwischen 600 mg und 1000 mg Mexiletin untersucht. Es ergab sich eine deutliche Abhängigkeit der Serumspiegel von der Tagesdosis und dem Dosisintervall. Schwere Nebenwirkungen bei 3 Patienten zeigten eine Abhängigkeit von Dosis und Serumspiegel.

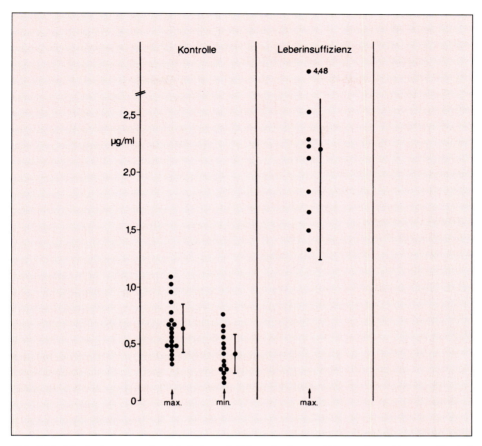

Abb. 2.24. Mexiletinserumspiegel bei einer täglichen Dosis von 600 mg. Gegenübergestellt sind maximale bzw. minimale Serumspiegel im Tagesprofil von Patienten der Kontrollgruppe (n = 24) und Patienten mit Leberinsuffizienz (n = 9). Die Gruppe mit gestörter Leberfunktion zeigt signifikant höhere Werte ($p < 0{,}01$). (Nach Nitsch et al. 1982b)

Eine Nieren- (n = 14) bzw. Herzinsuffizienz (n = 8) wirkte sich nicht auf die Serumspiegel aus. Signifikante Unterschiede der Mexiletinserumspiegel im Vergleich zur Kontrollgruppe ergaben sich jedoch bei Patienten mit Leberinsuffizienz (n = 9) (vgl. Abb. 2.24, s. auch Abb. 2.16). Bei diesen Patienten ist eine Dosisanpassung wegen der Möglichkeit kardialer und extrakardialer Nebenwirkungen angebracht (Nitsch et al. 1983a).

Als Nebenwirkungen können Bradykardie, Hypotension, Übelkeit, Schwindel, Benommenheit und Sehstörungen auftreten, d.h. zentralnervöse Störungen, wie sie auch anderen Antiarrhythmika vom lokalanästhetischen Typ eigen sind. Mexiletin ist im Handel erhältlich als Mexitil Kaps. (200 mg Mexiletin-HCl), als Mexitil mite Kaps. (100 mg Mexiletin-HCl), als Mexitil retard Kaps. (360 mg Mexiletin-HCl) und als Injektionslösung, wobei 1 Amp. (10 ml) 250 mg Mexiletin-HCl enthält.

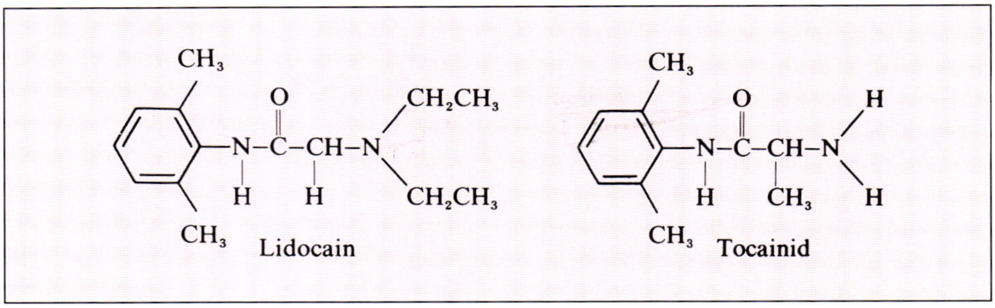

Abb. 2.25. Strukturformeln von Lidocain und Tocainid

Tocainid (Xylotocan)

Tocainid, ein Aminanalogon des Lidocains, ist ein neues, oral und parenteral anwendbares Antiarrhythmikum, das in oraler Form im Februar 1982 in der Bundesrepublik in den Handel kam (Xylotocan). Die Substanz (2-Amino-2′,6′-propionoxilidid-HCl) besitzt im Gegensatz zu Lidocain aufgrund ihrer primären Aminstruktur eine niedrige hepatische Clearance, eine hohe systemische Bioverfügbarkeit sowie eine lange Halbwertszeit. Diese pharmakokinetischen Charakteristika bestimmen seine orale Wirksamkeit (Woosley u. Shand 1978; vgl. Abb. 2.25).

Ergebnisse klinischer Studien belegen die Wirksamkeit von Tocainid bei der Therapie ventrikulärer Arrhythmien. Der therapeutische Plasmaspiegel liegt zwischen 3 und 10 µg/ml und wird durch Gaben von 400–600 mg (alle 8 h) erreicht (s. Übersicht 2.31).

Übersicht 2.33. Tocainid (Xylotocan)

Indikation:	ventrikuläre Extrasystolie und Tachykardie
Anwendung:	oral (i.v.)
Therapeutischer Bereich (Plasmaspiegel):	3–10 µg/ml
Halbwertszeit:	ca. 13 h
Elimination:	renal (hepatisch)
Dosierung:	3- bis 4mal 400 mg/Tag p.o. (0,5 mg/kg/min i.v. über 15 min)
Nebenwirkungen (extrakardial):	ZNS-Störungen: Benommenheit, Tremor, Halluzinationen; Übelkeit; Agranulozytose, Lupus erythematodes; Lungenfibrose

Verschiedene Autoren berichteten über die signifikante Abnahme ventrikulärer Extrasystolen bei unterschiedlichen kardialen Grunderkrankungen, einschließlich koronarer Herzkrankheit und abgelaufenem Myokardinfarkt (Anderson et al. 1978; Engler et al. 1979; Winkle et al. 1978). Auch in einzelnen Fällen von Reentrytachykardien hat sich Tocainid als wirksam erwiesen (parenterale Applikation) (Waleffe et al. 1979). Zipes et al. dagegen berichten über 5 Patienten mit rezidivierenden Kammertachykardien, die auf eine orale Tocainidtherapie nicht ansprachen (Zipes u. Troup 1978).

Über die Wirkungen der Substanz auf die zelluläre Elektrophysiologie und auf experimentelle Arrhythmien liegen verschiedene Berichte vor (Coltart et al. 1974; Moore et al. 1978). Coltart et al. untersuchten die Wirkungen von Tocainid auf ischämisch bedingte Arrhythmien beim Hund (Verschluß einer Koronararterie, Ameroidkonstriktur). Der Wirkstoff supprimierte ventrikuläre Arrhythmien vollständig bei Plasmaspiegeln von 15–30 µg/ml, gleichzeitig kam es jedoch auch zu einer Zunahme des linksventrikulären enddiastolischen Druckes und zur Abnahme der maximalen Druckanstiegsgeschwindigkeit.

Tocainid unterdrückte Glykosid-(Ouabain-)induzierte ventrikuläre Rhythmusstörungen beim Hund bei Plasmakonzentrationen zwischen 12 und 23 µg/ml. Ventrikuläre Ektopien, 24 h nach 2-Stufen-Ligatur des R. descendens anterior der linken Koronararterie, wurden bei Plasmakonzentrationen zwischen 24 und 68 µg/ml vollständig supprimiert (Moore et al. 1978).

In-vitro-Untersuchungen (extrazelluläre Kaliumkonzentration 2,7 mmol/l) an Purkinje-Fasern ergaben eine Abnahme der Aktionspotentialdauer bei einer Konzentration von 10 µg/ml Tocainid, sowie eine Verkürzung der Refraktärperiode, eine Verschiebung der „membrane responsiveness curve" nach negativen Membranpotentialen und eine Zunahme der Reizschwelle bei 20 µg/ml. Diese Ergebnisse weisen darauf hin, daß Tocainid die Fortleitungsgeschwindigkeit von Extrasystolen herabsetzt und durch Umwandlung unidirektionaler Blockierungen in bidirektionale Reentrymechanismen beeinflussen kann (Moore et al. 1978).

An *Nebenwirkungen* wurde neben Tremor und Schwindelzuständen auch über einen Fall von tocainidinduziertem Lupus erythematodes berichtet. – Auch die Akzeleration von Kammertachykardien (Kammerflimmern) ist bei Patienten nach Tocainidintoxikation beschrieben worden (Engler u. Le Winter 1981). Zu einem bedeutsamen Problem hat sich die Agranulozytose als Nebenwirkung der Tocainidtherapie entwickelt (Roden u. Woosley 1986a). Die Arzneimittelkommission der deutschen Ärzteschaft hat daher Tocainid nurmehr zur eingeschränkten Anwendung empfohlen. Es wurden 2 Fälle von aplastischer Anämie unter Tocainid mitgeteilt (Gertz et al. 1986). – Diese wichtigen unerwünschten Wirkungen auf das Blutbild haben zu einer eingeschränkten Anwendung von Tocainid geführt.

Indikation: Tocainid kann als mögliche Alternative in der Mono- oder Kombinationstherapie ventrikulärer Extrasystolen und Tachykardien angesehen werden.

Wegen der Nebenwirkungen ist jedoch eine strenge Indikationsstellung mit engmaschiger Blutbildkontrolle erforderlich.

Phenytoin (Epanutin, Phenhydan, Zentropil)

Phenytoin wird meist als Antikonvulsivum eingesetzt. Es wird den antiarrhythmischen Substanzen der Klasse I B (mit zentraldämpfender Wirkung) zugerechnet, obwohl der Wirkungsmechanismus der Substanz noch weitgehend unklar ist. Es muß jedoch davon ausgegangen werden, daß Phenytoin elektrophysiologisch wie hinsichtlich des intra-/extrazellulären Kaliumfluxes eine den Herzglykosiden entgegengesetzte Wirkung entfalten kann, woraus sich die klinische Indikation als Antiarrhythmikum bei digitalogenen Arrhythmien ableitet. Die Phenytoineffekte sind darüber hinaus dosisabhängig und werden durch die extrazelluläre (Serum)kaliumkonzentration – ebenso wie die Wirkung von Lidocain, Aprindin und Disopyramid – wesentlich beeinflußt. Unter therapeutischen Bedingungen ist eine herabgesetzte Phenytoinwirkung bei Hypokaliämie anzunehmen. Prinzipiell kann Phenytoin eine Verbesserung der atrioventrikulären Erregungsleitung bewirken und zu einer Verminderung der myokardialen Erregbarkeit und der Automatie heterotoper Reizbildungszentren führen.

Der *Indikationsbereich* richtet sich heute nurmehr auf die digitalisbedingten ventrikulären Extrasystolen und Tachykardien wie auch auf digitalogene atrioventrikuläre Leitungsstörungen. Die orale Dosierung liegt bei 3mal 100 mg täglich per os bzw. 125–250 mg i.v. Wegen der langen Halbwertszeit (s. Übersicht 2.34) muß Phenytoin als schlecht steuerbar angesehen werden (evtl. Blutspiegelkontrollen).

Übersicht 2.34. Phenytoin [Diphenylhydantoin] (Epanutin, Phenhydan, Zentropil)

Indikation:	ventrikuläre Extrasystolie, Kammertachykardie (bei Digitalisintoxikation)
Anwendung:	oral (i.v.)
Therapeutischer Bereich (Plasmaspiegel):	6–20 µg/ml
Halbwertszeit:	8–60 h
Elimination:	hepatisch (renal 5%)
Dosierung:	3- bis 100 mg/Tag p.o., 2 mg/kg i.v.
Nebenwirkungen (extrakardial):	Blutdruckabfall (i.v.), Neuropathie, Gingivahyperplasie, Hepatitis, LE, Agranulozytose, Anämie.

Als Nebenwirkungen sind – insbesondere bei intravenöser Phenytoingabe – der ausgeprägte negativ-inotrope Effekt zu berücksichtigen sowie eine periphere Vasodilatation, die zu einem Blutdruckabfall führen kann. Die extrakardialen Nebenwirkungen bestehen in Übelkeit, Nystagmus, Schwindel, Ataxie, Gingivahyperplasie, Lymphadenopathie, Lupus erythematodes, Hautallergie, cholestatischer Hepatose, Thrombopenie, Agranulozytose und Anämie.

Phenytoin ist kontraindiziert bei schwerer Herzinsuffizienz, Leberinsuffizienz und vorbestehenden Knochenmarkschädigungen, ebenso bei Lebererkrankungen. Zurückhaltung ist auch geboten bei Sinusknotenerkrankungen, AV-Blockierungen II. und III. Grades, nicht jedoch beim QT-Syndrom (s. S. 365).

Insgesamt ist festzuhalten, daß Phenytoin in Einzelfällen, insbesondere bei digitalogenen Arrhythmien eine therapeutische Alternative darstellen kann, in der Langzeittherapie chronischer Herzrhythmusstörungen jedoch angesichts neuer effektiverer und v.a. nebenwirkungsärmerer Medikamente weitgehend in den Hintergrund getreten ist.

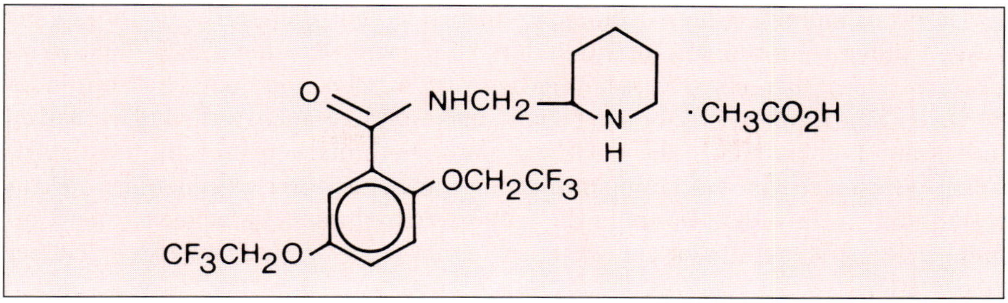

Abb. 2.26. Strukturformel von Flecainidacetat

c) Antiarrhythmika der Klasse I C

Flecainid (Tambocor)

Flecainid [2,5-Bis(2,2,2-trifluoräthoxy)-n-(2-piperidylmethyl)-benzamid-acetat] (vgl. Abb. 2.26) ist eine vergleichsweise neue lokalanästhetische Substanz der Antiarrhythmikaklasse I C, die nach klinischen Erfahrungen günstige antiarrhythmische Wirkungen in der Behandlung von chronischen ventrikulären Arrhythmien bei nur geringfügigen hämodynamischen Nebenwirkungen entfaltet (Bender et al. 1979). Chemisch ist der Arzneistoff ein fluoriertes Analogon des Procainamids. Das Medikament (Handelsname: Tambocor) wurde Ende 1982 in der Bundesrepublik Deutschland in den Handel gebracht.

Flecainid hat sich besonders in der Therapie des paroxysmalen Vorhofflimmerns in der Kombination mit Digitalis bewährt (vgl. Steinbeck et al. 1988; Abb. 2.27).

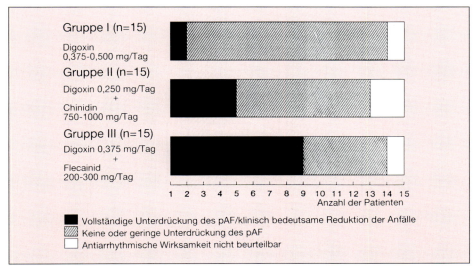

Abb. 2.27. Untersuchung der antiarrhythmischen Wirksamkeit von Digoxin, Digoxin und Chinidin, Digoxin und Flecainid zur Verhütung des symptomatischen paroxysmalen Vorhofflimmerns (*pAF* paroxysmales Vorhofflimmern). (Nach Steinbeck et al. 1988)

Tierexperimentelle Untersuchungen zeigen, daß ventrikuläre Dysrhythmien bei ausgedehnten transmuralen Infarkten durch Gabe von Flecainid um 80–90% reduziert, in Einzelfällen sogar vollständig beseitigt werden. Die deutliche Verminderung der ventrikulären Ektopien betrifft insbesondere auch ventrikuläre Salven und R-auf-T-Phänomene. Die positiven antiarrhythmischen und antifibrillatorischen Wirkungen von Flecainid sind jedoch nur bei den Arrhythmien des Nekrosestadiums nachweisbar, während die frühen Arrhythmien, speziell Kammerflimmenr in den ersten Minuten der akuten Ischämie, nicht verhindert werden. (Gülker et al. 1981).

Ferner ließ sich die Wirksamkeit von Flecainid bei ventrikulären Tachyarrhythmien in kontrollierten Studien nachweisen (Anderson et al. 1981; Duff et al. 1981). In einer Multicenterstudie der Flecainid-Chinidin-Forschungsgruppe konnte gezeigt werden, daß die prozentuale Unterdrückung von ventrikulären Extrasystolen durch Flecainid auf dem 50-, 80- und 95%-Niveau die Wirkung von Chinidin übertrifft (Abb. 2.28; Morganroth 1983).

Der Wirkungseintritt von Flecainid ist nach oraler Therapie in 2–3 h zu erwarten (s. Übersicht 2.35).

Als *Nebenwirkung* trat in der Studie von Duff et al. (1981) lediglich bei einigen Patienten Doppelsehen auf. Weitere extrakardiale Nebenwirkungen sind Schwindel und Kopfschmerz. Auch über eine Flecainid-induzierte Hepatitis wurde berichtet (Kühlkamp et al. 1988).

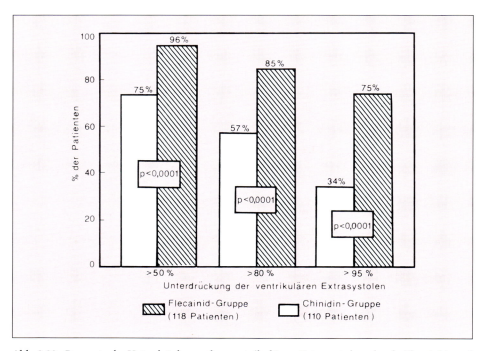

Abb. 2.28. Prozentuale Unterdrückung der ventrikulären Extrasystolen durch Flecainid und Chinidin. (Nach Morganroth 1983)

Übersicht 2.35. Flecainid (Tambocor)

Indikation:	paroxysmales Vorhofflimmern, supraventrikuläre, ventrikuläre Tachyarrhythmien
Anwendung:	oral, i.v.
Therapeutischer Bereich (Plasmaspiegel):	245–980 ng/ml (im Mittel 631 ng/ml)
Halbwertszeit:	12 h (i.v.), 13–20 h (p.o.)
Elimination:	renal/hepatisch
Dosierung:	1 mg/kg (i.v.), 2mal 100–150 mg/Tag p.o.
Nebenwirkungen (extrakardial):	Doppelsehen, Schwindel, Kopfschmerz

Tabelle 2.21. Arrhythmieverstärkung durch Flecainid. (Nach Podrid u. Morganroth 1985)

	Patienten	Aggravation	
	n	n	[%]
Ventrikuläre Extrasystolie ohne hämodynamische Symptomatik (24-h-Langzeit-EKG)	334	14	4
Ventrikuläre Extrasystolie mit hämodynamischer Symptomatik (meist mit EPS)	254	30	11,8
Gesamt	588	44	$\bar{x} = 7{,}5$

Kardiale Nebenwirkungen beziehen sich auf mögliche ventrikuläre Tachyarrhythmien bis hin zum Kammerflimmern auf der mutmaßlichen Grundlage einer QT-Verlängerung bzw. inhomogenen ventrikulären Repolarisation (vgl. Oetgen et al. 1983; Wehr u. Küllmer 1984; vgl. CAST-Studie, s. S. 126ff, s. Tabelle 2.21).

In einer Studie an 152 Patienten, die mit Flecainid oral (n = 46) bzw. intravenös (n = 106) behandelt wurden, zeigten sich bei 7 Patienten „proarrhythmische" Wirkungen ohne Korrelation zu den Blutspiegeln des Antiarrhythmikums (Nathan et al. 1984).

Grundsätzlich ist jedes Antiarrhythmikum in der Lage, schwere Arrhythmien zu provozieren. Die Häufigkeit derartiger Nebenwirkungen unter Flecainidtherapie ist in bestimmten Patientengruppen jedoch relativ hoch. Proarrhythmische Wirkungen kommen bei etwa 20% der Patienten mit deutlich eingeschränkter Ventrikelfunktion und einer Anamnese von Kammertachykardien vor, wenn sie mehr als 400 mg Flecainid pro Tag einnehmen (Morganroth u. Horowicz 1984; vgl. Roden u. Woosley 1986b). Zur Therapie einer Flecainidintoxikation kann Magnesium in hoher Dosierung intravenös appliziert empfohlen werden (s. S. 215ff).

Die Inzidenz von proarrhythmischen Effekten und die Induktion maligner ventrikulärer Tachyarrhythmien durch Flecainid nimmt bei Patienten mit schwerer Herzinsuffizienz zu (Morganroth et al. 1986; Roden u. Woosley 1986b).

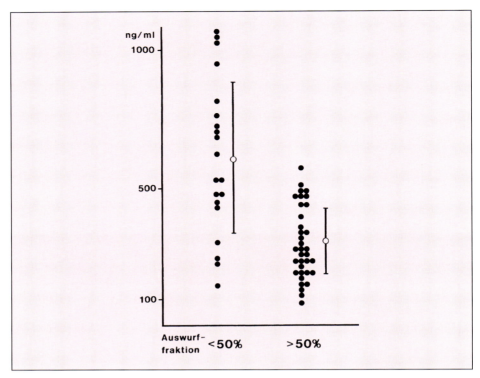

Abb. 2.29. Plasmaflecainidkonzentrationen bei Patienten (Flecainiddauertherapie 200 mg/Tag) mit einer lävokardiographisch ermittelten linksventrikulären Auswurffraktion unter 50% (n = 16) und über 50% (n = 26)

Eine mögliche Erklärung ist eine Abnahme der Flecainidelimination mit konsekutiv erhöhten Plasmakonzentrationen bei reduzierter linksventrikulärer Funktion. Nitsch et al. untersuchten, inwieweit erhöhte Flecainidplasmakonzentrationen unter Dauermedikation bei Patienten mit Herzinsuffizienz auftreten.

Es fanden sich erhöhte morgendliche Flecainidspiegel über 700 ng/ml ausschließlich bei Patienten mit einer schweren Herzinsuffizienz, die durch den klinischen Schweregrad und eine reduzierte globale Auswurffraktion definiert wurde (Abb. 2.29; Nizsch u. Lüderitz 1987). Gravierende Nebenwirkungen unter Flecainid korrelieren mit Plasmakonzentrationen und sind bei hohen Blutspiegeln häufiger. Bei Patienten mit ausgeprägter Reduzierung der linksventrikulären Pumpfunktion ist eine Dosisreduktion bzw. eine Kontrolle der Plasmakonzentrationen daher sinnvoll (vgl. Nitsch u. Lüderitz 1990).

Für die intravenöse Anwendung wird eine Initialdosis von 1 mg/kg KG empfohlen. Die Gesamtdosis von 2 mg/kg sollte nicht überschritten werden. Auch eine anschließende Dauerinfusion kann vorteilhaft sein: 0,05 mg/kg/min für 20–60 min oder 0,025 mg/kg/min für 2–3 h. Auch Flecainid ist negativ inotrop (s. oben).

Das Medikament sollte nicht gegeben werden bei schwerer Herzinsuffizienz und Hypotonie, fernerhin beim Sinusknotensyndrom und vorbestehenden intrakardialen Leitungsstörungen, insbesonders beim QT-Syndrom (s. S. 365 ff.).

Die Elimination erfolgt renal und hepatisch. Über Arzneimittelinteraktionen mit Flecainid ist bislang keine gültige Aussage möglich.

Nach den Empfehlungen der Arzneimittelkommission der deutschen Ärzteschaft soll Flecainid nicht mit Disopyramid kombiniert werden. Bei der gleichzeitigen Gabe von Kalziumantagonisten vom Verapamiltyp und von β-Rezeptorenblockern ist mit einer Addition der negativ-inotropen Effekte zu rechnen.

Aufgrund des im Einvernehmen mit dem Bundesgesundheitsamt am 19.01.1990 herausgegebenen „Rote-Hand-Briefes" wurden die Anwendungsgebiete von Flecainid (Tambocor) vor dem Hintergrund der CAST-Studien (s.S. 126ff) wie folgt festgelegt:

– symptomatische und behandlungsbedürftige supraventrikuläre Herzrhythmusstörungen wie paroxysmale supraventrikuläre Tachykardien aufgrund von AV-Reentrytachykardien oder WPW-Syndrom und paroxysmales Vorhofflimmern;
– schwerwiegende symptomatische ventrikuläre Herzrhythmusstörungen, wie z.B. anhaltend ventrikuläre Tachykardien, wenn diese nach Beurteilung des Arztes lebensbedrohend sind.

Diese Anwendungsempfehlung wurde ergänzt durch den Hinweis:

Für die Dauerbehandlung von Herzrhythmusstörungen mit Antiarrhythmika einschließlich Flecainid (Tambocor) ist ein lebensverlängernder Effekt bislang nicht erwiesen.

Zusätzliche Gegenanzeigen: Zustand nach Myokardinfarkt, eingeschränkte Herzleistung (linksventrikuläre Auswurffraktion < 35%). Ausnahme für beides sind Patienten mit lebensbedrohlichen ventrikulären Herzrhythmusstörungen.

Fazit: Das Anwendungsgebiet von Flecainid (Tambocor) bezieht sich auf: paroxysmales Vorhofflimmern, AV-Reentrytachykardien, paroxysmale supraventrikuläre Tachykardien aufgrund des WPW-Syndroms sowie auf ventrikuläre Rhythmusstörungen von signifikantem Krankheitswert.

Propafenon (Rytmonorm)

Propafenon ist ein Antiarrhythmikum, das 1978 hierzulande als Rytmonorm in den Handel gebracht wurde. Chemisch zeigt die Substanz [2'-(2-Hydroxy-3-propylamino-propoxy)-3-phenylpropiophenon-Hydrochlorid] keine Verwandtschaft zu anderen Antiarrhythmika. Diprafenon ist ein dem Propafenon verwandtes Antiarrhythmikum, das sich nicht im Handel befindet (Abb. 2.30).

In tierexperimentellen Untersuchungen an Purkinje-Fäden und am Ventrikelmyokard des Kaninchenherzens wurde eine konzentrationsabhängige Reduktion der maximalen Anstiegsgeschwindigkeit des Aktionspotentials gefunden. Auch das sog. „Overshootpotential" zeigt eine konzentrationsabhängige Abnahme unter Propafenoneinfluß. Die Effekte treten am Purkinje-System wesentlich ausgeprägter als am Ventrikelmyokard in Erscheinung. Diese Ergebnisse ließen eine antiarrhythmische Wirkung in Fällen erwarten, in denen eine Verlangsamung der Erregungsleitung angestrebt wird (Bolte et al. 1976). Die Substanz scheint gleichsinnig auf Vorhöfe, Kammern und Erregungsleitungssystem im Sinne einer Frequenzerniedrigung ektoper und nomotoper Schrittmacherzentren zu wirken. In diesem Sinn ist auch eine propafenoninduzierte Sinusknotendepression zu sehen. Die atrioventrikuläre sowie die intraventrikuläre Erregungsleitung werden verzögert.

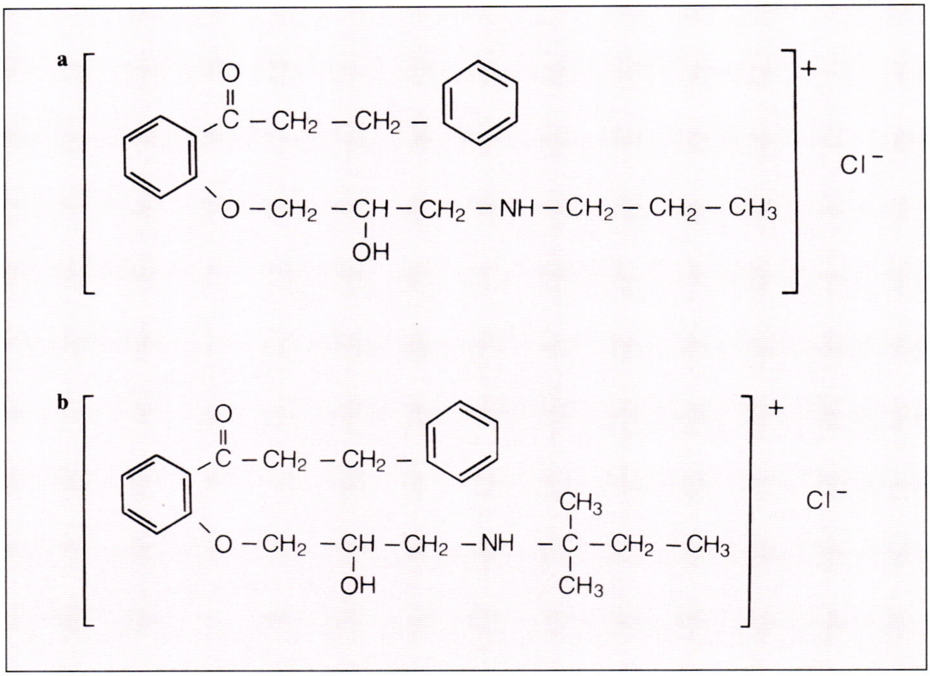

Abb. 2.30 a, b. Strukturformeln von Propafenon (**a**) und Diprafenon (**b**)

Die klinischen Untersuchungen lassen erkennen, daß besonders auch ventrikuläre Extrasystolen erfolgreich mit Propafenon behandelt werden können.

Weiterhin läßt sich Propafenon bei paroxysmalen Tachykardien einschließlich Vorhofflimmern bzw. zur Konversion in Sinusrhythmus wirksam einsetzen. Bei der akuten symptomatischen Therapie des Präexzitationssyndroms kann die Substanz heute als Mittel der Wahl gelten, ungeachtet der kurativen Behandlung supraventrikulärer Reentry-Tachykardien durch die Katheterablation. Hier scheint insbesondere die retrograde Leitung im Rahmen einer Reentrytachykardie bei Wolff-Parkinson-White-Syndrom verzögert zu werden. Auch für Propafenon gilt, daß vorwiegend der Bypass, der bereits vorgeschädigt ist, beeinflußt wird.

In einer Studie von Manz et al. (1985b) wurden 24 Patienten mit paroxysmalen supraventrikulären Reentrytachykardien (14 davon mit WPW-Syndrom) mittels programmierter Stimulation nach intravenöser und oraler Propafenongabe untersucht. Die Substanz führte zu einer Verlängerung der Refraktärperiode des AV-Knotens und der akzessorischen Leitungsbahn. Die Frequenz der Reentrytachykardie nahm nach Propafenongabe ab. Die Wirkung der intravenösen Medikation auf die Induzierbarkeit kreisender Erregungen entsprach dem Ergebnis nach oraler Applikation bei den meisten Patienten. In einigen Fällen war das orale Therapieergebnis sogar günstiger, als es aufgrund der akuten Testung mit Propafenon (i.v.) zu erwarten war (vgl. Abb. 2.31). Damit ergibt sich, daß die Wirkung in der akuten Propafenonaustestung die Effektivität der oralen Langzeittherapie in der Mehrzahl der Fälle vorauszusagen vermag.

Tachykarde Rhythmusstörungen

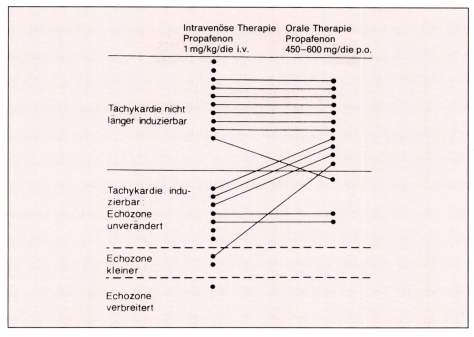

Abb. 2.31. Induzierbarkeit supraventrikulärer Reentrytachykardien durch programmierte Stimulation nach intravenöser und oraler Applikation von Propafenon (vgl. Text). (Nach Manz et al. 1985b)

Übersicht 2.36. Propafenon (Rytmonorm)

Indikation:	supraventrikuläre, ventrikuläre Tachyarrhytmien;
Anwendung:	oral, i.v.;
Therapeutischer Bereich:	0,3–3 µg/ml;
Clearance:	?
Elimination:	hepatisch, renal;
Unveränderte Ausscheidung (Urin):	1%;
Dosierung:	450–750 mg/24 h p.o., 0,5–1 mg/kg KG i.v.;
Nebenwirkungen (extrakardial):	orthostatische Dysregulation, Tremor, Kopfschmerz, Übelkeit, Schwindel, Mundtrockenheit; gastrointestinale Beschwerden, Cholestase.

Bei oraler Applikation liegt der Wirkungseintritt der Substanz zwischen 30 min und 1 h; die Wirkungsdauer wird mit > 8 h angegeben. Als wirksame und verträgliche Initialdosis werden 450–750 mg Propafenon täglich per os vorgeschlagen (s. Übersicht 2.36).

Bei Überdosierung mit Propafenon kann es zu Kammerflimmern und Asystolie kommen. Bei normaler Dosierung sind Nebenwirkungen relativ selten. Als wichtiger Parameter toxischer Wirkungen muß eine QRS-Verbreiterung angesehen werden. An extrakardialen Nebenwirkungen kommt es gelegentlich zu orthostatischer Dysregulation, Mundtrockenheit, Parästhesien, Kopfschmerzen, Schwindelzuständen, Tremor und Übelkeit. Es wurde ferner nach antiarrhythmischer Therapie mit Propafenon eine cholestatische Hepatitis beobachtet (Schuff-Werner u. Kaiser 1980). Miwa u. Jolson berichteten 1992 über die Propafenon-assoziierte Agranulozytose, die mindestens in einem Verhältnis von 1:10000 Verschreibungen zu erwarten ist (Miwa u. Jolson 1992).

Siebenlist et al. (1982) beschrieben den Fall einer schweren Propafenonintoxikation (Plasmaspiegel 3737 ng/ml). Als Kriterien der Intoxikation zeigten sich klinisch: klonisch-tonische Krämpfe, Hypotonie, Somnolenz, Koma und Atemstillstand; die elektrokardiographischen Zeichen der Propafenonintoxikation bestehen in AV-Blockierungen, Störungen der intraatrialen und intraventrikulären Erregungsausbreitung, Depression der Sinusknotenautomatie, Kammertachykardien bzw. Kammerflattern und Kammerflimmern. Als Antiarrhythmikum der Klasse I C ist Propafenon auch von den Resultaten der CAST-Studien betroffen (s. S. 126, Ruskin 1989). In Analogie zu den Ergebnissen mit Flecainid und Encainid ist bei der Therapie (asymptomatischer) ventrikulärer Heterotopien bei Postinfarktpatienten (und eingeschränkter linksventrikulärer Pumpfunktion) mit einer erhöhten Letalität auf der mutmaßlichen Grundlage einer proarrhythmischen Wirkung bei negativer Inotropie zu rechnen. Der Einsatz von I C-Substanzen kann unter dieser Indikation also nicht empfohlen werden. Die Anwendung von Propafenon (und naturgemäß auch von Flecainid und anderen I C-Substanzen) sollte bei Patienten mit koronarer Herzkrankheit unter Berücksichtigung der CAST-Ergebnisse nur bei strenger Indikationsstellung erfolgen.

Zusammenfassend ist die *Indikation* für Propafenon gegeben bei supraventrikulären Tachykardien bzw. Tachyarrhythmien einschließlich paroxysmalem Vorhofflimmern und symptomatischem WPW-Syndrom sowie bei ventrikulären Extrasystolen und Tachykardien.

Aprindin (Amidonal)

Klinische Beobachtungen sprechen dafür, daß Aprindin bei Herzrhythmusstörungen, die sich gegenüber den früher verwendeten (konventionellen) Pharmaka refraktär verhalten, wirksam sein kann. Diese substanzspezifischen Eigenschaften beziehen sich sowohl auf die Therapie supraventrikulärer wie ventrikulärer Arrhythmien, insbesondere auch im Rahmen von Präexzitationssyndromen.

An myokardialen Einzelzellen und Purkinje-Fasern bestehen die Wirkungen von Aprindin in einer Abnahme der maximalen Depolarisationsgeschwindigkeit sowie in einer Zunahme des Verhältnisses von effektiver Refraktärperiode zur Aktionspotentialdauer.

Die chemische Struktur des Stoffes (N-[3-Diäthylamino-Propyl(-N-Phenyl-2-Indanamin)] spricht gegen eine lokalanästhetische Wirkung. Die Zuordnung zu einer antiarrhythmischen Wirkungsklasse nach Vaughan Williams (1970) ist daher uneinheitlich (Honerjäger 1989; Gülker 1992).

Aprindin zeigt insgesamt eine negativ-chronotrope Wirkung am Pacemakerareal und einen negativ-dromotropen Effekt auf die sinuatriale Überleitung. Aktionspotentialdauer und Refraktärzeit der perinodalen Fasern werden durch Aprindin konzentrationsabhängig verlängert, während an atrialen Fasern eine Aktionspotentialverkürzung und relative Zunahme der Refraktärzeit deutlich werden (Naumann d'Alnoncourt et al. 1976). Wegen seiner langen Halbwertszeit und der guten Bioverfügbarkeit ist Aprindin grundsätzlich für die Langzeittherapie geeignet.

Trotz zahlreicher Behandlungserfolge mit Aprindin wird wegen der mehrfach berichteten schweren, z. T. tödlich verlaufenen Nebenwirkungen von der Arzneimittelkommission der deutschen Ärzteschaft nurmehr eine eingeschränkte Anwendung von Aprindin (Amidonal) empfohlen (1977). Neben weniger gewichtigen unerwünschten Nebenwirkungen wie Tremor, Doppelsehen und Leberschädigung war es verschiedentlich zu Blutbildschädigungen vom Typ der Agranulozytose gekommen. Den Empfehlungen zufolge sollte Amidonal nur noch bei bestimmten Fällen von Herzrhythmusstörungen (venrikuläre Extrasystolien und Tachykardien sowie solche supraventrikuläre Extrasystolien, die mit Tachykardien einhergehen) bei Beachtung strenger Sicherheitsauflagen vom Arzt verordnet werden (s. Übersicht 2.37).

Übersicht 2.37. Aprindin (Amidonal)

Indikation:	supraventrikuläre, ventrikuläre Tachyarrhythmien
Anwendung:	oral, i.v.
Therapeutischer Bereich:	1–2 µg/ml
Clearance:	2,55 ml/min/kg
Halbwertszeit:	$t_{\frac{1}{2}} \alpha$ 1,65 h, $t_{\frac{1}{2}} \beta$ 30 h[a]
Elimination:	hepatisch, renal
Unveränderte Ausscheidung (Urin):	< 1%
Dosierung:	50–100 mg/24 h p.o., 20 mg i.v., < 300 mg/24 h i.v.
Nebenwirkungen (extrakardial):	ZNS-Störungen, Tremor, Agranuloytose, Leberschädigung

[a] α α-Phase (Verteilung); β β-Phase (Elimination).

d) Antiarrhythmika der Klasse III

Amiodaron (Cordarex)

Amiodaron [(2-n-Butyl-3-(3,5-dijod-4-beta-diäthylaminoäthoxybenzoyl)-benzofuran-Hydrochlorid] ist ein Antiarrhythmikum der Klasse III nach Vaughan Williams (vgl. Abb. 2.32), das im europäischen Ausland bereits seit vielen Jahren im Handel ist. In der Bundesrepublik Deutschland wurde die Substanz jedoch erst 1982 in der oralen Applikationsform (Handelsname Cordarex) eingeführt (1 Tbl. enthält 200 mg Amiodaron-HCl). Zudem ist der Arzneistoff als Injektionslösung verfügbar (1 Ampulle enthält 150 mg Amiodaron-HCl und 60 mg Benzylalkohol).

Die Substanz, die seit längerer Zeit bei der Angina pectoris als nicht kompetitiver α- und β-Rezeptorenblocker eingesetzt wird, zeigte sich als Antiarrhythmikum

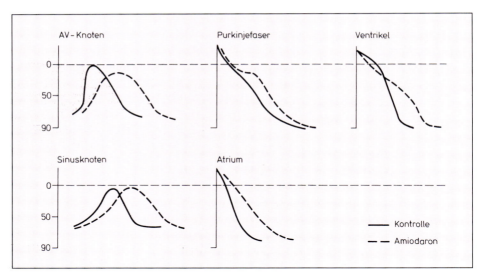

Abb. 2.32. Wirkung von Amiodaron auf das Aktionspotential verschiedener Strukturen des Reizbildungs- und Erregungsleitungssystems des Herzens. (Nach Bexton u. Camm 1982)

bei folgenden *Indikationen* effektiv: Vorhofflimmern und Vorhofflattern, paroxysmale supraventrikuläre Tachykardien (einschließlich Präexzitationssyndrome) sowie ventrikuläre Extrasystolie und Kammertachyarrhythmien.

Die Sinusfrequenz nimmt unter Amiodaron ab. Die effektive Refraktärzeit akzessorischer Bahnen wird durch Amiodaron verlängert, wobei dieser Effekt auf die antegrade Leitung ausgeprägter ist als auf die retrograde Leitung.

In der Kombination mit anderen Antiarrhythmika (z. B. Mexiletin) kann Amiodaron auch bei anderweitig therapierefraktären malignen Kammertachykardien wirksam sein (Waleffe et al. 1980b).

Die volle Wirksamkeit von Amiodaron setzt verzögert ein (nach 4–14 Tagen) mit deutlicher Tendenz zur Kumulation und einer Wirkungsdauer von bis zu 45 Tagen nach Absetzen der Therapie als Ausdruck einer eingeschränkten Steuerbarkeit der Substanz. Die therapeutische Breite wird als relativ groß, die kardiodepressive Wirkung als gering bezeichnet.

Die Dosierung liegt bei intravenöser Anwendung bei 5 mg/kg bis zu einer Dosis von 450 mg (langsam zu injizieren; *cave* Hypotonie). Die orale Sättigungsdosis (in den ersten 2 Wochen) beträgt 3- bis 5mal 200 mg, die mittlere Erhaltungsdosis liegt bei 200 (bis 600) mg täglich (s. Übersicht 2.38).

Amiodaron ist kontraindiziert beim Sinusknotensyndrom wegen seiner sympatholytischen Eigenschaften; ferner beim AV-Block II. und III. Grades. Besondere Vorsicht ist bei Patienten mit vorbestehenden Schilddrüsenstörungen geboten.

Die (nicht seltenen) Nebenwirkungen bestehen in: z. T. reversiblen Korneaablagerungen (bis zu 90% der behandelten Patienten), Hyperthyreose (evtl. nur die Laborparameter betreffend), Hypothyreose und Photosensibilität der Haut sowie (prognostisch belasteten) Lungenfibrosen (vgl. Arzneimittelkommission der deutschen Ärzteschaft 1997). Die klinischen Hyperthyreosezeichen können unter Amiodarontherapie sehr atypisch sein. So kann z. B. die Tachykardie fehlen, was

Übersicht 2.38. Amiodaron (Cordarex)

Indikation	supraventrikuläre, ventrikuläre Tachyarrhythmien
Anwendung:	oral i.v.
Therapeutischer Bereich (Plasmaspiegel):	0,9–5,3 µg/ml
Halbwertszeit:	2–4 Wochen
Wirkungsdauer:	30–45 Tage
Elimination:	renal, hepatisch
Dosierung (bei ventrikulären Tachyarrhythmien)	
– Sättigung	600–1000 mg/Tag p.o.
– Dauertherapie:	200–400 (600) mg/Tag p.o. (5 mg/kg langsam i.v. < 450 mg)
Nebenwirkungen (extrakardial):	z.T. reversible Korneaablagerungen, Photosensibilität, Schilddrüsenstoffwechselstörungen, Lungenfibrose, Hepatopathie, Neuropathie

vermutlich dem partiell β-blockierenden Effekt des Medikamentes zuzuschreiben ist (Stäubli u. Studer 1981). Ferner wurde ein Anstieg von Transaminasen und Digoxinspiegel sowie eine Verstärkung der Marcumarwirkung bei gleichzeitiger Amiodarontherapie beobachtet (Moysey et al. 1981). Der Transaminasenanstieg unter Amiodaron ist in bis zu 40% aller Behandlungsfälle zu beobachten. Gelegentlich werden eine muskuläre Schwäche und neurologische Ausfallserscheinungen beobachtet. Auch Neuropathie und tödliche Hepatitis unter Amiodaron sind mitgeteilt worden (Lim et al. 1984).

Das nichtkardiale Nebenwirkungsprofil von Amiodaron erfordert somit eine besonders sorgfältige Betreuung des Patienten in bezug auf pulmonale, kutane und thyreoidale Nebenwirkungen (s. Übersicht 2.39; Manz u. Lüderitz 1995).

Übersicht 2.39. Überwachung der antiarrhythmischen Therapie mit Amiodaron

Vor Therapieeinleitung

- Elektrolytkontrolle
- Schilddrüsenfunktionsparameter
- Lungenfunktion
- Röntgenaufnahme des Thorax

Kontrollen unter Therapie

- Elektrolytkontrollen (3–6 Monate)
- Schilddrüsenhormone (T_3/T_4) (3–6 Monate)
- Röntgenaufnahme des Thorax (3–6 Monate)
- Spaltlampenuntersuchung (12 Monate)
- Neurologischer Status (3–6 Monate)

Therapiebegleitende Maßnahmen

- Vermeidung von Sonnenexposition
- Sonnenschutz
- Gegebenenfalls Elektrolytsubstitution

Neben den bekannten Interaktionen mit Digoxin, Warfarin und Klasse-I-Antiarrhythmika wurde auch eine mögliche Interaktion zwischen Amiodaron und Phenytoin mit entsprechenden klinischen Konsequenzen mitgeteilt (McGovern et al. 1984). Zu erwähnen ist fernerhin die Beobachtung eines Sinusstillstandes bei Hypotonie unter der kombinierten Anwendung von Amiodaron und Diltiazem (Lee et al. 1984).

Zurückhaltung ist geboten mit der gemeinsamen Gabe von Amiodaron und Substanzen der Klasse I A (vgl. Tartini et al. 1982).

Zur Bedeutung der *Serumspiegelbestimmung* wurde in eigenen Untersuchungen bei 56 Patienten mit rezidivierenden ventrikulären Tachykardien eine antiarrhythmische Therapie mit Amiodaron in Tagesdosen von 400–600 mg (nach einer Sättigungsdosis von 1000 mg über 8–12 Tage) durchgeführt. Amiodaron- und Desäthylamiodaronkonzentrationen im Serum (Kontrollgruppe n = 33) und Erythrozytenhämolysat (Kontrollgruppe n = 13) wurden bei Rezidiven ventrikulärer Tachykardien (n = 7) und bei Lungenfibrosen als gravierender Nebenwirkung (n = 3) bestimmt. Dabei zeigte sich, daß der Amiodaronspiegel während der Sättigungsbehandlung kontinuierlich bis zum 8.–12. Tag ansteigt und Desäthylamiodaron nach dem 3. Tag der Therapie nachweisbar ist. Als mittlere Konzentrationen (± Standardabweichung) von Amiodaron und Desäthylamiodaron wurden im Serum 2,21 ± 0,89 µg/ml bzw. 1,3 ± 0,74 µg/ml und im

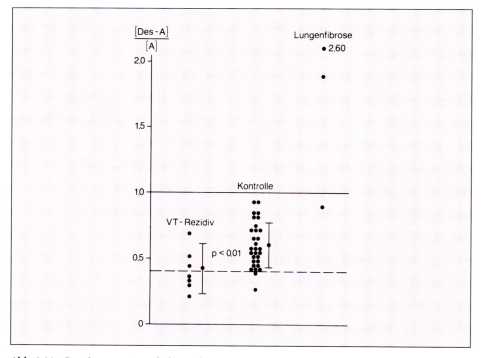

Abb. 2.33. Quotient aus Desäthylamiodaron (*Des-A*)- und Amiodaron(*A*)-Konzentrationen bei Patienten mit Rezidiven ventrikulärer Tachyarrhythmien (*VT*) während Amiodarontherapie und bei Patienten mit Lungenfibrose im Vergleich zur Kontrollgruppe (p < 0,01)

Erythrozytenhämolysat 0,97 ± 0,65 µg/ml bzw. 1,95 ± 1,9 µg/ml gemessen. Die Amiodaronspiegel korrelierten nicht mit der Wirksamkeit und mit der Inzidenz von Nebenwirkungen. Bei Lungenfibrose fanden sich jedoch hohe Desäthylamiodaronkonzentrationen im Serum (>2,5 µg/ml) und im Erythrozytenhämolysat (> 4 µg/ml). 4 von 7 Patienten mit Rezidiven der ventrikulären Tachykardie wiesen relativ niedrige Desäthylamiodaronkonzentrationen im Serum auf (Desäthylamiodaron/Amiodaron-Quotient < 0,4). Die Kontrolle bei Amiodarontherapie kann somit durch Spiegelbestimmungen erweitert werden, da die Konzentrationen des Metaboliten Desäthylamiodaron bzw. des Quotienten Desäthylamiodaron/Amiodaron häufig mit Rezidiven ventrikulärer Tachykardien und schweren Nebenwirkungen korrelieren (vgl. Abb. 2.33; Nitsch u. Lüderitz 1984).

Wegen der hohen antiarrhythmischen Potenz wird von einigen Autoren die Wirksamkeit von Amiodaron so hoch eingeschätzt, daß eine Arrhythmie heute nicht mehr als medikamentös therapierefraktär bezeichnet werden kann, sofern sie nicht auf ihr Ansprechen gegenüber Amiodaron geprüft worden ist (vgl. Steinbeck et al. 1982).

Amiodaron und Schilddrüse. Die Beeinflussung der Schilddrüsenfunktion bzw. Veränderungen im thyreoidalen Metabolismus gelten als gravierend, was sich limitierend auf die Anwendung des Medikaments auswirken kann.

Da verschiedene Faktoren – u.a. der hohe Jodgehalt des Moleküls und die obligatorisch auftretende Interferenz der Substanz mit dem peripheren Schilddrüsenhormonstoffwechsel, die ein Low-T_3-Syndrom (d.h. niedrige T_3-, hohe T_4- und rT_3-Spiegel) bei den behandelten Patienten zur Folge hat – die Diagnostik solcher Störungen erschweren, steht gegenwärtig noch kein einheitlicher Parameter zu deren zweifelsfreier Aufklärung zur Verfügung (Abb. 2.34).

Wenngleich Amiodaron zu Veränderungen der Schilddrüsenhormonspiegel im Serum, zu einem hohen intrathyreoidalen Gehalt an stabilem Jod und zu einer Änderung der Schilddrüsenhormonwirkung an Zielzellen des Organismus führt, so resultiert daraus in der Regel doch keine metabolisch relevante Schilddrüsenfunktionsstörung. Andererseits kann die hohe Dauerexposition des Organismus mit Jod gelegentlich zu Schilddrüsenfunktionsstörungen im Sinne der Über-, seltener der Unterfunktion führen, und zwar auch bei Patienten, deren Risiko vor der Therapie nicht erkennbar war. Die Schilddrüsenfunktion der behandelten Patienten bedarf daher der dauerhaften Überwachung unter besonderer Beachtung klinischer Kriterien für die Funktionsstörungen (vgl. Pickardt 1985).

Klinische Studien mit Amiodaron. Besondere Bedeutung hat Amiodaron letzthin in Zusammenhang mit der Verbesserung der Prognose von Patienten nach Myokardinfarkt aufgrund antiarrhythmischer Behandlung erfahren. Wesentliche Studien unter Einfluß von Amiodaron wurden dazu durchgeführt.

Von Belang ist die 1990 publizierte BASIS-Studie (Basel Antiarrhythmic Study of Infarct Survival; Abb. 2.35; Burkart et al. 1990). In dieser prospektiven randomisierten Studie an 312 Patienten zeigte sich, daß die Überlebenschance unter Amiodaron signifikant ($p = 0,048$) größer als in der Kontrollgruppe war, wohingegen die Patienten mit individueller Behandlung nicht signifikant verschieden von der Amiodaron- und der Kontrollgruppe waren.

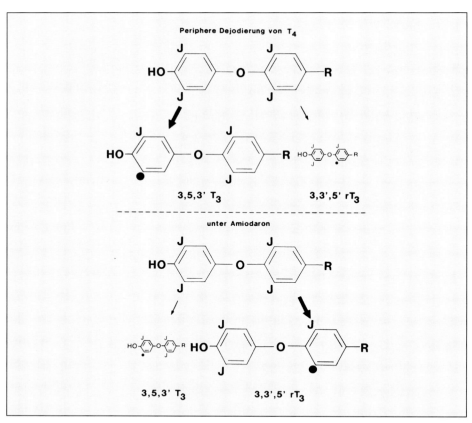

Abb. 2.34. Interaktion von Amiodaron mit der peripheren Monodejodierung des Thyroxinmoleküls: In den Zellen wird die Entstehung des metabolisch aktiven T_3 (Trijodthyronin) gebremst und die des metabolisch inaktiven rT_3 (reverse T_3) gefördert. (Nach Stäubli et al. 1981)

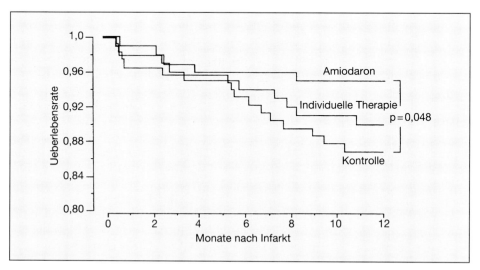

Abb. 2.35. Einfluß der antiarrhythmischen Therapie auf die Überlebensrate nach Myokardinfarkt, Resultate der BASIS-Studie. Während der einjährigen Beobachtungszeit zeigte sich eine signifikante Verbesserung der Überlebensrate unter Amiodaron gegenüber der Kontrollgruppe, während die Resultate der Patienten mit individualisierter Behandlung (unterschiedliche Antiarrhythmika) dazwischen lagen. (Nach Burkart et al. 1990)

Tabelle 2.22. Amiodaron bei Postinfarktpatienten

Autoren oder Studie:	BASIS-Studie Burkart et al. 1990		Ceremuzynski et al. 1992	
Gruppe:	Kontrollgruppe	Amiodaron	Kontrollgruppe	Amiodaron
Zahl der Patienten:	114	98	308	305
Auswurffraktion:	42 ± 18 %[a]	46 ± 15 %[a]	>40–59% <40–41%	>40–61% <40–39%
Verlauf [Monate]:	12	12	20	20
Mortalität [%]:	13,0	5,1[b]	10,7	6,9
Plötzlicher Tod [%]:	8,8	4,0	6,5	3,3
Kardialer Tod [%]:	–	–	10,7	6,22[b]

[a] Mittelwert ± Standardabweichung.
[b] $p < 0,05$.

Von Wichtigkeit ist auch die Amiodaronstudie bei Postinfarktpatienten von Ceremuzynski et al. (1992), da die Therapie mit Amiodaron nur dann erfolgte, wenn β-Rezeptorenblocker nicht toleriert wurden oder kontraindiziert waren. Es zeigte sich ein positiver Effekt auf die Gesamtmortalität, die Rate plötzlicher Todesfälle und die Rate kardialer Todesfälle (Tabelle 2.22).

Obwohl die beiden Amiodaronstudien einen positiven Effekt angedeutet hatten, waren sie für eine klare Beweisführung zu klein. In 2 großen multizentrischen Studien, der EMIAT- und der CAMIAT-Studie, wurde daher der Frage nachgegangen, inwieweit asymptomatische Patienten mit erhöhtem Risiko für den plötzlichen Herztod nach Herzinfarkt von einer prophylaktischen Amiodarontherapie profitieren können (Camm et al. 1997; Cairns et al. 1997).

I. European Myocardial Infarct Amiodaron Trial (EMIAT)

In EMIAT wurden von insgesamt 33633 „gescreenten" Patienten schließlich 1486 Patienten zwischen 5 und 21 Tagen nach ihrem Herzinfarkt für eine Therapie mit Amiodaron oder Placebo randomisiert zugeordnet (Camm et al. 1997). Wichtigstes Einschlußkriterium war eine verminderte linksventrikuläre Auswurffraktion (< 40%), die als Risikomarker für eine erhöhte Mortalität gilt (Übersicht 2.40). Die Patienten wurden doppelblind über 1–2 Jahre nach einer Aufsättigungsphase mit einer Tagesdosis von 800 mg Amiodaron mit 200 mg Verum oder Placebo behandelt. Primärer Endpunkt der Studie war die Gesamtmortalität; sekundäre Endpunkte waren die kardiale Mortalität, der arrhythmiebedingte Tod sowie ein kombinierter Endpunkt, zusammengesetzt aus arrhythmiebedingtem Tod und Kammerflimmern mit anschließender Reanimation. Die beiden Patientenkollektive mit je 743 Patienten waren bis auf einige wenige Imbalancen der klinischen Basischarakteristika hinsichtlich ihrer demographischen Daten und der meisten klinischen Parameter vergleichbar. In der Amiodarongruppe waren mehr Patienten, die bereits mehrere Myokardinfarkte überlebt hatten, mehr Patienten mit einer reduzierten Pumpfunktion < 30% und mehr Patienten mit einer Herzinsuffizienz im NYHA-Stadium II und III.

Insgesamt verstarben 203 Patienten, 102 in der Amiodarongruppe und 101 im Placeboarm. Die Zweijahresauswertung aller in die Studie aufgenommenen Patienten („Intention-to-treat"-Analyse) ergab keinen signifikanten Unterschied für die Gesamtsterblichkeit (primärer Endpunkt). Auch bei der kardialen Mortalität ergaben sich keine signifikanten Unterschiede (84 unter Amiodaron vs. 88 in der Kontrollgruppe). Der Nutzen der Amiodaronbehandlung zeigte sich sehr deutlich bei den arrhythmiebedingten Todesfällen allein, beziehungsweise bei der Kombination Arrhythmietod/Reanimation: 33 Patienten unter Amiodaron vs. 50 unter Placebo beziehungsweise 42 vs. 61. Die Häufigkeit des plötzlichen Herztodes wurde somit durch Amiodaron gegenüber Placebo statistisch signifikant ($p = 0,052$) um 35 % herabgesetzt (Übersicht 2.40). Der positive Effekt von Amiodaron wurde in der Gesamtbilanz durch eine höhere Inzidenz anderer kardialer Todesfälle, z. B. höhere Reinfarktrate bei mit Amiodaron behandelten Patienten, ausgeglichen. Da bei relativ vielen Patienten die Studienmedikation vor Ablauf der geplanten 2 Jahre abgesetzt wurde (etwa 45 % unter Verum und 20 % unter Placebo), wurde eine „On-treatment"-Analyse durchgeführt, die dann zu einer hochsignifikanten ($p = 0,002$) Reduktion arrhythmiebedingter Todesfälle von 50 % unter der Therapie mit Amiodaron führte (Übersicht 2.40).

Übersicht 2.40. EMIAT: European Myocardial Infarct Amiodarone Trial. (Nach Camm et al. 1997)

- Studie: Placebokontrollierte, randomisierte, doppelblinde Multicenterstudie
  • Vergleich Low-dose-Amiodaron mit Placebo,
  • Follow-up 2 Jahre.
- Patienten: 1486 Patienten
  • 5–21 Tage nach akutem Herzinfarkt,
  • mit eingeschränkter Ventrikelfunktion (EF < 40 %).
- Ergebnisse für Amiodaron:
  • signifikante Senkung von arrhythmiebedingten Todesfällen und reanimiertem Herzstillstand ($p = 0,049$),
  • Senkung arrhythmiebedingter Todesfälle ($p = 0,052$),
  • kein Einfluß auf die Gesamtmortalität,
  • keine Proarrhythmien.

II. Canadian Amiodarone Myocardial Infarction Arrhythmia Trial (CAMIAT)

In CAMIAT wurden die Patienten zwischen dem 6. und 45. Tag nach Myokardinfarkt eingeschlossen (Cairns et al. 1997). Wichtigstes Einschlußkriterium waren häufige ventrikuläre Extrasystolen (>10/h) oder Salven (Übersicht 2.41). Im Durchschnitt lag die Zahl der Extrasystolen bei 100/h und die der Salven bei 1,3/h. Bei etwa 70 % der Studienteilnehmer wurden mehr als 20 Extrasystolen/h dokumentiert. Von den insgesamt 1202 Patienten wurden 606 Patienten für Amiodaron und 506 Patienten für Placebo randomisiert zugeordnet und doppelblind über 2 Jahre behandelt. Nach einer 2wöchigen Aufsättigungsphase mit im Mittel 770 mg Amiodaron/Tag wurde die Dosis zunächst auf 400 oder 300 mg/Tag bei höherem Alter oder einem Körpergewicht unter 55 kg reduziert. Danach war eine individuelle Anpassung der Studienmedikation erlaubt, wenn bei Langzeit-EKG-

Kontrollen nach 4 oder 8 Monaten ein Rückgang der Ektopie beobachtet wurde. Kriterium war eine 80- bis 90%ige Reduktion der Extrasystolen, welches von 86% der Amiodaronpatienten erfüllt wurde. Im 2. Studienjahr lag die mittlere Tagesdosis für Amiodaron bei 200 mg und für Placebo bei 300 mg.

Das Studienprotokoll sah primär eine On-treatment-Analyse vor, also nur die Auswertung von Patienten, die über 2 Jahre kontinuierlich ihre Studienmedikation eingenommen hatten (Cairns et al. 1977). Das waren 57,7% in der Amiodaron- und 71,5% in der Placebogruppe.

Im Gegensatz zur EMIAT-Studie war der primäre Endpunkt in CAMIAT der kombinierte Endpunkt aus arrhythmiebedingtem Tod und Kammerflimmern mit Reanimation. Als sekundäre Endpunkte waren die kardiale Mortalität und die Gesamtmortalität definiert. Der primäre Endpunkt wurde statistisch signifikant ($p = 0,02$) durch Amiodaron gegenüber Placebo um 48,5% reduziert (von 6% in der Placebo- auf 3,3% in der Amiodarongruppe). Bei der kardialen Mortalität und Gesamtmortalität ergab sich eine nichtsignifikante Reduktion um 27,4% und um 21,2% (Übersicht 2.41). Die Analyse der Daten auf der Basis der gesamten Studienpopulation (Intention-to-treat-Analyse) bestätigte die Ergebnisse auf etwas niedrigerem Niveau.

Übersicht 2.41. CAMIAT: Canadian Amiodarone Myocardial Infarction Arrhythmia Trial. (Nach Cairns et al. 1997)

- Studie: placebokontrollierte, randomisierte, doppelblinde Multicenterstudie:
  - Vergleich Low-dose-Amiodaron mit Placebo,
  - Follow-up 2 Jahre.
- Patienten:
  - 1202 Patienten nach akutem Herzinfarkt,
  - mit gehäuften ventrikulären Extrasystolen (VES) oder Salven.
- Ergebnisse für Amiodaron:
  - 48% Senkung von arrhythmiebedingten Todesfällen und überlebtem Kammerflimmern ($p = 0,016$),
  - 32% Senkung arrhythmiebedingter Todesfälle,
  - 27% Senkung der kardialen Mortalität,
  - 21% Senkung der Gesamtmortalität,
  - 0% Proarrhythmien.

Proarrhythmische Effekte, insbesondere das Auftreten von Torsade-de-pointes-Arrhythmien wurden weder in der EMIAT- noch in der CAMIAT-Studie beobachtet (Camm et al. 1997; Cairns et al. 1997). Schwerwiegende extrakardiale Nebenwirkungen wurden durch Amiodaron in placebokontrollierten Studien nur selten dokumentiert. In EMIAT wurde im Vergleich zu anderen kontrollierten Studien eine ungewöhnlich hohe Rate pulmonaler Komplikationen festgestellt: Lungeninfiltrate 10% unter Amiodaron vs. 5% unter Placebo ($p = 0,107$); Lungenfibrose 3% unter Amiodaron vs. 1% unter Placebo ($p = 0,624$). Aufgrund von pulmonalen Komplikationen verstarben in der Placebogruppe 2 und in der Amiodarongruppe 3 Patienten (Camm et al. 1997). Im Gegensatz zu EMIAT wurde in CAMIAT lediglich eine pulmonale Toxizität von 1% unter Amiodaron gegenüber 0% unter

Placebo beobachtet (Cairns et al. 1997). Die große Zahl der frühzeitigen Studienabbrüche ist in beiden Studien vorwiegend auf Veränderungen der Laborparameter, insbesondere von Schilddrüsenwerten und weniger auf manifeste Organstörungen, zurückzuführen. In CAMIAT führten in der Amiodarongruppe häufiger Hypothyreosen mit 3,5% im Vergleich zu Hyperthyreosen mit 0,5% zum vorzeitigen Therapieabbruch. Insgesamt betrug in der mit Amiodaron behandelten Patientengruppe die Rate extrakardialer Nebenwirkungen 26,1% im Vergleich zu 12,2% unter Placebo.

III. Amiodarone Trials Meta-Analysis (ATMA)

Kürzlich wurde eine Metaanalyse von 13 randomisierten kontrollierten Studien mit mehr als 6500 Herzkranken zum Einfluß von Amiodaron auf die Prognose von Hochrisikopatienten veröffentlicht Amiodarone Trials Meta-Analysis Investigators 1997. Im einzelnen wurde der Effekt einer prophylaktischen Amiodarontherapie (200–400 mg pro Tag nach einer Aufsättigungsphase) auf die Mortalität nach akutem Myokradinfarkt und bei Herzinsuffizienz untersucht.

Aus der Metaanalyse, die 8 Studien mit dem Einschlußkriterium Myokardinfarkt und 5 Studien mit dem Einschlußkriterium Herzinfarkt umfaßte (Tabelle 2.23), ist abzuleiten, daß der Einsatz von Amiodaron bei erhöhtem Risiko für den plötzlichen arrhythmiebedingten Herztod sinnvoll ist, weil die Patienten eine statistisch signifikant höhere Überlebenschance haben als ohne diese Prophylaxe. – Die Inzidenz an tödlichem Kammerflimmern war um 29% geringer als in der Kontrollgruppe, und die Gesamtsterblichkeit war um 13% niedriger (Abb. 2.36). Keinen Einfluß hatte die Behandlung mit Amiodaron auf andere kardiale oder sonstige Todesursachen.

In einer weiteren quantitativen Analyse von 15 randomisierten Amiodaronstudien zur Prävention des plötzlichen Herztodes bei 5864 Patienten konnte gezeigt werden, daß Amiodaron die Gesamtsterblichkeit um 10–19% bei vom plötzlichen

Tabelle 2.23. ATMA (Amiodarone Trials Meta-Analysis)

Einschlußkriterium *Myokardinfarkt*
Kollektiv: 5105 Patienten/8 Studien:
    EMIAT (European Myocardial Infarct Amiodarone Trial)
    CAMIAT (Canadian Amiodarone Myocardial Infarction Arrhythmia Trial)
    DEMICA (Grupo de Estudio de la Muerte en la Insuficiencia Cardiaca en Argentina)
    PAT (Polish Amiodarone Trial)
    STSD (Spanish Trial on Sudden Death)
    BASIS (Basel Antiarrhythmic Study of Infarct Survival)
    CAMIAT-P (CAMIAT-Pilot Study)
    Hockings et al.

Einschußkriterium *Herzinsuffizienz*
Kollektiv: 1452 Patienten/5 Studien:
    CHF-STAT (Congestive Heart Failure: Survival Trial of Antiarrhythmic Therapy)
    GESICA (Grupo de Estudio de la Sobrevida en la Insuficiencia Cardiaca en Argentina)
    EPAMSA (Estudio Piloto Argentino de Muerte Subita y Amiodarone)
    Nicklas et al.
    Hamer et al.

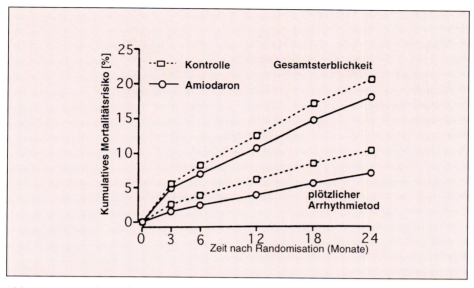

Abb. 2.36. ATMA (Amiodarone Trials Meta-Analysis) Kumulatives Mortalitätsrisiko hinsichtlich Gesamtsterblichkeit und arrhythmischem bzw. plötzlichem Herztod unter Amiodaron im Vergleich zur Kontrolle. Es ergibt sich eine statistisch signifikante Lebensverlängerung unter Amiodaron (*Lancet* 1997; 350:1417–1424)

Herztod bedrohten Kranken senkt (Sim et al. 1997). Hinsichtlich der kardialen Sterblichkeit reduzierte Amiodaron die Letalität um 23% ($p < 0,001$), bezüglich des plötzlichen Herztodes um 30% ($p < 0,001$). Unterschiede zwischen den Patientengruppen mit Zustand nach Myokardinfarkt mit eingeschränkter linksventrikulärer Pumpfunktion und nach Herzstillstand ergaben sich nicht (Sim et al. 1997).

Bessere Ergebnisse wurde bisher nur in Studien nach Implantation eines Kardioverter/Defibrillators beobachtet (s. S. 297 ff).

Sotalol (z. B. Sotalex)

Der β-Rezeptorenblocker Sotalol (Sotalex = d,l-Sotalol-Razemat) (Übersicht 2.42) besitzt – ebenso wie Amiodaron – sog. Klasse-III-Wirkungen (vgl. Vaughan-Williams 1970) im Sinne einer Repolarisationsverlängerung. Da der positiven antiarrhythmischen Amiodaronwirkung nicht unerhebliche extrakardiale Nebenwirkungen gegenüberstehen, richten sich auf Sotalol verstärkt die Erwartungen bei anderweitig therapieresistenten Tachyarrhythmien. Die wesentlichen Charakteristika dieser antiarrhythmischen Wirksubstanz sind in der Übersicht 2.42 wiedergegeben. Die Sotalolwirkungen auf Sinusknotenfunktion, Oberflächen-EKG und His-Bündel-Elektrogramm finden sich in Tabelle 2.24 (Manz et al. 1985a).

Schon eine frühe Untersuchung an 18 Patienten spricht dafür, daß Sotalol sowohl in intravenöser wie in oraler Applikationsform eine wirksame Prophylaxe gegen ventrikuläre Tachykardien darstellen kann, die teilweise therapierefraktär gegenüber anderen Antiarrhythmika sind (vgl. Senges et al. 1984). Eine andere Studie an 37 Patienten dokumentiert die Wirkung von Sotalol in der Akut- und Langzeittherapie lebensbedrohlicher ventrikulärer Tachyarrhythmien (Kammerflattern, Kammerflimmern) (Nademanee et al. 1985).

Übersicht 2.42. Sotalol (Sotalex)

Indikation:	supraventrikuläre, ventrikuläre Tachykardie, ventrikuläre Extrasystolie
Anwendung:	oral, i.v.
Therapeutischer Bereich (Plasmaspiegel):	1–3 µg/ml
Halbwertszeit:	ca. 10 h
Elimination:	renal (60–90%)
Dosierung:	20 mg i.v.; in 5 min, 2mal 80–160 mg/Tag p.o.
Nebenwirkungen:	Nausea, Schwindel, Diarrhö, Durchblutungsstörungen, Alpträume, Hypotonie (kardial: Bradykardie!)

Tabelle 2.24. Wirkung von Sotalol auf elektrophysiologische Parameter des Herzens

	Patienten (n)	Kontrolle	Sotalol	
Sinusfrequenz	19	92 ± 15/min	75 ± 9/min	$p < 0,01$
Maximale Sinusknoten-erholungszeit	15	961 ± 187 ms	1127 ± 175 ms	$p < 0,01$
PQ-Intervall	19	0,13 ± 0,02 s	0,15 ± 0,02 s	$p < 0,01$
QRS-Intervall	19	0,08 ± 0,02 s	0,08 ± 0,02 s	n.s.
QT-Intervall	19	9,34 ± 0,03 s	0,38 ± 0,03 s	$p < 0,01$
QT_c-Intervall	19	0,41 ± 0,04 s	0,42 ± 0,03 s	n.s.

Von Steinbeck u. Mitarb. wurde die elektrophysiologische und antiarrhythmische Wirksamkeit von oral appliziertem Sotalol bei ventrikulären Tachyarrhythmien untersucht. Die Auswertung erfolgte durch programmierte Stimulation und 24-h-Langzeit-EKG. In dieser Untersuchung an 39 Patienten erwies sich der Nutzen von Sotalol p.o. bei Patienten mit ventrikulären Tachyarrhythmien. Darüber hinaus ließ sich die Wirksamkeit durch programmierte Stimulation mit hinreichender Genauigkeit voraussagen (Steinbeck et al. 1986b).

Die hohe antiarrhythmische Wirksamkeit und gute Toleranz der Substanz wurde in einer multizentrischen randomisierten Doppelblindstudie objektiviert. Die Untersuchung an 56 Patienten mit chronischen komplexen ventrikulären Rhythmusstörungen bezog sich auf die Dosierungen von 320 und 640 mg Sotalol tgl. Die Sotalol-Wirkungen waren von den Effekten anderer β-Rezeptorenblocker durch die Wirkung auf das QT_c-Intervall und den mittelstarken antiarrhythmischen Effekt differenzierbar (Anderson et al. 1986). Eine besonders gute Wirkung von Sotalol konnte bei der arrhythmogenen rechtsventrikulären Dysplasie, bezogen auf induzierbare und nichtinduzierbare ventrikuläre Tachykardien nachgewiesen werden. Es bestand bei diesem Patientenkollektiv keine Überlegenheit von Amiodaron. Klasse-I-Antiarrhythmika scheinen bei dem Krankheitsbild wenig effektiv zu sein (Wichter et al. 1992).

Bei supraventrikulären Tachykardien führt Sotalol zusätzlich zur bekannten sympatholytischen Wirkung zu einer ausgeprägten Leitungsverzögerung aller Abschnitte einer Kreiserregung (Reentry). Demnach ist Sotalol wirksam zur Akutbehandlung von Tachykardien bei Wolff-Parkinson-White-Syndrom und bei AV-Knoten-Reentrytachykardien (vgl. Manz et al. 1985a; s. auch Borggrefe u. Breithardt 1985).

Naturgemäß ist Sotalol, das eine leitungsverlängernde Wirkung besitzt, bei Syndromen mit verlängerter QT-Dauer kontraindiziert (s. S. 365). Sotalol kann selbst eine QT-Verlängerung herbeiführen und die Auslösung von Torsade-de-pointes-Tachykardien provozieren (s. S. 82). – Die bradykardisierende Wirkung von d,l-Sotalol, wie es derzeit im Handel ist, stellt eine klinisch wichtige kardiale Nebenwirkung des handelsüblichen Razemats von Sotalol dar. Besonderes Interesse erfuhr daher das d-Sotalol hinsichtlich seiner geringeren negativen Chronotropie bei gleicher Klasse-III-Wirkung. Die SWORD (Survival with oral d-Sotalol) (s. S. 131) zeigte jedoch bei Postinfarktpatienten und eingeschränkter linksventrikulärer Pumpfunktion eine erhöhte – mutmaßlich (Pro)arrhythmiebedingte Letalität unter d-Sotalol. Daher ist von der prophylaktischen Gabe des Kaliumkanalblockers d-Sotalol bei Risikopatienten nach Myokardinfarkt eindeutig abzuraten (Waldo et al. 1996).

Wegen der verschiedenen Membraneffekte von Sotalol als Klasse-III-Antiarrhythmikum und der Klasse-I B-Substanzen ist bei kombinierter Anwendung dieser Arzneistoffe eine synergistische antiarrhythmische Wirkung zu erwarten.

ESVEM-Studie. Sotalol hatte auch im Zusammenhang mit der sog. ESVEM-Studie (Electrophysiologic Study Versus Electrocardiographic Monitoring) an Interesse gewonnen (Mason 1993).

Patienten mit anhaltenden ventrikulären Tachykardien oder Kammerflimmern sind in hohem Maße durch den plötzlichen Herztod bedroht. Für die auf eine Prävention dieser arrhythmischen Komplikationen zielende Therapie mit Antiarrhythmika ist es daher notwendig, schon bei Einleitung der Behandlung möglichst exakte Voraussagen über ihre Wirksamkeit machen zu können. Zur Effizienzkontrolle werden heute sowohl Langzeit-EKG-Registrierung („Holter-Monitoring") als auch das invasive Verfahren der programmierten Elektrostimulation (PES) genutzt. – Es gab bis dato noch keine gültige Antwort auf die Frage, ob eine der beiden Testmethoden eine höhere Vorhersagegenauigkeit bei der Effizienzbeurteilung für sich beanspruchen kann. Die Klärung dieser Problematik war das Ziel der 1985 von amerikanischen Kardiologen initiierten ESVEM-Studie (The ESVEM Investigators 1989; Mason 1993).

Die Analyse der Follow-up-Daten zeigte im Hinblick auf die Rate der Arrhythmierezidive keine statistisch signifikanten Unterschiede zwischen Holter-EKG und PES-Gruppe. Als ein unabhängiger prädiktiver Faktor für die Häufigkeit eines Arrhythmierezidivs erwies sich u. a. das eingesetzte Antiarrhythmikum. So zeigte sich, daß Patienten, die nicht mit dem Klasse-III-Antiarrhythmikum behandelt worden waren (Imipramin, Pirmenol, Chinidin, Mexilitin, Procainamid oder Propafenon), einem höheren Rezidivrisiko unterlagen. Aus klinischer Sicht heißt dies, daß mit Sotalol im Vergleich zu allen anderen Antiarrhythmika eine statistisch signifikante Reduktion von Arrhythmierezidiven erreicht werden konnte (Abb. 2.37).

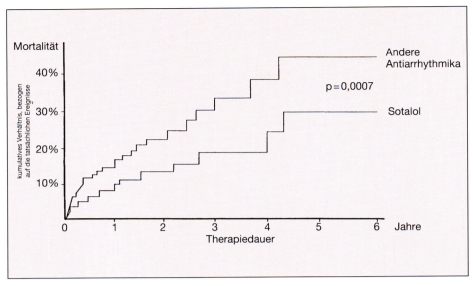

Abb. 2.37. Gesamttodesrate unter der Therapie der als wirksam evaluierten Antiarrhythmika; Sotalol vs. alle anderen geprüften Antiarrhythmika (s. Text) (Electrophysiological Study Versus Electrocardiographic Monitoring (ESVEM) 1993)

Auch angesichts einer vergleichsweise niedrigeren Gesamtmortalität hob sich Sotalol von anderen Antiarrhythmika (s. oben) ab, wobei sich der Unterschied der statistischen Signifikanz näherte.

Insgesamt zeigen die Ergebnisse der ESVEM-Studie für Patienten, die unter – auch elektrophysiologisch auslösbaren – malignen Kammertachykardien leiden und zugleich spontane Ektopien aufweisen, daß

- kein signifikanter Unterschied in der Vorhersagegenauigkeit für die Wirksamkeit einer antiarrhythmischen Therapie zwischen Holter-EKG und PES-Verfahren besteht (PES programmierte elektrische Stimulation);
- der Trend zur höheren Genauigkeit der PES nicht signifikant ist;
- die PES-Testung zeitaufwendiger ist als eine Therapiekontrolle durch Holter-Monitoring;
- eine Sotaloltherapie neben anderen Faktoren ein unabhängiger Prädiktor für eine reduzierte Inzidenz von Arrhythmierezidiven ist;
- ein deutlicher („starker") Trend zur Überlebensverbesserung unter Sotaloltherapie erkennbar ist (Mason 1993, vgl. Lüderitz 1993).

e) Adenosin (Adrekar)

Adenosin ist erst seit 1994 zur Akutbehandlung paroxysmaler supraventrikulärer Tachykardien in Deutschland zugelassen. Als endogenes Nukleosid ist es in der Lage, einen kurzfristigen Block der AV-nodalen Überleitung zu verursachen. Die Terminierung einer supraventrikulären Tachykardie wurde erstmals

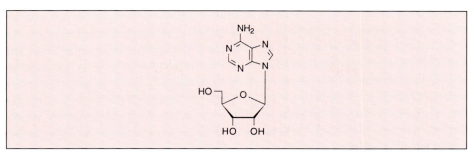

Abb. 2.38. Adenosin

1933 beschrieben. In den letzten 5 Jahren hat Adenosin v.a. in den USA, in Frankreich und England große Verbreitung erfahren (Wilbur u. Marchlinski 1997). Mittlerweile ist es als Alternative zu Verapamil bei paroxysmalen supraventrikulären Tachykardien akzeptiert (Strukturformel von Adenosin s. Abb. 2.38).

Elektrophysiologische Wirkungen

Sinusknoten. Adenosin verursacht eine vorübergehende Verlangsamung von Sinustachykardien.

Vorhof. Adenosin hat keinen Effekt auf die Zykluslänge bei Vorhofflimmern, Vorhofflattern oder intraatrialer Reentrytachykardie.

AV-Knoten. Adenosin ist fast immer effektiv in der Terminierung paroxysmaler supraventrikulärer Tachykardien, die den AV-Knoten in den Reentrykreis mit einbeziehen. Vorwiegend handelt es sich um AV-Knoten-Reentrytachykardien oder orthodrome bzw. antidrome Tachykardien infolge einer akzessorischen Leitungsbahn. Die Terminierungsrate durch Adenosin liegt in einer Größenordnung von 90–100% (DiMarco et al. 1990). Bei AV-Knoten-Tachykardien zeigt sich die Blockierung im Bereich der antegrad leitenden langsamen Leitungsbahn. Beim WPW-Syndrom wird die Blockierung im AV-Knoten erzielt, die akzessorische Leitungsbahn ist meist unbeeinflußt (Abb. 2.39).

His-Purkinje-System und Ventrikel. Reproduzierbare Wirkungen des Adenosins auf das His-Purkinje-System bestehen nicht.

Nahezu alle Formen ventrikulärer Tachykardien sind nicht Adenosin-sensitiv. Ausgenommen hiervon ist eine Form von Kammertachykardie, die wahrscheinlich auf dem Boden einer durch cAMP vermittelten, getriggerten Aktivität beruht (Lerman et al. 1986). Es handelt sich um eine durch Belastung oder Katecholamine ausgelöste Kammertachykardie, die im rechtsventrikulären Ausflußtrakt ihren Ursprung hat und überwiegend bei strukturell gesundem Herzen auftritt. Diese Kammertachykardie läßt sich reproduzierbar durch Adenosin terminieren.

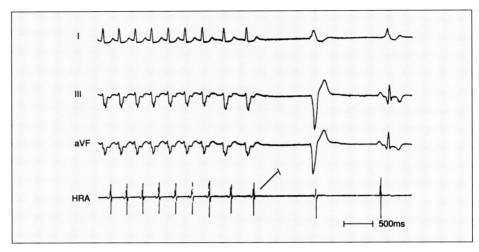

Abb. 2.39. Terminierung einer supraventrikulären Tachykardie durch Adenosin. Dargestellt sind 3 Oberflächenableitungen: *I, III* und *aVF* sowie eine intrakardiale Registrierung des rechten Vorhofs (*HRA*). Eine orthodrome Reentrytachykardie beim WPW-Syndrom terminiert 20 s nach Injektion von 6 mg Adenosin durch Blockierung der antegraden, AV-nodalen Leitung (*s. Markierung*). Nach einem ventrikulären Ersatzschlag folgt Sinusrhythmus

Hämodynamik. Nach Bolusgabe von Adenosin zeigt sich eine biphasische Blutdruckkurve mit einem initialen Anstieg sowohl der systolischen als auch des diastolischen Blutdrucks zum Zeitpunkt der AV-Knoten-Leitungsverlängerung (Biaggioni et al. 1987). Anschließend erfolgt eine Reduktion der Blutdruckwerte zum Zeitpunkt der reflektorischen Sinustachykardie. Wie bei den elektrophysiologischen Effekten handelt es sich hierbei um sehr kurz andauernde (< 1 min) Phänomene.

Dosierung. Adenosin wirkt dosisabhängig; das Wirkungsmaximum tritt nach 10–30 s auf und hält aufgrund der ultrakurzen Halbwertszeit von 1,5 s nicht lange an. Daher ist eine rasche Injektion (innerhalb von 2 s) in eine möglichst große periphere Vene entscheidend für die Effektivität. Die Wirksamkeit auf paroxysmale supraventrikuläre Tachykardien ist wie folgt:

Nach einer Injektion von 3 mg terminieren ca. 35 %, bei 6 mg 60–65 %, bei 9 mg etwa 80 % und bei 12 mg Adenosin i. v. etwa 90–95 % der supraventrikulären Tachykardien (DiMarco et al. 1990).

Nebenwirkungen. Unerwünschte Wirkungen einer Adenosinbolusinjektion betreffen Symptome wie Dyspnoe, Flush, thorakales Oppressionsgefühl, Kopfschmerzen, Husten und selten Übelkeit. Die Nebenwirkungen sind intraindividuell dosisabhängig, variieren jedoch von Fall zu Fall in hohem Maße. Alle Wirkungen sind aufgrund der kurzen Halbwertszeit im Durchschnitt nach 5–20 s abgeklungen. Unmittelbare kardiale Nebenwirkungen lassen sich aus den elektrophysiologischen Wirkungsmechanismen ableiten: Neben den zu erwartenden Sinusbradykardien und kurzfristigen AV-Blockierungen kann es in Einzelfällen zu

Übersicht 2.43. Adenosin (Adrekar) bei supraventrikulären Tachykardien (SVT)

- Wirkung:
  - Adenosin entfaltet bei sehr rascher i.v. Injektion am Herzen einen kurzfristigen totalen AV-Block, der aufgrund der ultrakurzen HWZ (1,5 s) unproblematisch ist.
- Indikation:
  - AV-Knoten-Reentrytachykardien und WPW-Tachykardien, da diese den AV-Knoten in den Tachykardiekreis einbeziehen.
- Kontraindikation:
  - Asthma bronchiale.
- Nebenwirkung:
  - Wärmegefühl, selten thorakaler Druck (für Sekunden),
  - selten Vorhofflimmern (**cave:** bei WPW-Syndrom nicht unproblematisch, daher Defibrillationsmöglichkeit vorhalten).
- Dosierung:
  - rasche Bolusinjektion 6 mg (1 Amp) i.v. gefolgt von 5 ml NaCl.
- Wirkungseintritt:
  - nach 15–30 s.

Vorhofflimmern kommen. Bei zusätzlichem Vorliegen einer akzessorischen Leitungsbahn mit kurzer Refraktärzeit kann dies zu einer bedrohlichen Tachysystolie führen, wie wir in einer eigenen Beobachtung aufzeigen konnten (Tebbenjohanns et al. 1995) (vgl. Übersicht 2.43).

Aufgrund einer meßbaren Bronchokonstriktion nach Adenosin stellt Asthma bronchiale eine Kontraindikation dar. Bei akutem Infarkt, Sick-sinus-Syndrom, dekompensierer Herzinsuffizienz, Vorhofflimmern und vorbestehender QT-Verlängerung ist besondere Sorgfalt geboten.

Verapamil, Glykoside, Benzodiazepine und Dipyridamol können die Wirkung von Adenosin verstärken. Aminophyllin ist ein potentieller Antagonist.

Klinische Indikation. Adenosin ist effektiv in der Therapie paroxysmaler supraventrikulärer Tachykardien, vorwiegend bei AV-Knoten-Reentrytachykardien und atrioventrikulären Reentrytachykardien bei Vorliegen einer akzessorischen Leitungsbahn. Im Vergleich zu Verapamil zeigt sich eine etwas höhere Erfolgsrate sowie eine geringe Rate von Nebenwirkungen. Vorteile des Adenosins liegen in dem schnelleren Wirkungseintritt (< 30 s, gegenüber 1–2 min bei Verapamil), der kurzen Halbwertszeit und der nur kurzen Nebenwirkungen und Bradyarrhythmien. Vergleichsweise nachteilig ist die häufigere Rate an Reinitiierungen der Tachykardien aufgrund der Halbwertszeit sowie der vermehrt registrierten supraventrikulären und ventrikulären Extrasystolen nach initialer Terminierung.

Diagnostik und Therapiekontrolle bei supraventrikulären Tachykardien. Adenosin kann zur Differentialdiagnose bei supraventrikulären Tachykardien beitragen: durch einen kurzfristigen AV-nodalen Block können die zugrundeliegenden Rhythmusstörungen, wie Vorhofflimmern, Vorhofflattern, ektope atriale Tachykardien oder atriale Reentrytachykardien, demaskiert werden (DiMarco et al. 1990). Adenosin erlaubt weiterhin eine Differenzierung zwischen supraventrikulären Tachykardien mit

Fazikelblock und ventrikulären Tachykardien (Griffith et al. 1988). Sollte eine Terminierung der Tachykardien nicht erfolgen, so liegt meist eine Kammertachykardie vor. Ausnahmen stellen atriale Tachyarrhythmien mit antegrader Leitung über eine akzessorische Leitungsbahn dar sowie eine Reentrytachykardie bei 2 akzessorischen Leitungsbahnen mit einer antegraden als auch einer retrograden Leitung.

f) Magnesium in der Behandlung von Herzrhythmusstörungen

Im Zusammenhang mit der Pathogenese und Therapie ventrikulärer Tachyarrhythmien findet Magnesium zunehmend Beachtung. So soll Magnesiummangel eine Teilursache ventrikulärer Ektopien bei arterieller Hypertonie, bei Koronarkranken, vor allem im Rahmen des akuten Myokardinfarktes, und bei chronischer Herzinsuffizienz sein. Als Therapeutikum soll Magnesium diese Arrhythmien unterdrücken und letztlich zur Prävention des plötzlichen Herztodes beitragen (Manz u. Lüderitz 1987).

Die unzureichende Differenzierung zwischen Substitutionsbehandlung bei Mangelzuständen und Magnesiumeffekten bei Arrhythmien anderer Genese (z.B. Digitalisintoxikation), zwischen oraler Magnesiumsubstitution, die allenfalls hochnormale Serumspiegel erreicht, und intravenöser, hochdosierter Magnesiuminfusion hat zur Unschärfe bei der Indikationsstellung einer Magnesiumtherapie beigetragen.

Physiologie

Magnesiumionen sind im Körper ähnlich verteilt wie Kaliumionen. So findet sich nur rund 1% des Gesamtmagnesiumbestandes im Plasma; dort ist es zu etwa 55% an Albumin gebunden. Der Normbereich im Plasma beträgt 0,7–1,1 mmol/l. Der größte Magnesiumspeicher ist das Knochengewebe mit 60% des Gesamtkörpermagnesiums (21–28 g); 35% der Magnesiumionen sind in der Skelettmuskulatur zu finden (Altura u. Altura 1984).

Indikationen

Supraventrikuläre Tachykardie

Multifokale atriovale Tachykardie. Diese seltene atriale Tachyarrhythmie ist charakterisiert durch eine Frequenz > 100/min, mindestens 3 unterschiedliche P-Konfigurationen sowie wechselnde PP- und PQ-Intervalle. Als Pathomechanismus wird eine abnorme Automatie angenommen, die durch Kalziumantagonisten vom Verapamiltyp beeinflußt werden kann (Levine et al. 1985). Durch hochdosierte Therapie mit Magnesium (2 g Magnesiumsulfat als Bolus, anschließend rund 10 g als Infusion über 5 h) kann ebenso wie mit Verapamil diese atriale Tachykardie bei der Mehrzahl der Patienten beendet werden. Diese Wirkung dürfte auf den kalziumblockierenden Effekt der Magnesiuminjektion zurückzuführen sein.

Paroxysmales Vorhofflimmern. Bei etwa 20% der Patienten mit paroxysmalem Vorhofflimmern besteht angeblich eine Hypomagnesiämie, so daß ein Magnesiummangel für die Entstehung und das Auftreten der Paroxysmen mit in Betracht gezogen werden sollte. Systematische Untersuchungen zur Prävention oder Konversion von Vorhofflimmern liegen nicht vor. DeCarlo et al. (1986) fanden jedoch eine niedrigere Ansprechrate von Digoxin zur Konversion von Vorhofflimmern bei Patienten mit Magnesiummangel. Unseres Erachtens sollten bei Patienten mit rezidivierendem Vorhofflimmern ggf. Messungen des Kalium- und Magnesiumspiegels vorgenommen und diese Elektrolyte entsprechend substituiert werden.

Ventrikuläre Herzrhythmusstörungen

Torsade-de-pointes-Tachykardien. Als Torsade-de-pointes wird eine besondere Form der Kammertachykardie bezeichnet. Es handelt sich um eine bedrohliche Rhythmusstörung mit undulierenden Kammerausschlägen in der QRS-Achse, die als spezielle Form des Kammerflatterns angesehen werden kann (s. S. 82). Gemeinhin wird diese Rhythmusstörung durch eine spät einfallende ventrikuläre Extrasystole ausgelöst und auch ebenso terminiert. Andererseits kann die Kammertachykardie auch in Kammerflimmen übergehen. Durch intrakardiale Stimulation ist es bei entsprechenden Patienten gelegentlich möglich, Torsade-de-pointes-Tachykardien zu provozieren. Torsade-de-pointes-Tachykardien werden v. a. unter antiarrhythmischer Therapie zusammen mit Elektrolytstörungen (Hypokaliämie, Hypomagnesiämie) angetroffen. Mittel der Wahl bei den Arrhythmien ist die hochdosierte, parenterale Magnesiumapplikation, die zur Unterbrechung der Arrhythmie und zur anschließenden Stabilisierung des Sinusrhythmus beiträgt (Abb. 2.40; Manz et al. 1990b; Tzivoni et al. 1988; vgl. Manz u. Lüderitz 1992).

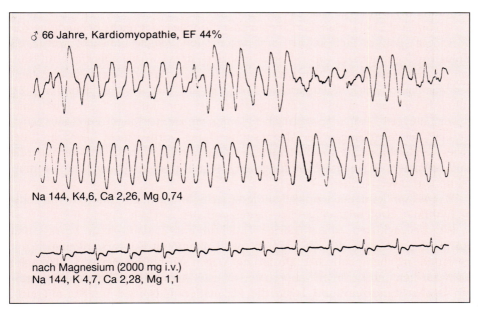

Abb. 2.40. Einkanalregistrierung einer ventrikulären Tachykardie mit teils Torsade-de-pointes-artigen (*1. Zeile*), teils monomorphen Anteilen (*2. Zeile*) bei einem Patienten mit dilativer Kardiomyopathie. Die Serumelektrolyte sind im Normbereich. – Die parenterale Applikation von 2000 mg Magnesiumglutamat führt zur Unterbrechung der ventrikulären Tachyarrhythmie (*3. Zeile*), so daß sich ein stabiler Sinusrhythmus einstellen kann

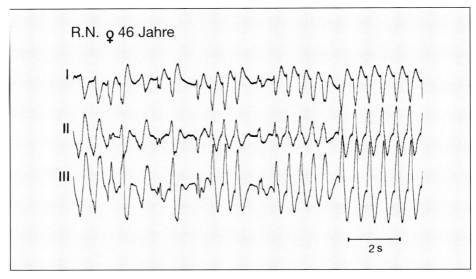

Abb. 2.41. Polymorphe ventrikuläre Tachykardie vom extrasystolischen Typ mit Kammerfrequenz von 200/min unter Flecainidtherapie

Magnesium i.v. gilt bei Torsade-de-pointes-Tachykardien heute als Akuttherapeutikum der Wahl (vgl. Lüderitz 1993).

Tzivoni et al. (1984, 1988) berichteten über die erste erfolgreiche Behandlung von Torsade-de-pointes-Tachykardien mit Magnesium. Magnesiumsulfat wurde als Bolus von 2 g innerhalb von 1–2 min appliziert; daran wurde eine Dauerinfusion von Magnesiumsulfat (3–20 mg/min) angeschlossen. Das QT-Intervall der Patienten war pathologisch verlängert (0,54–0,72 s). Die Magnesiuminjektion von 2 g führte bei 9 Patienten sofort zur Suppression der ventrikulären Tachyarrhythmie, bei den übrigen 3 Patienten war nach 5–15 min ein zweiter Magnesiumbolus erforderlich. Nebenwirkungen der Magnesiumtherapie wurden nicht beobachtet. Bei einer Vergleichsgruppe von Patienten mit polymorphe ventrikulärer Tachykardie und normalem QT-Intervall war hingegen kein günstiger Effekt der Magnesiuminjektionen zu verzeichnen.

Magnesium kann auch zur Behandlung arrhythmogener Wirkungen von Antiarrhythmika erfolgreich eingesetzt werden (vgl. Ben-David u. Zipes 1993).

Wir beobachteten eine 46jährige Patientin mit Zustand nach Mitral- und Aortenklappenersatz, die unter einem medikamentösen Konversionsversuch mit Flecainid in therapeutischer Dosierung wegen Vorhofflimmerns ventrikuläre Tachykardien und Kammerflimmern entwickelte (Abb. 2.41). Während des gesamten Beobachtungszeitraums lagen die Plasmaflecainidspiegel im Normbereich. Eine Unterbrechung der ventrikulären Tachykardien konnte durch zweimalige i.v.-Bolusgabe von jeweils 1000 mg Magnesiumglutamat erzielt werden. Durch anschließende Perfusortherapie mit 4 mg Magnesiumglutamat pro min wurde eine bleibende Suppression der ventrikulären Rhythmusstörungen erreicht (Abb. 2.42; Mletzko et al. 1989).

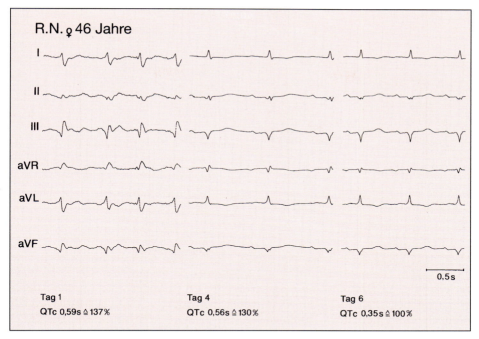

Abb. 2.42. Tag 1: EKG bei Aufnahme nach elektrischer Kardioversion der in Abb. 2.41 wiedergegebenen Kammertachykardie mit einer Tachyarrhythmia absoluta. Kammerfrequenzen von 100 bis 135/min. Deutlich verlängerte QTc-Dauer mit 137%. Unter Perfusortherapie mit Magnesiumglutamat Sinusrhythmus mit Frequenzen von 75 bis 95/min und allmähliche Reduktion der QTc-Dauer (Tag 4 und 6)

Ventrikuläre Extrasystolie. Die Hypomagnesiämie geht mit einer Zunahme ventrikulärer Ektopien einher (Dyckner u. Wester 1979). Unter parenteraler Therapie mit Magnesiumsulfat (30 mmol in 10 h) konnte eine signifikante Reduktion ventrikulärer Ektopien erreicht werden (Dyckner u. Wester 1987). In eine prospektiven, randomisierten Untersuchung wurden von Antoni et al. mit Hilfe eines 24-h-EKG die Effektivität einer oralen Magnesiumtherapie (30 mmol/Tag Magnesium-L-Aspartat-Hydrochlorid) bei 18 Patienten mit häufigen und komplexen ventrikulären Extrasystolen (VES) untersucht. In der Magnesiumgruppe wurde bei 6 von 10 Patienten eine signifikante (>75%) Reduktion der VES registriert, in der Placebogruppe dagegen nur bei 1 von 8 Patienten (Antoni et al. 1989).

Diese interessanten Befunde bedürfen der Bestätigung bei einer größeren Patientengruppe, bevor eine allgemeine Empfehlung zur Therapie der ventrikulären Instabilität mit oral verabreichten Magnesium ausgesprochen werden kann.

Ventrikuläre Tachykardien. Durch Magnesium lassen sich ventrikuläre Tachykardien in etwa 30% der Fälle beeinflussen (Manz et al. 1994).

In einer neueren Studie wurden bei persistierender ventrikulärer Tachykardie die elektrophysiologischen und hämodynamischen Parameter unter intravenöser

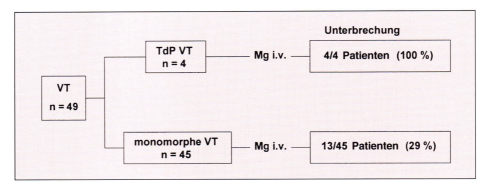

Abb. 2.43. Terminierung ventrikulärer Tachykardien (*VT*) durch intravenöse Magnesiumgabe (*Mg*) (*Tdp* Torsade-de-pointes-Tachykardien)

Magnesiumapplikation bestimmt (Manz et al. 1992). 45 Patienten wiesen eine monomorphe Kammertachykardie auf, 4 Patienten hatten eine Torsade-de-pointes-Tachykardie. Als Grunderkrankung bestand bei 38 Patienten eine koronare Herzkrankheit, bei 7 Patienten eine dilatative Kardiomyopathie und bei 3 Patienten ein Klappenvitium. Bei einem Patienten lag eine primäre Arrhythmie vor. Die linksventrikuläre Auswurffraktion lag bei 36 ± 9%. Die Spitzentorsaden konnten in allen 4 Fällen unterbrochen werden. Unter den verbliebenen 45 Patienten ließen sich die monomorphen Kammertachykardien durch Magnesium in 13 Fällen beenden (Abb. 2.43). Die Ergebnisse zeigen, daß durch Magnesium (i.v.) monomorphe ventrikuläre Tachykardien in einem Teil der Fälle terminiert werden können. Durch die Magnesiumapplikation wird die Hämodynamik der Patienten verbessert. Magnesium i.v. kann daher als Kurzzeittherapeutikum bei hämodynamisch stabilen monomorphen Kammertachykardien wie auch bei Torsade-de-pointes-Tachykardien eingesetzt werden.

Dosierung. Magnesium-L-Aspartat kann als Bolus von 2mal 9 mmol im Abstand von 3 min während der Kammertachykardien appliziert werden.

Als *Fazit* ist festzuhalten, daß Magnesium (i.v.) bei definierten Herzrhythmusstörungen auch unabhängig vom Serummagnesiumspiegel erfolgreich eingesetzt werden kann. Magnesium (i.v.) führt zur Anhebung der ventrikulären Flimmerschwelle; die Sinusknotenerholungszeit und die atrioventrikuläre Überleitungszeit werden verlängert. Durch Magnesium wird die Entstehung von Arrhythmien auf der Grundlage früher oder später Nachpotentiale therapeutisch beeinflußt. Die Indikation für Magnesium ist bei folgenden Arrhythmien gegeben:

- Torsade-de-pointes-Tachykardien;
- digitalisinduzierte Herzrhythmusstörungen;
- monomorphe Kammertachykardien (durch Mg lassen sich aufgrund eigener Befunde ventrikuläre Tachykardien in etwa 30% der Fälle beeinflussen);
- multifokale atriale Tachykardien (s. Übersicht 2.44).

Tachykarde Rhythmusstörungen

Übersicht 2.44. Magnesium bei Herzrhythmusstörungen

Therapie gesichert:
Torsade-de-pointes-Tachykardien,
ventrikuläre Tachyarrhythmien bei Magnesiummangel,
ventrikuläre Arrhythmien infolge Digitalistherapie,
multifokale atriale Tachykardie;

Therapie möglich:
ventrikuläre Arrhythmien bei Myokardinfarkt,
ventrikuläre Tachyarrhythmien unter Antiarrhythmikatherapie,
Vorhofflimmern bei Hypomagnesiämie

Die Kontraindikationen und Nebenwirkungen der Magnesiumtherapie sind in der Übersicht 2.45 wiedergegeben.

Übersicht 2.45. Kontraindikationen der Magnesiumtherapie

- Kontraindikationen:
  - Schwere Nierenfunktionsstörungen,
  - Ca-Mg-Ammoniumphosphat-Steindiathese,
  - ausgeprägte Bradykardie,
  - Myasthenia gravis,
  - AV-Blockierungen.

Übersicht 2.46. Nebenwirkungen der Magnesiumtherapie

- Nebenwirkungen:
  - Diarrhö,
  - Bradykardie
  - AV-Leitungsstörungen,
  - periphere Gefäßerweiterungen (Flush),
  - Blutdrucksenkung.

Während die Effektivität von hochdosiertem, intravenös appliziertem Magnesium gegenüber bestimmten Arrhythmien erwiesen ist, muß die Wirksamkeit einer prophylaktischen oralen Magnesiumtherapie als antiarrhythmische Maßnahme als noch ungesichert gelten.

Der Einsatz von Magnesium beim akuten Myokardinfarkt wird kontrovers diskutiert. In mehreren (meist kleineren) Studien hatte sich ein günstiger Effekt der intravenösen Magnesiumtherapie auf die Sterblichkeit von Patienten mit akutem Myokardinfarkt abgezeichnet (Woods et al. 1992). Zu gegensinnigen Resultaten gelangte die ISIS-4-(International Study of Infarct Survival-)Studie. Bei 58000 Infarktpatienten führte Magnesium zu keinem Überlebensvorteil (ISIS Collaborative Group 1993). Die Diskrepanzen zu den früheren Studien werden damit erklärt, daß bei der ISIS-4-Studie Magnesium erst nach einer Thrombolyse (durchschnittlich 8–10 h nach Symptombeginn) appliziert wurde.

Eine Magnesiumtherapie könnte also allenfalls vor oder während der Lyse nützlich sein oder bei Patienten, die nicht thrombolysiert werden können (Lüderitz u. Manz 1994).

g) In Prüfung befindliche bzw. nicht handelsübliche Antiarrhythmika

Das Nebenwirkungsspektrum der vorhandenen antiarrhythmischen Pharmaka und die mangelnde Effizienz in vielen Fällen machen die Suche nach neuen, geeigneten Substanzen notwendig. Ziel muß es sein, Antiarrhythmika zur Verfügung zu stellen, die ein Maximum an Wirkung mit einem Minimum an Nebenwirkungen verbinden, bei größtmöglicher Selektivität. Zahlreiche Wirkstoffe befinden sich in unterschiedlichen Phasen der klinischen Prüfung (Tabelle 2.25).

Tabelle 2.25. Neue Antiarrhythmika in klinischer und präklinischer Prüfung (++ fortgeschritten, + begonnen, – in präklinischer Prüfung). (Nach Zehender et al. 1991)

Klasse I	In klinischer Prüfung	Klasse III	In klinischer Prüfung
Encainid	++	Sematilide	+
Barucainid	++	d-Sotalol	++
Penticainid	++	Ibutilid	+
Cibenzolin	++	Dofetilide (UK 68798)	(+)
Recainam	++	RP 58866	–
Nicainoprol	++*	LU 47110	–
Pirmenol	++*	MDL 11939	–
	(* derzeit Prüfung ausgesetzt)	CK 3579	–
		NE 10123/10064	–

Klinische Prüfung von Antiarrhythmika

Phase I:
Klinische Elektrophysiologie, Pharmakodynamik und Pharmakokinetik, Dosis-Wirkungs-Beziehungen, Dosierungsbereich, Bioverfügbarkeit, Verträglichkeit und unerwünschte Wirkungen an Probanden.

Phase II:
Erste Anwendung am Patienten: Begrenzung der klinisch-therapeutischen Anwendung einer Substanz;
vorläufige Indikationen, Wirksamkeit, therapeutischer Dosisbereich, Verträglichkeit und Nebenwirkungen.

Phase III:
Breite Anwendung des Medikaments unter Klinik- und Praxisbedingungen einschließlich Langzeitbehandlung;
intrakardiale Elektrophysiologie; definierte Indikationen, Wirksamkeitsgrad, Kontraindikation, Vorsichtsmaßnahmen, häufigere Nebenwirkungen, ggf. Antidote.

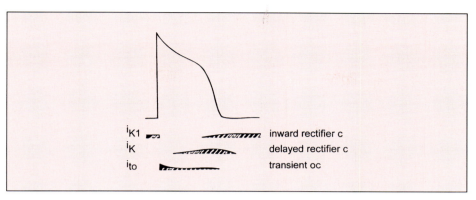

Abb. 2.44. Die wichtigsten Kaliumauswärtsströme während des kardialen Aktionspotentials (*o* outward, *c* current). (Nach Carmeliet 1993)

Phase IV: (*nach Einführung des Arzneimittels unter seiner Handelsbezeichnung*):
Langzeituntersuchungen bei möglichst großer Patientenzahl. Bei langer Behandlungs- und Beobachtungszeit;
Verträglichkeit, Quantifizierung des allgemeinen Therapierisikos, Prüfung einer langanhaltenden Wirksamkeit.

Das Wirkprinzip neuer Klasse-III-Antiarrhythmika besteht darin, daß sie einen oder mehrere Kaliumauswärtsströme hemmen, dadurch das Aktionspotential verbreitern und die effektive Refraktärzeit verlängern. Die Erregungsleitung wird durch Klasse-III-Antiarrhythmika nicht wesentlich beeinflußt.
Die Effekte der Antiarrhythmika der Klassen I A, I B, I C und III sind in Tabelle 2.26 vergleichend wiedergegeben.
Die wichtigsten der von Antiarrhythmika gehemmten Auswärtsströme sind der „transient outward current" (Ito), der „delayed rectifier current" (IK = IKr) und der „inward rectifier current" (IKl) (Abb. 2.44). Nach Hondeghem (1992) sollten Klasse-III-Antiarrhythmika nach Möglichkeit v. a. den IK und Ito hemmen. Die Relevanz einer selektiven Hemmung ist jedoch unklar. Tabelle 2.26 zeigt, welche Ströme durch welche neuen Substanzen beeinflußt werden.
Das Bild ist uneinheitlich. Ein selektiver Hemmstoff von IK ist z.B. Dofetilide (UK-68798), das aber keine nennenswerten Vorteile und Unterschiede zu weniger selektiven Substanzen zu bieten scheint (Scholz 1996).

Diprafenon

Diprafenon ist eine nicht handelsübliche antiarrhythmisch wirksame Substanz, die chemisch mit dem Propafenon-Hydrochlorid verwandt ist (Abb. 2.30b, S. 193). Im Unterschied zu Propafenon ist die Aminogruppe mit einem Dimethylpropylrest statt einem N-Propylrest verbunden. In In-vitro-Untersuchungen am Papillarmuskel des Meerschweinchens zeigt Diprafenon eine um den Faktor 2 größere Affinität für Rezeptoren des schnellen Natriumkanals als Propafenon (Kohlhardt u. Seifert 1983).

Tabelle 2.26. Wirkung von Antiarrhythmika auf kardiale Kaliumkanäle. (Nach Colatsky et al. 1990)

Klasse	Substanz	IK	IKl	Ito
I A	Chinidin	+	+	+
	Disopyramid	+	+	+
I B	Lidocain	–	–	–
I C	Flecainid	+	–	–
	Encainid	+	–	–
III	Sotalol	+	+	+
	Amiodaron	+	+	–
	Clofilium	+	+	–
	Risotilid	+	–	–
	E-4031	+	–	–
	Dofetilide (UK-68798)	+	–	–
	Tedisamil	+	–	+

In einer Studie von Manz et al. wurden die elektrophysiologischen Effekte von Diprafenon bei Patienten mit paroxysmaler, supraventrikulärer Tachykardie und bei Patienten mit rezidivierender Kammertachykardie untersucht (Manz et al. 1986b). Bei einer Dosierung von 1,5 mg Diprafenon/kg KG i.v. erfuhren die effektiven Refraktärzeiten von Vorhof und Ventrikel eine signifikante Verlängerung. Die Auslösbarkeit der supraventrikulären Tachykardie wurde bei 12 von 17 Patienten, die Induzierbarkeit von Vorhofflimmern bei 5 von 8 Patienten und die Auslösbarkeit der Kammertachykardie bei 7 von 10 Patienten supprimiert. Diprafenon führte zu einer Frequenzsenkung der noch induzierbaren supraventrikulären Reentrytachykardie sowie der Kammerfrequenz während Vorhofflimmerns. Diese Befunde zeigen, daß Diprafenon für die Behandlung supraventrikulärer sowie ventrikulärer Tachykardien – unabhängig vom Grundleiden – grundsätzlich geeignet erscheint. In dieser Studie an 31 Patienten berichteten nur 2 Patienten über Nebenwirkungen in Form von passagerer Benommenheit bzw. Parästhesien während der intravenösen Applikation (Manz et al. 1986).

Bretylium-Tosylat (Bretylate, Bretylol)

Bretylium-Tosylat ist ein in Deutschland nicht handelsübliches, jedoch in den angelsächsischen Ländern verfügbares Antiarrhythmikum, das chemisch einem quarternären Benzylammoniumsalz entspricht (Abb. 2.45) und der Klasse III nach Vaughan-Williams zugerechnet wird.

Die Substanz wurde zunächst als blutdrucksenkendes Medikament eingeführt. 1965 wurde von Leveque erstmals über antiarrhythmische Wirkungen am Hund berichtet. Klinische Arbeiten wiesen in der Folgezeit auf die erfolgversprechenden antiarrhythmischen Effekte der Substanz hin (vgl. Bryan u. Darby 1979; Heinrich u. Effert 1973; Koch-Weser 1979).

In elektrophysiologischer Hinsicht führt Bretylium-Tosylat zu einer Verlängerung der Aktionspotentialdauer und der effektiven Refraktärzeit. Die Flimmerschwelle des Herzens wird erhöht.

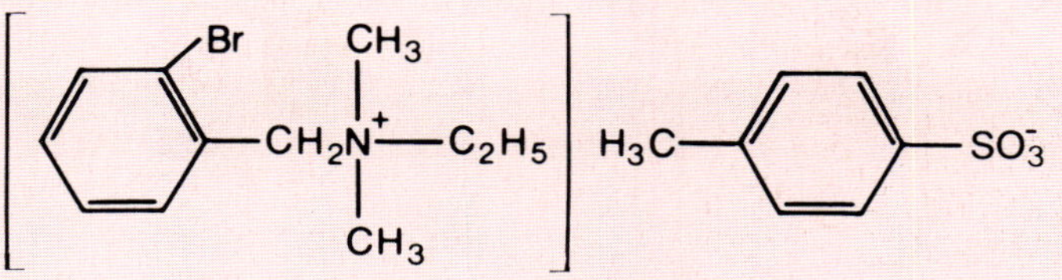

Abb. 2.45. Strukturformel von Bretylium-Tosylat

Klinisch kann die *Indikation* für Bretylium-Tosylat gegeben sein bei malignen ventrikulären Arrhythmien, vorzugsweise Kammertachykardien und Kammerflimmern; auch solche Arrhythmien kommen in Frage, die sich gegenüber Lidocain bzw. Defibrillation als refraktär erweisen.

Die Dosierung von Bretylium-Tosylat liegt bei 5–10 mg/kg Körpergewicht i.v. oder i.m., ggf. als Kurzinfusion bei Dauertherapie 1–2 mg/min i.v. Auch eine Tablettenform ist verfügbar.

Die potentiellen Nebenwirkungen von Bretylium-Tosylat sind nicht unerheblich. Die Substanz führt zu einer Noradrenalinfreisetzung, die bei 10–30% der Patienten zu Blutdruckanstieg, Frequenzbeschleunigung und Zunahme der ventrikulären Extrasystolie führen kann. Diese Erfahrungen entsprechen auch eigenen Beobachtungen. Neben den antiarrhythmischen Eigenschaften soll Bretylium-Tosylat positiv-inotrop wirken. – Bei der Mehrzahl von Patienten (50–75%) kommt es zu einer adrenergen Blockade, die einen Blutdruckabfall zur Folge hat.

Bretylium-Tosylat käme aufgrund der ernsten Nebenwirkungen und der verfügbaren antiarrhythmischen Alternativen wohl nur bei anderweitig therapieresistenten malignen Arrhythmien vorzugsweise als Monotherapie in Frage (Koch-Weser 1979).

Moricizin (Ethmozin)

Moricizin – ein Phenothiazinderivat – ist ein (orales) Antiarrhythmikum, das in der ehemaligen UdSSR entwickelt wurde (Formel s. Abb. 2.46) und nach den vor-

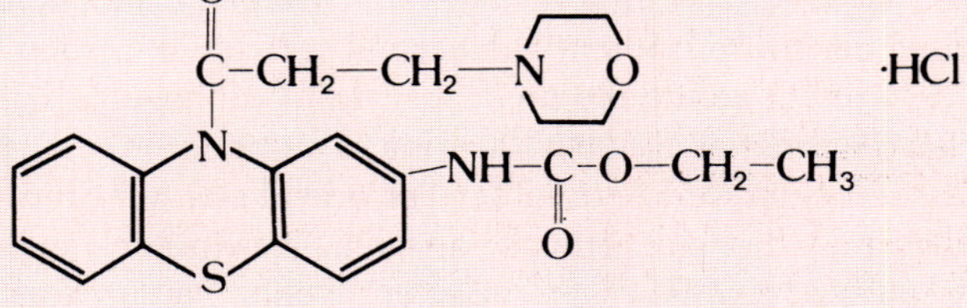

Abb. 2.46. Strukturformel von Moricizin (Ethmozin)

Tabelle 2.27. Wirkung verschiedener Antiarrhythmika auf die Suppression repetitiver Reizbildung (s. Text). (+ vorhandene, – fehlende Wirkung). (Nach Naumann d'Alnoncourt u. Lüderitz 1980)

	Tocainid	Lidocain	Mexiletin	Verapamil	Moricizin
Purkinje-Faser		–		+	
Ventrikelmyokard	–	–	–	+	+

liegenden Berichten ein gut tolerables, relativ wirksames Medikament zur Suppression ventrikulärer Extrasystolen ist (Podrid et al. 1980a).

Tierexperimentell führt Moricizin ebenso wie Verapamil zu einer Suppression abnormer Reizbildung im Ventrikelmyokard. Darin unterscheidet sich die Substanz von anderen Antiarrhythmika, die vorwiegend distal des His-Bündels wirksam sind. Die antiarrhythmischen Effekte von Tocainid, Lidocain und Mexiletin beruhen demgegenüber auf einer Abnahme der Erregungsausbreitung in das depolarisierte Myokard (Tabelle 2.27) (Naumann d'Alnoncourt u. Lüderitz 1980; Einzelheiten zu Moricizin s. bei Clyne et al. 1992).

Aufgrund der bisherigen Erfahrungen würde sich die Substanz speziell für die Langzeittherapie eignen. Die extrakardialen Nebenwirkungen (z.B. Nausea) werden als gering angegeben (Morganroth et al. 1979).

Einer Verbreitung bzw. Einführung der Substanz steht vor allem das Ergebnis der CAST-II-Studie entgegen, die eine trendmäßige Übersterblichkeit gegenüber Placebo bei Infarktpatienten mit ventrikulären Rhythmusstörungen ergab (s. S. 129). Ursächlich wird eine proarrhythmische Wirkung von Moricizin vermutet.

Für Moricizin gilt – ebenso wie für Flecainid und Encainid –, daß die Therapie asymptomatischer ventrikulärer Extrasystolen die Letalität nach Myokardinfarkt bei eingeschränkter Pumpfunktion nicht nur nicht vermindert, sondern vielmehr ernste (proarrhythmische) Effekte begünstigt (CAST II Investigators 1992).

Tiracizin (Bonnecor)

Ein dem Ethmozin verwandtes Antiarrhythmikum ist Tiracizin (Bonnecor), das in der ehemaligen DDR entwickelt wurde.

Tiracizin und seine Metaboliten verfügen über eine kombinierte Wirksamkeit der Antiarrhytmikaklassen I und IV nach Vaughan Williams. Die Muttersubstanz wird der Klasse I A zugeordnet. In elektrophysiologischen Untersuchungen konnte eine Verlängerung der Aktionspotentialdauer nachgewiesen werden (Nilius 1985). – Die Metabolite 1 und 2 verkürzen die Dauer des Aktionspotentials. Sie gehören der Klasse I B an. (Femmer et al. 1985, Kaverina et al. 1985).

Tiracizin führt zu einer Verkürzung der Periodendauer auf Sinusknotenebene, zu einer Verzögerung der sinuatrialen, atrialen, AV-Knoten- und His-Bündel-Faszikelleitung sowie zu einer Verringerung der Erregbarkeit im Vorhof- und Kammermyokard. Während der unveränderte Tiracizinwirkstoff negativ inotrop wirkt, weisen die beiden Metabolite einen positiv inotropen Effekt auf.

Eine tierexperimentelle Langzeituntersuchung mit Tiracizin in hoch toxischen Dosen hat selektiv an der Maus Hinweise auf ein vermehrtes Auftreten von Tumoren im Vergleich zu Kontrollgruppen erbracht. Daraufhin wurde vom Hersteller (AWD) am 17.1.1994 beim Bundesgesundheitsamt das Ruhen der Zulassung für das Arzneimittel beantragt.

Thioridazin
Thioridazin (Melleril) hat, wie auch andere Phenothiazine, tierexperimentell nachweisbare antiarrhythmische und klinisch objektivierbare arrhythmogene Wirkungen. Diese Effekte sind – auf Thioridazin bezogen – dosisabhängig und lassen bei Patienten, die höhere Dosierungen der Substanz erhalten, eine engmaschige Kontrolle notwendig erscheinen (Yoon et al. 1979).

Encainid (Enkaid)
Encainid ist ein relativ neues Benzanilidderivat: 4-Methoxy-2'-[2-(1-methyl-2-piperidyl)äthyl]benzanilid-Hydrochlorid (Strukturformel s. Abb. 2.47). Die Substanz besitzt tierexperimentell nachgewiesene leitungsverzögernde Wirkungen auf das His-Purkinje-System ohne signifikante Beeinflussung der Erregungsleitung und der Refraktärzeit in anderen Teilen des spezifischen Leitungssystems (Sami et al. 1979). Encainid scheint elektrophysiologisch dem Chinidin näher als dem Lidocain zu stehen (vgl. Carmeliet 1980). Die Substanz wird elektrophysiologisch der Klasse IC (s. S. 114, Tabelle 2.2) zugeordnet.

Erste klinische Erfahrungen sprechen für eine hohe Wirksamkeit von Encainid bei ventrikulären Arrhythmien bei nur geringen extrakardialen Nebenwirkungen (passagere Diplopie und Ataxie) (Roden et al. 1980). Andererseits ist auch über das Auftreten maligner ventrikulärer Tachyarrhythmien in Zusammenhang mit der Encainidtherapie als kardial unerwünschter Wirkung – mutmaßlich arrhythmogen – schon früh berichtet worden (Winkle et al. 1981).

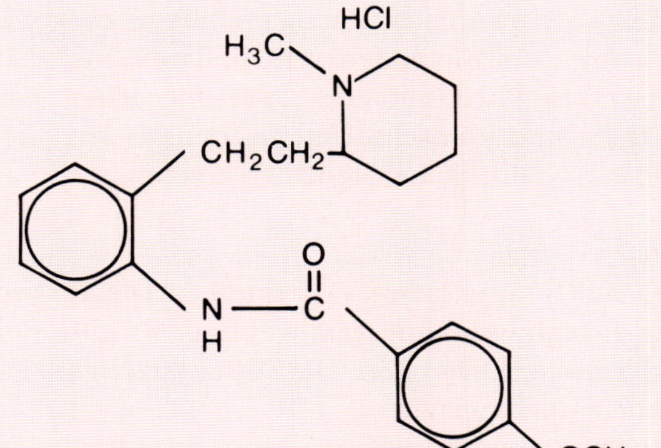

Abb. 2.47. Strukturformel von Encainid

Encainid – in den USA als Enkaid im Handel – war wie Flecainid Gegenstand der CAST-I-Studie (s. S. 126). – Insofern gelten für Encainid dieselben Indikationseinschränkungen wie für Flecainid (s. S. 192), d.h. die Substanz ist bei Postinfarktpatienten mit eingeschränkter linksventrikulärer Pumpfunktion und asymptomatischen ventrikulären Rhythmusstörungen kontraindiziert. Bei hochgradig symptomatischen Patienten mit Kammerrhythmusstörungen und koronarer Herzkrankheit ist eine strenge Indikationsstellung geboten. (Zur arrhythmogenen Wirkung von Encainid s. auch S. 234).

Cibenzolin

Cibenzolin [4,5-Dihydro-2-(2,2-diphenylcyclopropyl-)1-H-imidazol] in ein nicht im Handel befindliches Antiarrhythmikum für Patienten mit supraventrikulären und ventrikulären Tachyarrhythmien. Cibenzolin hat vorwiegend Klasse-I-Wirkungen (entsprechend der Einteilung nach Vaughan-Williams 1970), zeigt jedoch auch antiarrhythmische Eigenschaften vom Typ der Klasse-III- und -IV-Antiarrhythmika (Millar u. Vaughan-Williams 1982). Hinsichtlich der Pharmakodynamik korreliert eine Zunahme der QRS-Dauer am besten mit den Cibenzolinplasmaspiegeln (Touboul et al. 1986).

Der Wirkstoff hat sich bei chronischen ventrikulären Tachyarrhythmien als wirksam erwiesen (Kostis et al. 1984). Die mittlere Dosierung liegt bei 1,0–1,5 mg/kg KG i.v. und 130–320 mg tgl. p.o. bei 2maliger Einnahme in 12stündigen Abständen (vgl. Rothbart u. Saksena 1986). Die Elimination erfolgt vorwiegend renal (60%) und in geringerem Maße hepatisch (40%) (Miura et al. 1985).

Hoffmann et al. (1992) konnten unter der oralen Gabe von Cibenzolin bei Patienten mit anhaltenden spontanen und induzierbaren ventrikulären Tachykardien in der elektrophysiologischen Testung eine nur geringe antiarrhythmische Wirkung und eine hohe (proarrhythmische) Inzidenz spontaner Kammertachykardien nachweisen.

Pirmenol

Pirmenol ist ein Antiarrhythmikum mit relativ langer Halbwertszeit und niedriger Toxizität. Es supprimiert wirksam ventrikuläre Heterotopien. Der Arzneistoff ist tierexperimentell der Klasse I A nach Vaughan-Williams zuzuordnen. Die Wirkung wird bei Patienten mit persistierenden ventrikulären Tachykardien im Gefolge einer koronaren Herzkrankheit mit etwa 19% angegeben (Easley et al. 1986). Weitere experimentelle und klinische Untersuchungen sind notwendig, um den Stellenwert der Substanz definitiv beurteilen zu können.

Bepridil

Die Substanz hat Klasse-I- und Klasse-IV-Wirkungen. Die Anstiegsgeschwindigkeit als Parameter der Erregungsleitungsgeschwindigkeit wird bei langsamen und schnellen Aktionspotentialen verzögert. Die Refraktärzeiten – auch der akzessorischen Leitungsbahnen – nehmen zu.

Bepridil kommt therapeutisch in Frage bei supraventrikulären Tachykardien, speziell AV-Knotentachykardien, sowie bei Vorhofflimmern und Vorhofflattern; ferner bei ventrikulären Tachyarrhythmien. Die Nebenwirkungen betreffen negative Inotropie sowie arterielle Vasodilatation, fernerhin gastrointestinale und zentralnervöse Störungen. – Ein überzeugender Vorteil gegenüber handelsüblichen Antiarrhythmika ist zunächst nicht zu erkennen.

Falipamil

Falipamil ist ein ausschließlich zur intravenösen Anwendung geeignetes Antiarrhythmikum. Die Substanz käme in Frage bei Sinustachykardien unterschiedlicher Genese (z.B. hyperkinetisch, perioperativ, bei Myokardinfarkt). Negativ-inotrope Wirkungen sind nicht bekannt. An Nebenwirkungen können zentralnervöse Symptome auftreten. Auch proarrhythmische Effekte bei QT-Verlängerung sind möglich. Insgesamt erscheint die Substanz bisher nicht als vielversprechende Alternative bei Herzrhythmusstörungen.

Barucainid

Barucainid ist aufgrund seiner elektrophysiologischen Wirkung der Klasse I B zuzuordnen. Die Anstiegsgeschwindigkeit des Aktionspotentials wird vermindert, die Aktionspotentialdauer verkürzt. Die oral und intravenös zur Verfügung stehende Substanz kommt bei ventrikulären Extrasystolen und Tachykardien in Frage. Die negativ-inotrope Wirkung ist gering. Nebenwirkungen scheinen v.a. zentralnervöser Art zu sein.

Dofetilide (UK-68798)

Dofetilide (Abb. 2.48) wird den Klasse-III-Antiarrhythmika zugerechnet. Die Substanz gilt als hochselektiver Blocker des Kaliumeinwärtsstroms („inward potassium current") und scheint spezifisch die schnelle Komponente des „delayed rectifier current" (IKr) zu blockieren (s. S. 222). Dofetilide bewirkt dementsprechend eine Zunahme der Aktionspotentialdauer und eine konsekutive Verlängerung der myokardialen Refraktärzeit („Repolarisationsverlängerer"). Erste Untersuchungen mit Dofetilide lassen eine präventive Wirkung der Substanz gegenüber ventrikulären Arrhythmien erkennen (Bashier et al. 1992; Brachmann et al. 1992). Eine Untersuchung mit Dofetilide i.v. weist auf die Effektivität des Arzneimittels bei Vorhofflimmern und Vorhofflattern hin. Die besonderen elektrophysiologischen Eigenschaften (Refraktärzeitverlängerung ohne Leitungsverzögerung) lassen besonders an die Wirksamkeit bei Vorhofflattern denken.

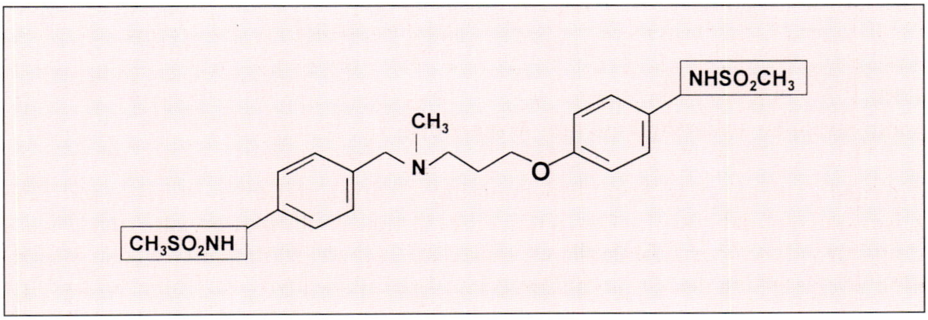

Abb. 2.48. Dofetilide (UK-68798)

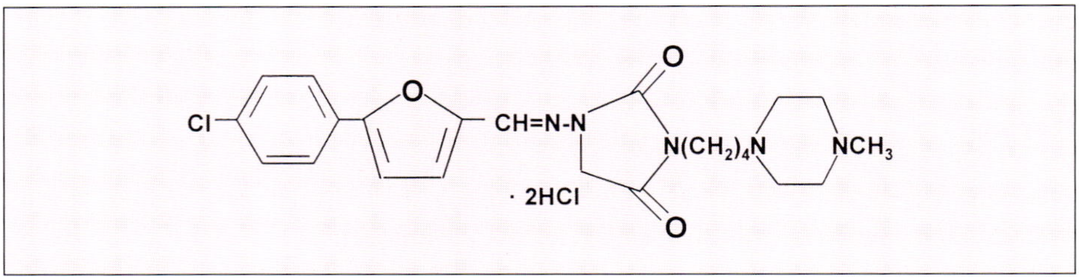

Abb. 2.49. Azimilide (NE-10064)

In einer randomisierten multizentrischen Doppelblindstudie konnten Falk et al. (1997) an 91 Patienten (Vorhofflimmern, n = 75; Vorhofflattern, n = 16) die antiarrhythmische Wirkung von Dofetilide bei intravenöser Applikation nachweisen. Die Substanz zeigte in der Dosierung von 8 µg/kg KG eine Konversionsrate in Sinusrhythmus von 54% bei Vorhofflattern und von 14,5% bei Vorhofflimmern. Damit weist Dofetilide eine größere regularisierende Wirkung bei Vorhofflattern als bei Vorhofflimmern auf und könnte somit eine wichtige therapeutische Alternative bei der Behandlung von Vorhofflattern darstellen (Falk et al. 1997).

Azimilide
Diese Substanz wird ebenfalls den Klasse-III-Antiarrhythmika zugerechnet. Azimilide ist ein neuartiges Pharmakon (Abb. 2.49), das sowohl den schnellen wie den langsamen Kaliumkanal blockiert. Der Wirkstoff hat seine antiarrhythmische Wirksamkeit tierexperimentell wie klinisch an mehr als 700 Patienten (einschließlich solcher mit struktureller Herzkrankheit) unter Beweis gestellt. Das Sicherheitsprofil wird als gut bezeichnet.

Ibutilide
Ein weiteres Klasse-III-Antiarrhythmikum ist Ibutilide. Nach Untersuchungen von Kowey im Rahmen des „Post-CABG Atrial Fibrillation/Flutter Termination Trial" stellt Ibutilide ein effektives Therapeutikum zur Terminierung von postoperativem Vorhofflimmern und Vorhofflattern dar. Die Substanz scheint effektiver bei Vorhofflattern zu sein. Das Sicherheitsprofil gilt als akzeptabel. Die Wirksamkeit nimmt mit steigender Dosierung zu (Kowey 1997).

2.4.8
Kombinationen antiarrhythmischer Arzneistoffe

Die medikamentöse Arrhythmiebehandlung stellt primär eine Therapie mit Einzelsubstanzen dar. Bei Ineffektivität eines Antiarrhythmikums sind der Dosissteigerung durch kardiale sowie extrakardiale Nebenwirkungen Grenzen gesetzt. Eine Verbesserung der antiarrhythmischen Behandlung wird durch Substanzkombinationen angestrebt. Die Auswahl für die Kombinationstherapie richtet sich nach elektrophysiologischen Parametern (relative Wirkung auf Natrium-, Kalium- und

Kalziumkanäle; Beeinflussung von Refraktärität und Aktionspotentialdauer) und nach dem primären Wirkort am Herzen. Dies bedeutet, daß in der Regel Substanzen aus verschiedenen Wirkstoffklassen (nach Vaughan-Williams) kombiniert werden. Des weiteren wird die Wirksamkeit der Antiarrhythmika in vorausgegangenen Substanztestungen für die Kombinationstherapie berücksichtigt.

Die Wirkungen von Antiarrhythmika sind abhängig von ihrer spezifischen Bindung an Natrium-, Kalium- oder Kalziumkanäle der Myokardzelle. Diese Bindungen werden beeinflußt von der Konzentration des Antiarrhythmikums, der Spannung und dem Zustand der Kanäle (aktiv, inaktiv) bzw. der Herzfrequenz („Use dependence"). Unter dem Gesichtspunkt der antiarrhythmischen Kombinationstherapie bedeutet dies, daß Antiarrhythmika mit sich ergänzenden Eigenschaften in bezug auf ihre Bindungscharakteristik eingesetzt werden sollten:

Chinidin/Mexiletin: Chinidin wie Mexiletin sind vorwiegend natriumkanalblockierende Substanzen, die eine Zunahme der Wirkung bei Frequenzerhöhung aufweisen. Die Dissoziationskonstante für Chinidin ist so gering, daß leitungsverzögernde Effekte bereits bei normofrequenten Rhythmen wirksam sind. Bei Bradykardie kommt es zusätzlich zu einer signifikanten Verlängerung des Aktionspotentials. Klasse-I B-Substanzen, wie Mexiletin dissoziieren vom Natriumkanal nach wenigen Millisekunden ab, so daß deren Hemmung nur bei sehr frühzeitigen ventrikulären Extrasystolen (VES) oder bei hochfrequenten Tachykardien wirksam werden. In der Kombination ist somit eine gewünschte Wirkungsverstärkung der Hemmung des Natriumkanals bei VES und Tachykardien gegeben, während die unerwünschten Effekte auf den physiologischen Grundrhythmus nicht zunehmen (Hondeghem u. Katzung 1980; Weirich u. Antoni 1990). Dabei ist grundsätzlich von freien Antiarrhythmikakombinationen auszugehen. Es kann von Vorteil sein, wenn durch die Kombination (z. B. differentes Antiarrhythmikum plus β-Rezeptorenblocker) Maximaldosierungen und damit kardiale und extrakardiale Nebenwirkungen zu vermindern sind.

Mexiletin kombiniert mit *Amiodaron* oder *Sotalol:* Substanzen mit Klasse-III-Wirkung hemmen v. a. den Kaliumauswärtsstrom und damit den Repolarisationsstrom; dies bewirkt eine Verlängerung des Aktionspotentials und der Refraktärperiode. Die Blockierung der Kaliumkanäle nimmt bei negativeren Potentialen und während der Diastole zu.

Mit Zunahme der Frequenz bzw. der Vorzeitigkeit bleibt die Wirkung der Substanz entweder gleich (Amiodaron: fehlende „use dependence") oder nimmt ab (Sotalol: „reverse use dependence"). Unter „reverse use dependence" versteht man, daß Antiarrhythmika bei hohen Schlagfrequenzen, bei denen ihre Wirkung besonders ausgeprägt sein sollte („use dependence"), schlechter als bei niedrigen wirken. Das gilt z.B. für Sotalol und Chinidin. Es gilt nur teilweise für Amiodaron. Amiodaron wirkt bei niedrigen Frequenzen zwar auch besser als bei hohen, bei hohen Frequenzen ist seine Wirksamkeit aber zumindest erhalten (vgl. Scholz 1996). Die Kombination dieser Klasse-III-Substanzen mit einer Klasse-I B-Substanz bedeutet demnach eine zusätzliche Hemmung der Natriumkanäle sowie eine Wirkungsverstärkung bei Vorzeitigkeit und Tachykardien ohne zusätzliche Beeinflussung der spezifischen Wirkung der Klasse-III-Substanzen auf die Kaliumkanäle (Hondeghem u. Snyders 1990).

Bisherige klinische Untersuchungen mit Substanzkombinationen sind in Tabelle 2.28 dargestellt. Nach diesen Studien können Kombinationen eines Klasse I A mit einem Klasse-I B-Antiarrhythmikum als bewährt angesehen werden (z. B. *Chinidin/ Mexiletin; Disopyramid/Mexiletin*). Eine gute Wirksamkeit wurde auch von der Kombination des Klasse-III-Antiarrhythmikums *Amiodaron* mit *Mexiletin* mitgeteilt (Waleffe et al. 1980b). Die Kombination von 2 deutlich leitungsverzögernden Substanzen (Sotalol/Flecainid) geht zwar mit einer ausgeprägten antiarrhythmischen Wirkung einher, sollte u. E. jedoch nur in Ausnahmefällen unter Serumspiegelkontrolle eingesetzt werden, da hierbei vermehrt intrakardiale Leitungsblockierungen bzw. arrhythmogene Wirkungen erwartet werden müssen (Lüderitz 1987).

Die Wirksamkeit einer *Kombination von Klasse-I-Antiarrhythmika mit β-Rezeptorenblockern* konnte in einer relativ neuen Studie an 19 Patienten gezeigt werden. Unter Therapie mit Chinidin-Procainamid, Mexilitin, Tocainid, Flecainid, Propafenon oder einer Kombination dieser Klasse-I-Pharmaka waren noch immer Kammertachykardien durch Elektrostimulation induzierbar. Nach adjuvanter Metoprololgabe boten 8 Patienten (42%) keine induzierbaren Tachykardien mehr. Besonders günstig war die Kombinationstherapie bei Patienten mit einer Zykluslänge der Kammertachykardie unter 300 ms bei der Basisuntersuchung. Bei 16 Patienten (84%) bestand eine erschwerte Induzierbarkeit unter der Kombinationsbehandlung. Die effektive Refraktärzeit wurde durch die zusätzliche Gabe von Metoprolol signifikant verlängert.

Der Langzeitverlauf bei den Patienten ohne induzierbare Tachykardien war sehr günstig. Die Autoren folgern, daß die adjuvante Metoprololgabe eine wesentliche Verbesserung bei Patienten bewirkt, die trotz Klasse-I-Medikation induzierbare ventrikuläre Tachykardien aufweisen (Brodsky et al. 1992).

a) Kombination von Sotalol mit Mexiletin oder Tocainid bei Kammerarrhythmie

In neuerer Zeit wurde von uns die Wirksamkeit der Kombination von Sotalol und Mexiletin bzw. Sotalol und Tocainid bei Patienten mit zahlreichen und komplexen Kammerarrhythmien untersucht, die sich gegenüber einer antiarrhythmischen medikamentösen Monotherapie refraktär gezeigt hatten.

Es wurden Patienten mit ventrikulären Extrasystolen (720 pro 24 h) sowie Paaren und Salven im 24-h-Holter-EKG in die Studie eingeschlossen. Die antiarrhythmische Therapie war aufgrund der klinischen Symptomatik bzw. der belasteten Prognose und anderweitiger Therapieresistenz bei vorbestehender koronarer Herzkrankheit indiziert. Vor der Kombinationstherapie waren im Mittel $2,2 \pm 1,1$ Antiarrhythmika ohne ausreichende Wirksamkeit eingesetzt worden, einschließlich Amiodaron bei 8 Patienten und β-Rezeptorenblockern bei 15 Patienten.

Nach Absetzen der Antiarrhythmika für mindestens 72 h (bzw. 4 Wochen für Amiodaron) wurde ein 24-h-Holter-EKG registriert. Anschließend erhielten die Patienten 160–320 mg Sotalol p.o. über mindestens 3 Tage. Danach wurde das 24-h-Holter-EKG wiederholt. Mexiletin (600–800 mg/Tag p.o.) bzw. Tocainid (800–1200 mg/Tag p.o.) wurden additiv zu Sotalol verabreicht unter erneuter Holter-EKG-Kontrolle. Die Dosisanpassungen erfolgten empirisch unter Berücksichtigung von Körpergewicht und Nebenwirkungen der einzelnen Substanzen.

Tabelle 2.28. Klinische Untersuchungen zur medikamentösen antiarrhythmischen Kombinationstherapie (*VT* Kammertachykardie, *VF* Kammerflimmern, *VES* ventrikuläre Extrasystolie)

Autor	Kombination	(Dosierung)	Rhythmusstörung	Effektivität
Duffy et al. (1983)	a Chinidin + Procainamid	(1600 mg p.o.) (1306 ± 243 mg i.v.)	VT, VF	Frequenzsenkung der VT ohne Beeinflussbarkeit der Induzierbarkeit durch programmierte Stimulation
	b) Disopyramid + Procainamid	(1200 mg p.o.) (1306 ± 243 mg i.v.)		
Duff et al. (1983)	Chinidin + Mexiletin	(824 ± 298 mg p.o.) (800 ± 239 mg p.o.)	VT, VF, Komplexe VES	Additive antiarrhythmische Wirksamkeit bei geringer Nebenwirkungsrate
Greenspan et al. (1985)	a) Chinidin + Mexiletin	(1200 – 2400 mg p.o.) (450 – 1200 mg p.o.)	VT, VF	Additive antiarrhythmische Wirksamkeit, synergistischer elektropharmakologischer Effekt
	b) Procainamid + Mexiletin	(4000 – 8000 mg p.o.) (450 – 1200 mg p.o.)		
Breithardt et al. (1981)	Disopyramid + Mexiletin	(600 mg p.o.) (600 – 1000 mg p.o.)	VT, VF	Gute Wirksamkeit bei tolerabler Nebenwirkungsrate
Waleffe et al. (1980b)	Amiodaron + Mexiletin	(600 mg p.o.) (600 mg p.o.)	VT	Suppression von spontanen wie stimulationsinduzierten VT
Stern et al. (1985)	Flecainid + Propranolol	(150 mg p.o.) (60 mg p.o.)	Komplexe VES	Durch Addition von Propranolol keine über die Wirkung von Flecainid hinausgehende Suppression der VES
Heuer et al. (1985)	a) Flecainid + Sotalol	(300 – 400 mg p.o.) (160 – 320 mg p.o.)	Ventrikuläre Arrhythmie	Additive Wirksamkeit bei erhöhter Nebenwirkungsrate
	b) Propafenon + Sotalol	(450 – 900 mg p.o.) (160 – 320 mg p.o.)		
Gülker et al. (1980)	Chinidin + Verapamil	(750 mg p.o.) (240 mg p.o.)	Vorhofflimmern, paroxysmale atriale Tachykardie	Im Vergleich zur Monotherapie mit Chinidin Verdoppelung der Konversionsrate zu Sinusrhythmus

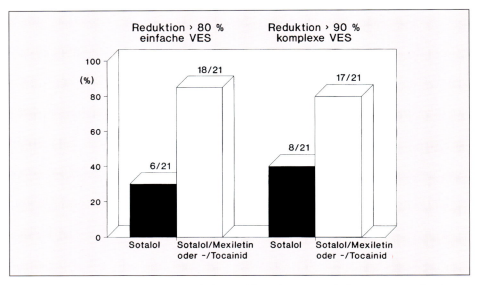

Abb. 2.50. Signifikante Suppression einfacher und komplexer ventrikulärer Extrasystolen (Paare und Salven) mit Sotalol im Vergleich zur Kombination von Sotalol und Mexiletin bzw. Sotalol und Tocainid

Unter Kontrollbedingungen wurden 5732 ± 5002 (820–24010) VES pro 24 h registriert. Komplexe VES wurden in einer Häufigkeit von 932 ± 1682 (2000–6806) pro 24 h nachgewiesen.

Nach Behandlung mit Sotalol waren die VES vermindert auf 2043 ± 2251 pro 24 h und die komplexen ventrikulären Arrhythmien auf 477 ± 705 pro 24 h. Die Kombination von Sotalol und Tocainid erbrachte eine Reduktion der VES auf 1240 ± 1723 pro 24 h und der komplexen ventrikulären Rhythmusstörungen auf 241 ± 890 pro 24 h. Die Kombination des Klasse-III-Antiarrhythmikums Sotalol mit den Klasse-I B-Substanzen Mexiletin oder Tocainid reduzierte also die einfachen VES um 86% und die komplexen VES (Paare und Salven) um 81% (Manz et al. 1988; Wagner et al. 1987; vgl. Abb. 2.50).

Es bestand kein Unterschied in der Wirksamkeit von Sotalol/Mexiletin und Sotalol/Tocainid. Bei 5 Patienten mit der Kombination Sotalol/Tocainid und 1 Patienten mit Sotalol/Mexiletin traten Nebenwirkungen auf, die zum Absetzen der Medikation zwangen. Insgesamt zeigen die Resultate, daß Sotalol in Kombination mit den Klasse-I B-Substanzen Mexiletin und Tocainid bei ansonsten medikamentös refraktären Kammerarrhythmien wirkam ist (Lüderitz et al. 1992).

b) Kombination von Amiodaron mit Mexiletin, Flecainid oder Encainid bei persistierenden Kammertachykardien

In einer prospektiven Studie wurde von unserer Arbeitsgruppe im intraindividuellen Vergleich die Wirksamkeit von Amiodaron in Kombination mit 3 Klasse-I-Antiarrhythmika untersucht (Mexiletin, Flecainid, Encainid). Patienten mit rezidivierenden Kammertachykardien wurden in die Studie aufgenommen und mittels programmierter Stimulation untersucht. Eine koronare Herzkrankheit bestand bei 9 Patienten, eine Kardiomyopathie lag bei 2 Patienten vor, und an einer arrhythmogenen rechtsventrikulären Dysplasie war 1 Patient erkrankt.

Vor Einleitung der Kombinationstherapie hatten sich alle Patienten gegenüber einer chronischen Amiodaronbehandlung als refraktär erwiesen.

Unter einer Basistherapie von 400 mg Amiodaron/Tag p.o. konnten bei allen Patienten Kammertachykardien durch Elektrostimulation ausgelöst werden. Die folgenden Antiarrhythmikakombinationen wurden konsekutiv verabreicht: Amiodaron und Mexiletin, 720 mg/Tag p.o., Amiodaron und Flecainid 150 mg/Tag p.o. sowie Amiodaron und Encainid 70 mg/Tag p.o. Die programmierte Stimulation wurde jeweils nach 5tägiger oraler Therapie nach einer Auswaschperiode von 5 Halbwertszeiten des jeweiligen Klasse-I-Medikamentes wiederholt (vgl. Kieval et al. 1982). Durch keine der untersuchten Antiarrhythmikakombinationen wurde die Auslösung ventrikulärer Tachykardien verhindert. Die Frequenz der stimulatorisch induzierten Tachykardie wurde jedoch durch die verschiedenen Kombinationen in sehr unterschiedlicher Weise beeinflußt: Durch Amiodaron in Kombination mit den Klasse-IC-Substanzen Flecainid und Encainid wurde – im Unterschied zu Mexiletin – die Zykluslänge der ventrikulären Tachykardie signifikant verlängert, verbunden mit einer deutlichen Besserung der tachykardiebedingten Symptomatik (Abb. 2.51). Unter Mexiletin fanden sich keine signifikanten Veränderungen.

Die deutlichsten Effekte zeigten sich unter der Kombination mit Encainid, erkennbar an einer ausgeprägten QRS-Verbreiterung ($p < 0{,}01$) und einer QTc-

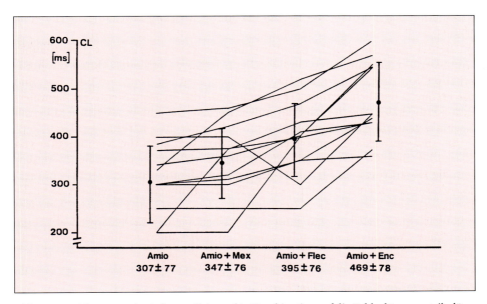

Abb. 2.51. Wirkung von Amiodaron allein und in Kombination auf die Zykluslänge ventrikulärer Tachykardien bei 12 Patienten. Die Kombination von Amiodaron mit den beiden Klasse-IC-Substanzen Flecainid und Encainid verlängert die Zykluslänge signifikant ($p < 0{,}01$). *Amio* Amiodaron; *Mex* Mexiletin; *Flec* Flecainid; *Enc* Encainid; *CL* Zykluslänge der ventrikulären Tachykardie

Tabelle 2.29. Elektrokardiographische Wirkungen von Amiodaron allein und 3 verschiedenen Antiarrhythmikakombinationen auf die Zykluslänge ventrikulärer Tachykardien (*ERP-RV* effektive Refraktärperiode des rechten Ventrikels, *VT* ventrikuläre Tachykardie)

[ms]	Amiodaron	Amiodaron + Mexiletin	Amiodaron + Flecainid	Amiodaron + Encainid
P-Intervall	99 ± 9	103 ± 11	99 ± 12	104 ± 9
PR-Intervall	184 ± 27	187 ± 27	204 ± 36*	224 ± 43*
QRS-Dauer	103 ± 22	108 ± 21	116 ± 29	135 ± 24**
QT$_c$-Intervall	423 ± 20	423 ± 30	445 ± 33*	493 ± 38**
ERP-RV	260 ± 17	259 ± 14	275 ± 19	302 ± 16*
VT-Zykluslänge	307 ± 77	347 ± 76	395 ± 76*	469 ± 78**

* $p < 0,05$.
** $p < 0,01$.

und PR-Verlängerung und einer Zunahme der effektiven Refraktärperiode des rechten Ventrikels ($p < 0,05$) (Tabelle 2.29). 4 Patienten zeigten jedoch spontane Rezidive von vielfältigen, nahezu unaufhörlichen hämodynamisch gut tolerierten selbstterminierenden Kammertachykardien. Bei 3 Patienten wurde eine gesteigerte Auslösbarkeit von Kammertachykardien beobachtet. Ebenfalls bei 3 Patienten (25%) zeigte sich eine erschwerte Terminierung der Tachykardien unter der Kombination mit Encainid. Es waren 3–7 Elektroschocks notwendig, um die Kammertachykardie zu unterbrechen und den Sinusrhythmus wiederherzustellen. Es wurden keine Korrelationen zwischen den Encainidplasmaspiegeln und den elektrophysiologischen Effekten festgestellt. Die Plasmakonzentrationen von Amiodaron lagen mit 1002 ± 381 ng/ im therapeutischen Bereich (Lüderitz et al. 1991).

Diese Ergebnisse zeigen, daß bei Kammertachykardien, die sich gegenüber Amiodaron oder Amiodaron und Mexiletin refraktär verhalten, durch die Kombination von Amiodaron mit Klasse-I C-Substanzen wie Flecainid oder Encainid die Frequenz deutlich vermindert werden kann; die Auslösbarkeit einer Kammertachykardie kann jedoch nicht verhindert werden. Die Kombinationstherapie mit Encainid geht mit einer ausgeprägten proarrhythmischen Wirkung einher.

Bei induzierbaren Kammertachykardien hat sich auch die Kombination von Klasse-I B- und Klasse-I C-Antiarrhythmika als wirksam erwiesen. Bei 16 Patienten, die trotz Procainamid- oder Propafenonmedikation induzierbare Kammertachykardien aufwiesen, konnte durch Kombination mit Mexiletin in 19% die Induktion von Tachykardien supprimiert werden; bei den übrigen Patienten ergab sich eine deutliche Zunahme der Zykluslänge der Tachykardien, d.h. eine niedrigere (hämodynamisch tolerierte) Kammerfrequenz (Yeung-Lai-Wah et al. 1992).

c) Fixe Antiarrhythmikakombinationen

Grundsätzlich sollte freien Antiarrhythmikakombinationen aus pharmakokinetischen und pharmakodynamischen Erwägungen der Vorzug gegeben werden. Gleichwohl hat die fixe Substanzkombination Chinidin – Verapamil (Cordichin) eine erhebliche Verbreitung erlangt. Die Arzneimittelspezialität, die 160 mg Chinidin und 80 mg Verapamil enthält, wurde 1984 in den Handel gebracht. Das Präparat steht ausschließlich zur oralen Applikation zur Verfügung. Die mittlere Tagesdosis liegt bei 2mal 1 Tbl. pro 24 h; ggf. ist eine Dosissteigerung auf 3mal 1 Tbl. täglich möglich. Die elektrophysiologischen Effekte der Kombination von Chinidin plus Verapamil ergeben sich aus der Addition der Wirkungen der Einzelsubstanzen im supraventrikulären Bereich:

Tierexperimentell konnte eine überadditive antifibrillatorische Wirkung der Substanzkombination im Vorhofbereich nachgewiesen werden (Gülker et al. 1992).

Der klinische Anwendungsbereich des Präparats erstreckt sich auf

- Vorhofflimmern und Vorhofflattern, mit dem Ziel der Konversion in Sinusrhythmus.
- Zur Rezidivprophylaxe von chronischem Vorhofflimmern nach erfolgreicher Rhythmisierung zur Erhaltung von Sinusrhythmus nach Konversion in Vorhofflimmern durch Corchichin.

(Zum Stufenplanbescheid und zur Indikationsbegrenzung durch das Bundesinstitut für Arzneimittel und Medizinprodukte s. S. 166).

Auch bei ventrikulären Arrhythmien kann in ganz speziellen Fällen die Anwendung der Substanzkombination wirksam sein.

Die Nebenwirkungen ergeben sich aus dem Wirkungsspektrum der Einzelsubstanzen (s. S. 164; 172). Entsprechendes gilt für die Kontraindikationen.

Es ist zu betonen, daß bei bestehender Indikation für die kombinierte Anwendung von Chinidin und Verapamil prinzipiell die Möglichkeit besteht, die Therapie auch mit einer freien, individuell eingestellten Kombination beider Arzneistoffe durchzuführen. Die Arzneimittelkommission der deutschen Ärzteschaft (1991) empfiehlt als allgemeine tägliche Dosierungsrichtlinie Verapamil 2- bis 3mal 80 mg (ggf. 1- bis 2mal 120 mg Verapamil retard) plus Chinidin (Chinidinbase): Erhaltungsdosis 2- bis 3mal 160 mg.

3 Elektrotherapie von Herzrhythmusstörungen

> Ὁκόσα φάρμακα οὐκ ἰῆται, σίδηρος ἰῆται· ὅσα σίδηρος οὐκ ἰῆται,
> πῦρ ἰῆται ὅσα δὲ πῦρ οὐκ ἰῆται, ταῦτα χρὴ νομίζειν ἀνίατα.
>
> Quae medicamenta non sanant,
> ferrum sanat;
> quae ferrum non sanat, ignis sanat.
>
> Was Medikamente nicht heilen, heilt das Eisen,
> was das Eisen nicht heilt, heilt das (elektrische) Feuer.
>
> Hippokrates (ca. 466–377 v. Chr.)

Neben der kausalen, allgemeinen und medikamentösen Behandlung kardialer Arrhythmien haben, insbesondere auch in der Notfallmedizin, elektrotherapeutische Maßnahmen heute ihren festen Platz. Dies gilt für die Schrittmachertherapie bei kritischer Frequenzverminderung ebenso wie für die Defibrillation bei Kammerflattern und Kammerflimmern wie für die Elektrostimulation bei bestimmten Formen repetitiver supraventrikulärer und ventrikulärer Tachykardien, neuerdings auch für die sog. Katheterablation bei bedrohlichen bzw. medikamentös therapiefraktären supraventrikulären bzw. ventrikulären Tachyarrhythmien (s. Abb. 3.1).

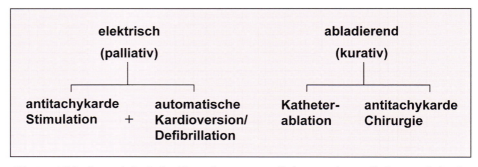

Abb. 3.1. Nichtpharmakologische Therapie supraventrikulärer und ventrikulärer tachykarder Rhythmusstörungen

3.1 Bradykarde Rhythmusstörungen

3.1.1 Elektrische Herzschrittmacher – Anwendung und Prognose

Die Entwicklung der elektrischen Stimulation des Herzens reicht viele Jahre zurück (s. S. 21 ff.; vgl. Lüderitz 1986a, 1993). Die klinische Relevanz der elektrischen Schrittmacheranwendung wurde aber wohl erst in vollem Ausmaß erkannt, als 1952 P. M. Zoll über die erfolgreiche Wiederbelebung durch externe Elektrostimulation beim nachgewiesenen Herzstillstand berichtete (Zoll 1952). Das erste komplette Schrittmachersystem wurde 1958 von Elmquist und Senning in

Schweden implantiert (Elmquist u. Senning 1960) (vgl. S. 26). Seither sind zahlreiche Verbesserungen hinsichtlich der Elektronik, der Lebensdauer verschiedener Batterietypen, der Stimulationselektroden und des technischen Gesamtaufbaus der elektrischen Schrittmacher beschrieben worden. Neue Stimulationsmethoden haben darüber hinaus eine Erweiterung des Indikationskatalogs für die Schrittmachertherapie ergeben (s. unten).

Von 1960 bis 1997 wurden weltweit mehr als 5 Mio. Schrittmachererstimplantationen vorgenommen; davon etwa je die Hälfte bei totalem AV-Block und bei sonstigen Indikationen. In Deutschland leben derzeit mehr als 250000 Schrittmacherpatienten bei >35000 Erstimplantationen jährlich (fast 900 implantierende Kliniken) (vgl. Irnich u. Batz 1996). Auf 1 Mio. Einwohner kommen z.Z. ca. 480 Schrittmacheraspiranten. Das mittlere Alter der Patienten liegt bei knapp 73 Jahren, jünger als 60 Jahre sind nur etwa 8,5%.

Der Wert der Pacemakertherapie ist – bei entsprechender Indikation – heute unbestritten. Die therapieabhängige Überlebensrate bei totalem AV-Block ist exemplarisch in Abb. 3.2 wiedergegeben, die die kumulative Überlebensrate von 941 Schrittmacherpatienten im Vergleich mit 204 medikamentös behandelten Patienten graphisch darstellt. Im Vergleich mit der konservativ behandelten Gruppe von 204 Kranken ist eine deutliche Zunahme der Überlebenszeit des Schrittmacherkollektivs zu verzeichnen. Während unter medikamentöser Therapie nach 1 Jahr die Hälfte der Patienten verstorben war, betrug die 50%-Überlebensrate bei den Schrittmacherpatienten 6,4 Jahre. Diese Befunde zeigen eindeutig die Überlegenheit der Schrittmachertherapie gegenüber der konservativen Behandlung, wobei zusätzlich zu bedenken ist, daß durch die Pacemakertherapie nicht nur die Lebensdauer, sondern v.a. auch die Lebensqualität, gekennzeichnet durch das Fehlen klinischer Symptome, insbesondere von Adams-Stokes-Anfällen, positiv beeinflußt wird. Der Vorteil der Schrittmachertherapie ist so überzeugend, daß es nicht mehr vertretbar ist, einem Patienten mit AV-Block III. Grades einen Herzschrittmacher vorzuenthalten. Eine Vergleichsstudie (Abb. 3.2) wäre heutzutage aus ethischen Gründen kaum noch vertretbar. Naturgemäß weisen aber auch die Schrittmacherpatienten einen ungünstigeren Verlauf als das Kontrollkollektiv (natürlicher Verlauf) auf, da der therapiepflichtige AV Block III. Grades in der Regel Ausdruck eines vorbestehenden organischen Herzleidens ist.

Behandlungsbedürftige Bradykardien sind in der Regel durch eine medikamentöse Dauertherapie (Orciprenalin, Atropin) nicht befriedigend angehbar, zumal die Patienten zumeist auch nicht willens sind, die mit dieser Therapie verbundenen Nebenwirkungen (häufige Einnahme, Mundtrockenheit, Miktionsstörungen etc.) zu tolerieren.

a) Indikation zur Schrittmachertherapie

Allgemeiner Behandlungsplan
Die Anwendung der elektrischen Stimulation gliedert sich in die temporäre Schrittmacherbehandlung und in die permanente elektrische Stimulation mit Schrittmacherimplantation (vgl. Lüderitz 1980). Die zeitlich begrenzte Elektrostimulation mit einem externen Schrittmacher ist indiziert bei akut auftretender Asystolie mit

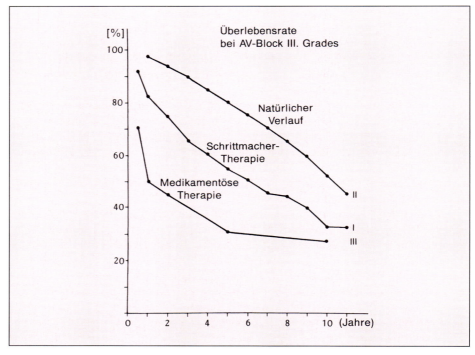

Abb. 3.2. Kumulative Überlebensrate von 941 Schrittmacherpatienten (*I*) im Vergleich mit 204 medikamentös behandelten Patienten mit totalem AV-Block (*III*) und der natürlichen Überlebensrate gesunder Probanden (*II*). (Nach Seipel et al. 1977b)

Adams-Stokes-Anfällen, bei kardiogenem Schock, ferner bei reversiblen bzw. plötzlich auftretenden Überleitungsstörungen mit hochgradiger Bradykardie (Frequenz < 40/min), z.B. bei Myokardinfarkt, Digitalisintoxikation, Myokardinsuffizienz; fernerhin bei bestimmten therapieresistenten Tachykardien, denen eine sog. kreisende Erregung zugrunde liegt. In derartigen Fällen ist die Schrittmachertherapie an Schnelligkeit und Wirkung der medikamentösen Therapie eindeutig überlegen. Diese Situationen sind v.a. hinsichtlich einer raschen Überweisung in die Klinik von Wichtigkeit, z.B. akut aufgetretener totaler AV-Block bei frischem Vorderwandinfarkt (trifaszikulärer Block), partieller oder totaler AV-Block bei Hinterwandinfarkt (s. S. 387 ff.). Bezüglich der Patientenführung und -überwachung kommt der permanenten Schrittmachertherapie naturgemäß die größere Bedeutung zu. Obwohl das operative Risiko der Schrittmacherimplantation (unter Lokalanästhesie) bei transvenös-intrakardialer Reizsondenlokalisation als überaus gering anzusehen ist, sollte in Anbetracht möglicher Folgekomplikationen (s. unten), Lebensführung und Überwachungspflichtigkeit des Patienten die Indikation zur Schrittmacherimplantation sorgfältig und streng gestellt werden. Hohes Lebensalter und Begleitkrankheiten stellen jedoch *per se* keine Kontraindikation dar (Übersicht 3.1).

Übersicht 3.1. Indikationen zur Schrittmachertherapie

Bradykardie mit klinischer Symptomatik:
(Adams-Stokes-Anfälle, kardiogener Schock, Angina pectoris, Herzinsuffizienz, Schwindelzustände, Leistungsminderung),
AV-Blockierungen,
SA-Blockierungen,
Bradyarrhythmia absoluta,
pathologische Sinusbradykardie,
Karotissinussyndrom,
Sinusknotensyndrom (Bradykardie-Tachykardie-Syndrom);
relative Indikation:
Rechtsschenkelblock mit linksanteriorem Hemiblock, insbesondere bei verlängerter HV-Zeit und begleitender Symptomatik.

Die Indikationsstellung zur permanenten Schrittmacherimplantation setzt eine sorgfältige Analyse der zugrundeliegenden Herzrhythmusstörungen voraus. Die folgenden Beschwerden können durch eine Bradykardie bedingt sein (symptomatische Bradykardie):

- *Synkope*: passagerer Verlust des Bewußtseins, i. allg. mit anschließendem raschem Wiederaufklaren. Charakteristisch ist das unerwartete Auftreten bei geringerer Ausprägung präsynkopaler Beschwerden wie Schwarzwerden vor den Augen, uncharakteristische Fallneigung, beginnende Bewußtseinstrübung. Weitere, jedoch sehr uncharakteristische Beschwerden im Falle länger anhaltender Bradykardien können sein: Verwirrtheitszustände, Antriebsarmut, Konzentrationsschwäche.
- Eine langanhaltende *Bradykardie* ist selten die alleinige Ursache für eine Herzinsuffizienz. Sie kann jedoch eine vorbestehende Herzinsuffizienz verschlimmern.

Die endgültige Entscheidung zur Schrittmacherimplantation kann nur vom gesamten klinischen Bild abhängig gemacht werden. Folgende Faktoren sollten hierbei berücksichtigt werden:

- biologisches Alter des Patienten;
- begleitende kardiale oder extrakardiale Erkrankung mit begrenzter Lebenserwartung;
- Notwendigkeit einer Medikation mit negativ-chronotroper (frequenzsenkender) oder dromotroper (leitungsverzögernder) Wirkung; hierzu gehören Digitalis, Antiarrhythmika, β-Rezeptorenblocker, Antihypertensiva, Neuroleptika;
- begleitende zerebrovaskuläre Erkrankung mit der Gefahr einer durch Bradykardie induzierten zerebralen Hypoxämie.

Entscheidend für den Entschluß zur Pacemakerimplantation sollte die klinische Symptomatik des Patienten sein (s. Übersicht):

- Bei Morgagni-Adams-Stokes-Anfällen, Schwindelzuständen in Ruhe und bei Belastung auf der Basis partieller oder totaler intermittierender wie persistierender atrioventrikulärer oder sinuatrialer Blockierungen (vgl. die Übersichten 3.2 und 3.3).

Übersicht 3.2. *Morgagni-Adams-Stokes-Syndrom* (rhythmogene, symptomatische zerebrale Minderdurchblutung): Symptomatik

- Bewußtseinstrübung bzw. Bewußtlosigkeit von kurzer Dauer (Sekunden bis Minuten),
- plötzlicher Beginn,
- Synkopen (Sekundenereignis),
- Pulslosigkeit,
- Krämpfe (epileptiform) ohne Inkontinenz, ohne typische Prodromi,
- Leichenblässe („scheintot"),
- Atemstillstand,
- Verletzungsgefahr (z. B. Commotio) bei unvermitteltem Sturz.

Übersicht 3.3. *Morgagni-Adams-Stokes-Syndrom*: Differentialdiagnose

Aortenstenose,	Basilarissyndrom,
Subclavian-steal-Syndrom,	Karotissinussyndrom,
transitorische ischämische Attacken (TIA),	Husten-/Miktionssynkopen.

- bei Leistungsminderung unter Frequenzen um oder unter 40/min, die durch Belastung nicht zu steigern (pathologische Bradykardie) bzw. medikamentös nicht dauerhaft zu beeinflussen sind;
- bei bradykarder Herzinsuffizienz, Bradyarrhythmia absoluta (nach Ausschluß einer Digitalisintoxikation);
- bei kardial-vagalem Karotissinussyndrom;
- beim Sinusknotensyndrom mit Bradykardie von Krankheitswert.

Die Prävention bradykarder Rhythmusstörungen beim sog. Tachykardie-Bradykardie-Syndrom (s. S. 338 ff.) ist auch deswegen wichtig, weil diese die Auslösung neuer Tachykardien begünstigen können. Eine relative Indikation zur Schrittmacherimplantation besteht bei Rechtsschenkelblock und gleichzeitigem linksanterioren Hemiblock mit begleitender Symptomatik, insbesondere bei verlängerter HV-Zeit.

Durch frühzeitige Pacemakerimplantation kann dieser Gefahr begegnet werden.

Bei bifaszikulären Blockformen und unifaszikulären Blockierungen mit AV-Block I. Grades kann die His-Bündelelektrographie einschließlich Prüfung des Funktionszustandes des 3. Bündelstamms durch atriale Stimulation eine Entscheidungshilfe für die Schrittmacherindikation sein. Liegt bei verlängerter HV-Zeit eine Symptomatik des Patienten vor, so erscheint eine Schrittmacherimplantation gerechtfertigt (vgl. Seipel 1987). Ein trifaszikulärer Block bedarf therapeutisch ohnehin einer Schrittmacherimplantation.

Besondere Gesichtspunkte sind beim akuten Myokardinfarkt zu beachten (s. Tabelle 3.1). Ein eigenes Problem stellt ferner die Schrittmacherbehandlung bei AV-Blockierungen im Kindesalter dar (vgl. S. 402).

Spezieller Behandlungsplan

Sinusknotenerkrankung. Sinusknotendysfunktion; Sinusknotensyndrom; Sicksinus-Syndrom; Bradykardie-Tachykardie-Syndrom (vgl. S. 338).

Tabelle 3.1. Indikationen zur *Schrittmachertherapie* bei Myokardinfarkt (*RSB* Rechtsschenkelblock, *LAH* linksanteriorer Hemiblock, *LSB* Linksschenkelblock, *LPH* linksposteriorer Hemiblock)

Rhythmusstörung	Besonderheiten
Sinusbradykardie	Bei Atropinresistenz
SA-Blockierung, Sinusstillstand	Bei klinischer (kardialer, zerebraler) Symptomatik
Absolute Arrhythmie (Vorhofflimmern/-flattern)	Bei kardialer Symptomatik bzw. Kammerfrequenz < 50/min
AV-Block I. Grades	Bei Vorderwandinfarkt; bei Hinterwandinfarkt fakultativ; relative Indikation: HV-Intervall > 60 ms
AV-Block II. Grades	Bei Vorderwandinfarkt (Typ 1, 2): bei Hinterwandinfarkt Typ 2 (Mobitz)
AV-Block III. Grades	Bei Vorderwandinfarkt obligat; Hinterwandinfarkt bei Symptomatik bzw. niedriger Kammerfrequenz
AV-Block I., II. Grades + faszikuläre Blockierung	Grundsätzliche Schrittmacherindikation (zumindest temporär)
RSB + LAH oder LPH, wechselnder RSB, LSB	(Relative) Indikation zur Schrittmachertherapie insbesondere bei HV-Verlängerung > 60 ms
Ventrikuläre Tachykardie	Bei relativ niedriger Frequenz und medikamentöser Therapieresistenz temporäre antitachykarde Stimulation möglich (kompetitiv, „overdrive", Hochfrequenzstimulation); ggf. Elektroschock
Kammerflimmern	Stimulationsverfahren wirkungslos, Elektroschock obligat

Indikation zur Schrittmachertherapie. Intermittierende oder anhaltende Sinusbradykardie mit Korrelation zu hierdurch verursachten Beschwerden (symptomatische Sinusbradykardie). Hierzu zählen auch medikamentös bedingte symptomatische Sinusbradykardien, sofern auf diese Medikation nicht verzichtet werden kann. Letztere sind jedoch nicht dem Sinusknotensyndrom im engeren Sinne zuzuordnen.

Relative Indikation. Ausgeprägte Sinusbradykardie (spontan auftretend oder als Folge einer notwendigen Medikation) mit Frequenzen unter 40/min ohne eindeutige, jedoch mutmaßliche Korrelation zwischen Sinusbradykardie (oder -pausen) und den Beschwerden.

Keine Indikation. Sinusbradykardien (oder -pausen) ohne Beschwerden (asymptomatische Sinusbradykardie), auch wenn niedrige Frequenzen dokumentiert worden sind,

- ausgeprägte Sinusbradykardien oder -pausen während des Schlafes (i. allg. nur kurz anhaltend) bei normalem Frequenzprofil während des Wachzustands.

Karotissinussyndrom (kardioinhibitorische Form; vgl. S. 347)
Indikationen zur Schrittmachertherapie. Rezidivierende (!) Synkopen, die in klarem Zusammenhang mit einer Reizung des Karotissinus auftreten (Druck auf die

Halsgegend, Kopfbewegungen zur Seite, Blick nach oben) und eine kurzfristige Asystolie verursachen (Sinusknotenstillstand, AV-Block III. Grades).

Relative Indikation. Patienten mit rezidivierenden, anderweitig nicht erklärbaren (!) Synkopen, ohne daß ein klarer Zusammenhang mit Druck auf den Karotissinus nachweisbar ist, jedoch pathologischer Ausfall (>3 s) eines Karotissinusdruckversuchs (sog. hypersensitiver Karotissinusreflex). Im Hinblick auf die Durchführung des Karotissinusdruckversuchs sollte beachtet werden, daß der Druck nur so stark ausgeübt wird, daß der Puls der ipsilateralen A. temporalis tastbar bleibt (Hudson et al. 1985).

Keine Indikation

- Patienten ohne Symptome (sog. hypersensitiver Karotissinusreflex);
- Patienten mit uncharakteristischen Beschwerden und pathologischem Ausfall der Karotissinusdruckversuchs;
- rezidivierende Präsynkopen oder Synkopen, bei denen die vasodepressorische Form des Karotissinusreflexes im Vordergrund steht.

Bradyarrhythmie bei Vorhofflimmern
Indikation zur Schrittmachertherapie. Ausgeprägte, mit Symptomen einer zerebralen Minderdurchblutung einhergehende Bradyarrhythmien oder intermittierend auftretende lange Pausen der AV-Leitung (z.B. >3 s).

Relative Indikation. Bradyarrhythmie bei Herzinsuffizienz

Keine Indikation. Pausen der AV-Leitung von 2–3 s (asymptomatisch oder während des Schlafs; häufiger Befund im Langzeit-EKG).

Atrioventrikuläre Leitungsstörung
Indikation zum Herzschrittmacher

- Erworbener totaler AV-Block (III. Grades, intermittierend oder permanent):
  - insbesondere bei Auftreten von Beschwerden oder bei ausgeprägten Bradykardien (Frequenz unter 40/min bei beschwerdefreien Patienten oder Asystolien von 3 oder mehr s) oder bei Links- und/oder Rechtsherzinsuffizienz oder bei häufigen ventrikulären Ektopien oder bei unzureichendem Frequenzanstieg bei Belastung ohne/mit Auftreten komplexer ventrikulärer Arrhythmien;
- intermittierender oder permanenter AV-Block II. Grades bei entsprechender Symptomatik;
- AV-Block II. Grades, Typ 2 (Mobitz, i. allg. distale Blockierung), permanent oder intermittierend, auch wenn ohne Beschwerden einhergehend;
- AV-Block III. Grades nach Katheterablation.
- AV-Block III. Grades ohne Beschwerden, intermittierend oder permanent mit ausreichend schnellem Ersatzrhythmus (über 40/min);

- AV-Block II. Grades, Typ 1 (Wenckebach) mit Lokalisation distal des AV-Knotens (äußerst selten, überwiegend supra-His), selten asymptomatisch;
- passagerer AV-Block III. Grades bei Katheterablation (aufgrund von Einzelbeobachtungen Gefahr der späteren Entwicklung eines permanenten AV-Blocks III. Grades).

Keine Indikation

- AV-Block I. Grades;
- AV-Block II. Grades (Wenckebach) mit Lokalisation im Bereich des AV-Knotens, wenn asymptomatisch.

Angeborener AV-Block III. Grades
Indikation zum Herzschrittmacher. Langsamer Ersatzrhythmus (< 40–50 min) mit eindeutiger Korrelation zu Beschwerden. Unzureichender Frequenzanstieg bei Belastung mit hierdurch bedingter Limitierung der körperlichen Belastbarkeit ohne/mit Auftreten komplexer ventrikulärer Arrhythmien unter Belastung.

Relative Indikation. Langsamer Ersatzrhythmus mit Beschwerden unter Ruhebedingungen (Konzentrationsschwäche, Müdigkeit und Abgeschlagenheit), jedoch mit ausreichendem Frequenzanstieg unter Belastung, verbunden mit guter Belastbarkeit.

Keine Indikation. AV-Block III. Grades ohne Beschwerden.

Intraventrikuläre Blockierung. Bei unklarem Krankheitsbild ist eine elektrophysiologische Untersuchung angezeigt.

Indikation zum Herzschrittmacher. Bifaszikulärer Block mit intermittierendem oder permanentem AV-Block II. Grades, Typ 2 (Mobitz) oder mit intermittierendem AV-Block III. Grades.

Relative Indikation

- Bi- oder trifaszikulärer Block mit Synkopen, die nicht eindeutig auf einen höhergradigen AV-Block bezogen werden können (wobei jedoch andere Ursachen der Synkopen ausgeschlossen werden konnten);
- faszikuläre Blockierung mit AV-Block I. Grades ohne Beschwerden.

Keine Indikation

- Intraventrikuläre Leitungsstörungen ohne Nachweis eines AV-Blocks II. oder III. Grades und ohne Beschwerden (z.B. linksanteriorer faszikulärer Block mit Rechtsschenkelblock).

Schrittmacherimplantation in der Postinfarktperiode (ca. ab 10. Tag).
Synkopen nach Infarkt sind häufig auf tachykarde ventrikuläre Arrhythmien zurückzuführen (Borggrefe et al. 1984), so daß bei gleichzeitig bestehenden Störungen der atrioventrikulären oder intraventrikulären Leitung eine elektrophysiologische Untersuchung zur differentialdiagnostischen Klärung erfolgen sollte.

Indikation. Patienten mit Bradykardie unter 50/min infolge eines anhaltenden AV-Blocks II. und III. Grades nach Infarkt (vgl. Tabelle 3.1).

Relative Indikation zum Herzschrittmacher

- Patienten mit anhaltendem AV-Block I. Grades und begleitendem Schenkelblock (der vor dem Infarkt nicht dokumentiert wurde);
- Patienten mit vorübergehendem AV-Block II. Grades und gleichzeitigem Schenkelblock.

Keine Indikation

- Patienten mit passageren Störungen der AV-Überleitung während der akuten Infarktphase ohne gleichzeitige intraventrikuläre Leitungsstörung;
- Patienten mit passagerem AV-Block und gleichzeitigem isoliertem linksanteriorem faszikulären Block;
- Patienten mit infarktbedingtem linksanteriorem faszikulären Block ohne atrioventrikuläre Blockierung.

Determinanten der Schrittmacherlangzeittherapie

Der Langzeitverlauf der Schrittmacherpatienten unterliegt zahlreichen klinischen und allgemeinen Einflußgrößen (s. Übersicht 3.4).

Übersicht 3.4. Determinanten der Schrittmacherlangzeittherapie

- Grundkrankheit
  (koronare Herzkrankheit, Kardiomyopathie u.a.);
- therapiepflichtige Rhythmusstörung
  (AV-Block II. und III. Grades, SA-Blockierungen, Bradyarrhythmia absoluta, Sinusknotensyndrom, Karotissinussyndrom; supraventrikuläre, ventrikuläre Tachyarrhythmie);
- Lebensalter, Geschlecht;
- Schrittmachertechnologie
  (Impulsgenerator, Elektroden, Schrittmachertyp, Stimulationsmodus);
- Schrittmacherkontrolle, Patientenführung, Begleittherapie.

Die Therapieergebnisse werden naturgemäß auch durch die technischen Charakteristika des jeweiligen Generatorsystems mitbestimmt. Für die Schrittmacherelektroden haben sich zunehmende Überlebensraten mit der fortschreitenden Entwicklung ergeben. Parallel zu der technischen Weiterentwicklung der Schrittmachersysteme hat auch die gesamte Funktionsdauer und damit die Zeit bis zum Batteriewechsel zugenommen.

Für die Langzeitprognose des Schrittmacherpatienten stellt neben der Grundkrankheit das Alter einen limitierenden Faktor dar. Bei Implantation in einem Alter unter 50 Jahren überleben über 60% der Patienten für 20 weitere Jahre. Bei einem Patientenalter über 71 Jahre zum Zeitpunkt der Implantation überleben nur 10% die nächsten 15 Jahre. Eine weitere Differenzierung ergibt sich durch das Geschlecht des Patienten. 80% der weiblichen Schrittmacherpatienten unter 50 Jahren sind nach 20 Jahren noch am Leben, während nur 60% der männlichen Patienten die nächsten 2 Jahrzehnte überleben. Bei den Patienten zwischen 71 und 80 Jahren überleben 50% der weiblichen Kranken die nächsten 8 Jahre, wohingegen die vergleichbare männliche Altersgruppe nur 6 Jahre überdauert (Furman 1985; Lüderitz 1990d).

Hämodynamik nach Schrittmacherimplantation im Langzeitverlauf

Im mehrmonatigen Verlauf nach Schrittmacherimplantation sinkt das Herzzeitvolumen ab.

Eigene Verlaufsuntersuchungen bei ventrikulärer Bedarfsstimulation (VVI) zeigten nach 4–6 Monaten bei 4 von 23 Patienten keine Änderung des Herzzeitvolumens (HZV), bei 4 von 23 Patienten eine Zunahme und bei 15 von 23 Kranken eine Abnahme des HZV. Die zuletzt genannte Gruppe von 15 Patienten war anhand des enddiastolischen Volumens (EDV) und der Auswurffraktion (EF) weiter zu differenzieren. Bei 9 von 15 Patienten waren ein Rückgang des EDV und eine erhöhte EF nachweisbar, bei 6 von 15 Patienten wurde eine Abnahme des EDV und eine reduzierte EF festgestellt (Nitsch 1986).

Der Abnahme der EF und Zunahme des EDV im Langzeitverlauf kann eine Progression der Grunderkrankung oder eine nur initial wirksame frequenzinduzierte Zunahme der Kontraktilität zugrundeliegen (Sarnoff u. Mitchell 1961).

Somit ist überwiegend die langfristige Abnahme des HZV nach Implantation eines festfrequenten ventrikulären Schrittmachers darauf zurückzuführen, daß sich die Volumendaten nach Wochen auf einem physiologischen Niveau einpendeln. Besonders von Nager u. Kappenberger (1977) wurde jedoch darauf hingewiesen, daß bei totalem AV-Block und reduzierter Ventrikelfunktion nach Implantation eines ventrikulären Schrittmachers und Frequenzanhebung das HZV nicht auf Dauer normalisiert wird. Teilweise stellt sich nach wenigen Wochen trotz normaler Ventrikelfrequenz das ursprüngliche pathologische HZV ein. Pathophysiologisch ist zumindest bei einigen dieser Patienten eine hämodynamische Komplikation der Schrittmachertherapie, das sog. Schrittmachersyndrom, anzunehmen.

Der hämodynamische Langzeiteffekt der ventrikulären und „physiologischen" (DDD) Stimulation scheint prinzipiell unterschiedlich zu sein. So fanden Witt et al. (1982) im Krankheitsverlauf bei 16 Patienten unter VVI-Stimulation ein signifikant niedrigeres HZV als vor der Implantation, jedoch einen bis zu 6 Monaten konstanten Anstieg des HZV nach Implantation bifokaler Systeme. Zusätzlich zu Untersuchungen in Ruhe ließ sich unter ergometrischer Belastung eine langfristige Anhebung des HZV nachweisen (Bergbauer u. Sabin 1983). Die Ergebnisse korrelieren mit Berichten, daß nach Implantation AV-sequentieller Systeme die initial erreichte Belastbarkeit erhalten bleibt (Kappenberger et al. 1982; Kruse et al. 1982; Sutton et al. 1968).

b) Indikationsüberprüfung

Auch nach Implantation eines Herzschrittmachers ist die Indikation zur Schrittmachertherapie zu überprüfen. Es können sich nämlich durchaus die elektrophysiologischen Grundlagen einer Rhythmusstörung ändern, die zuvor eine Schrittmacherimplantation erforderlich machten (z.B. Wandel von höhergradigen

AV-Blockierungen zu absoluter Arrhythmie infolge Vorhofflimmerns). Besonders an das Fortschreiten eines koronarsklerotischen Herzleidens ist in diesem Zusammenhang zu denken.

Ein nach Indikationsüberprüfung nicht mehr notwendiges Schrittmacheraggregat sollte in jedem Falle entfernt werden. Ein nicht indizierter Schrittmacher birgt für den Patienten potentielle Gefahren (Induktion von Rhythmusstörungen, Parasystolie etc.); dies gilt insbesondere für eine unkontrollierte Batterieerschöpfung mit im Einzelfall nicht voraussehbarem Funktionsverlust. Aus praktischen Erwägungen wird die Batterie des nicht (mehr) indizierten Schrittmachersystems zu entfernen sein unter Belassung der meist nicht mehr mobilisierbaren Reizsonden.

3.1.2
Schrittmachertypen

Die Vielzahl der heute verfügbaren implantierbaren Impulsgeber läßt sich in mehrere Gruppen einteilen entsprechend ihrem Stimulationsort, ihrem Detektionsort und ihrer Betriebsart. Als Stimulationsort und Detektionsort kommen der rechte Vorhof und der rechte Ventrikel oder beide in Frage; der Schrittmacher kann entweder inhibiert (z. B. Demandschrittmacher) oder getriggert (z. B. vorhofgesteuerter Kammerschrittmacher) betrieben werden (Abb. 3.3 a – f).

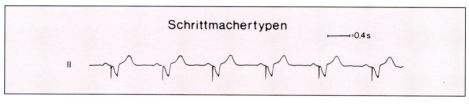

Abb. 3.3a. Vorhofgesteuerter Schrittmacher. Das Aggregat detektiert die P-Welle und leitet die Ventrikeldepolarisation mit physiologischem Intevall ein; der Schrittmacher sollte hinsichtlich des Vorhofs und des Ventrikels als Bedarfsschrittmacher ausgelegt sein

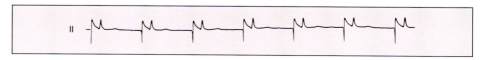

Abb. 3.3b. Vorhofschrittmacher. Das System kann als Demand- oder als getriggerter (oder als festfrequenter) Schrittmacher konzipiert sein und gewährleistet bei intakter AV-Überleitung weitgehend den physiologischen Kontraktionsablauf bzw. – bei erhaltener Generatorfunktion des Sinusknotens – eine physiologische Frequenzregulation

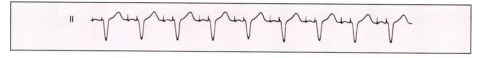

Abb. 3.3c. Sequentieller Schrittmacher. Die Ventrikelstimulation folgt der Vorhofstimulation nach einem der PQ-Zeit entsprechenden Intervall; Detektionseinheiten für Vorhof- und Ventrikelaktionen müssen gegeben sein

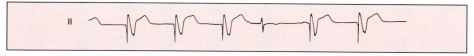

Abb. 3.3 d. Signalinhibierter Bedarfsschrittmacher. Es werden einzelne Eigenaktionen detektiert, worauf ein „reset" des Zeitgebers folgt

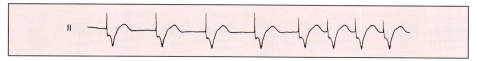

Abb. 3.3 e. Getriggerter Bedarfsschrittmacher. Das Aggregat stimuliert in seiner Grundfrequenz und gibt zusätzliche Impulse bei Detektion einer Eigenaktion oder auch eines extrakardialen Signals (wie in diesem Beispiel Brustwandstimulation) ab

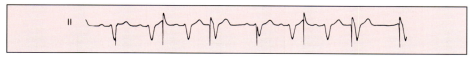

Abb. 3.3 f. Festfrequente Schrittmacherstimulation. Parasystolie bei Eigenaktionen (wie sie bei Magnetauflage im Rahmen der Schrittmacherkontrolle zur Batterieprüfung auftritt)

Als „physiologische" Stimulation wird die Erhaltung bzw. Wiederherstellung der Vorhof-Kammer-Koordination bezeichnet.

Es gibt Einkammersysteme (vorhof- oder ventrikelstimulierend und Zweikammersysteme (bifokale Stimulation). Diese Systeme arbeiten entweder mit konstanter, oft programmierbarer Frequenz in inhibierter Arbeitsweise oder frequenzadaptierend (bifokale Schrittmacher mit Vorhofsensing oder Frequenzadaptation durch besondere Sensoren (frequenzadaptierende Stimulation im engeren Sinne).

a) Stimulationsarten

Schrittmachercode

Zur eindeutigen Charakterisierung der Stimulationsart wird ein fünfstelliger Nomenklaturcode, der auf die Intersociety Commission for Heart Diseases Resources (ICHD) zurückgeht, verwandt (vgl. Parsonnet et al. 1981; Tabelle 3.2).
Dabei bedeutet:

1. Position: Stimulationsort,
2. Position: Detektionsort,
3. Position: Betriebsart,
4. Position: Programmierbarkeit,
5. Position: Antitachykardiefunktion.

Folgende Stimulationsarten finden Anwendung:

AAI-Stimulation = Vorhofdemandschrittmacher: Der Stimulus wird in den rechten Vorhof abgegeben, falls die Eigenfrequenz niedriger als die Interventionsfrequenz

Tabelle 3.2. Schrittmachercode

1. Stimulationsort	2. Detektionsort	3. Betriebsart	4. Programmierbarkeit	5. Antitachykardiefunktion
V = Ventrikel A = Vorhof (Atrium) D = Vorhof und Ventrikel	V = Ventrikel A = Vorhof (Atrium) D = Vorhof und Ventrikel	I = Inhibition T = Triggerung D = Inhibition und Triggerung	P = bis 2 Funktionen M = multi- 0 = nicht programmierbar C = Telemetrie R = Frequenzadaption (R für Rateresponsive)	0 = keine B = Burst S = Scanning E = extern
V	V	I	0	0
V	D	D	M	0
D	V	I	M	0
D	D	D	M	0
A	A	I	P	0
A	A	I	M	B

des Schrittmachers wird. Bei Vorhofeigenaktionen wird der Schrittmacher inhibiert.

AOO-Stimulation: Unter Magnetauflage geht der AAI-Modus in den AOO-Modus über. Dieser Modus kann zur temporären atrialen Hochfrequenzstimulation für die Unterbrechung von Vorhofflattern bzw. supraventrikulären Tachykardien verwendet werden.

VVI-Stimulation = Ventrikeldemandschrittmacher: Bei Bedarf wird der rechte Ventrikel stimuliert; atrioventrikulär geleitete Eigenaktionen oder ventrikuläre Extrasystolen inhibieren die Schrittmacherfunktion.

VOO-Stimulation: Bei den modernen Schrittmachern wird aus einem VVI-Modus bei Magnetauflage ein VOO-Modus, eine starrfrequente Ventrikelstimulation ohne Beachtung des Eigenrhythmus. Hierbei kommt es zur sog. Parasystolie, d.h. Herzaktionen und Schrittmacheraktionen treten nebeneinander auf. Die Magnetfrequenz wird zur Überprüfung der Schrittmacherfunktion verwendet.

VVT-Stimulation: Beim VVT-Modus gibt der Schrittmacher bei jeder detektierten Eigenaktion des Ventrikels einen Impuls ab, der in den QRS-Komplex fällt und dort keinen Effekt auslöst. Dieser Modus ist besonders bei jenen sehr seltenen Patienten angezeigt, die starken äußeren Störeinflüssen (elektromagnetische Felder) ausgesetzt sind. Durch die externen elektromagnetischen Interferenzen wird der Schrittmacher nicht wie beim VVI-Modus inhibiert, sondern er gibt bei jedem wahrgenommenen elektromagnetischen Signal ein Sicherheitsstimulus ab.

VAT-Stimulation = P-Wellen-synchrone Ventrikelstimulation: Dieser Schrittmacher stimuliert nur im Ventrikel, die Detektion erfolgt lediglich im Vorhof. Ein Vorteil dieses Stimulationsmodus ist nicht zu erkennen. Diese Stimulationsart muß als obsolet angesehen werden, da ventrikuläre Potentiale nicht erkannt werden können und die Ventrikelstimulation in die vulnerable Phase einer ventrikulären Spontanaktion fallen kann.

VDD-Stimulation = P-Wellen-synchronisierte Ventrikelstimulation: Der Schrittmacher stimuliert nicht auf Vorhofebene, sondern lediglich bei Bedarf ventrikulär. Der Ventrikelstimulus wird durch die Vorhofaktion getriggert. Vorteile gegenüber der DDD-Stimulation sind nicht erkennbar; sinnvoll ist der VDD-Modus nur bei physiologischer Sinusknotenfunktion.

DDD-Stimulation = AV-sequentielle Stimulation: Mit einem programmierten AV-Intervall werden Vorhof und Kammer AV-sequentiell stimuliert. Bei Vorhofeigenaktionen wird der atriale Impuls unterdrückt, jedoch der ventrikuläre Stimulus getriggert. Eigenaktionen werden auf Vorhof- und Kammerebene erkannt.

DVI-Stimulation: Diese Form der AV-sequentiellen Stimulation wird nur programmiert, wenn Detektionsprobleme auf Vorhofebene aufgetreten sind. Der Schrittmacher wird nur noch durch Ventrikelpotentiale inhibiert. Interferenzen zwischen Vorhofstimuli und Vorhofeigenaktionen sind möglich, so daß Vorhofflimmern ausgelöst werden kann.

DDI-Stimulation: Bei neuen Schrittmachern ist der DDI-Modus programmierbar. In dieser Betriebsart erfolgen Stimulation und Wahrnehmung in Vorhof und Kammer. Der Schrittmacher arbeitet dann AV-synchron, wenn die programmierte Stimulationsfrequenz von der Vorhofeigenfrequenz unterschritten wird. Bei Überschreiten der Eigenfrequenz im Vorhof oder Ventrikel wird der Schrittmacher inhibiert. Unterschied zum DDD-Modus: keine ventrikuläre Triggerung bei intermittierenden Vorhoftachykardien. Vorteil gegenüber DVI-Modus: der atriale Schrittmacherimpuls kann nicht in die vulnerable Phase der Vorhofaktion fallen, da eine Wahrnehmung auf Vorhofebene gewährleistet ist.

Die wichtigsten Schrittmachertypen. Folgende Stimulationsarten haben besondere klinische Bedeutung: Der Kammerbedarfsschrittmacher (VVI), der Vorhofbedarfsschrittmacher (AAI) und der AV-sequentielle Schrittmacher (DDD) sowie die frequenzadaptiven Systeme (s. Tabelle 3.3).

Kammerschrittmacher (VVI): Der konventionelle Kammerdemandschrittmacher (VVI) wurde 1990 noch bei annähernd 80% aller Schrittmacherimplantationen verwendet (79,2%) (Irnich u. Batz 1992); 1995 fanden VVI-Systeme in 57,8% der Fälle (alte Bundesländer) bzw. 50,4% (neue Bundesländer) Verwendung (Irnich u.

Tabelle 3.3. Stimulationsarten: Ein-(VVI und AAI) und Zweikammerschrittmacher (DDD)

Herzschrittmacher: Funktionsart (Code)	Indikationen
VVI (Komplikationsarm, hämodynamisch ungünstig)	Absolute Bradyarrhythmie bei Vorhofflimmern-/-flattern mit adäquatem Frequenzanstieg, Karotissinussyndrom, andere Bradykardien
AAI (Voraussetzung: intakte AV-Überleitung)	Sinusknotensyndrom mit Sinusbradykardie, Sinusknotenstillstand, SA-Block
DDD („physiologischer" Schrittmacher, hämodynamisch günstig, technisch und finanziell aufwendig)	AV-Block bei intakter Sinusknotenfunktion: physiologische Frequenzanpassung: Schrittmachersyndrom; schrittmacherpflichtige Herzinsuffizienz (Vorhofkontribution für Ventrikelfüllung)

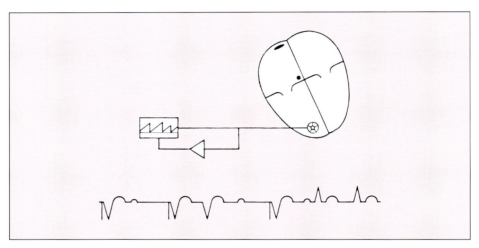

Abb. 3.4. Kammerbedarfsschrittmacher (VVI) mit Sondenlage in der Ventrikelspitze zur Wahrnehmung und Stimulation. Das EKG zeigt die ventrikuläre Stimulation, eine Kammereigenaktion wird berücksichtigt, die nächste Stimulation fällt ein – entsprechend der eingestellten Sollfrequenz. Vorhofaktionen werden nicht berücksichtigt. Bei einer Vorhof-Kammer-Aktion, die die eingestellte Sollfrequenz überschreitet, erfolgen keine Schrittmacheraktionen

Batz 1996). Dieses Schrittmachersystem ist ein ventrikulärer Bedarfsschrittmacher, der nach Ablauf des eingestellten Stimulationsintervalls einen Reizimpuls abgibt. Bei Auftreten eines höherfrequenten Eigenrhythmus oder bei ventrikulären Extrasystolen wird durch die Detektion des QRS-Komplexes die Impulsabgabe inhibiert (vgl. Abb. 3.4).

Vorhofschrittmacher (AAI): Der Vorhofdemandschrittmacher (AAI) ist das Pendant zum VVI-Schrittmacher auf Vorhofebene mit Vorhofstimulation sowie Inhibition durch spontane Vorhofaktivität. Dieses Schrittmachersystem fand 1990

Bradykarde Rhythmusstörungen

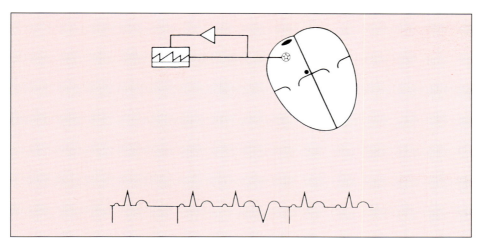

Abb. 3.5. Vorhofbedarfsschrittmacher mit Stimulations- und Detektionselektrode im rechten Vorhof. Das EKG zeigt die Stimulation des Vorhofs und konsekutiv die spontane Überleitung auf die Kammern. Eine Kammereigenaktion wird nicht berücksichtigt. Die nächstfolgende Vorhofstimulation setzt entsprechend der eingestellten Sollfrequenz auf Vorhofebene ein. Eine spontane Vorhofaktion mit konsekutiver Überleitung auf die Kammern wird dementsprechend berücksichtigt und führt zur Inhibierung des Aggregats. Die Effektivität dieses Systems setzt naturgemäß eine intakte atrioventrikuläre Überleitung voraus

bei 3,3% der Implantationen Verwendung (1995): 2,6% [alte Bundesländer], 2,5% [neue Bundesländer]). Vorteilhaft beim AAI-Schrittmachersystem ist eine erhaltene Vorhof-Kammer-Kontraktionsfolge mit einer verbesserten Hämodynamik. Voraussetzung für diesen Stimulationsmodus ist jedoch eine ungestörte atrioventrikuläre Erregungsleitung. Vor der Implantation eines Vorhofschrittmachers sollte daher ggf. eine diagnostische Vorhofstimulation einschließlich His-Bündelelektrographie erfolgen (Funktionsweise des AAI-Schrittmachers s. Abb. 3.5).

AV-sequentieller Schrittmacher (DDD), „physiologischer" Schrittmacher: Der sog. AV-universelle Zweikammerschrittmacher (DDD-Modus) vereinigt in sich alle Stimulationsarten eines Demandschrittmachers. Die Stimulation erfolgt bei Bedarf in Vorhof und Kammer gemäß der eingestellten AV-Verzögerungszeit. Eine spontane Herzaktion in Vorhof oder Ventrikel führt zur Inhibition der Impulsabgabe. Darüber hinaus ist eine frequenzvariable vorhofgesteuerte Kammerstimulation entsprechend der physiologischen Vorhofaktivität in einem programmierbaren Frequenzbereich möglich. Dieser Schrittmachertyp wurde 1990 bei 17,5% der Implantationen verwendet; 1995 wurden DDD-Systeme bereits in 35,9% (alte Bundesländer) und sogar in 42,6% in den neuen Bundesländern implantiert (Irnich und Batz 1996).

Abbildung 3.6 zeigt das Blockdiagramm eines DDD-Systems mit den möglichen elektrokardiographischen Befunden.

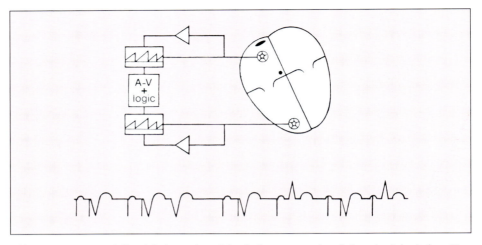

Abb. 3.6. AV-Sequentieller Schrittmacher. Stimulation entsprechend der physiologischen Vorhof-Kammer-Erregung, sog. „physiologischer" Schrittmacher. Es befinden sich Stimulations- und Detektionssonden im Vorhof und im Ventrikel. Die Erregung von Vorhöfen und Kammern erfolgt entsprechend einem willkürlich einstellbaren AV-Intervall. Eine spontane Kammeraktion wird berücksichtigt. Es folgt eine konsekutive Vorhofstimulation entspechend der eingestellten Sollfrequenz mit nachfolgender Kammerstimulation. Erfolgt nach Vorhofstimulation die AV-Überleitung in einem kürzeren Intervall, als es dem eingestellten AV-Intervall entspricht, so dominiert diese gegenüber dem Schrittmacheraggregat. Eine spontane Vorhofaktion wird berücksichtigt; überschreitet jedoch die AV-Überleitung das eingestellte AV-Intervall, so übernimmt die Ventrikelstimulation des Aggregats die Kontrolle über die Herzschlagfolge. – Am Ende der Registrierung findet sich eine atriale Kombinationssystole, einmal mit nachfolgender Kammerstimulation und einmal (letzte Herzaktion) mit spontaner AV-Überleitung

b) Programmierbarkeit

Mit der Einführung mikroprozessorgesteuerter Herzschrittmacher wurde eine Vielzahl programmierbarer Schrittmacherfunktionen verfügbar. Multiprogrammierbare Schrittmachersysteme erlauben eine optimierte Schrittmachereinstellung für den individuellen Patienten (Lüderitz 1985a). Der Fortschritt dieser Systeme besteht darin, daß sie wandelnden Bedürfnissen und sich ändernden elektrophysiologischen Gegebenheiten angepaßt werden können. In nicht wenigen Fällen können früher oftmals notwendige Reoperationen vermieden werden. Nachteilig ist die Komplexität multiprogrammierbarer Schrittmachersysteme, die eine genaue Kenntnis voraussetzen und einen gelegentlich erheblichen Zeitaufwand für die individuelle Einstellung des Schrittmachers erfordern. Als weitere Nachteile sind erhöhte Kosten und die Möglichkeiten von Fehlprogrammierungen zu nennen. Die einzelnen programmierbaren Parameter sind:

- Stimulationsmodus,
- Frequenz
- Impulsamplitude,
- Impulsbreite,
- Sensitivität,

- Elektrodenpolarität,
- Hysterese,
- AV-Intervall,
- „Blankingperiode",
- Refraktärperiode,
- obere Grenzfrequenz,
- Algorithmen zur Prophylaxe und Termination von Schrittmachertachykardien,
- Holter-Funktion,
- intrakardiales Elektrogramm und Markersignale,
- nichtinvasive programmierte Stimulation,
- Nachtabsenkung der Frequenz,
- Frequenzadaptives AV-Intervall,
- Ereigniszähler (z. B. „Mode-switch-Episoden", ventrikuläre Tachykardien usw.),
- Speicherung intrakardialer Elektrogramme,
- Holter-Funktionen (z. B. Frequenzhistogramm, P-Wellen-Histogramm),
- Messungen von Batterie- und Elektrodenparametern (z. B. Elektrodenimpedanz) (vgl. Elektrophysiologisches Glossar im Anhang).

Klinisch relevant ist die Variationsmöglichkeit der Stimulationsfrequenz und der Impulsenergie. Eine niedrige Interventionsfrequenz (z. B. 50/min) begünstigt den spontanen Sinusrhythmus bei intermittierenden Bradykardien. Eine spezielle Programmiermöglichkeit stellt hier die sog. *Hysterese* dar. Es handelt sich um die *definierte Verlängerung des Interventionsintervalls nach Detektion einer spontanen Herzaktion*. Der klinische Nutzen der programmierbaren Impulsenergie (Amplitude und Dauer des Reizimpulses) liegt in der Einstellung des erforderlichen Ausgangsstroms nach Überwindung des initialen Reizschwellenanstiegs. Nach Bestimmung der Reizschwelle kann eine energiesparende Einstellung gewählt und somit eine längere Funktion des Aggregats erreicht werden.

Die Mehrzahl von Fehlfunktionen aufgrund von Detektionsstörungen kann durch die Umprogrammierung der Verstärkerempfindlichkeit behoben werden. Die Vermeidung von Interferenzen mit Muskelpotentialen ist bei unipolaren Schrittmachersystemen hiermit in den meisten Fällen möglich (s. Übersicht 3.5).

Übersicht 3.5. Vorteile programmierbarer Schrittmacher

Parameter	
Frequenz:	individuelle Stimulationsfrequenz
Stimulationsenergie:	Reizschwellenanalyse, Minimierung der Ausgangsenergie
Steuerempfindlichkeit:	Korrektur einer Detektionsstörung oder Fehlsteuerung
Stimulationsart:	angepaßtes Stimulationssystem

c) Frequenzadaptive („biologische") Schrittmachersysteme

Grundlagen

Das Therapieziel der antibradykarden Elektrostimulation hat sich in den letzten Jahren wesentlich gewandelt (s. oben). Eine verbesserte Ruhe- und Belastungshämodynamik ist mit den konventionellen Kammerbedarfsschrittmachern häufig nicht zu erreichen. Der überwiegend verwendete Ventrikelschrittmacher mit einer starren Stimulationsfrequenz ist in zweierlei Hinsicht unphysiologisch: Verlust der Vorhof-Kammer-Synchronizität und fehlende Frequenzregulation bei Belastung. Zur Überwindung dieser Nachteile des einfach zu implantierenden und wenig störanfälligen Kammerschrittmachers wurden die sog. physiologischen Zweikammersysteme (DDD) entwickelt (s. oben). Diese technisch und finanziell aufwendigeren Schrittmacher erfordern die Implantation einer Vorhofelektrode mit Detektion spontaner Herzaktivität und Stimulationsfunktionen in beiden Herzkammern. Bei ungestörter Erregungsleitung kann die natürliche Erregungssequenz von Vorhof und Kammer auch durch einen Vorhofschrittmacher erreicht werden.

Der Vorteil der sinusknotengesteuerten Frequenzregulation ist jedoch bei Patienten mit gestörter Sinusknotengeneratorfunktion und atrialen tachykarden Rhythmusstörungen limitiert. Bei schrittmacherpflichtiger Bradyarrhythmia absoluta kommt lediglich die Kammerstimulation in Betracht. Aufgrund dieser Einschränkungen wurden Schrittmachersysteme entwickelt, die physiologische Parameter als Steuergröße für eine frequenzadaptive Stimulation heranziehen: Muskelaktivität, QT-Intervall (katecholaminabhängige intrakardiale EKG-Veränderungen), Atemminutenvolumen, Temperatur, pH-Wert, O_2-Sättigung, Druck und Schlagvolumen sowie Kombinationen dieser Meßgrößen (vgl. Rickards et al. 1979; Ionescu 1980; Humen et al. 1983; Griffin et al. 1983; Cammilli et al. 1983; Wirtzfeld u. Bock 1978; Salo et al. 1984; Cohen 1984).

Frequenzadaptive (AAI-R-, VVI-R-, DDD-R-)Schrittmacher (R = Rate-responsive)

Unter physiologischen Bedingungen ist die belastungsabhängige Variation der Herzfrequenz der Hauptmechanismus der Adaptation des Herzzeitvolumens. Dieses setzt sich aus den Teilgrößen Frequenz und Schlagvolumen zusammen, wobei unter Belastung das Schlagvolumen um etwa 50%, die Herzfrequenz jedoch um 300% gesteigert werden kann. Die belastungsinduzierte Zunahme des Herzzeitvolumens um das 4- bis 5fache des Ruhewertes wird somit überwiegend von der Teilgröße Herzfrequenz getragen. Bei Patienten mit fehlender Vorhofkontribution kommt der Steuerung der Herzfrequenz durch sog. Biosensoren (s. unten) besondere Bedeutung zu. Frequenzadaptive Einkammerschrittmacher auf ventrikulärer Ebene erlauben somit bei Patienten mit Bradyarrhythmia absoluta und chronotroper Inkompetenz einen belastungsabhängigen Frequenzanstieg. Bis auf die Führungsgröße Stimulus-T-Intervall können die klinisch zur Verfügung stehenden Sensoren alle auch als frequenzadaptive Einkammerschrittmacher im Atrium (AAI-R) implantiert werden. Diese Verwendung setzt jedoch eine intakte AV-Überleitung voraus.

DDD-R-Schrittmacher: Ein optimales Schrittmachersystem wäre durch die physiologische Kontraktionsfolge von Vorhof und Kammer und eine belastungsadäquate Frequenzsteigerung charakterisiert. Die klinische Einführung frequenzadaptiver Zweikammerschrittmachersysteme (DDD-R) erfüllt diese Voraussetzung und stellt daher für Patienten mit binodaler Erkrankung, also mit inadäquater Frequenzanpassung unter Belastung bei gleichzeitig bestehenden höhergradigen AV-Überleitungsstörungen, eine wesentliche Erweiterung und Verbesserung der Schrittmachertherapie dar. Bei der frequenzadaptiven Zweikammerstimulation wird die ventrikuläre und atriale Stimulationsfrequenz entsprechend der Sensorsteuerung ansteigen, falls der kranke Sinusknoten nicht mehr in der Lage ist, eine adäquate atriale Frequenzsteigerung zu bewirken. – Bestehen zusätzlich intermittierende tachykarde Vorhofrhythmusstörungen, so wäre die Programmierung eines DDI-R-Modus zu erwägen, bei dem der Frequenzanstieg der ventrikulären Stimulation nicht durch die tachykarde Vorhoffrequenz getriggert wird, sondern durch den Sensor des frequenzadaptiven Schrittmachers gesteuert ist (wie beim VVI-R-Modus, jedoch mit AV-sequentiellem Frequenzanstieg bei bradykarden Phasen).

Die Programmierung der derzeit verfügbaren DDD-R-Schrittmacher ist komplex und die Beurteilung der adäquaten oder fehlerhaften Funktion im Oberflächen-EKG schwierig.

An die physiologischen Parameter zur Frequenzsteuerung und die Sensoren sind dabei folgende Anforderungen zu stellen: Schnelle Änderung der Meßgröße bei Belastung (Zeitkonstante), hohe Sensitivität und Spezifität bei körperlicher Aktivität wie auch metabolischen Veränderungen, Streß u.a. Die Sensoren sollten bei geringem Energieverbrauch eine hohe Langzeitstabilität aufweisen. Der Algorithmus zur Frequenzregulation muß individuell programmierbar sein zur Anpassung an die hämodynamischen Erfordernisse bei der zugrundeliegenden kardialen Erkrankung.

In Tabelle 3.4 sind die möglichen Parameter für frequenzadaptive Schrittmacher aufgeführt. Vier Systeme haben bisher klinische Anwendung gefunden, welche nachfolgend kurz dargestellt werden sollen.

Tabelle 3.4. Biologische Parameter zur Frequenzadaption

Meßgröße	Schrittmachersysteme
1) Muskelaktivität	
a) Piezoelektrischer Kristall:	Thera SR/DR, Synchrony II/III, Legacy II SR/DR, Visa SR/DR
b) Akzelerometer:	Dromos SR/DR, DR, Marathon SR/DR, Relay, Dash, Cosmos 3, Unity Trilogy SR+/DR+, Vigor SR/DR
c) Gravidometer	Mini Swing, Sensorithm
2) Atemminutenvolumen:	Meta III/DDD-R, Chorus RM, Opus RM, Tempo VR/DR
3) Temperatur:	(Circadia, Nova MR, Thermos 02, Kelvin 500)
4) QT-Intervall:	(Rhythmyx II)
5) pH-Wert:	experimentell
6) Gemischt venöse Sauerstoffsättigung:	in klinischer Erprobung (Oxyelite)
7) Rechtsventrikuläre Volumina:	
a) Schlagvolumen:	experimentell
b) Rechtsventrikulärer Druck (dp/dt):	in klinischer Erprobung (Deltatrax)
c) Präejektionsintervall:	in klinischer Erprobung (Precept)
8) Ventrikuläres Depolarisationsintegral:	in klinischer Erprobung (Prism)
9) Intrakardiale Impedanz:	Inos DR
10) Aktivität + QT-Intervall:	Topas II, Diamond II, Ruby II, Saphir II
11) Aktivität + Atmung:	Kappa SR/DR, Legend plus
12) Atmung + „evoked response":	in klinischer Erprobung (Sentri)

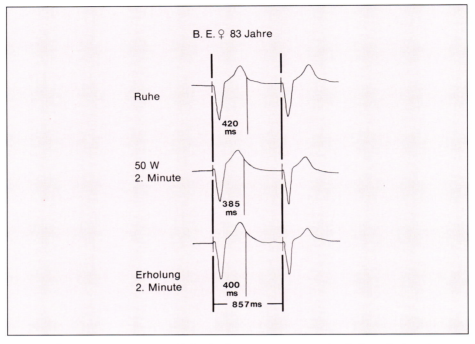

Abb. 3.7. Änderung des QT-Intervalls bei festfrequenter Kammerstimulation mit einer Frequenz von 70/min unter Belastung. Das QT-Intervall verkürzt sich belastungsabhängig

QT-Intervall

Das QT-Intervall verkürzt sich physiologisch bei zunehmender Herzfrequenz sowie durch Katecholamineinfluß (vgl. Abb. 3.7; Rickards et al. 1979; Rickards u. Donaldson 1983). Somit kann das Stimulus-T-Intervall bei vorgegebener Stimulationsfrequenz als indirekter Parameter des Sympathotonus herangezogen werden. Bei diesem Sensor ist es von Vorteil, daß konventionelle unipolare Kammerelektroden verwendet werden können, so daß bei der Umstellung der Stimulationsweise kein zusätzliches operatives Vorgehen notwendig ist. Dieses Steuerprinzip ist aber aus technischen Gründen auf die Kammerstimulation beschränkt. Darüber hinaus ist die Messung des QT-Intervalls nur bei dem schrittmacherinduzierten Kammerkomplex möglich. Disproportionale QT-Intervallveränderungen, bedingt durch psychische Einflüsse (Streßsituationen, Alpträume etc.), können zu einer unphysiologischen Reaktionsweise dieses Schrittmachersystems führen (vgl. Lüderitz 1986b).

Durch eine positive Rückkopplung kam es bei Patienten häufiger zu einer sich selbst aufschaukelnden Stimulationsfrequenz, sog. Oszillationen. Bei Belastungsbeginn wurde ein verzögerter Anstieg der Stimulationsfrequenz beobachtet. Bei längeren Belastungen führte bereits nach wenigen Minuten eine spezielle Schutzschaltung zu einer Frequenzrückführung bis zu Basisfrequenz. Mit der Einführung neuerer Schrittmachersysteme, die über einen frequenzvariablen „Auto-Slope" verfügen, konnten diese Nachteile weitgehend beseitigt und die zeitaufwendigen Kontrolluntersuchungen deutlich verkürzt werden.

Funktionsprobleme mit unphysiologischen Frequenzschwankungen durch Selbstinduktion bzw. unzureichende Frequenzregulation hatten zuvor häufige Kontrolluntersuchungen mit hohem personellem und technischem Aufwand erfordert.

Atemfrequenz/Atemminutenvolumen

Da zwischen der Atemfrequenz, dem Atemminutenvolumen und der Herzfrequenz eine enge Beziehung besteht, wurden diese Regelgrößen zunächst mit einer subkutanen Hilfselektrode nach dem Prinzip der Impedanzmessung zur Frequenzadaptation genutzt (Ionescu 1980; Rossi et al. 1983). Die Nutzung der Atemfrequenz ermöglichte zwar eine rasche Belastungsreaktion des Schrittmachers; das aus der transthorakalen Impedanzänderung und der Atemfrequenz kalkulierte Atemminutenvolumen weist jedoch unter höherer Belastung eine bessere Proportionalität zur Herzfrequenzsteigerung auf, so daß die heute verfügbaren atmungsgesteuerten Schrittmacher alle auf dem Prinzip der Atemminutenvolumenmessung beruhen. Neben der Verwendung als alleiniger Sensor (z.B. META, CHORUS) wird das Atemminutenvolumen in Zweisensorsystemen z.B. mit der Aktivitätsmessung kombiniert (z.B. KAPPA, LEGEND PLUS). Zu beachten ist, daß die Anwendung atmungsgesteuerter Sensoren bei stark adipösen Patienten oder bei ausgeprägt restriktiven und obstruktiven Lungenerkrankungen durch die pathologischen Veränderungen der respiratorischen Parameter limitiert ist. Die Funktionsweise eines modernen Atemminutenvolumen-gesteuerten Herzschrittmachers ist in Abb. 3.8 dargestellt.

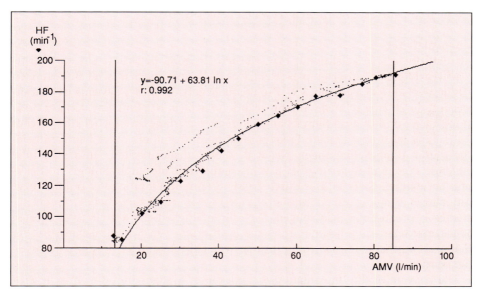

Abb. 3.8. Relation von Herzfrequenz und Atemminutenvolumen unter Belastung. Das Verhältnis von Herzfrequenz (*HF*) und Atemminutenvolumen (*AMV*) weist bei 36 von 41 untersuchten Probanden eine signifikante Abnahme der Anstiegsteilheit oberhalb der aneroben Schwelle auf. Mit einer logarithmischen Ausgleichsgrade konnten im Gegensatz zur linearen Analyse höhere Korrelationskoeffizienten erzielt werden. Mit den Atemminutenvolumen-gesteuerten Herzschrittmachern der 3. Algorithmusgeneration ist über eine abschnittsweise programmierbare biphasisch-lineare Korrelation der gemessenen Impedanzänderung zur Herzfrequenzsteigerung die bisher größtmögliche Annäherung an die physiologischen Verhältnisse möglich geworden. (Nach Lewalter et al. 1995a)

Die Nutzung der dementsprechend gewonnenen Signale hat in den zurückliegenden Jahren einen deutlichen Wandel erlebt und ist paradigmatisch für die Weiterentwicklung der frequenzadaptiven Algorithmen auch anderer Sensorsysteme: McElroy et al. (1988) hatten eine lineare Beziehung von Atemminutenvolumen und Herzfrequenz unter Belastung beschrieben. Die erste klinisch verfügbare Schrittmachergeneration legte jedoch eine unphysiologische exponentielle Funktion mit einem deutlich überschießenden Frequenzanstieg auf höheren Belastungsstufen zugrunde. In einer 2. Algorithmusgeneration wurde die lineare Korrelation von Impedanzänderung und Frequenzsteigerung realisiert, um dem inadäquaten Frequenzverhalten oberhalb der anaeroben Schwelle entgegenzuwirken.

Die durch die Schrittmacherentwicklung angeregte detailliertere Analyse der Beziehung von Atemminutenvolumen und Herzfrequenz unter Belastung ergab jedoch, daß physiologisch nicht eine lineare sondern eine logarithmische Beziehung zwischen beiden Parametern die tatsächlichen Verhältnisse am besten beschreibt (Treese et al. 1993; Lewalter et al. 1995a). Zur Nutzung in einer 3. Schrittmachergeneration wurde die Beziehung Atemminutenvolumen/Herzfrequenz abschnittsweise linear analysiert, wobei die anaerobe Schwelle als Umschlagspunkt der Anstiegssteilheit genutzt wurde.

Der so verbesserte Algorithmus der 3. durch das Atemminutenvolumen gesteuerten Schrittmachergeneration ist in der Lage, unterhalb der anaeroben Schwelle einen adäquaten Frequenzanstieg zu erzeugen, ohne jedoch wie beim linearen oder exponentiellen Verhältnis oberhalb der anaeroben Schwelle eine überschießende Frequenzantwort zu unterhalten (Lewalter et al. 1995b).

Muskelaktivität

Als Sensor der Muskelaktivität bzw. Körperbewegung detektiert ein im Schrittmachergehäuse integrierter piezoelektrischer Kristall mechanische Bewegungen (Humen et al. 1985; vgl. Abb. 3.9). Die Frequenzantwort dieses Systems ist charakterisiert durch eine schnelle Anfangsreaktion nach ca. 10 s und eine von der Belastungsdauer und Intensität unabhängige Frequenzverlangsamung bei körperlicher Ruhe. Eine leistungsadäquate Frequenzadaptation resultiert unter Laufbandbelastung und Alltagsbedingungen. Nachteile dieses unspezifischen Sensors sind die fehlende Frequenzanpassung bei psychischem Streß, die unphysiologische Reaktion auf externe Störeinflüsse durch passiv erfahrene Vibrationen (Traktor- bzw. Autofahren, Umgang mit Schlagbohrern etc.) sowie ein unzureichender Frequenzanstieg bei statischen Belastungen. Die Störanfälligkeit der aktivitätsgesteuerten Schrittmachersysteme konnte durch die Einführung von Schrittmachern mit im Gehäuse eingebauten Beschleunigungsmessern (Akzelerometer) weitgehend beseitigt werden.

Die konventionelle Implantationstechnik dieses Systems und die einfache Programmierbarkeit der Frequenzadaptation sind demgegenüber vorteilhaft.

Temperatur

Bei der zentralnervösen Bluttemperatur (Griffin et al. 1983) handelt es sich um einen biologischen Steuerparamter, der jedoch als wesentlichen Nachteil eine spezielle Sensor-(Thermistor-)elektrode erfordert. Problematisch ist die geringe Änderung der Stimulationsfrequenz bei niedrigen Belastungsstufen und bei herz-

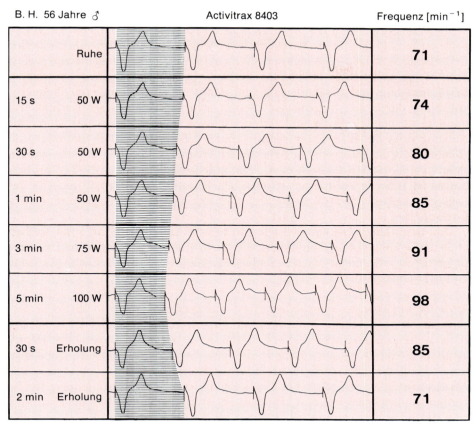

Abb. 3.9. Ergometrische Belastung eines Patienten mit dem muskelaktivitätsgesteuerten Schrittmacher (Activitrax, Medtronic). 15 s nach Belastungsbeginn kommt es zu einem Anstieg der Stimulationsfrequenz bis zu 98/min auf der Höhe der Belastung. 2 min nach Belastungsabbruch ist die Ausgangsfrequenz wieder erreicht. Die *schraffierte Fläche* veranschaulicht die Änderung des Stimulationsintervalls entsprechend der Frequenzmodulation des Schrittmachers

insuffizienten Patienten. Der Belastungsbeginn ist durch einen unterschiedlich ausgeprägten „Temperaturdip", verbunden mit einem initialen Frequenzabfall, charakterisiert. Die Integration komplexer Steueralgorithmen ist zur Realisierung einer belastungsadäquaten Herzfrequenzadaptation erforderlich.

Frequenzadaptive Doppelsensorsysteme

Um die Nachteile einzelner Sensorsignale auszugleichen, wurden sog. frequenzadaptive Doppelsensorschrittmachersysteme in die klinische Praxis eingeführt: Die gut erprobten und rasch auf körperliche Belastung reagierenden Aktivitätssensoren führten in bestimmten Situationen, z.B. bei der Autofahrt auf holprigen Straßen bzw. Bahnfahrt mit häufigen Erschütterungen, Schlafen mit Druckausübung auf die Schrittmachertasche oder Arbeiten mit einer Schlagbohrmaschine, zu einer falsch-positiven Frequenzanhebung (Stangl et al. 1988). Eine dagegen inadäquat niedrige Frequenzantwort konnte im Vergleich zum Bergab- bzw. Treppabgehen beim Bergauf- bzw. Treppaufgehen beobachtet werden. Obwohl die an den Organismus gestellten Leistungsanforderungen z. B. beim Bergaufgehen größer als beim Bergabgehen sind, führt das Bergauf- bzw. Treppaufgehen zu weniger Beschleunigung und Erschütterung und damit zu einer geringeren Frequenzanhebung durch den aktivitätsgesteuerten Schrittmacher. Dieser Nachteil imponierte v. a. bei den druck- und vibrationsgesteuerten Schrittmachern; durch die Nutzung eines Beschleunigungssensors konnte z. B. bei Laufbandbelastungen mit zunehmender Steigung eine angemessenere Frequenzsteigerung erreicht werden (Matula et al. 1993; Bacharach et al. 1992; Erdelitsch-Reiser et al. 1992). Darüberhinaus ist jedwede Form einer psychischen Belastung naturgemäß nicht in der Lage, einen Aktivitätssensor zu der eigentlich physiologischen Frequenzantwort zu provozieren.

Um diese Defizite zu kompensieren wurde die Aktivitätsmessung mit solchen biologischen Meßgrößen kombiniert, die durch eine hohe Spezifität und Proportionalität für die metabolischen Bedürfnisse des Organismus unter Belastung gekennzeichnet sind:

Aktivität und Atemminutenvolumen. Da das Atemminutenvolumen über die Erfassung der transthorakalen Impedanzänderung errechnet wird, gibt es zwar im Bereich dieser Meßstrecke störende Einflüsse wie Armbewegungen oder Hyperventilation bzw. Tachypnoe (Webb et al. 1988), die Proportionalität des Signals zu unterschiedlichen Belastungen ist jedoch ausgezeichnet (Lewalter et al. 1995; Abrahamsen et al. 1993; Kay et al. 1989). Kennzeichnend war insbesondere für die 1. Algorithmusgeneration, daß zwischen Belastungsbeginn und Frequenzantwort eine deutliche Verzögerung lag. Zwar wurde versucht, über Modifikationen der Signalverarbeitung eine Verkürzung zu erzielen (Malinowski et al. 1994), eine optimale Schnelligkeit ohne dabei die Gefahr falsch-positiver Reaktionen auf z. B. Lachen oder Sprechen zu erhöhen, ist jedoch bis zum jetzigen Zeitpunkt nicht wirklich gelungen (Schimpf et al. 1996). Die durch die Filterung bedingte Anstiegsverzögerung bei hoher Belastungsproportionalität machte das Atemminutenvolumen zu einem geeigneten Parameter für die rasch auf Belastung reagierende Aktivitätswahrnehmung.

In dem zur Zeit klinisch verfügbaren Doppelsensorsystem (Kappa, Medtronic) wird in einem programmierbaren unteren Frequenzbereich, der die Frequenzanforderungen der alltagsüblichen Belastung umfassen soll (z. B. 60–95/min), das Ausmaß der Frequenzantwort vom Aktivitätssensor dominiert. In Bereichen höherer und höchster Belastung wird die sensorinduzierte Frequenz ganz wesentlich von der Änderung des Atemminutenvolumens bestimmt.

Aktivität und Stimulus-T-Intervall. Das Ausmaß der Veränderung des Stimulus-T-Intervalls spiegelt den auf das Ventrikelmyokard einwirkenden adrenergen Status wider. Ein hohes Maß an Proportionalität zum Belastungsausmaß sowie eine Sensorsignalveränderung auch unter mentalem Streß sind die Vorteile dieses Sensorprinzips (Rickards et al. 1983). Um die bei initialer Belastung träge Signaländerung auszugleichen, sind seit 1990 Sensorsysteme mit einer kombinierten Aktivitäts-

und Stimulus-T-Intervall-Erfassung klinisch verfügbar. Über das programmierbare „sensor blending" kann gesteuert werden, in welchem relativen Ausmaß das einzelne Sensorsignal die letzendliche Frequenzänderung beeinflußt (Provenier et al. 1992; Sinha et al. 1994). Um falsch-positive Frequenzsteigerungen zu vermeiden, wurde eine gegenseitige Sensorsignalkontrolle („sensor cross checking") realisiert: Falls beide Sensoren eine ähnliche Frequenzzunahme anzeigen, wird diese nach Maßgabe des „sensor blending" durchgeführt. Sollte der Aktivitätssensor nach einem initial begrenzten Frequenzanstieg eine weitere Frequenzzunahme anzeigen, ohne daß das Stimulus-T-Intervall einen gleichsinnigen Anstieg anzeigt, wird eine weitergehende Frequenzzunahme nicht durchgeführt. Falls jedoch das Stimulus-T-Intervall eine Frequenzzunahme signalisiert, ohne daß dies im Aktivitätssensor nachvollzogen werden kann, z.B. bei mentaler Belastung, kommt es zu einem weiteren Frequenzanstieg allerdings in reduziertem Ausmaß.

Die weiteren Doppelsensorsysteme wie Temperatur und Atemfrequenz, Atemminutenvolumen mit dem „paced depolarisation integral" oder auch Aktivität und Temperatur besitzen derzeit keine klinische Relevanz. Die Frage, ob sich Doppelsensorsysteme im Sinne der Kosten-Nutzen-Relation überhaupt „lohnen", ist gerade in jüngster Zeit mehr und mehr in die Diskussion geraten und wird in den kommenden Jahren im Rahmen einer kritischen wissenschaftlichen Prüfung zu beantworten sein (Barold et al. 1996; Sulke et al. 1996).

Indikation für (biologische) frequenzadaptive Schrittmacher

Die hämodynamischen Auswirkungen der Schrittmachertherapie wurden seit Einführung der sog. physiologischen, AV-sequentiellen Schrittmacher eingehend untersucht. Determinanten der Ruhe- und Belastungshämodynamik sind u.a. die Stimulationsfrequenz und der Stimulationsort mit aufgehobener oder erhaltener Vorhof-Kammer-Kontraktionsfolge abhängig vom myokardialen Funktionszustand. Unter Ruhebedingungen beträgt der Beitrag der Vorhofkontraktion zum Herzzeitvolumen ca. 15%. Eine Verbesserung der Belastungshämodynamik ist jedoch entscheidend an die Fähigkeit zur Frequenzsteigerung gebunden.

Die hämodynamischen Vorteile der AV-sequentiellen Stimulation und der vorhofgesteuerten Kammerstimulation sind bei reinen AV-Leitungsstörungen und intakter Sinusknotenfunktion am größten. Eine adäquate Frequenzregulation ist jedoch bei einer Sinusknotenfunktionsstörung nicht gegeben. Darüber hinaus begrenzen atriale Tachyarrhythmien den Wert der P-Wellen-gesteuerten Kammerstimulation.

Unter Berücksichtigung der klinischen Symptomatik und der kardialen Grunderkrankung sehen wir grundsätzlich die Indikation der frequenzadaptiven Schrittmachertherapie bei:

- AV-Block III. Grades bei Vorhofflimmern,
- Bradyarrhythmia absoluta ohne adäquaten Anstieg der Kammerfrequenz bei Belastung (< 90/min),
- AV-Blockierung mit ausgeprägter Sinusknotendysfunktion (Zweiknotenerkrankung).

VDD-Schrittmacher

Es entspricht der klinische Realität, daß trotz der Nachteile einer VVI-Stimulation bei erhaltenem Sinusrhythmus nach wie vor Schrittmacherpatienten lediglich mit einer ventrikulären Elektrode versorgt werden. Die Ursachen auch unter Berücksichtigung der außereuropäischen Verhältnisse liegen in der einfacheren Implantationsprozedur und Handhabung sowie den geringeren Kosten. Der Wunsch, die Vorteile der singulären Elektrodenimplantation mit der Möglichkeit einer atrialen Wahrnehmung und somit Triggerung der ventrikulären Stimulation zu kombinieren, führte zur Entwicklung der VDD-Schrittmachersysteme. Bei diesen Schrittmacher- und Elektrodensystemen wird der distale Elektrodenpol im rechten Ventrikel implantiert und zur ventrikulären Wahrnehmung und Stimulation genutzt. Weiter proximal im Verlauf dieser Elektrode befinden sich ein oder wie aktuell üblich zwei flottierende Pole, die der atrialen Wahrnehmung dienen (siehe Abb. 3.10). Nachdem bereits 1973 das erste temporäre VDD-System vorgestellt worden war (Chamberlain et al. 1973), fand 1978 das erste chronisch implantierbare VDD-System Eingang in die klinische Praxis (Curry et al. 1978).

Initial war insbesondere der flottierende unipolare atriale Elektrodenteil sehr anfällig gegenüber Störsignalen; die technische Realisierung einer quasi bipolaren atrialen Wahrnehmung über Differenzbildung zweier unipolarer Signale führte jedoch zu deutlich günstigeren Sensingeigenschaften (Antonioli 1994). Zwar berichtet Voigtländer über eine kleinere P-Wellen-Amplitude postoperativ (1,02 ± 0,49 mV 5 Tage postoperativ) im Vergleich zu den intraoperativ erhobenen

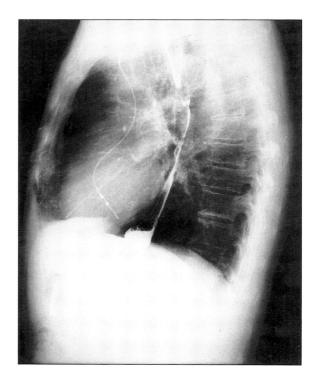

Abb. 3.10.
Der abgebildete Thorax im Röntgenbild im seitlichen Strahlengang zeigt ein implantiertes VDD-Schrittmachersystem. In Höhe des rechten Vorhofes kommen proximal zur Elektrodenspitze gelegen die 2 atrialen flottierenden Halbringelektroden zur Darstellung. Von beiden Ringen wird ein unipolares Signal wahrgenommen; um ventrikuläre sowie muskuläre Störsignale zu minimieren, wird daraus ein Differenzpotential gebildet, das dann als atriales Steuersignal vom Schrittmacher genutzt wird

Werten (2,4 ± 1,2 mV); die dann vorliegenden atrialen Sensingschwellen blieben im weiteren Verlauf jedoch konstant (Voigtländer et al. 1995). Die bipolare atriale Wahrnehmung bzw. Differentialpotentialbildung zweier unipolarer Signale erlaubt die Programmierung hoher atrialer Sensitivitäten, ohne daß es zu einer relevanten Myopotentialwahrnehmung kommt. Dies wiederum ermöglicht die Programmierung eines ausreichenden Sicherheitsabstandes von bis zu 300% gegenüber der P-Wellen-Sensingschwelle, um auch in unterschiedlichen Lebenslagen wie Liegen, Sitzen, maximaler In- und Exspiration oder physischer Belastung eine adäquate P-Wellen-Wahrnehmung zu garantieren.

Neben der Weiterentwicklung der Elektrodentechnologie und einer korrekten Programmierung erwies sich insbesondere die intraoperative Elektrodenplazierung als entscheidend für den Langzeiterfolg. Der atriale Dipol sollte im Bereich des mittleren bis hohen rechten Vorhofes positioniert werden. Auch unter intraoperativ durchgeführten Manövern wie z. B. tiefe In- oder Exspiration sollte diese Lage nicht wesentlich verlassen werden. Das intraoperativ gemessene P-Wellen-Signal sollte keinesfalls 0,5 mV unterschreiten, um atriales „Undersensing" postoperativ zu vermeiden (Antonioli 1994).

Neben den Vorteilen der VDD-Systeme, nur eine Elektrode implantieren zu müssen und trotzdem eine durch Sinusrhythmus getriggerte ventrikuläre Stimulation durchführen zu können, sind die Nachteile wie die fehlende Option einer atrialen Stimulation zu bedenken. Dies bedeutet, daß es bei bradykarden Vorhofrhythmusstörungen im Rahmen eines zusätzlichen Sinusknotensyndroms oder erforderlicher bradykardisierender Medikation, zu einer asynchronen VVI(R)-Stimulation käme. Ein möglicher Lösungsweg, nämlich die atriale Stimulation über nicht zum Vorhof in direktem Kontakt stehene Elektroden ist Gegenstand einer wissenschaftlichen Untersuchung und steht noch nicht für den breiten klinischen Einsatz zur Verfügung.

Aufgrund der bestehenden Limitationen der VDD-Schrittmachersysteme ist die Indikation zur Implantation insgesamt streng zu stellen: Das Sinusknotensyndrom mit Ruhebradykardie und nichtadäquatem Frequenzverhalten unter Belastung stellt keine Indikation zur Implantation eines VDD-Systems dar. Bei Patienten mit höhergradiger AV-Blockierung und chronotrop kompetentem Sinusknoten ohne Indikation zu einer additiven bradykardisierenden Begleitmedikation, z. B. wegen intermittierendem tachyarrhythmischem Vorhofflimmern, kommt das VDD-Aggregat jedoch als Alternative zu einer Zweikammerschrittmacherimplantation in Betracht (Lemke et al. 1996).

Die Fragen, ob die Aktivierung der Frequenzadaptation im VDD-Modus mit möglicher rascherer ventrikulärer Stimulation als Sinusfrequenz mehr nutzt als schadet, wie auch die Überlegung, ob eine fehlende mechanische Traumatisierung des rechten Vorhofes die Vorhofflimmerinzidenz gegenüber einem konventionellen Zweikammersystem senkt, sind Gegenstand laufender wissenschaftlicher Untersuchungen.

Frequenzadaptive Zweikammerschrittmacher

Im Gegensatz zur frequenzadaptiven Einkammerstimulation, bei der die Zeitgebung des Schrittmachers mit Auslöseintervall und Refraktärzeit im wesentlichen unverändert gegenüber der nichtfrequenzadaptiven Grundfunktion besteht bleibt, kommt es bei der frequenzadaptiven Zweikammerstimulation insbesondere in höheren Frequenzbereichen zu einer relevanten Beeinflussung des Schrittmacherverhaltens. Die obere Grenzfrequenz wird im DDD-Modus entweder von der atrialen Refraktärzeit mit einer 2:1-Blockierung bei Vorhoffrequenzen oberhalb der totalen atrialen Refraktärzeit oder aber von einer getrennt programmierbaren oberen Grenzfrequenz mit technischem „Wenckebachverhalten" bestimmt, die die von der atrialen Refraktärität limitierte Frequenz unterschreiten sollte. In vielen frequenzadaptiven Schrittmachersystemen kommt eine getrennt programmierbare maximale sensorindizierte Frequenz hinzu. Je nach der vorliegenden Programmierung von atrialer Refraktärzeit, oberer Grenzfrequenz oder maximaler sensorindizierter Frequenz kann ein unterschiedliches Schrittmacherverhalten beobachtet werden: Liegen die obere Grenzfrequenz und die maximale sensorindizierte Frequenz unterhalb der Frequenz, die von der atrialen Refraktärzeit limitiert wird, tritt bei hohen Vorhoffrequenzen das aus dem nichtfrequenzadaptiven DDD-Modus bekannte technische Wenckebachverhalten auf. Überschreitet jedoch die sensorindizierte Frequenz die durch die atriale Refraktärzeit limitierte maximale Frequenz, so kann es neben konkurrierender atrialer Stimulation auch zu ineffektiven Stimuli in die Refraktärzeit der atrialen Eigenerregung kommen, falls P-Wellen in die postventrikuläre atriale Refraktärperiode des Schrittmachers fallen und somit die Zeitgebung nicht beeinflussen. Neben einer besonders sorgfältigen Programmierung und Kenntnis dieser Problemkonstellationen wird über technologische Weiterentwicklungen wie z.B. die frequenzadaptive postventrikuläre atriale Refraktärperiode versucht, auch in höheren Frequenzbereichen eine adäquates Schrittmacherverhalten zu gewährleisten.

Perspektiven

Frequenzadaptive Schrittmacher ermöglichen eine verbesserte Belastungshämodynamik und die Zunahme der körperlichen Leistungsfähigkeit bei Patienten mit schrittmacherpflichtigen bradykarden Rhythmusstörungen ohne adäquaten Frequenzanstieg bei Belastung. Die bisher verfügbaren Sensoren zur Frequenzregulation entsprechen zwar nicht den Anforderungen einer idealen physiologischen Steuergröße wie der gesunde Sinusknoten, stellen jedoch aufgrund der bislang vorliegenden klinischen Ergebnisse eine neue Perspektive der Schrittmachertherapie dar. Zur Verbesserung der Frequenzregulation mit schnell einsetzender Frequenzantwort und belastungsadäquater Frequenzmodulation ist die Kombination mehrerer Biosensoren abzusehen bzw. in klinischer Erprobung (s. Tabelle 3.4 auf S. 256). Bei Patienten mit absoluter Bradyarrhythmie sind schon heute die Grenzen der Schrittmacherentwicklung mit frequenzadaptiven Einkammersystemen erkennbar. Die hohe Inzidenz der gestörten Sinusknotenfunktion mit inadäquater Frequenzregulation unterstreicht die Notwendigkeit eines biologisch gesteuerten Zweikammerschrittmachers. Erst bei derartigen Systemen wird der Begriff der „physiologischen" Schrittmachertherapie berechtigt sein.

Die Bedeutung der biologisch gesteuerten Kammerschrittmacher bei Patienten mit Sinusknotensyndrom und intermittierenden atrialen Tachyarrhythmien ist z.Z. Gegenstand klinischer Studien. Ein frequenzadaptiver Vorhofschrittmacher kann beim Sinusknotensyndrom mit ungestörter AV-Leitung die Vorteile der Frequenzregulation mit der erhaltenen Vorhofkammersynchronizität in sich vereinigen.

Trotz der vielversprechenden klinischen Ergebnisse mit der frequenzadaptiven Stimulation bleiben Fragen hinsichtlich der hämodynamischen Langzeitergebnisse und des zuverlässigen Sensorsystems offen, so daß es zur abschließenden Beurteilung des Stellenwerts der biologischen Schrittmacher noch weiterer Untersuchungen bedarf.

d) Nichtinvasive (transkutane) temporäre Schrittmachertherapie

Erstmals war es Zoll 1952 gelungen, das Herz mit 2 Plattenelektroden transthorakal elektrisch zu stimulieren (Zoll 1952). Dieses Verfahren mußte wegen der schmerzhaften Mitreaktionen der Skelettmuskulatur wieder verlassen werden. Diese Methode ist jedoch in modifizierter Form für die Notfallmedizin wieder zur Diskussion gestellt worden (Falk et al. 1983). Dabei wird der elektrische Impuls mit 2 großflächigen Klebeelektroden über die Thoraxwand an das Herz weitergeleitet (Abb. 3.11).

Eine klinische Studie aus den USA konnte den sinnvollen Einsatz dieses Systems bei 25 Patienten nachweisen, die Komplikationen oder Kontraindikationen gegenüber der endokardialen Stimulation aufwiesen. Aber auch bei 57 anderen Patienten, die nicht zuvor mit einer transvenösen intrakardialen Elektrode behandelt

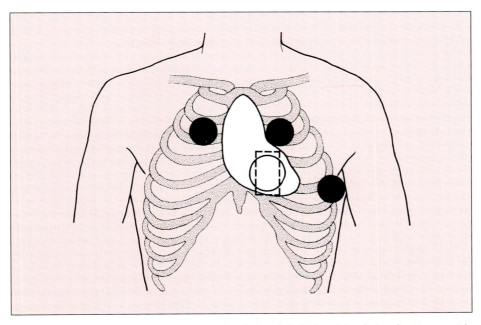

Abb. 3.11. Elektrodenposition bei der transthorakalen elektrischen Stimulation des Herzens. Die Stimulation erfolgt über großflächige Elektroden, die präkordial und unterhalb des linken Schulterblatts auf die Haut geklebt werden. Drei herkömmliche EKG-Elektroden an der oberen Thoraxapertur dienen der Steuerung des externen Demandschrittmachers

worden waren, erwies sich das externe Stimulationssystem als nutzbringend (Zoll et al. 1985).

Nach Erfahrungen in der Bundesrepublik Deutschland soll der kommerziell verfügbare nichtinvasive temporäre Pacemaker (Zoll, NTP, Fa, S & W Elektromedizin, München) eine sichere und praktisch risikolose Alternative zur intrakardialen Stimulation in Notfallsituationen bieten. Die mit einer längeren temporären intrakardialen Stimulation verbundenen Komplikationen wie Infektion und Dislokation, welche gelegentlich eine Sondenrevision erforderlich machen, können durch Anwendung dieses Systems vermieden werden. Die Stimulation führt bei vielen Patienten zu keiner bzw. lediglich zu geringer subjektiver Beeinträchtigung aufgrund der begleitenden Skelettmuskelkontraktion. Der Einsatz empfiehlt sich bei Bradykardien oder Asystolien, in der Demandfunktion auch bei drohenden Bradykardien bzw. Asystolien im Rahmen eines akuten Infarkts oder bei Intoxikation, wenn eine intrakardiale Stimulation nicht möglich oder nicht erwünscht ist. Darüber hinaus ist durch „overdrive pacing" eine Termination ventrikulärer Tachykardien auf der mutmaßlichen Grundlage einer kreisenden Erregung durch das NTP- (Noninvasive Temporary Pacing-)System möglich (Conrad et al. 1986).

In einer Untersuchung an 23 Patienten mit bradykarden (20) und tachykarden (3) Rhythmusstörungen lag bei einer Impulsdauer von 40 ms der Reizschwellenstrom (Mittelwert 72 ± 9 mA) in der Regel unterhalb der Schmerzschwelle (80 mA). Bei allen Patienten wurde eine effektive Schrittmacherstimulation erreicht. Die nichtinvasive transkutane Stimulation erwies sich nach Angaben der Autoren auch in Notfallsituationen als zuverlässig, rasch und einfach anwendbar (Naumann d' Alnoncourt et al. 1986).

e) Schrittmacherbehandlung bei intermittierendem Vorhofflimmern

Bei Patienten mit intermittierenden supraventrikulären Tachykardien, insbesondere Vorhofflimmern, sind aktuelle Entwicklungen im Rahmen der antibradykarden Elektrotherapie zu berücksichtigen: Zum einen wurde der sog. automatische Betriebsartwechsel oder auch „mode switch" als Reaktion eines Zweikammerschrittmachers auf intermittierende supraventrikuläre Tachyarrhythmien etabliert; zum anderen sind präventive Stimulationsformen wie die biatriale oder rechtsatrial bifokale Stimulation zur Suppression intermittierenden Vorhofflimmerns erarbeitet worden und z.Z. in klinischer Erprobung.

Automatischer Betriebsartwechsel („mode switch"). Bei Patienten mit Sinusrhythmus und nodaler Leitungsstörung hat sich die AV-sequentielle Schrittmachertherapie gegenüber einer ventrikulären Einkammerstimulation durch ein höheres Herzzeitvolumen (Karlof 1975), Verhinderung von retrograder Leitung und Reduktion von Vorhofflimmern wie auch thromboembolischer Ereignisse als vorteilhaft erwiesen (Rosenqvist et al. 1988). Um auch Patienten mit Zweikammeraggregaten und intermittierendem Vorhofflimmern diese Vorteile der sequentiellen atrial getriggerten Stimulation in Phasen von Sinusrhythmus zukommen zu lassen, wurde für die Periode der supraventrikulären Tachyarrhythmie das Prinzip des automatischen Betriebsartwechsels oder auch „mode switch" entwickelt. „mode switch" bedeutet, daß das Schrittmacheraggregat von einem atrial getriggerten Modus (meist DDD, DDDR oder VDD) in einen nicht atrial getriggerten Modus (meist VVIR oder DDIR) umschaltet, sofern vom atrialen Kanal eine unphysiologische Tachyarrhythmie wahrgenommen wird. Ohne diesen Betriebsartwechsel käme es im atrial getriggerten Modus zu einer schrittmacherinduzierten Tachykardie, z. B. zu einer ventrikulären Stimulation an der oberen programmierten Grenzfrequenz. Um einen „mode switch" in einem Zweikammeraggregat auszulösen, wurden 2 unterschiedliche Detektionsprinzipien realisiert: Neben einem Algorithmus, der eine programmierbare Anzahl konsekutiver atrialer Wahrnehmungsereignisse zählt, die eine definierte Zykluslänge unterschreiten („counter-based"), z. B. 10 konsekutive atriale Wahrnehmungsereignisse mit einer kürzeren Zykluslänge als 333 ms, um eine atriale Tachyarrhythmie zu definieren, existieren Algorithmen, die die Vorzeitigkeit atrialer Wahrnehmungsereignisse gegenüber einer als physiologisch klassifizierten Frequenz nutzen, um einen sofortigen „mode switch" zu induzieren (s. Abb. 3.12).

Zur Erfüllung der Mode-switch-Kriterien ist es erforderlich, daß die endokardial abgeleiteten Tachykardiesignale, z. B. Vorhofflimmerpotentiale, wahrgenommen

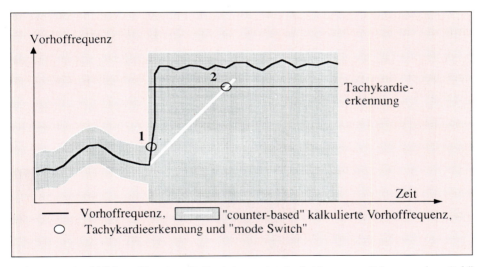

Abb. 3.12. Die Abbildung illustriert die Funktionsweise der beiden wesentlichen „mode switch" Prinzipien: Bei der Tachykardieerkennung mit Vorzeitigkeitskriterium wird vom Schrittmacher jedes atriale Wahrnehmungsereignis auf seine physiologische Plausibilität geprüft: Die schrittmachereigene Sensorfrequenz oder aber die Frequenz des Sinusknotens werden genutzt, um ein als physiologisch akzeptiertes Frequenzband zu definieren. Kommt es z. B. bei einer Sinusfrequenz von 80/min im DDD-Modus und einem vom Schrittmacher vorgegebenen Toleranzintervall von beispielsweise 25 Schlägen/min (entspricht in der Abb. dem *grauen Frequenzband*), innerhalb dessen auch abrupte Frequenzänderungen als physiologisch definiert und vom Schrittmacher übergeleitet werden, zu einem plötzlichen Anstieg der atrialen Frequenz auf z. B. 160/min, wird diese Tachykardie bereits innerhalb der ersten vorzeitigen atrialen Wahrnehmungsereignisse als unphysiologisch definiert und mit einem sofortigen Betriebsartwechsel beantwortet. Der sog. „counter-based"-Betriebsartwechsel beruht darauf, daß eine permanent vom Schrittmacher berechnete „mittlere Frequenz" eine als Tachykardie definierte Frequenzgrenze überschreitet. Aufgrund der Berechnung einer „mittleren Frequenz" wird der „mode switch" erst nach einer gewissen Verzögerung induziert

werden können. Im Vergleich zum Sinusrhythmus ist z. B. beim Vorhofflimmern mit einer Abnahme der Amplitude von ca. 50% bei einer großen interindividuellen Streubreite zu rechnen (Lewalter et al. 1996). Um auch in dieser Situation eine adäquate Signalwahrnehmung zu garantieren, wird die Programmierung hoher atrialer Sensitivitäten von z. B. 0,7–0,3 mV empfohlen. Eine solche Schrittmacherprogrammierung setzt jedoch zur Vermeidung von Myopotentialwahrnehmung im Sinusrhythmus meist die Wahrnehmung im bipolaren Modus voraus.

Neben den Wahrnehmungscharakteristika der atrialen Tachyarrhythmie und den diversen Algorithmen, um einen „mode switch" auszulösen, ist das Verhalten des Schrittmachers während der Tachykardieepisode sowie nach Terminierung von besonderer Bedeutung. Für die kardiale Leistungsfähigkeit des Patienten ist es gerade in der bradyarrhythmischen Vorhofflimmerepisode von Wichtigkeit, daß sich der Schrittmacher in einem sensoraktivierten Modus mit einer unter Belastung adäquaten sensorindizierten Frequenz befindet. Somit kann zumindest teilweise der akute Verlust der atrialen Kontribution zum Schlagvolumen durch eine erhöhte Schlagfrequenz ausgeglichen werden.

Biatriale sowie bifokale rechtsatriale Schrittmacherstimulation. Als einer der Pathomechanismen für die Induktion von Vorhofflimmern wird die verzögerte intra- und auch interatriale Leitungszeit angesehen. Um bei verzögerter interatrialer Leitungszeit eine physiologische Erregung des linken Vorhofes zu garantieren, wurde von Daubert et al. (1990) die biatriale Stimulation vorgeschlagen und realisiert. Neben einer wie üblich rechtsatrial implantierten Vorhofelektrode ist zur Durchführung der linksatrialen Stimulation die zusätzliche Implantation einer Elektrode in den Sinus coronarius erforderlich (siehe Abb. 3.13). Um den Stellenwert dieses Verfahrens im Hinblick auf die Reduktion der Vorhofflimmerinzidenz

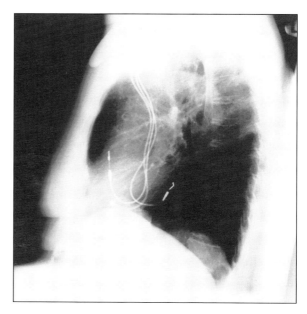

Abb. 3.13.
Zur Durchführung einer biatrialen Stimulation ist neben der üblichen rechtsatrialen Elektrode auch die Implantation einer Elektrode in den Sinus coronarius erforderlich. In der hier abgebildeten Thorax-Röntgenaufnahme in streng seitlichem Strahlengang zeigt die Elektrode im Sinus coronarius nach dorsal zur Wirbelsäule. In typischer Position im rechten Vorhofohr findet sich die rechtsatriale Elektrode sowie eine Elektrode im rechten Ventrikel

zu klären, wird z. Z. eine europäische multizentrische Studie durchgeführt, in der Patienten prospektiv randomisiert auf die Vorhofflimmerhäufigkeit unter rechtsatrialer vs. biatrialer Stimulation untersucht werden.

Saksena et al. (1996) konnten die Effektivität einer bifokalen rechtsatrialen Stimulation im Hinblick auf die Suppression von Vorhofflimmern zeigen. Der Vorteil dieser bifokalen Stimulationtechnik gegenüber dem biatrialen Zugang ist der, daß die zweite rechtsatriale Elektrode im Bereich des Ostiums des Sinus coronarius eingeschraubt werden kann, was zu üblichen Stimulations- und Wahrnehmungseigenschaften führt.

Eine abschließende Betrachtung der präventiven Stimulationsstrategien ist aufgrund des noch limitierten Erfahrungsstandes z. Z. nicht möglich und wird erst nach Vorliegen größerer prospektiver Studien vorgenommen werden können.

3.1.3
Schrittmacherbatterie

Die Einführung von Lithiumprimärelementen durch Greatbatch brachte in den letzten Jahren eine entscheidende Verbesserung der Batterietechnik mit sich. Bei diesen Festkörperelementen besteht der Elektrolyt aus kristallinem Lithiumjodid, die Anode aus metallischem Lithium und die Kathode aus molekularem Jod, das in einer Matrix aus Polyvinylpyridin eingelagert ist. Der Vorgang der Elektrizitätserzeugung beruht auf der Wanderung von Lithiumionen durch Leerstellen des mit Kalziumionen dotierten Lithiumjodidkristallgitters. Gleichzeitig werden an der Kathode durch Aufnahme von Elektronen Jodmoleküle produziert. Die positiven Lithiumionen wandern durch den Elektrolyten und verbinden sich mit Jodidionen zu Lithiumjodid (Sowton 1977). Die Elektrodenreaktionen werden durch folgende Gleichungen beschrieben: Kathode: $M \cdot J_2 + 2 e^- \rightarrow M + 2 J^-$, Anode: $2 Li \rightarrow 2 (Li^+ + e^-)$ (M = Matrix).

Als Nebenprodukt entsteht bei der Zellentladung zusätzlich Lithiumjodid, so daß die innere Zellimpedanz linear mit der Entladung der Lithiumbatterie zunimmt. Diese spezielle Entladecharakteristik resultiert in einer langsamen, kontinuierlichen Abnahme der Klemmenspannung der Lithiumbatterie, die im Gegensatz zu dem raschen Spannungsabfall am Ende der Lebensdauer einer Quecksilberzelle steht.

Vorteile gegenüber der Mallory-Batterie sind die längere Lebensdauer, die äußerst geringe Selbstentladung der Lithiumbatterie, die fehlende Gasentwicklung, die Korrosionsbeständigkeit aufgrund des festen Elektrolyten sowie die absolute Dichtigkeit des Batteriegehäuses durch die Möglichkeit einer hermetischen Einkapselung. Zahlreiche positive Erfahrungen mit Lithiumschrittmachern belegen den klinischen Wert dieser Aggregate (Friedberg et al. 1977).

Wegen ungeklärter Explosionen bei Lithiumbatterieträgern unter hohen Temperaturen sollte eine Feuerbestattung verstorbener Patienten mit Lithiumschrittmachern nicht empfohlen werden; d.h. vor der Einäscherung wären Schrittmacher ggf. zu entfernen. – In diesem Zusammenhang kommt der amtsärztlichen (zweiten) Leichenschau besondere Bedeutung zu, wobei auf einen implantierten Schrittmacher geachtet werden muß. Zudem sollte in die Antragsformulare auf Leicheneinäscherung die Frage nach einer evtl. Schrittmacherimplantation aufgenommen werden.

Schrittmacher mit einer Isotopenbatterie, die ihre Energie aus einem Kernspaltungsprozeß beziehen, haben sich, obwohl die kalkulierte Lebensdauer mit über 20 Jahren angegeben wird, nicht durchsetzen können. Von Nachteil sind besonders die langen Halbwertszeiten der verwendeten Radionuklide, die besondere Probleme des Strahlenschutzes mit sich bringen.

3.1.4
Komplikationen

Die postoperativen Komplikationen der Schrittmacherimplantation sind vergleichsweise gering, wobei sich naturgemäß entsprechend der verschiedenen Operationsmethoden Unterschiede ergeben bezüglich Wundinfektion, Fehlplazierung der Elektroden etc. (s. Übersicht 3.6).

Übersicht 3.6. Therapie mit implantierbaren Schrittmachern: Komplikationsmöglichkeiten

Komplikationen beim operativen Eingriff:
Herzrhythmusstörungen (Asystolie, Kammerflimmern),
Myokardperforation mit Herzbeuteltamponade
Primäre Infektion
Pneumothorax
Luftembolie
Hämatom

postoperative- und Spätkomplikationen:
Wundheilungsstörungen
Drucknekrosen an der Schrittmachertasche und im Verlauf der Sonde
(Hautperforation
Sekundärinfektion
Sepsis)

elektrodenbedingte Komplikationen:
Elektrodendislokation
Reizschwellenerhöhung
Elektrodenfraktur
Isolationsdefekt
Adapterdiskonnektion
Myokardpenetration
Transseptale Penetration
Skelettmuskel- und Nervenstimulation
Venenthrombose und Thromboembolie
„Twiddlersyndrom"
Lungenembolie

systembedingte Komplikationen:
Vorzeitige Batterieerschöpfung
Funktionsausfall durch Produktionsfehler
Schrittmacherinduzierte Rhythmusstörungen:

– Impulsunterdrückung durch intrinsische elektrische Störsignale (Muskelpotentiale) sowie galvanische und elektromagnetische Interferenzen,
– Steigerung der Impulsfrequenz durch galvanische und elektromagnetische Interferenzen,

Schrittmachersyndrom

Tabelle 3.5. Schrittmacherkomplikationen (*SM* Schrittmacher)

Autoren	Stangl et al. (1987) (nur AAI-SM)	Markewitz et al. (1986)	Maisch et al. (1987)
Gesamtzahl der Patienten	120	552	308
Stimulationsfehler	1,8%		8,1%
Muskelzucken	4,5%		2,6%
Wahrnehmungsfehler	5,4%		3,9%
Cross-talk-Inhibitoren			
SM-Tachykardie			
Technische SM-Fehler	1,8%	1,6%	3,2%
Batterieerschöpfung		7,0%	
Tascheninfektion	1,8%	1,8%	4,5%
Dekubitus	2,7%		6,2%
Vorhofsondendislokation	4,5%	7,6%	7,5%
Sondenbruch	0,9%		7,8%
Venenthrombose			
Sonstige Komplikationen		4,2%	2,3%
Durch Umprogrammierung beherrschbare Komplikationen	11,7%	8,0%	
Durch Reoperation behandelte Komplikationen	11,7%	22,3%	

Die transvenöse, intrakardiale Applikation hat sich als wenig belastendes Verfahren erwiesen. Elektrodendislokationen werden selten beobachtet. In geübter Hand ist eine Dislokationsrate von unter 5% realistisch (Einzelheiten s. Naumann d'Alnoncourt 1983a). Als durchschnittliche Rate von Komplikationen an der Schrittmachertasche (Tascheninfektion) werden 1–7% angegeben.

Nur selten kommt es zu einer Myokardperforation bzw. zu einer transseptalen Perforation. Das sog. Zwerchfellzucken kann Ausdruck einer Myokardperforation oder Dislokation sein. Zu klinisch deutlichen Thrombosen kann es vor allem in der V. subclavia kommen (bei transvenösem intrakardialem Vorgehen). Bei epikardialer Elektrodenverlegung sind pulmonale Infekte, Pneumothorax, Abstoßung der Myokardelektroden und peritoneale Reaktionen in seltenen Fällen möglich. Wird der Schrittmacher nicht entfernt, so liegt die infektionsbedingte Letalität bei ca. 65% (vgl. Phibbs u. Marriott 1985). Zu den Schrittmacherkomplikationen im einzelnen s. Tabelle 3.5.

Kopfhörer-/Klingelrufanlagen. Letzthin ist über die Gefährdung von Herzschrittmacherpatienten durch integrierte Kopfhörerrufanlagen bzw. sog. Hörkissen berichtet worden. Die Lautsprechermagnete in Klingelrufanlagen weisen derart hohe Magnetfelder auf, daß Herzschrittmacheraggregate auf VOO-Mode umgestellt werden können. Die durch asynchrone Stimulation möglichen R-auf-T-Schrittmacherspikes begünstigen das Auftreten potentiell lebensbedrohlicher ventrikulärer Tachykardien. Insofern sollte diese Form der Kopfhörer-/Klingelrufanlagen bei Schrittmacherträgern nicht verwendet werden (Fischer et al. 1991).

Es ist grundsätzlich davon auszugehen, daß mit zunehmender Anwendung und technischer Verbesserung der Herzschrittmachertechnik die Komplikationsinzidenz rückläufig wird.

Diebstahlsicherungen. Zur Störbeeinflussung von Herzschrittmachern durch Diebstahlsicherungsanlagen wurde von der Arbeitsgruppe „Herzschrittmacher" der Deutschen Gesellschaft für Kardiologie-, Herz- und Kreislaufforschung folgende Erklärung abgegeben (Irnich u. Klein 1990):

Unter dem Einfluß der magnetischen Felder können bei schrittmacherabhängigen Patienten mit einem Schrittmacher vom Inhibitionstyp (VVI, AAI) verlängerte Stimulationsintervalle auftreten, deren Existenz aber in der Regel vom Patienten nicht wahrgenommen wird. Sollte es tatsächlich vereinzelt zu einer Symptomatik kommen, kann durch Verringerung der Wahrnehmungsempfindlichkeit (Schwelle auf 4 mV oder höher) oder durch Umprogrammierung auf synchrone Betriebsart (VVT, AAT) oder durch Umschalten von unipolarer auf bipolare Wahrnehmung das Problem beseitigt werden. Bei Patienten mit Eigenrhythmus werden vereinzelte Parasystolien ausgelöst, die, wenn sie überhaupt auffallen, ebenfalls durch Verringerung der Wahrnehmungsempfindlichkeit oder durch Umschalten von unipolar auf bipolar verhindert werden können. Die Wahrscheinlichkeit, ein Kammerflimmern durch eine „Schrittmacherparasystolie" zu erzeugen, ist extrem gering.

Die gängigen Kaufhaussicherungssysteme, bei denen Scheiben oder Streifen an der Ware befestigt sind und beim Bezahlen entfernt werden, sind nicht beeinflussend.

Die Interaktionen zwischen Herzschrittmachern und Artikelsicherungsanlagen in Kaufhäusern wurden systematisch von Wilke et al. (1996) untersucht: Obwohl in vivo bislang bei keinem Patienten eine Interaktion zwischen Herzschrittmacher und Artikelsicherungsanlage beobachtet wurde, war eine Schrittmacherinhibition in vitro auslösbar. Wird die Minimaldistanz von 10 cm unterschritten, so könnte auch in vivo eine kurzzeitige Störbeeinflussung erfolgen, die praktisch allerdings kaum eine Rolle spielen dürfte.

Komplikationsmöglichkeiten durch medizintechnische Geräte. Ohne Bedenken können bei Herzschrittmacherpatienten folgende medizintechnische Verfahren angewendet werden: alle Arten des Ultraschalls, Gleichströme (Iontophorese, Stangerbad), alle Arten der apparativen Massagen – jedoch ausschließlich der Reizstrommassage –, alle Arten der Thermotherapie (ausschließlich der Diathermie), alle Arten der Fototherapie, Laserlicht.

Für alle Verfahren der Hochfrequenzwärmetherapie gilt ebenso wie bei der Reizstromtherapie, daß die Pulskontrolle bzw. das EKG-Monitoring während der gesamten Behandlung durchgeführt werden muß. Der Patient bedarf also der ständigen Beobachtung.

Bei der Anwendung von Hochfrequenzchirurgie (Schneiden, Koagulieren) muß ein Schrittmacherpatient ständig über das EKG kontrolliert werden; ggf. kann durch Magnetauflage die Arbeitsweise des Schrittmachers auf festfrequente Funktion umgestellt werden, so daß asystolische Pausen im Rahmen der Elektrochirurgie vermieden werden.

Bei der Stoßwellenlithotripsie wird ebenso wie bei der Kernspintomographie empfohlen, vor Behandlung des Patienten ggf. den Schrittmacher in vitro mit dem gleichen Modell zu testen, um Störmöglichkeiten durch die medizintechnischen Behandlungsverfahren auszuschließen.

Bei der Anwendung von Hochfrequenzenergie sollte grundsätzlich ein Defibrillator einsatz- und griffbereit zur Verfügung stehen. Nach Beendigung der Operation sollte der Herzschrittmacher überprüft werden (vgl. Irnich 1992).

Kernspintomographie (NMR) und Software-gesteuerte Herzschrittmacher. Seit Einführung der Kernspintomographie in die klinische Diagnostik wurde ein implantierter Herzschrittmacher als Kontraindikation für die NMR-Untersuchung angesehen. Die von verschiedenen Untersuchern mitgeteilten Befunde über das Stimulationsverhalten der Schrittmacher variieren von fehlender Beeinflussung über das Auftreten einer Inhibierung bis hin zu Schrittmacher-Tachykardien. In einer neueren Untersuchung wurde der Einfluß von NMR auf Herzschrittmacher der neueren Generation untersucht (Lauck et al. 1995):

Im einzelnen wurden Zweikammersysteme und Einkammersysteme mit unipolaren und bipolaren Sonden in einem 0,5 Tesla NMR (Philips Gyroscan) untersucht. Die gewählten NMR-Sequenzen entsprachen einer standardisierten Thoraxuntersuchung. Hierbei kamen Spinecho-, Gradientenecho- und Fastfieldecho-Sequenzen zur Anwendung. Die Schrittmacher wurden mit Sonden in typischer Weise am NMR-Phantom fixiert. Mittels EKG-Telemetrie und Speicheroszillographie wurden die Schrittmacheraktionen erfaßt. Analysiert wurden folgende Modi: VVI, VOO, DDD, DOO sowie die jeweiligen frequenzadaptiven Einstellungen.

Es ergaben sich als Schlußfolgerungen:
1. Im festfrequenten Modus infolge Reed-Aktivierung oder Programmierung werden die getesteten Schrittmacher in ihrer Stimulationsfunktion, Programmierung und Telemetriefunktion nicht beeinflußt.
2. Herzschrittmacher mit automatischer Reed-Inaktivierung können während Scanpräparation und Untersuchungssequenzen inhibiert und getriggert werden. Diese Aggregate sollten daher zur Vermeidung von Asystolien bei schrittmacherabhängigen Patienten primär festfrequent programmiert werden (Lauck et al. 1995).

Störbeeinflussung durch Mobiltelefone. Neuerdings ergaben sich Hinweise dafür, daß es zwischen Herzschrittmachern und drahtlosen Mobiltelefonen („Handys") zu elektromagnetischen Störungen kommen kann, wenn der Schrittmacher einem, von einem Mobiltelefon erzeugten elektromagnetischen Feld ausgesetzt ist.

In einer multizentrischen prospektiven US-amerikanischen Cross-over-Studie wurden 5 verschiedene, auf maximale Sendeleistung programmierte Telefongeräte getestet. Dokumentiert wurde, wann klinische Symptome (am häufigsten Palpitationen) und wann klinisch signifikante Zeichen wie Synkopen oder eine vorübergehende Schrittmacherinhibierung auftraten. Die Autoren fanden, daß es nur bei 1,7% der insgesamt 5533 Tests zu eindeutig klinisch relevanten Störungen kam; stets war dabei das Handy in Höhe des Schrittmachers gehalten worden. Frei von klinisch relevanten Störungen waren dagegen die Patienten geblieben, die das Telefon in der normalen Stellung am Ohr gehalten hatten. Das heißt, Mobiltelefone können durch elektromagnetische Felder beim Betrieb die Schrittmacherfunktion

Tabelle 3.6. Störbeeinflussung von Herzschrittmachern (SM) durch Mobiltelefone

Mobiltelefone	Frequenz (MHz)	Signalübertragung	Sendeleistung [W]	Anzahl der Teilnehmer	Störbeeinflussung
C-Netz	450	Analog kontinuierlich, frequenzmoduliert (FM)	0,5	850000	+
D-Netz	900	Digital, gepulst, amplitudenmoduliert (AM)		> 2 Mill.	
Handy			2		++
Portable			8		+++
E-Netz	1800	Digital		> 2 Mill.	−

Arten der Störbeeinflussung: SM-Inhibierung, Störfrequenz (Parasystolie!), SM-vermittelte Tachykardie (DDD-Modus, RR-Systeme)

Störbeeinflussung abhängig von: Antennenabstand, SM-Empfindlichkeit, SM-Polarität (uni-/bipolar)

Maximum der Störbeeinflussung: Bei Empfang eines Anrufs (1–3 s vor dem ersten Signalton), während des Signaltons, beim Wählen; eingeschaltetes (Stand-by-Betrieb) Handy in der Brusttasche, Abstand < 10 cm

Empfehlungen:
– SM-abhängige Patienten: E-Netz, ggf. C-Netz-Telefone benutzen
– Antennenabstand > 20 cm
– Handy im Stand-by-Betrieb nicht in der Brusttasche, sondern am Hosenbund/-tasche tragen
– Telefonieren auf der kontralateralen Seite des implantierten SM-Systems
– portable Telefone mit großer Sendeleistung (8 W) meiden, Sicherheitsabstand > 40 cm

beeinträchtigen. Zu ernsten Problemen kann es aber offenbar nur dann kommen, wenn dabei das Handy in zu geringem Abstand vom Herzschrittmacher gehalten wird (Hayes et al. 1997).

Aus einer Arbeit von Hofgärtner et al. (1996) ergibt sich, daß Schrittmacherträger nach Möglichkeit keine Mobiltelefone im C- und D-Netz benutzen sollten. Eine ähnliche Empfehlung hatte auch das Bundesgesundheitsministerium im März 1995 gegeben. Sollte ein Schrittmacherträger dennoch ein Funktelefon im C- oder D-Netz benutzen wollen, so kann das Risiko dadurch minimiert werden, daß

1. genügend Abstand eingehalten wird (mindestens 25 cm bei Handys mit bis zu 2 W Leistung, mindestens 40 cm bei tragbaren Mobiltelefonen mit 7 oder 8 W Leistung),
2. die Wahrnehmungsempfindlichkeit möglichst niedrig eingestellt wird.

Schrittmacherträger können das E-Netz nutzen, das wegen einer geringen Eindringtiefe keine Störungen auslösen kann. Da dieses Netz schon über 2 Mio. Nutzer hat und immer dichter wird, stellt es für Schrittmacherbenutzer eine Alternative dar (vgl. Tabelle 3.6).

Es erscheint wichtig, darauf hinzuweisen, daß Interaktionen zwischen Schrittmacher und Mobilfunkgerät nicht nur beim Sprechen zu erwarten sind, sondern bereits beim Empfang eines Anrufs, in der Regel schon einige Sekunden vor dem ersten Signalton. Eine solche Störung setzt aber voraus, daß der Abstand von Handy und Schrittmacheraggregat sehr gering ist (< 10 cm). Kommt es zu solchen Interaktionen (möglicherweise mit kompletter Inhibierung und Asystolie), tritt die Symptomatik ein, bevor das Handy offenkundig in Funktion getreten ist (Moberg u. Strandberg 1995; vgl. Trappe 1996). Die Vorsichtsmaßregeln zur Benutzung von Mobiltelefongeräten im C-Netz und im D-Netz gelten sowohl für Handgeräte als auch für festinstallierte Autotelefone. Schrittmacherträger sollten von der Antenne solcher Telefone Abstand halten, gleichgültig ob die Geräte tragbar oder im Auto fest installiert sind (Grimm 1994). Nach einer Untersuchung von Schibgilla et al. (1997) scheinen D-Netz-Mobiltelefone pektoral implantierte ICD-Systeme nicht zu beeinflussen.

3.1.5
Schrittmacherüberwachung

Obwohl die meisten implantierenden Zentren eigene Schrittmacherambulanzen besitzen, die die Patienten regelmäßig kontrollieren, kommt der Schrittmacherüberwachung durch die ärztliche Praxis hervorragende Bedeutung zu.

Die Lebensdauer der meisten (früher) implantierten Schrittmacher mit Quecksilberbatterien lag um 36 Monate, die der Lithiumbatterien bei über 72 Monaten mit breiter Streuung. Die Notwendigkeit eines Batterieaustausches kündigt sich in der Regel durch einen Rückgang der Schrittmacherfrequenz um 5–10% an. Die Patienten sollten ihre Pulsfrequenz täglich kontrollieren und einen Frequenzabfall sofort melden. Hausärztlicherseits besteht die regelmäßig durchzuführende Kontrolle in der vergleichenden Messung von Puls- und Herzfrequenz zur Überprüfung der vom Patienten gemessenen Frequenz und in der Beurteilung des Elektrokardiogramms. Hierbei sind der implantierte Schrittmachertyp und die

Sondenlage zu berücksichtigen. Schrittmacherkontrollgeräte zur Selbstmessung durch den Patienten haben lediglich überwachungsbegleitenden Charakter. Bei rechtsventrikulärer Sondenlage läßt das Auftreten eines Rechtsschenkelblocks an eine Perforation denken.

Neben der Frequenzabnahme weist bei einigen Schrittmachertypen der Verlust der QRS-Steuerung auf eine Batteriealterung hin. Steuerungsverlust bzw. Fehlen der Eingangsempfindlichkeit können auch Ausdruck einer Elektrodendislokation sein. Fehlen Schrittmacherimpulse trotz Absinkens der Herzfrequenz unter die eingestellte Schrittmacherfrequenz, so sollte bei evidenter Dysfunktion (z.B. Elektrodenbruch) eine Klinikeinweisung erfolgen. Auch bei akuter Frequenzabnahme sollte eine rasche Überweisung stattfinden.

Bei drohendem Schrittmacherausfall ist die prophylaktische Gabe von Orciprenalin (10–20 mg per os) anzuraten. Bei Auftreten von Schrittmacherimpulsen ohne nachfolgende QRS-Komplexe sind eine Widerstandserhöhung an der Elektrodenspitze, ein Flottieren der Sonde oder eine Dislokation möglich. Auch hier ist eine Klinikeinweisung notwendig. Schlägt die Reizsonde vom rechten Ventrikel in den rechten Vorhof zurück, so kann die elektrische Kammererregung ganz unterbleiben oder es besteht eine Vorhofstimulation.

In entsprechend ausgerüsteten Zentren sind spezielle Schrittmacherkontrollen möglich: Stimulationsfunktion, Detektionsfunktion, Schrittmacherfrequenz, Impulsdauer, Impulsamplitude, Zeitkonstante (Einzelheiten s. Naumann d'Alnoncourt 1983a; s. Tabellen 3.7–3.9; Stangl et al. 1991).

Tabelle 3.7. Basisuntersuchung

	Einkammer	Zweikammer	Frequenzadaptiv
Ruhe-EKG	+	+	+
Magnettest-EKG	+	+	+
Impulsanalyse	+	+	+
Reizschwelle	(+)	(+)	(+)
Speicherabfrage	(+)	(+)	(+)

+ obligat, (+) fakultativ.

Tabelle 3.8. Erweiterte Kontrolle

	Einkammer atrial/ventrikulär	Zweikammer	Frequenzadaptiv atrial/ventrikulär
Ruhe-/Magnettest-EKG	+	+	+
Reizschwelle	+	+	+
Wahrnehmungsschwelle	+	+	+
Wenckebach-Punkt*	±	±	±
Refraktärzeiten	(+)	(+)	(+)
Langzeit-EKG	(+)	(+)	(+)
Belastungs-EKG	(+)	(+)	(+)

+ obligat, (+) fakultativ.
* Wenckebach-Punkt = Grenzfrequenz, bei der ein Wenckebach-Block im AV-Knoten auftritt.

Tabelle 3.9. Nachsorge – Zeitplan

Monate nach Implantation	Neuimplantation	Impulsgeberwechsel
0	E	E
1	B	E + Endeinstellung
3	E + Endeinstellung	
6	B	B
12	E	E
18	B	B
24	E	E

B Basisuntersuchung, *E* Erweiterte Kontrolle.

Nachfolgend sind die Empfehlungen der Arbeitsgruppe „Herzschrittmacher" der Deutschen Gesellschaft für Kardiologie-, Herz- und Kreislaufforschung zur Schrittmachernachsorge wiedergegeben (Alt et al. 1995).

Empfehlungen zur Schrittmachernachsorge

§ 1:

1) Für die Nachsorge von Schrittmacherpatienten ist die gegenseitige Information über alle durchgeführten Maßnahmen zwischen implantierendem Krankenhaus und Nachsorge im niedergelassenen Bereich unerläßlich.
2) Das implantierende Krankenhaus erstellt einen Krankheitsbericht mit detaillierter Beschreibung der Indikation zur Implantation, Beschreibung des impantierten Schrittmachers und der Elektroden, der Funktionsweise und der bei Entlassung aus dem Krankenhaus abschließend programmierten Parameter sowie der Austauschkriterien.
3) Die Dokumentation über alle bei der Nachsorge durchgeführten Maßnahmen wird gegenseitig ausgetauscht.

§ 2: Die Nachsorge sollte neben der spezifischen Anamnese und Untersuchung mindestens beinhalten:

1) EKG im Spontanverlauf und unter Magnetauflage, Analyse der korrekten Wahrnehmungs- und Stimulationsfunktion, Vergleich mit den individuellen Batterieerschöpfungskriterien (sog. EOL-Kriterium), Analyse der Impuls- und Periodendauer.
2) Mindestens alle 18 Monate muß – falls vorhanden – eine komplette Überprüfung von allen relevanten programmierbaren Parametern durchgeführt werden. Die Parameter müssen durch Umprogrammierung unter Berücksichtigung von Funktionssicherheit einerseits und Laufzeitverlängerung andererseits optimiert werden. Das betrifft insbesondere die Programmierung
   - des/der Schrittmacherimpulse unter dem Aspekt der effizienten Energieabgabe bei ausreichender Sicherheitsmarge,
   - der Empfindlichkeit(en) unter dem Aspekt einer sicheren Detektionsfunktion bei Vermeidung von Interferenzen,
   - der – falls vorhandenen – Parameter der frequenzadaptiven Stimulation.

3) Falls im jeweiligen System vorhanden, wird eine telemetrische Dokumentation der Endeinstellung sowie von batterie- bzw. elektrodenrelevanten Informationen vorgenommen.

§ 3: Die Ermächtigung zur Nachsorge bei Schrittmacherpatienten an der implantierenden Klinik muß gewährleistet sein für:

1) Kontrollen 1 und 3 Monate nach Implantation des Systems;
2) alle Kontrollen auf Zuweisung schrittmacherkontrollierender Ärzte;
3) Notfall-Behandlung;
4) Kontrollen entsprechend § 2.2, bei denen mit Hilfe eines nicht im niedergelassenen Bereich unmittelbar verfügbaren typspezifischen Programmiergerätes eine Überprüfung und Einstellung des Schrittmachers erfolgt;
5) Fälle, in denen in keiner zumutbaren Entfernung vom Wohnort des Patienten die Nachsorge im niedergelassenen Bereich durchgeführt werden kann, s. auch Anhang „Richtlinien zur Herzschrittmachertherapie: Indikationen, Systemwahl, Nachsorge".

3.1.6
Wiederverwendung

a) Schrittmacherbatterie

Die Wiederverwendung bereits implantierter Herzschrittmacher ist umstritten.

Aus Gründen der Wirtschaftlichkeit sollte die Wiederverwendung von Schrittmachern im Einzelfall erwogen werden. Die Wiederverwendung ist medizinisch unbedenklich, ethisch vertretbar, patientenseitig zumutbar und technisch möglich. Das heißt, explantierte Herzschrittmacher können so gewartet werden, daß ihre Funktionsfähigkeit durchaus mit der eines neuen Gerätes vergleichbar ist. Allerdings ist die Lebensdauer der gebrauchten Schrittmacheraggregate meistens geringer als die neuer Geräte.

Hierzulande wird von der Wiederverwendung explantierter Schrittmacher kaum Gebrauch gemacht. Probleme mit Krankenkassen sind uns bislang nicht bekannt geworden.

Wegen der juristisch komplizierten Sachlage hat der Ausschuß der Bundesärztekammer für medizinisch-juristische Grundsatzfragen eine Reihe von Empfehlungen zur Wiederverwendung von explantierten Herzschrittmachern erarbeitet. Unter anderem sollten die Angehörigen gefragt werden, ob der Schrittmacher entnommen werden soll. Zweckmäßigerweise sollte der explantierte Herzschrittmacher in das Eigentum der Klinik übergehen, damit von dieser die Aufarbeitung veranlaßt werden kann. – Aufgrund der zu erwartenden verkürzten Funktionsdauer eines Austauschgerätes, aber auch aus psychologischen Gründen hält es der Ausschuß für erforderlich, die Patienten, denen ein gebrauchter Schrittmacher implantiert werden soll, über den Zustand des Gerätes aufzuklären (vgl. Hess 1985).

b) Schrittmachersonden

Temporäre Schrittmachersonden können nach Resterilisation nur auf Risiko des behandelnden Arztes oder Krankenhauses wiederverwendet werden. Von dieser

Möglichkeit wird in Deutschland häufig Gebrauch gemacht, während in den USA Schrittmachersonden in etwa 95% der Fälle tatsächlich nur einmal verwendet werden. Grundsätzlich ist die Wiederverwendung nicht risikolos, und hygienisch ist sie bedenklich.

Die durch mehrmaligen Gebrauch möglicherweise auftretenden Mängel beziehen sich vornehmlich auf proteinhaltige Rückstände am Katheter, Schädigung der Außenhaut oder der Oberfläche des Kathetermaterials und auf eine veränderte Steifigkeit der Schrittmachersonde. Auch eine zu lange Lagerung der Sonde kann zu veränderten Eigenschaften des Materials (meist Polyurethan über gewebtem Stahldraht) führen.

Wegen der nicht standardisierten und nicht kontrollierbaren Reinigung (die auch kaum vollständig möglich ist) bzw. der Resterilisierung kann der Hersteller nur für steriles, pyrogenfreies Material – in der Originalverpackung – für den einmaligen Gebrauch innerhalb eines bestimmten Zeitraumes garantieren (ggf. Beachtung des Sterilisations- oder Verfallsdatums). Die Entnahme der Sonde aus der Verpackung gilt sinngemäß bereits als „Gebrauch" (Lüderitz 1983a).

3.1.7
Präoperative Schrittmacherversorgung

a) Bradykardien

Bei (supraventrikulären) Bradykardien ohne klinische Symptomatik mit adäquater Ansprechbarkeit auf Atropin und ohne zusätzliche atrioventrikuläre Leitungsstörungen bedarf es präoperativ keines externen Herzschrittmachers. Bei symptomatischen Bradykardien hingegen (pathologische Sinusbradykardie, höhergradige SA-Blockierungen, Tachykardie-Bradykardie-Syndrom) ist die präoperative Versorgung mit einem Schrittmacher geboten, zumal eine weitergehende intraoperative Sinusknotendepression nicht ausgeschlossen werden kann.

b) Intraventrikuläre Leitungsstörungen

Intraventrikuläre Erregungsleitungsstörungen werden je nach Ausdehnung in uni- bzw. monofaszikuläre, bifaszikuläre und trifaszikuläre Blockierungen unterteilt: Unifaszikuläre Blockierungen treten als Rechtsschenkelblock, linksanteriorer oder linksposteriorer Hemiblock in Erscheinung. Ohne zusätzliche Verlängerung der atrioventrikulären Überleitung und ohne Hinweise auf synkopale Anfälle bzw. klinische Symptomatik besteht in diesen Fällen keine Indikation zur Schrittmacherbehandlung.

Rechtsschenkelblock und gleichzeitig bestehender linksanteriorer Hemiblock mit zusätzlicher Verlängerung des HV-Intervalls im His-Bündel-Elektrogramm sollten auch bei asymptomatischen Patienten Anlaß zur präoperativen Versorgung mit einem Herzschrittmacher sein. Diese Kombination kann als Vorstufe eines trifaszikulären Blocks bzw. der peripheren Form eines totalen atrioventrikulären Blocks aufgefaßt werden (Greven et al. 1972; Kulbertus 1973; Levites u. Haft 1974; Rosenbaum et al. 1970a). In Zweifelsfällen wäre also bei bifaszikulärem Block und AV-Block I. Grades das HV-Intervall (> 60 ms?) durch intrakardiale Stimulation und Ableitung zu bestimmen, auch wenn die prognostische Bedeutung dieser Meßgröße nicht unumstritten ist (Narula 1975; Seipel 1987). – Rechtsschenkelblock und linksanteriorer Hemiblock ohne HV-Verlängerung gelten demgegenüber lediglich als relative Schrittmacherindikation. Gerade in diesen Fällen sollte jedoch besonders sorgfältig nach anamnestischen Angaben, insbesondere nach Adams-Stokes-Anfällen, gefahndet werden, denn die Schrittmachertherapie hat ihre Bedeutung hier nicht allein in der Rezidivbehandlung, sondern auch in der Prophylaxe des ersten Anfalls (Naumann d'Alnoncourt 1983a). Dies gilt um so mehr, als im Rahmen operativer Eingriffe mit der Möglichkeit von Elektrolytstörungen (z.B. Veränderungen des intra-/extrazellulären Kaliumkonzentrationsgradienten) und akuten medikamentösen Interventionen (z.B. Glykoside, Antiarrhythmika, β-Rezeptorenblocker) mit entsprechenden Auswirkungen auf die Erregungsleitung gerechnet werden muß (vgl. Lüderitz 1983).

c) Schrittmacherindikation bei Ophthalmoplegia plus und Kearns-Sayre-Syndrom

In unterschiedlicher Ausprägung sind bei mitochondrialen Myopathien die Skelettmuskulatur, das zentrale und periphere Nervensystem oder die Augenmuskulatur als chronisch-progrediente externe Ophthalmoplegie (CPEO) beteiligt. Der Symptomenkomplex von Myopathie, Pigmentdegeneration der Retina und Erregungsleitungsstörungen des Herzens wird als Kearns-Sayre-Syndrom bezeichnet; Nitsch et al. (1990) konnten bei 29 Patienten mit mitochondrialer Myopathie und CPEO bei 7 Patienten eine kardiale Manifestation im Sinne eines Kearns-Sayre-Syndroms nachweisen:

- kompletter Rechtsschenkelblock (n = 1),
- Rechtsschenkelblock (n = 1),
- linksanteriorer Hemiblock und Rechtsschenkelblock (n = 2),
- AV-Block III. Grades (n = 3),
- reduzierte linksventrikuläre Pumpfunktion (Auswurffraktion um 40%) (n = 2).

Bei 3/10 Patienten wurde elektrophysiologisch ein verlängertes Intervall zwischen His- und Ventrikelpotential (HV-Intervall 60 ms) nachgewiesen. Die Erregungsleitungsstörung bei Ophthalmoplegia plus manifestierte sich als über Jahre progredient verlaufende faszikuläre Blockierung. Bei der Befundkonstellation bifaszikulärer Block oder faszikuläre Blockierung mit verlängertem HV-Intervall ist die Indikation für eine Schrittmacherimplantation aus prophylaktischer Sicht gegeben (Nitsch et al. 1990).

3.1.8
Schrittmachersyndrom

Bei einigen wenigen Patienten wird ein sog. Schrittmachersyndrom beobachtet. Dieser Symptomenkomplex, der bei ventrikulärer Stimulation auftreten kann, ist charakterisiert durch Palpitationen, Schwindel bzw. Beklemmungs- und Angstgefühle. Im Einzelfall treten auch Synkopen oder länderdauernde Bewußtlosigkeit auf. Die Häufigkeit wird mit 7% angegeben (Cohen u. Frank 1982).

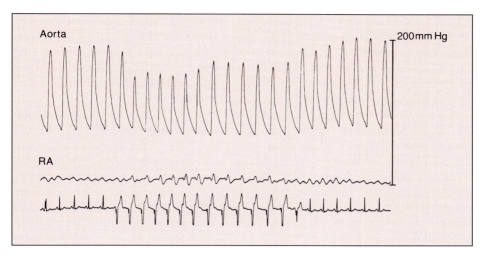

Abb. 3.14. Schrittmachersyndrom. Bei Einsetzen der Kammerstimulation mit retrograder Vorhoferregung kommt es zu einem Anstieg des rechtsatrialen Drucks mit plötzlichem Abfall des systolischen Blutdrucks um 40 mm Hg. Simultane rechtsatriale und aortale Druckmessung

Diesem Symptomenkomplex liegt u.a. eine ausgeprägte Senkung des systolischen arteriellen Blutdrucks zugrunde, die beim Wechsel von ventrikulärer Stimulation zum Sinusrhythmus auftritt (Abb. 3.14). Da sich systolische arterielle Drücke und Herzzeitvolumen direkt proportional verhalten, kann ursächlich eine stimulationsinduzierte Reduktion des Herzzeitvolumens angenommen werden. Die Änderung des Herzzeitvolumens liegt in einer Größenordnung, die z.B. auch bei Orthostase erreicht wird und dabei als Gegenregulation durch periphere Vasokonstriktion beantwortet wird. Die Adaptationsmechanismen zur Kreislaufregulation treten mit einer zeitlichen Verzögerung auf, die sich besonders bei häufigem Wechsel von Schrittmacher- und Eigenrhythmus nur unzureichend auswirken.

Somit ist die Hämodynamik bei Schrittmacherpatienten mit Schrittmachersyndrom dadurch charakterisiert, daß stimulationsinduziert das Herzzeitvolumen reduziert und die notwendige Zeit zur reflektorischen Kompensation unterschritten wird. Als Faktoren, die bei ventrikulärer Stimulation für das Absinken des Herzzeitvolumens und damit für ein Schrittmachersyndrom verantwortlich sein können, kommen der fehlende Beitrag der atrialen Kontraktion zur diastolischen Ventrikelfüllung, eine ventrikuloatriale Leitung mit konsekutiver Vorhofkontraktion (Vorhofpfropfung) und die ventrikuläre Asynchronie in Betracht.

Im Vergleich zur ventrikulären Stimulation wurde von uns bei einer Stimulationsfrequenz von 70–72/min lediglich ein um maximal 20% höheres Herzzeitvolumen bei „physiologischer" Stimulation festgestellt; der fehlende Beitrag der atrialen Kontraktion zur Ventrikelfüllung und das Absinken des Herzzeitvolumens unter ventrikulärer Stimulation dürfte daher allein nicht das Auftreten des Schrittmachersyndroms bedingen.

Bei konstanter retrograder ventrikuloatrialer Leitung unter ventrikulärer Stimulation erfolgt die konsekutive Vorhofkontraktion gegen geschlossene AV-Klappen. Hohe atriale Drücke und retrograder Fluß in den herznahen großen Venen sind die

Folge. Der Verdacht einer Vorhofpfropfung läßt sich teilweise durch eine typische Venenpulskurve erhärten. Dieses Phänomen kann auch intermittierend auftreten. Dann liegt bei ventrikulärer Stimulation eine inkonstante retrograde Leitung oder eine AV-Dissoziation bei Sinusrhythmus vor. Die Häufigkeit der Vorhofpfropfung hängt bei diesen Patienten von der Sinusknotenfrequenz und der zeitlichen Aufeinanderfolge der Vorhof- und Kammeraktionen ab.

Ein Teil der Beschwerdesymptomatik bei Patienten mit ventrikulärer Stimulation und Schrittmachersyndrom, wie Palpitationen und Druckgefühl im Hals und Thorax, sind als direkte Folge einer konstanten oder intermittierenden atrialen Druckerhöhung aufzufassen. Von zentraler Bedeutung für die gesamte Symptomatik des Schrittmachersyndroms ist, daß das Absinken des Herzzeitvolumens unter ventrikulärer Stimulation nicht ausreichend rasch durch eine periphere Vasokonstriktion kompensiert werden kann. Experimentelle Befunde sprechen dagegen, daß die arterielle Hypotension durch eine gestörte arterielle Barorezeptorenfunktion zustandekommt (Kahl et al. 1974). Bekannt ist, daß eine passagere atriale Dehnung zu einer ausgeprägten arteriellen Vasodilatation führen kann (Arndt et al. 1974). Somit könnte der ventrikuloatrialen Leitung bzw. der AV-Dissoziation mit konsekutiver Vorhofkontraktion gegen geschlossene AV-Klappen mit Vorhofdehnung eine zentrale Bedeutung für die gestörte Kreislaufregulation beim Schrittmachersyndrom zukommen.

Mit der Radionuklidventrikulographie einschließlich der Phasenanalyse lassen sich die Faktoren zuverlässig beurteilen, die zum Schrittmachersyndrom beitragen: Herzzeitvolumen bei unterschiedlichen Stimulationsmodi, ventrikuloatriale Leitung und ventrikuläre Asynchronie.

Eine konstant verspätete Vorhofkontraktion bei ventrikulärer Stimulation kann mit der Phasenanalyse der Radionuklidventrikulographie nachgewiesen werden und läßt sich als retrograde ventrikuloatriale Leitung des Schrittmacherstimulus interpretieren, wenn der Befund in 2 Frequenzbereichen erhoben wurde. Die Therapiekontrolle bei Schrittmacherpatienten kann dadurch wesentlich erweitert werden, daß hämodynamische Auswirkungen der Schrittmachertherapie, insbesondere bei der klinischen Verdachtsdiagnose eines Schrittmachersyndroms, nichtinvasiv erfaßt werden.

Therapeutisch kommt beim Schrittmachersyndrom unter Berücksichtigung der zugrundeliegenden bradykarden Herzrhythmusstörung die Implantation eines AV-sequentiellen oder atrialen Schrittmachers oder die Programmierung einer niedrigen ventrikulären Stimulationsfrequenz in Frage. Bei Patienten mit Sinusknotensyndrom sistiert oftmals die Symptomatik, wenn konstantes Vorhofflimmern auftritt (Vera et al. 1977).

3.1.9
Der Herzschrittmacher-Zwischenfall

Symptomatik

Bradykardiebedingte Symptome bei Patienten mit antibradykarden Herzschrittmachern legen den Verdacht einer Schrittmacherfehlfunktion nahe. Hierzu zählen der Morgagni-Adams-Stokes-Anfall und Schwindelbeschwerden mit „Schwarzwerden vor den Augen" als Ausdruck einer mangelnden zerebralen Perfusion bei kritischen Bradykardien. Darüber hinaus können Leistungsminderung, Herzinsuffizienz (Zyanose, Ruhedyspnoe, Lungenstauung, obere Einflußstauung, periphere Ödeme) und Angina pectoris durch eine inadäquat langsame Herzschlagfolge verursacht werden. Eine vom Patienten ermittelte periphere Pulsfrequenz unterhalb der Patientenstimulationsfrequenz gibt ebenso wie schrittmachersynchrone Muskelkontraktionen Anlaß zur Schrittmacherfunktionsprüfung.

Tachykarde Rhythmusstörungen, die auf einem Schrittmacherdefekt beruhen (sog. „Schrittmacherrasen"), sind heutzutage äußerst selten. In neueren Schrittmachertypen bietet eine zusätzliche Sicherheitsfrequenzbegrenzung der Maximalfrequenz auf 130–190 Schläge pro Minute (Unterschiede je nach Schrittmachermodell) Schutz gegen das „Schrittmacherrasen".

Anamnese
Frage nach Synkopen, Schwindelattacken und Herzinsuffizienzzeichen vor Schrittmacherimplantation, kardiale Grunderkrankung, z.B. Myokardinfarkt, Vitium cordis. Der Schrittmacherausweis informiert über klinische sowie elektrokardiographische Indikationen zur Schrittmacherimplantation, Schrittmachertyp, eingestellte Stimulationsfrequenz, Implantationsdatum sowie die Schrittmacherkontrolldaten. Häufigste Schrittmacherkomplikationen innerhalb der ersten 3 Monate nach Implantation: Elektrodendislokation und Reizschwellenerhöhung. Spätkomplikationen: Batterieerschöpfung und Elektrodenbruch. Zunehmende Verlangsamung der Herzfrequenz bei Batterieerschöpfung. Plötzlich auftretende bradykardiebedingte Symptomatik bei Stimulationsinsuffizienz durch Elektrodendislokation, Sondenbruch, Adapterdiskonnektion und Reizschwellenanstieg.

Sofortdiagnostik
Palpation und Herzauskultation: Differenzierung zwischen Absinken der Schrittmacherfrequenz und Extrasystolie oder Parasystolie mit peripherem Pulsdefizit. Schrittmachersynchrone Pektoraliskontraktionen oder Zwerchfellkontraktionen bei Isolationsdefekten, Elektrodenbruch und Muskelmiterregung bei hoher Stromdichte eines unipolaren Schrittmachers.

Elektrokardiogramm: Überprüfung der Stimulations- und Detektionsfunktion. Stimulationsfrequenz (Frequenzabfall von 5 bis 10% der Ausgangsfrequenz als Zeichen der Batterieerschöpfung). Tachykarde Herzrhythmusstörungen. Extrasystolie?

Therapeutische Sofortmaßnahmen
1. Bei bradykarden Herzrhythmusstörungen:
Klinische Symptomatik vom zugrundeliegenden Eigenrhythmus bei Schrittmacherausfall abhängig: Bei Herz-Kreislauf-Stillstand sofortige Reanimationsmaßnahmen. Bei ausgeprägter Bradykardie mit entsprechender klinischer Symptomatik Atropin (Atropinum sulf. 0,5 bis 1 mg s.c. oder i.v., nicht beim Glaukom) oder Orciprenalin (Alupent) 0,5 mg langsam intravenös. Sofortige Einweisung in die Klinik, Transportbegleitung. Passagere Schrittmacherstimulation. Bei Zeichen der Herzbeuteltamponade bei Myokardperforation (Blutdruckabfall, obere Einflußstauung, Pulsus paradoxus) sofort Perikardpunktion.

2. Bei tachykarden Herzrhythmusstörungen:
Schrittmacherbedingte oder schrittmachervermittelte tachykarde Rhythmusstörungen kommen im allgemeinen nur bei frequenzadaptiven oder bei AV-sequentiellen (DDD) Schrittmachern vor. Hierbei kann es hilfreich sein, wenn ein Testmagnet über dem Schrittmacheraggregat aufgelegt wird, so daß eine starrfrequente Stimulation eintritt, die dann zur Beendi-

gung der schrittmachervermittelten tachykarden Rhythmusstörung führt. Danach sollte der Patient in die implantierende Klinik bzw. zu einem Kardiologen gebracht werden. Dort sollte mit einem entsprechenden Programmiergerät eine individuelle Schrittmachereinstellung vorgenommen werden.

Bei anderen tachykarden Rhythmusstörungen, die nicht mit dem Schrittmachersystem zusammenhängen, sollte eine eingehende stationäre Abklärung mittels Herzkatheter und elektrophysiologischer Untersuchung erfolgen. In Einzelfällen kann auch hier eine Magnetauflage über dem Schrittmacheraggregat hilfreich sein. Durch die damit verursachte asynchrone Stimulation kann in manchen Fällen eine Tachykardie durch eine „Underdrivestimulation" beendet werden.

Die Notfallbehandlung beim Schrittmacherpatienten ist abhängig vom klinischen Bild. Schrittmacherspezifische Ursachen können zu einer Symptomatik von hohem Krankheitswert führen: Synkope, Schwindel, Konzentrationsschwäche, Herzinsuffizienz, Angina pectoris u.a. Auslösende Faktoren können z.B. ein Stimulationsverlust (Exitblock) aufgrund eines Myokardinfarktes oder eine Schrittmacherstörung bei Elektrodenbruch oder Batterieerschöpfung sein. Auch eine Extrasystolie, die zwar durch ihre Potentiale die Schrittmacherstimulation inhibiert, gleichzeitig aber nicht für ein ausreichendes Schlagvolumen sorgt, kann zu hämodynamischen Komplikationen führen. Wenn möglich, sollte grundsätzlich zuerst das Kausalleiden diagnostiziert und behandelt werden (z.B. Stoffwechsel- oder Elektrolytentgleisung). Eine Notfallsituation kann jedoch dazu zwingen, die vorherrschenden Symptome umgehend zu therapieren.

Indikation für die Überweisung zum Spezialisten oder Klinikeinweisung
Bei Verdacht auf Schrittmacherfehlfunktion Einweisung in die implantierende Klinik. Auch ohne ausgeprägte klinische Symptomatik sollte eine Schrittmacherfunktionsprüfung bei Verdacht auf Dysfunktion in der implantierenden Klinik bzw. bei einem Kardiologen erfolgen.

Zusätzliche Maßnahmen bzw. Anordnungen
Elektrokardiographische Kontrolle der Schrittmacherfunktion einschließlich Provokationstest (isometrische Muskelanspannung der Schultermuskulatur, Lagewechsel, In- und Exspirationsstellung). Messung der Stimulationsparameter: Stimulationsfrequenz, Impulsbreite und Arbeitsweise des Schrittmachers. Radiologische Untersuchungen bei Verdacht auf Elektrodendislokation, Sondenbruch und Adapterdiskonnektion. Bei Verdacht auf Elektrodendislokation bzw. Perforation-Penetration ist eine echokardiographische Zusatzuntersuchung notwendig. Programmierung der Stimulationsparameter bei Reizschwellenerhöhung, Muskelmiterregung bei hoher Stromdichte und Detektionsstörungen.

Differentialdiagnostische und andere Erörterungen
Nach Ausschluß einer Schrittmacherfehlfunktion als Ursache von Synkopen bzw. Schwindelattacken sollte eine weiterführende neurologische, HNO-ärztliche sowie angiologische Diagnostik eingeleitet werden. Synkopen nach Implantation eines Kammerschrittmachers können jedoch auch durch das sog. Schrittmachersyndrom bedingt sein: Eine retrograde Vorhoferregung nach Kammerstimulation führt zur Kontraktion des Vorhofs gegen die geschlossenen AV-Klappen mit plötzlichem Vorhofdruckanstieg und Abfall des arteriellen Blutdruckes durch reflektorische Verminderung des peripheren arteriellen Widerstandes. Therapie: AV-sequentielle Schrittmacherstimulation mit erhaltener Vorhof-Kammer-Kontraktions-

folge. Bei Schrittmacherpatienten sollte eine Behandlung mit Diathermie, Kurzwelle, Hochfrequenztherapie sowie Elektrokautern nur nach Rücksprache mit der implantierenden Klinik erfolgen, um eine Störung der Schrittmacherfunktion zu vermeiden. Eine regelmäßige Überwachung der Schrittmacherfunktion durch den Kardiologen bzw. in einer Schrittmacherambulanz ist zur frühzeitigen Erkennung einer Fehlfunktion erforderlich. Nach Jung u. Lüderitz (1995), Saarländisches Ärzteblatt 4.

3.2
Tachykarde Rhythmusstörungen

Lange Zeit hindurch hatte sich bei tachykarden Rhythmusstörungen die Elektrotherapie allein auf die externe elektrische Defibrillation konzentriert. In neuerer Zeit gewannen aber auch die erfolgreichen Therapieversuche mit intrathorakaler (intraatrialer, intraventrikulärer) Kardioversion bzw. Defibrillation, mit elektrischer Schrittmacherstimulation, Radiofrequenz-Katheterablation bzw. der His-Bündel-Katheterablation bei medikamentös therapierefraktären Tachyarrhythmien zunehmende Beachtung.

3.2.1
Transthorakaler Elektroschock

a) Prinzip

Die Terminierung tachykarder Rhythmusstörungen durch einen transthorakal applizierten Stromstoß wird als Elektrokonversion (Elektrokardioversion, Elektroreduktion) bezeichnet. Bei Vorliegen von Vorhofflimmern oder Kammerflimmern spricht man von Defibrillation. Das nunmehr seit mehr als 35 Jahren weltweit verbreitete Verfahren verdankt seine routinemäßige klinische Anwendung im wesentlichen den Untersuchungen von Lown u. Mitarbeitern, die experimentell und klinisch zeigen konnten, daß durch kurze intensive Gleichstomstöße Vorhof- und Kammertachykardien ohne wesentliche Komplikation beseitigt werden können (Lown et al. 1962). Bei rhythmisch schlagendem Herzen beinhaltet ein Stromstoß in der Phase der Kammerrepolarisation die Gefahr der Auslösung von Kammerflimmern. Es wurde daher ein R-zackengesteuerter Defibrillator entwickelt, der die sichere Applikation des Elektroschocks außerhalb der gefährlichen Kammerrepolarisationsphase gewährleistet (Lown et al. 1962).

Nach Untersuchungen von Antoni kann als Wirkungsmechanismus der elektrischen Defibrillation eine synchrone Reizung aller nichtrefraktären Myokardbezirke angenommen werden (Antoni 1972b). Es kommt darauf an, daß der gesamte Myokardzellverband gleichzeitig gereizt wird, was eine ausreichende Stromdichte in allen Teilen voraussetzt. In der sog. erregbaren Lücke treten hierbei neue Erregungen auf; kreisende Erregungen können sich jedoch wegen der Depolarisation der übrigen Myokardareale nicht ausbreiten. Somit sistiert das Flimmern, und der Sinusrhythmus kann wieder die Kontrolle über die Herzschlagfolge übernehmen. Die elektrische Unterdrückung ektopischer Automatiezentren spielt im Rahmen der Defibrillation wahrscheinlich nur eine geringe Rolle. Die dafür notwendigen Stromstärken liegen wesentlich höher und würden zu einer Myokardläsion führen. Die elektrische Defibrillation ist um so aussichtsreicher, je homogener der elektrische Strom einwirken kann (Antoni 1972a).

b) Anwendung

Die elektrische Defibrillation wird angewandt im Rahmen der Reanimation bei Kammerflimmern. Die Elektrokonversion, die charakterisiert ist durch R-synchronisierte Abgabe des Stromstoßes und Verwendung kleinerer Stromstärken, findet Verwendung bei bedrohlichen Tachykardien (Notkardioversion) und als geplante Konversion (zum Zeitpunkt der Wahl) von Kammertachykardien, Kammerflattern sowie Vorhofflimmern und Vorhofflattern.

Der Elektroschock wird gemeinhin in Kurznarkose oder nach 10 mg Diazepam i.v. (maximal 20 mg Diazepam i.v.) vorgenommen. Bei bewußtlosen Patienten unter Reanimationsbedingungen entfällt naturgemäß eine Narkose. Zur Prophylaxe hypoxiebedingter postdefibrillatorischer Arrhythmien ist die Gabe von Sauerstoff sinnvoll. Der Stromstoß wird über spezielle Elektrodenplatten appliziert, die mit Elektrolytgel beschichtet werden, um den Übergangswiderstand zu reduzieren und Hautreizungen zu vermeiden. Die Verabreichung von Gleichstromstößen (DC-Schock) erfolgt mit Energien zwischen 50 (z.B. bei Vorhofflattern) und 500 J (bei Kammerflimmern) bei Spannungen zwischen 500 und 7000 V. – Gewöhnlich sollte mit niedrigen Energiestufen, ausgehend von 100 J, begonnen werden, bis der gewünschte Erfolgt eintritt. Bei höheren Energiestufen nimmt die Komplikationsrate erfahrungsgemäß zu. In Notfallsituationen (Kammerflimmern) sollte jedoch sofort eine hohe Energiedosis (400 J) angewendet werden. Der Erfolg der Defibrillation wird dabei wesentlich durch das vorbestehende Grundleiden, Vormedikation (z.B. Lidocain), ggf. Dauer des Kreislaufstillstandes und Vorbehandlung (z.B. Herzmassage) determiniert. Außer bei Kammerflimmern erfolgt der Stromstoß stets in Form einer R-Zacken-getriggerten Kondensatorentladung.

Bei Kammertachykardien beträgt die Erfolgsquote der Elektrokonversion bis zu 97%. Bei der Elektroreduktion von Vorhoftachykardien ist zu beachten, daß kurz zuvor gegebene Antiarrhythmika unmittelbar nach dem Elektroschock zu Asystolie bzw. kritischer Bradykardie führen können. Hier ist für eine sofortige Schrittmacherstimulation Sorge zu tragen. Bei Vorhofflattern liegt der Soforterfolg der Elektrokonversion bei über 90%. Nach 3 Jahren besteht nur noch bei etwa 40% der Patienten ein Sinusrhythmus. Bei Vorhofflimmern sollte eine Defibrillation grundsätzlich nur dann vorgenommen werden, wenn Aussicht auf eine erfolgreiche Rhythmisierung besteht. Bei einem seit mehr als 5 Jahren bestehenden Vorhofflimmern, vor einer geplanten Herzoperation, bei erheblicher linker Vorhofdilatation sowie in höherem Lebensalter ist daher von einem Konversionsversuch Abstand zu nehmen (vgl. S. 377).

Allgemein ist bei Vorhofflattern die Indikation für die Elektroschockanwendung zur Rhythmisierung seltener geworden in Anbetracht der atrialen Hochfrequenzstimulation als wirksamer Alternative. Als Kontraindikationen für die Elektroschocktherapie gelten Hypokaliämie und Digitalisintoxikation, da hierbei infolge der Erniedrigung der Flimmerschwelle die Auslösung von Kammerflimmern möglich ist. Die Elektrokonversion kann – wie die klinische Erfahrung zeigt – auch während der Schwangerschaft ohne fetale Schädigung angewendet werden (s. S. 392).

Vor jeder Elektroreduktion sollten Digitalisglykoside sicherheitshalber abgesetzt werden. Ferner ist auf eine normale Serumkaliumkonzentration zu achten. – Eine Antiarrhythmikavorbehandlung kann die Erfolgsquote bei der Regularisierung von Vorhofflimmern erhöhen. Besonderer Wert ist auf eine Antikoagulation zur Prophylaxe thromboembolischer Komplikationen zu legen. Hier ist speziell auf die transösophageale Echokardiographie vor der Defibrillation zum Ausschluß intraatrialer Thromben bzw. eines „thrombogenen Milieus" hinzuweisen. Bei der geplanten Defibrillation von Vorhofflimmern sollte 3 Wochen vor dem Termin eine Antikoagulation durchgeführt und für ca. 2 Monate nach erfolgreicher Konversion fortgesetzt werden (vgl. S. 377).

Der Erfolg der Elektroschockbehandlung bei Kammerflimmern kann sehr variieren. Im Einzelfall wird die Effizienz des Verfahrens durch die zeitliche Verzögerung bis zur Durchführung des ersten Elektroschocks, ferner durch Azidose und Hypoxie nachteilig beeinflußt. Keine signifikanten Auswirkungen auf den Erfolg der Defibrillation scheinen Körpergewicht, Herzgewicht sowie die Energiedosis pro kg Körpergewicht bzw. pro g Herzgewicht zu haben (Kerber u. Sarnat 1979; vgl. Lüderitz 1983 e).

c) Komplikationen

Grundsätzlich ist die Elektrokonversion bzw. Defibrillation in Relation zu ihrem klinischen Nutzen als risikoarme Methode anzusehen. – An harmlosen Komplikationen sind Hautreizungen bzw. Verbrennungen an den Auflageflächen der Elektroden und ein flüchtiger Anstieg der Serumenzyme (CPK, GOT, LDH) zu nennen, deren Herkunft auf die Interkostalmuskulatur bezogen wird. Von größerer klinischer Bedeutung ist das postdefibrillatorische Auftreten von Extrasystolen, Kammertachykardien oder sogar Kammerflimmern, das bei falscher Triggerung, welche sehr selten ist, und bei Patienten, die Herzglykoside erhalten, gelegentlich beobachtet werden kann. – Das Auftreten einer Asystolie nach Elektrokonversion infolge fehlender oder unzureichender Spontanautomatie droht beim Sinusknotensyndrom. Die Gefahr arterieller Embolien kann durch eine effektive prophylaktische Antikoagulanzientherapie vermindert werden.

3.2.2
Implantierbare Kardioverter-/Defibrillatorsysteme (ICD)

Die wachsende Zahl von Patienten mit malignen Rhythmusstörungen bzw. drohendem plötzlichem Herztod gab Anlaß zur Entwicklung und Anwendung implantierbarer Aggregate mit automatischer Elektroschockabgabe (Mirowski et al. 1980) (historische Entwicklung des ICD s. S. 29).

Von Bayes de Luna wurden Holter-EKG-Aufzeichnungen zum Zeitpunkt des plötzlichen Herztodes zusammengestellt. Diesen Registrierungen zufolge beginnt der plötzliche Herztod bei 62 % der Patienten mit einer Kammertachykardie, die in Kammerflimmern degeneriert; nur 8 % der Patienten hatten unmittelbar Kammerflimmern, bei 12 % konnte eine Torsade-de-pointes-Tachykardie als terminale Ar-

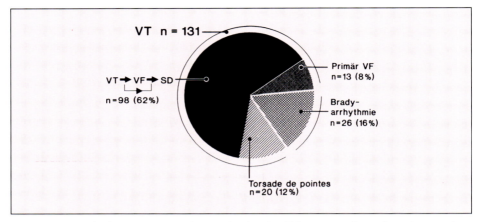

Abb. 3.15. Herzrhythmusstörungen als Ursache des plötzlichen Herztodes aufgrund von Holter-EKG-Registrierungen. *VT* Ventrikuläre Tachykardie, *VF* Kammerflimmern, *SD* plötzlicher Herztod. (Nach Bayes de Luna et al. 1989)

rhythmie aufgezeichnet werden. Bei nur 16% ging der plötzliche Herztod mit einer Asystolie oder einer Bradykardie einher (Bayes de Luna 1989) (Abb. 3.15).

Der automatische implantierbare Kardioverter/Defibrillator eröffnete neue Möglichkeiten zur Verhinderung des plötzlichen Herztodes (Mirowski et al. 1981). – Der automatischen Defibrillatortherapie liegt folgendes pathophysiologisches Konzept zugrunde: Ventrikuläre Tachyarrhythmien können als singuläre Ereignisse aufgefaßt werden, die vom Defibrillator automatisch erkannt werden und damit und identifizierbar sind; die Abgabe eines Elektroschocks beendet die Tachyarrhythmie unmittelbar, so daß sich stabile Herz-/Kreislaufverhältnisse einstellen können. Die Arbeitsweise eines ICD-Systems (Typ AICD) ist exemplarisch in Abb. 3.16 wiedergegeben.

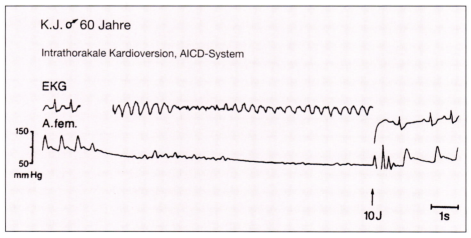

Abb. 3.16. Zusammenhang von Tachyarrhythmie, Blutdruckverhalten und Intervention des automatischen Defibrillators. Bei Auftreten von Kammerflattern bzw. -flimmern sofortiger kritischer Abfall des in der A. femoralis gemessenen Blutdrucks. Nach Intervention des Defibrillators mit 10 J Sinusrhythmus und Wiederherstellung einer normalen Blutdruckamplitude

Als erste handelsübliche Fabrikate kamen der AID (automatischer implantierbarer Defibrillator) und später der AICD (automatischer implantierbarer Kardioverter/Defibrillator, CPI) auf den Markt. Von einem AICD-ICD-Gerät wurden Kammerflattern und Kammerflimmern nach 2 Kriterien erkannt:
1. durch die Herzfrequenz,
2. durch das Fehlen isoelektrischer EKG-Anteile (entsprechend Kammerflattern und Kammerflimmern).

Die Wahrnehmung der Rhythmusstörung erfolgte über myokardiale Schraubelektroden. Das Aggregat wurde zunächst abdominal unter dem M. rectus abdominis implantiert, neuerdings jedoch subpektoral, s. Abb. 3.20.

Bei Erkennung von Kammerflattern oder Kammerflimmern gibt das Aggregat nach wenigen Sekunden einen Elektroschock ab. – Bei Ineffektivität des ersten Schocks folgen nach einigen Sekunden weitere Schockabgaben mit maximaler Energie. Bis zur erneuten Abgabe der Elektroschocksequenz muß bei einigen Geräten für wenige Sekunden ein normales EKG vorliegen. Die Energiereserve desDefibrillators liegt bei > 200 Elektroschocks. Danach wird ein einfach durchzuführender Batteriewechsel erforderlich. Die Anzahl der abgegebenen Elektroschocks kann jederzeit telemetrisch abgefragt werden.

Die weitere Entwicklung bezog sich auf kombinierte antitachykarde Stimulation und automatische Defibrillation. Die automatische Elektroschockabgabe belastet den Patienten in einem nicht unerheblichem Maße, insbesondere dann, wenn die behandlungsbedürftige Kammertachykardie nicht zur Bewußtlosigkeit führt. Die antitachykarde Stimulation bei ventrikulärer Tachyarrhythmie ist andererseits mit potentiellen Risiken verbunden, da die Gefahr der Akzeleration behandlungspflichtiger Tachykardien bzw. die der Degeneration in Kammerflimmern besteht. Von unserer Arbeitsgruppe wurden erstmals die Vorteile der antitachykarden Stimulation als patientenseitig nicht belastendes Verfahren mit denen der automatischen Elektrochockabgabe als sicherer Notfallmaßnahme kombiniert (Manz et al. 1986a; Lüderitz u. Manz 1989). Dies geschah zunächst durch die Implantation von 2 Aggregaten (antitachykarder Schrittmacher nebst Defibrillator) bei demselben Patienten (Abb. 24 [S. 21], 3.17). – Seit Ende der 80er Jahre kamen moderne multiprogrammierbare Defibrillatoren zur Anwendung (Tabelle 3.10); diese Geräte verfügen neben der Schockabgabe zur Kardioversion und Defibrillation auch über die Möglichkeit der integrierten antibradykarden und antitachykarden Stimulation in einem einzigen Gerät. Mehrere Frequenzzonen können für die Arrhythmieerfassung und Therapie programmiert werden. Zur Verbesserung der Tachykardieerkennung können verschiedene Parameter – z. B. Herzfrequenz, Dauer der Intervalle, Frequenzsprung, Frequenzstabilität – miteinander kombiniert werden. Mittels nichtinvasiver Telemetrie können die diagnostischen Datenspeicher abgefragt werden, die wichtige Informationen über Therapieepisoden, gespeicherte Elektrogramme, den Ladezustand der Batterien und über den Elektrodenwiderstand enthalten.

Technologische Innovationen der Defibrillatoren erstreckten sich auf eine noch effizientere Defibrillationsform, den Einsatz schonender, energiesparender Unterbrechungsmodi, die zusätzliche Absicherung durch antibradykarde Stimulation sowie die Verbesserung der Elektrodentechnologie und der Holterfunktion. Zwi-

Tabelle 3.10. ATP-ICD-Impulsgeneratoren (Generation 1998; *EPS* elektrophysiologische Untersuchung, *M* monophasisch, *B* biphasisch, *SO* „sudden onset", *RS* „rate stability", *SD* „sustained rate duration", *SVT* supraventrikuläre Tachykardie, *VT* ventrikuläre Tachykardie)

	CPI Ventak Mini II	CPI Ventak AV II DR	Sulzer Intermedics Res-Q Micron	St. Jude Ventritex Angström	Ela Medical Defender II	Medtronic Micro Jewel II (7223)	Medtronic 7250	Biotronik Phylax XM	Angeion Sentinel 2010
Antitachykarde Stimulation	+	+	+	+	+	+	+	+	+
Antibradykarde Stimulation	+	+	+	+	+	+	+	+	+
Programmierbare Frequenz/Energie	+	+	+	+	+	+	+	+	+
Impulsform	M, B	M, B	M, B	M, B	M, B	M, B	M, B	M, B	M, B
Stufentherapie	+	+	+	+	+	+	+	+	+
Nichtinvasive EPS	+	+	+	+	+	+	+	+	+
Elektrogrammspeicher	5,15	16	5	16	++	15	15	16	5,5
Gewicht (g)	115	140	123	90	140	97	93	109	98
Volumen (cm³)	59	72	69	44	75	54	55	69	58
Zweikammer									
– Wahrnehmung	–	+	+	–	+	+	+	–	–
– Stimulation	–	+	–	–	+	+	+	–	–
Mode Switch	–	+	–	–	–	–	–	–	–
Frequenzadaption	–	+	–	–	–	–	–	–	–
Atriale Therapie	–	–	–	–	–	+	+	–	–
Präventive Therapiestrategien	–	–	–	–	–		+	–	–
SVT/VT	SO, RS, SD	SO, RS, SD	SO, RS, SD	SO, RS, SD Morphologie		SO, RS EGM width	SO, RS	SO, RS, SD	SD
Diskriminierungs-algorithmus	+	++	+	++	+++	++	+++	+	–

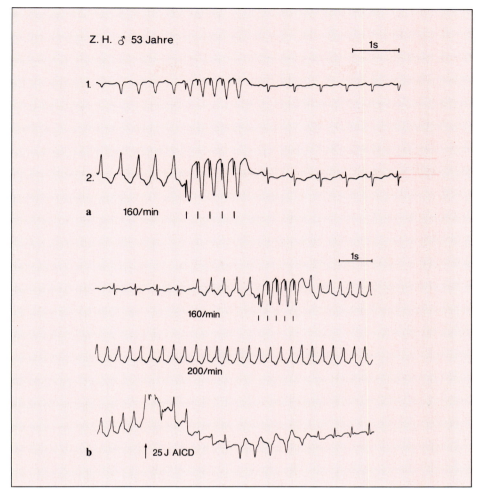

Abb. 3.17a, b. 53jähriger Patient mit persistierenden Kammertachykardien. **a** Erfolgreiche Terminierung einer Kammertachykardie durch eine Salvenstimulation mit 5 Impulsen durch einen implantierten antitachykarden Schrittmacher (Tachylog); anschließend normaler Sinusrhythmus (2-Kanal-Holter-Registrierung). **b** EKG desselben Patienten. Nach der ersten Intervention des Tachylogsystems mit einer Stimulationssalve (vgl. a) kommt es zu einer Akzeleration der behandlungsbedürftigen Kammertachykardie. Es erfolgt eine Aktivierung des AICD-Systems, das die Kammertachykardie mit einer automatischen Elektroschockabgabe (25 J) terminiert

schenzeitlich konnte das Ziel erreicht werden, transvenöse elektrische Systeme mit einer Geräteabmessung herzustellen, die eine regelhafte Implantation im Bereich der Pektoralisregion ermöglicht.

Die neueren Geräte verfügen über eine antibradykarde Stimulation, die nicht nur bei postdefibrillatorischer Asystolie, sondern auch bei Patienten mit Sinusknotensyndrom oder AV-Leitungsstörungen eingesetzt sein kann (s. Tabelle 3.10). Des weiteren sind differenzierte Algorithmen zur antitachykarden Überstimulation

Tabelle 3.11. Effizienz der antitachykarden Stimulation im Rahmen der ICD-Therapie

Studie	Patienten (n)	Antitachykarde Stimulation (n)	Verlauf/ Monate	Effizienz (Episoden in %)	Akzeleration (Episoden in %)	Kein Effekt (Episoden in %)
Saksena et al. (1991)	16	15	2–12	78/79 (81)	–	–
Schmitt et al. (1991)	41	31	8,4 (1–24)	131/147 (89)	–	–
Leitch et al. (1991)	46	38	6,1	840/909 (92)	39/909 (4,3)	30/909 (3)
Bardy et al. (1991)	50	26	15 ± 5	498/623 (80)	5/623 (1)	5/623 (1)
Fromer et al. (1992)	102	38	9,5 ± 5	1114/1204 (92)	–	39/1204 (3)
Siebels et al. (1992)	52	51	14 ± 11	1184/1284 (94,9)	5/1248 (0,4)	59/1184 (4,7)
Wietholt et al. (1993)	42	28	6,3 ± 2	218/236 (83)	7/236 (3)	22/218 (9)

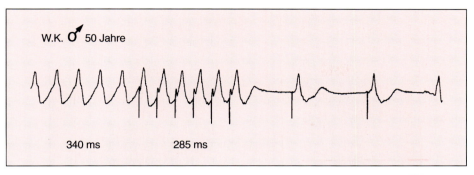

Abb. 3.18. Antitachykarde und antibradykarde Funktion eines multiprogrammierbaren Defibrillators. Ventrikuläre Tachykardie, Frequenz 176/min, entsprechend einer Tachykardiezykluslänge von 340 ms. Terminierung der Tachykardie durch rechtsventrikuläre Salvenstimulation (6 Stimuli im Abstand von je 285 ms, entsprechend einer Frequenz von 210/min), danach antibradykarde Stimulation mit einer Frequenz von 50/min für 2 Aktionen, anschließend Sinusrhythmus

in den modernen ICD-Systemen verwirklicht (Abb. 3.18), so daß die Defibrillatortherapie auf Patientengruppen mit hämodynamisch tolerierten monomorphen ventrikulären Tachykardien ausgedehnt werden konnte (Lüderitz u. Saksena 1991) (s. Tabelle 3.11; Manz et al. 1994). Es werden derzeit unterschiedliche Schockformen, wie monphasische, vorzugsweise aber biphasische oder sequentielle Schockabgaben klinisch eingesetzt (Jung et al. 1992 b). Grundsätzlich wird eine niedrigere Defibrillationsschwelle, eine höhere Sicherheitsmarge und nicht zuletzt eine noch geringere Abmessung des Defibrillatorgehäuses angestrebt. Nicht verwirklicht sind derzeit die Integration hämodynamischer Sensoren. Darüber hinaus ist eine Verbesserung der Differenzierung zwischen supraventrikulärer und ventrikulärer Tachyarrhythmie wünschenswert (Jung et al. 1991a). Die neuen Zweikammersysteme (Defender 9001, Ventak AV Dual-Chamber Defibrillator und Jewel Arrhythmia Management Device) leisten hierzu einen wichtigen Beitrag. Ein wesentlicher Fortschritt war in der Entwicklung transvenöser Elektroden in Kombination mit subkutanen Defibrillationselektroden zu sehen (Abb. 3.19). Mit dieser Elektrodenanordnung konnte in 80-90% der Patienten die Thorakotomie im Rahmen der Implantation des Defibrillators vermieden werden. Neuerdings ist meist nurmehr eine intrakardiale Elektrode notwendig, wobei die Kapsel des Aggregats ("active can") als Gegenelektrode fungiert. Das Beispiel einer subpektoralen Defibrillatorimplantation ist in Abb. 3.20 wiedergegeben.

Bis Dezember 1997 wurden an der Universitätsklinik Bonn 517 implantierbare Kardioverter Defibrillatoren bei 349 Patienten (168maliger Aggregatwechsel) einschließlich von 6 Patienten mit Defibrillator (AICD) nebst antitachykardem Schrittmacher (Tachylog) implantiert (s. Übersicht 3.7).

Bei 307 Patienten wurde als chirurgischer Zugang die transvenöse/subkutane Implantationstechnik gewählt, wodurch einerseits die postoperative Verweildauer im Krankenhaus deutlich verkürzt und andererseits die operative Komplikationsrate wesentlich reduziert werden konnte.

Die weltweite Verbreitung der ICD-Implantationen, bezogen auf 1 Mio. Einwohner ist aus der Übersicht 3.8 zu ersehen.

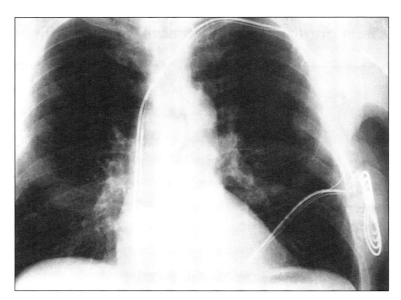

Abb. 3.19. Thoraxröntgenbild mit transvenös/subkutan implantierten Defibrillationselektroden. In der rechtsventrikulären Spitze ist die tripolare Elektrode für Detektion, Stimulation und Schockabgabe (Kathode) positioniert. Die bidirektionale Schockabgabe erfolgt zwischen der Elektrode im rechten Ventrikel (Kathode) und der Elektrode in der oberen Hohlvene (Anode) sowie der linkslateralen subkutanen Flächenelektrode (Anode)

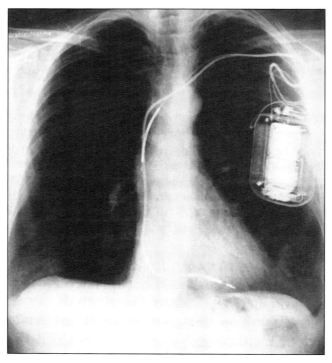

Abb. 3.20. Thoraxröntgenbild einer 50jährigen Patientin mit subpectoraler Implantation eines transvenösen Defibrillatorsystems (PCD Jewel, vgl. Tabelle 3.3). Der Defibrillator ist mit einer frei flottierenden Elektrode in der V. cava superior und einer rechtsventrikulären Schraubelektrode verbunden

Übersicht 3.7. Ventrikuläre Tachyarrhythmien: implantierbarer Kardioverter/Defibrillator (ICD) (Universität Bonn)

Patienten	349 (m. 284, w.: 65) 75+/− 17 Jahre
Diagnose:	
− KHK	228
− KMP	48
− HOCM	8
− Myokarditis	7
− ARVD	8
− Idiopathisches VF	29
− langes QT-Syndrom	2
− andere	19
Aggregate:	517 (168 × Austausch)
AICD (60), AICD + Tachylog (6), PRx (17), PRxII (22), PRxIII (6), Ventak P 2 (25), Ventak Mini I (22), Ventak Mini II (6), Ventak AV I (13), Ventak AV II (4), PCD 7217B (36), 7219B (7), D (24), E (6), C (45), 7220/1 (18), 7218 (65), 7223 (37), 7250 (23) Guardian ATP 4211 (4), 4215 (7), Res-Q I (24), Res-Q II (6), Res-Q-Micron (1), Cadence (3), Cadet (3), Angström (2), Sentinel (3), Defender (8), Metrix (9), Reveal (3)	
Intravasale Elektrode:	307
Schocks:	57 ± 41
ATP:	215 ± 94
Monate:	24 ± 18

KHK koronare Herzkrankheit, *KMP* Kardiomyopathie, *HOCM* hypertrophe obstruktive Kardiomyopathie, *AICD* automatischer implantierbarer Kardioverter/Defibrillator, *PCD* Pacer/Kardioverter Defibrillator, *ATP* antitachykardes Pacing, *ARVD* arrhythmogene rechtsventrikuläre Dysplasie, *VF* Kammerflimmern

Übersicht 3.8. ICD-Implantationen pro 1 Mio. Einwohner (1995)

USA	79	Italien	8
Deutschland	35	Großbritannien	5
Schweden	21	Frankreich	4,3
Belgien	21	Griechenland	3,7
Dänemark	17	Slowakische Republik	1
Schweiz	13	Polen	0,7
Niederlande	11	Türkei	0,25

Indikationen zur Defibrillatortherapie. Im Zuge der technologischen Entwicklung der Defibrillatoren und der darauf beruhenden Ausweitung dieser Therapieform wurden von der Deutschen Gesellschaft für Kardiologie-, Herz- und Kreislaufforschung ebenso wie von der „American Heart Association" und des „American College of Cardiology" sowie der „NASPE Policy Conference" Richtlinien für die Indikationen zur Implantation eines Defibrillators erarbeitet (AHA/ACC; Task Force Report 1991; Lehmann u. Saksena 1991). In die Entscheidung für eine Defibrillatortherapie gehen demnach folgende Kriterien ein:

1) Grundkrankheit (koronare Herzkrankheit, Kardiomyopathie, rechtsventrikuläre Dysplasie etc.);

2) linksventrikuläre Pumpfunktion und hämodynamische Auswirkung der Tachykardie;
3) Art der ventrikulären Tachyarrhythmie (Kammerflimmern, monomorphe, polymorphe Kammertachykardie),
4) Auslösbarkeit durch elektrophysiologische Stimulation;
5) Ansprechen auf antiarrhythmische Therapie.

Als gesicherte Indikation zur Defibrillatortherapie wurden Patienten bei Zustand nach Reanimation oder mit persistierender ventrikulärer Tachykardie, die hämodynamisch zur Beeinträchtigung führt, angesehen, wenn diese Arrhythmien wiederholt auftreten oder durch programmierte ventrikuläre Stimulation auslösbar sind (s. Übersicht 3.9).

Übersicht 3.9. Implantierbarer Kardioverter/Defibrillator, gesicherte Indikation

Hämodynamisch wirksame, persistierende ventrikuläre Tachykardie oder primäres Kammerflimmern:

a) einmalig oder rezidivierend, mittels EPS induzierbar;
b) rezidivierend und mittels EPS nicht induzierbar;
c) einmalig, mittels EPS nicht induzierbar, aber bei Erkrankung des linken Ventrikels (EF < 40%)

(*EPS* elektrophysiologische Stimulation, *EF* Ejektionsfraktion)

Bei wiederholtem klinischem Ereignis wird die Indikation für die Defibrillatorimplantation auch dann gesehen, wenn mittels Elektrostimulation die Tachyarrhythmie nicht reproduzierbar ist. Die reduzierte linksventrikuläre Pumpfunktion wird in diesem Zusammenhang als ein die Prognose belastender Faktor gewertet. Voraussetzung für diese Indikation ist, daß die Rhythmusstörung nicht in engem zeitlichem Zusammenhang mit einem akuten Myokardinfarkt steht und nicht durch medikamentöse Therapie im Sinne eines proarrhythmischen Effekts ausgelöst worden ist. Ist die Ursache der Tachykardie beeinflußbar, so sollte sich die Therapie primär auf die Beseitigung der Ursachen richten. Für die Entscheidung zur Defibrillatortherapie spricht weiterhin, wenn die Rhythmusstörung medikamentös therapierefraktär ist (Amiodaron-resistent) bzw. nichtakzeptable Nebenwirkungen unter medikamentöser antiarrhythmischer Therapie vorliegen.

Es ist zu berücksichtigen, daß eine Defibrillatortherapie nur dann wirksam sein kann, wenn nicht das Terminalstadium eines myokardialen Versagens Auslöser der Tachyarrhythmie ist. Zum jetzigen Zeitpunkt ist die Indikation auf Patienten mit symptomatischer ventrikulärer Tachyarrhythmie begrenzt. Eine prophylaktische Indikation, d.h. die Implantation bei Patienten mit hohem Risiko für den plötzlichen Herztod ohne klinisches Ereignis, ist jedoch aufgrund neuer klinischer Studien bei ausgewählten Patienten zu erwägen (Moss et al. 1996; McCarthy 1997):

MADIT-Studie
Multicenter Automatic Defibrillator Implantation Trial (MADIT). Während der implantierbare Kardioverter-Defibrillator in der Sekundärprävention bei Patienten mit malignen ventrikulären Tachyarrhythmien einen festen Stellenwert eingenom-

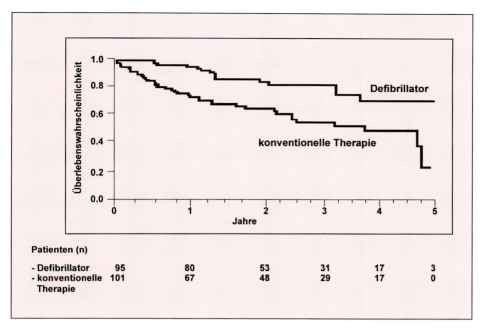

Abb. 3.21. Überlebenswahrscheinlichkeit bezogen auf die jeweilige Therapie. Die Unterschiede zwischen beiden Behandlungsformen (Defibrillator vs. Antiarrhythmika) sind zugunsten des implantierbaren Kardioverter/Defibrillators statistisch signifikant (Moss et al. 1996)

men hat, gab es bislang keine gesicherten Ergebnisse zum Einsatz des Defibrillators in der Primärprophylaxe bei Patienten mit einem erhöhten Risiko für den plötzlichen Herztod. Die MADIT-Studie (Multicenter Automatic Defibrillator Implantation Trial) ist die erste publizierte prophylaktische Untersuchung, bei der 196 Patienten randomisiert mit einem Defibrillator oder mit einem konventionellen medikamentösen Regime behandelt wurden (Moss et al. 1996).

Die Studie kommt zu dem Ergebnis, daß bei Patienten mit vorausgegangenem Myokardinfarkt, bei denen ein höheres Risiko für ventrikuläre Tachyarrhythmien besteht, die prophylaktische Therapie mit einem implantierbaren Defibrillator zu einer verbesserten Überlebensrate im Vergleich zur konventionellen medikamentösen Therapie führt (Abb. 3.21).

Obwohl die Ergebnisse der MADIT-Studie einen klaren Vorteil für den Defibrillatorarm ergeben haben, bedürfen die publizierten Daten einer kritischen Betrachtung, bevor eine allgemeine Empfehlung zur prophylaktischen Defibrillatorimplantation für diese Patientengruppe ausgesprochen werden kann (Friedman u. Stevenson 1996).

– Die Ergebnisse sind nur für eine spezielle Gruppe von Patienten mit koronarer Herzkrankheit, reduzierter Pumpfunktion < 35 %, NYHA-Klasse I–III, Ausschluß relevanter Ischämien und nichtanhaltenden Kammertachykardien (3–30 Schläge) gültig und dürfen nicht auf andere Patientenpopulationen, z. B. solche, die einen Herzstillstand überlebt haben, übertragen werden. Die optimale Therapie für die Sekundärprävention von Hochrisikopatienten ist von den Studien-

ergebnissen aus AVID (Antiarrhythmics Versus Implantable Defibrillator Study) (s. unten), CIDS (Canadian Implantable Defibrillator Study) und CASH (Cardiac Arrest Study of Hamburg) abzuleiten.
- Eine Limitation der MADIT-Studie liegt darin, daß die exakte Zahl der „gescreenten" Patienten („Denominatorpool"), d.h. der Anteil der Patienten, die einer elektrophysiologischen Untersuchung unterzogen wurden, und schließlich die Anzahl der Patienten, die entweder bei der programmierten Kammerstimulation nicht induzierbar oder mit Procainamid supprimierbar waren, nicht bekannt ist.
- Das trianguläre, sequentielle Studiendesign beinhaltet den Nachteil, daß durch die Möglichkeit eines vorzeitigen Studienabbruchs nicht genügend Datenmaterial vorhanden ist, um aussagekräftige Subgruppenanalysen durchzuführen.
- Einen wesentlichen Kritikpunkt bei der Beurteilung von MADIT stellt der konventionelle Therapiearm dar. Nach den heute gültigen Erkenntnissen sollte ein derartiger Studienarm bei Patienten mit Zustand nach Myokardinfarkt die Behandlung mit β-Rezeptorenblockern, ACE-Hemmern, Aspirin und Lipidsenkern umfassen, aber nicht die Therapie mit Antiarrhythmika. In MADIT erhielten zum Zeitpunkt der letzten Nachbeobachtung aber nur 9% der Patienten im konventionellen Studienarm β-Rezeptorenblocker.
- In MADIT wurden bei 60% der Defibrillatorpatienten innerhalb der ersten 2 Jahre Schocktherapien registriert. Aufgrund der implantierten Defibrillatoren, die mehrheitlich nicht über Elektrogrammspeicher verfügten, blieb unklar, wie hoch der Anteil der inadäquaten Schockinterventionen, getriggert z.B. durch supraventrikuläre Tachykardien, an allen dokumentierten Schocktherapien war.
- Bei 75% der in MADIT eingeschlossenen Patienten lag der letzte Myokardinfarkt mehr als 6 Monate zurück. Der Patienteneinschluß erfolgte somit zu einem relativ späten Zeitpunkt für Postinfarktpatienten ohne Symptome. Es ergibt sich die Frage, wann und wie oft sollen 24-h-Langzeit-EKG zur Erfassung nichtanhaltender Kammertachykardien durchgeführt werden, um geeignete Patienten für eine elektrophysiologische Untersuchung auszuwählen.

Die z.T. evidenten Limitationen von MADIT haben dazu geführt, daß eine weitere Studie durchgeführt wird (MADIT-II), bei der Postinfarktpatienten mit stark eingeschränkter Pumpfunktion <30% eingeschlossen werden sollen. Der Nachweis von nichtanhaltenden Kammertachykardien bzw. die programmierte Kammerstimulation sind bei dieser Studie keine obligaten Screeningparameter. Die Multicenterstudie hat im März 1997 begonnen, und geeignete Patienten sollen entweder in einen Defibrillatorarm oder in einen konventionellen Studienarm (ACE-Hemmer, Diuretika, Digitalis, β-Blocker und falls erforderlich Lipidsenker) ohne Antiarrhythmika randomisiert werden.

AVID-Studie
Antiarrhythmics-vs.-Implantable-Defibrillators-(AVID-)Studie. Die ersten Ergebnisse der AVID-Studie (s. Übersicht 3.10) wurden am 14.4.1997 bekanntgegeben, als der Sponsor, das US National Heart, Lung and Blood Institute, die Studie 18 Monate früher als geplant stoppte, weil sich die Defibrillatortherapie gegenüber der medikamentösen Behandlung als wirksamer erwiesen hatte; d.h. die ICD-Therapie zeigte sich bezüglich der Prävention arrhythmischer Todesfälle effektiver als Anti-

Übersicht 3.10. AVID-Studie: Antiarrhythmics vs. Implantable Defibrillators

Studie	– randomisierte multizentrische Studie – Vergleich: Antiarrhythmika (mehrheitlich Amiodaron, Sotalol) gegen ICD – Verlaufskontrolle über 3 Jahre
Patienten	– 1016 Patienten (mittleres Alter 65 Jahre) mit Kammerflimmern oder Kammertachykardie
Vorläufige Ergebnisse	– in der ICD-Gruppe nahezu 39% Reduktion der Todesfälle nach 1 Jahr – 27% weniger Todesfälle nach 2 und 31% nach 3 Jahren

arrhythmika: mehrheitlich Amiodaron, in wenigen Fällen Sotalol. Diese Untersuchung stellt die erste umfassende randomisierte Studie dar, die eine Verbesserung der Überlebenswahrscheinlichkeit durch den ICD erbrachte. Die vollständigen Studienergebnisse wurden am 27.11.1997 im *New England Journal of Medicine* publiziert.

Es wurden Patienten untersucht, die nach Kammerflimmern mit beinahe tödlichem Ausgang wiederbelebt oder nach anhaltender Kammertachykardie defibrilliert worden waren. Patienten mit Kammertachykardie hatten darüber hinaus noch Synkopen oder andere schwerwiegende Herzsymptome sowie eine linksventrikuläre Auswurffraktion von 0,40 oder weniger. Bei der einen Patientengruppe wurde ein Kardioverter/Defibrillator (ICD) implantiert; die andere Gruppe wurde mit Antiarrhythmika der Klasse III behandelt, und zwar vorwiegend mit Amiodaron in empirisch ermittelten Dosierungen. 650 klinische Zentren untersuchten alle Patienten mit Kammertachykardie oder Kammerflimmern über einen Zeitraum von fast 4 Jahren. Von 1016 Patienten (von denen 45% an Kammerflimmern und 55% an Kammertachykardie litten) wurden 507 für eine Behandlung mit ICD und 509 für eine Therapie mit Antiarrhythmika randomisiert. Der primäre Endpunkt der Studie war die Gesamtmortalität.

Die Beobachtungsperiode wurde bei 1013 Patienten (99,7%) regulär beendet. Die Gesamtüberlebensrate war in der Gruppe mit implantiertem Kardioverter/Defibrillator höher [nach nicht bereinigten Schätzungen 89,3% gegenüber 82,3% bei der mit Antiarrhythmika behandelten Gruppe nach 1 Jahr, 81,6% gegenüber 74,7% nach 2 Jahren und 75,4% gegenüber 64,1% nach 3 Jahren ($p < 0,02$)] (Abb. 3.22). Die entsprechenden Senkungen der Mortalität (mit 95% Konfidenzintervallen) betrugen bei implantiertem Defibrillator 39 ± 20%, 27 ± 21% und 31 ± 21%.

Bei Patienten, die ein Kammerflimmern überlebt hatten oder an anhaltender Kammertachykardie mit schweren Symptomen litten, war der implantierbare Kardioverter/Defibrillator den Antiarrhythmika hinsichtlich der Verlängerung der Gesamtüberlebenszeit somit überlegen (N Engl J Med 1997; 337:1576–1583).

Aus den AVID-Ergebnissen kann jedoch keineswegs die Nutzlosigkeit antiarrhythmischer Pharmaka abgeleitet werden. Nach wie vor bleiben Antiarrhythmika wesentlicher Bestandteil der Arrhythmiebehandlung. Bei Patienten mit malignen Kammertachykardien (ventrikuläre Tachykardien, Kammerflattern, Kammerflimmern) könnte der implantierbare Kardioverter/Defibrillator allerdings die zu bevorzugende Therapie darstellen (Mc Carthy 1997).

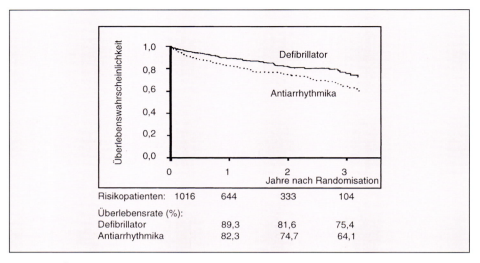

Abb. 3.22. Überlebenswahrscheinlichkeit bezogen auf die jeweilige Therapie. Die Unterschiede zwischen beiden Behandlungsformen (Defibrillator vs. Antiarrhythmika) sind zugunsten des implantierbaren Kardioverter/Defibrillators statistisch signifikant (N Engl J Med 1997; 337:1576–83)

Interessanterweise führen offenbar beide Therapieformen zu einer Verbesserung der Lebensqualität, ohne daß Unterschiede zwischen der Defibrillator- und der Antiarrhythmikabehandlung erkennbar werden (Jenkins et al. 1997).

Eine prophylaktische Indikation, d. h. die Implantation bei Patienten mit hohem Risiko für den plötzlichen Herztod ohne klinisches Ereignis, ist aufgrund neuer klinischer Studien bei ausgewählten Patienten gerechtfertigt. – In der jüngst veröffentlichten Coronary-artery-bypass-graft (CABG)-patch-Studie, die die prophylaktische Anwendung von implantierten Defibrillatoren bei Patienten mit hohem Risiko für Kammerarrhythmien nach einer Koronarbypassoperation zum Inhalt hatte, zeigte sich jedoch folgendes: Bei Patienten mit koronarer Herzkrankheit, verminderter linksventrikulärer Auswurffraktion und auffälligem signalgemittelten Elektrokardiogramm, denen bei der elektiven Koronarbypassoperation *prophylaktisch* ein Kardioverter/Defibrillator eingesetzt worden war, ergaben sich keine Hinweise auf eine verbesserte Überlebensrate (Bigger et al. 1997).

Keine Indikation zur Defibrillatortherapie wird bei den in folgender Übersicht 3.11 aufgelisteten Zustände gesehen.

Allgemeine Voraussetzung für die erfolgreiche Anwendung einer ICD-Therapie sind also dokumentierte maligne, lebensbedrohliche bzw. reanimationspflichtige Kammerrhythmusstörungen sowie eine eingehende elektrophysiologische Untersuchung (Lüderitz 1991a). – Bei der Indikationsstellung zum ICD ist auch die Möglichkeit einer gezielten herzchirurgischen Therapie zur kurativen Behandlung einer ventrikulären Tachyarrhythmie in Betracht zu ziehen. Geeignet für diesen Eingriff sind v. a. Patienten mit Aneurysmaausbildung im Vorderwandbereich und gut erhaltener Restfunktion des Myokards, die eine monomorphe ventrikuläre Tachykardie aufweisen, deren Ursprung durch eine invasive elektrophysiologische Untersuchung prä- und intraoperativ lokalisiert werden kann. Als mögliche Alter-

Übersicht 3.11. Implantierbarer Kardioverter/Defibrillator, *keine* Indikation

- Kammertachykardie ohne Symptomatik
- Nichtpersistierende VT
- Medikamentös induzierte(s) VT/VF
- Synkope ohne VT-Induktion mittels EPS
- Unaufhörliche(s) oder sehr häufige(s) VT/VF
- Medikamentös oder operativ behebbare Ursachen von VT/VF
- Prognoselimitierende Begleiterkrankung
- Herzinsuffizienz des Stadiums IV der NYHA

VT ventrikuläre Tachykardie, *VF* Kammerflimmern, *EPS* elektrophysiologische Stimulation, *NYHA* New York Heart Association

native zum operativen Vorgehen ist bei Patienten mit therapieresistenten langsamen monomorphen ventrikulären Tachykardien die transvenöse Katheterablation zu erwägen. Kann der Ursprung der Rhythmusstörung nicht lokalisiert werden bzw. liegen Tachykardien mit verschiedenen Morphologien vor oder erscheint ein herzchirurgischer Eingriff nicht möglich bzw. zu risikoreich, so ist die Implantation eines multiprogrammierbaren Defibrillators mit dem Ziel der Verhinderung des plötzlichen Herztodes anzustreben.

Die bisherigen klinischen Beobachtungen zeigen, daß mit der Defibrillatortherapie eine wirksame Behandlung von Patienten mit symptomatischen ventrikulären Tachyarrhythmien möglich ist. Die Weiterentwicklung der elektrischen Systeme ermöglicht eine individualisierte Behandlung von Patienten mit unterschiedlicher Form, Frequenz und Inzidenz der Tachyarrhythmie. Durch die Entwicklung transvenöser Systeme mit kleineren Aggregatabmessungen konnte die perioperative Mortalität und Morbidität entscheidend reduziert werden, so daß eine prophylaktische Therapie bei Hochrisikogruppen möglich geworden ist (Jung et al. 1992a; Einzelheiten s. Lüderitz u. Saksena 1991).

In einer neueren Studie zur Lebensqualität nach Implantation eines Kardioverters/Defibrillators bei malignen Herzrhythmusstörungen konnte gezeigt werden, daß die Akzeptanz des ICD bemerkenswert hoch ist. Mehr als die Hälfte der untersuchten Patienten nahmen wieder eine aktive Lebensführung auf und fast alle Patienten (98%) würden auch anderen Kranken zu einem ICD-System raten (Lüderitz et al. 1993). Die überwiegende Mehrheit der Patienten bestätigt, daß die ICD-Implantation für sie sinnvoll gewesen sei (Jung et al. 1995). Die Überlebensrate nach der Implantation ist somit nicht das einzige Erfolgskriterium. Vor der Entscheidung über eine Implantation sollten vielmehr alle Aspekte der Lebensqualität berücksichtigt werden.

Führen eines Kraftfahrzeugs nach Implantation eines Kardioverters/Defibrillators

„Wer unter Herzrhythmusstörungen leidet, die anfallsweise zu wiederholter Unterbrechung der Sauerstoffversorgung des Gehirns führen und damit zur Ursache von Bewußtseinsstörungen oder Bewußtlosigkeit werden können, ist zum Führen von Kraftfahrzeugen aller Klassen ungeeignet." Während diese Leitsätze des Bundesministers für Verkehr im wesentlichen unstrittig sind, sind Fahrerlaubnis bzw. Fahrverbot für ICD-Patienten noch zu definieren.

In einer aktuellen Umfragestudie, die europaweit durchgeführt wurde, ergab sich, daß grundsätzlich Verkehrsunfälle infolge ICD-Schockabgabe extrem selten sind. Etwa die Hälfte der betreuenden europäischen Ärzte raten ihren Patienten, für 9 ± 4 Monate nach der ICD-Implantation auf das Führen eines Kraftfahrzeuges zu verzichten. Trotz ärztlichen Verbotes nehmen etwa 50% der Patienten das Autofahren nach 6 Monaten wieder auf. Die Kriterien zur Beurteilung der Fahrtüchtigkeit von ICD-Patienten sind in Europa bislang nicht einheitlich. Bis dahin erscheint es aufgrund unserer Umfrageergebnisse und den Berichten der Literatur sinnvoll, ICD-Patienten in den ersten 6–8 Monaten nach Implantation ein Fahrverbot aufzuerlegen. Abweichungen von dieser Regel ergeben sich durch die individuelle Symptomatik, wobei insbesondere vorher festgestellte Präsynkopen bzw. Synkopen zu einer Verlängerung des Fahrverbots Anlaß geben sollten. Dies gilt sinngemäß auch für Arrhythmiepatienten, die nicht mit einem ICD versorgt sind (Lüderitz u. Jung 1996).

Von der Studiengruppe der Herzschrittmacher- und Arrhythmiearbeitsgruppen der Europäischen Gesellschaft für Kardiologie wird folgende Klassifizierung zur Kraftfahreignung von ICD-Patienten vorgeschlagen (Jung et al. 1997), s. Übersicht 3.12.

Übersicht 3.12. Klassifikationsvorschlag zur Fahrtüchtigkeit von ICD-Patienten

Klasse I: keine Einschränkung;

Klasse II: Einschränkung für einen bestimmten Zeitraum (z.B. 6–8 Monate);
A: ohne Arrhythmie-Rezidiv,
B: bis zum Nachweis der Symptomfreiheit unter ICD Therapie;

Klasse III: generelles Fahrverbot.

Keine Restriktion für Klasse I; dies betrifft vorzugsweise Patienten mit ICD-Implantation aus prophylaktischer Indikation.

Klasse II (Privates Autofahren) beinhaltet eine Kraftfahrrestriktion für einen definierten Zeitraum: die relativ einfach zu beurteilende Klasse II A bei Fehlen von Arrhythmierezidiven; und die wesentlich kompliziertere Klasse II B, die einen Fahrverzicht bis zum Nachweis der Symptomfreiheit (das heißt z.B. Fehlen von Präsynkopen und Synkopen) unter ICD-Therapie umfaßt.

Die Klasse III (Berufliches Autofahren) bezeichnet schließlich Patienten, die einem vollständigen Fahrverbot unterliegen, d.h. professionelle Kraftfahrer, Piloten, Schiffsführer, Straßenbahn-, Lokomotivführer und andere.

Intraatriale Defibrillation – der atriale Defibrillator und der atrioventrikuläre Defibrillator (Arrhythmia Management Device)

Die transthorakale Defibrillation von Vorhofflimmern, die 1963 von Lown et al. beschrieben wurde, ist eine sichere und effektive Methode zur Akuttherapie. Nachteile der externen Elektroschockapplikation sind die Notwendigkeit einer Kurznarkose und der Bedarf einer vergleichsweise hohen Energie von bis zu 360 J. Als alternative Behandlungsmaßnahme wurde die intraatriale Defibrillation vor über 20 Jahren bereits experimentell eingesetzt. Aufgrund einer zu geringen Wirksamkeit wurde das Verfahren bald wieder verlassen. Nach einer entscheidenden Ver-

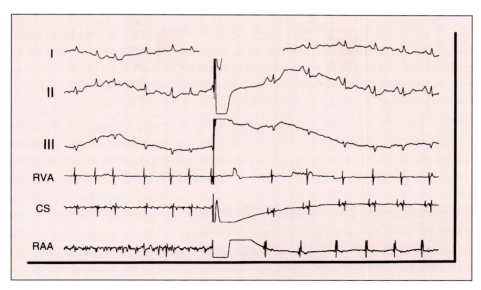

Abb. 3.23. EKG nach interner atrialer Defibrillation. EKG-Registrierung einer erfolgreichen intraatrialen Defibrillation von Vorhofflimmern mit 100 V. Darstellung von drei Oberflächenableitungen I, II III und drei intrakardialen Ableitungen *CS* Coronarsinus, *RAA* rechtes Vorhofohr und *RVA* Spitze des rechten Ventrikels

besserung der Elektrodentechnologie und unter Anwendung optimierter Impulsformen zur Energieabgabe ist die intraatriale Defibrillation neuerdings wieder ins Zentrum des klinischen Interesses gerückt.

Eigene Erfahrungen mit der intraatrialen Defibrillation zeigen, daß diese Methode ein sicheres und effektives Verfahren zur Terminierung von Vorhofflimmern ist und insbesondere bei denjenigen Patienten erfolgreich eingesetzt werden kann, die durch externe Kardioversion nicht in Sinusrhythmus übergeführt wurden (Jung u. Lüderitz 1996). Bei unseren mehr als 100 Patienten mit chronischem Vorhofflimmern, die bislang mit der internen atrialen Defibrillation behandelt wurden, konnte Sinusrhythmus erfolgreich wiederhergestellt werden (Abb. 3.23).

Die erforderliche Energie zur internen Defibrillation betrug im Mittel $8{,}7 \pm 6{,}4$ J. Bei Ineffektivität der externen Kardioversion sollte somit die interne atriale Kardioversion in Betracht gezogen werden. Dieses Verfahren zeichnet sich durch eine hohe Effizienz bei niedriger Energieabgabe und ohne die möglichen Nachteile einer Kurznarkose aus.

Implantierbarer atrialer Defibrillator. Die konsequente Weiterentwicklung der intraatrialen Defibrillation stellt der implantierbare atriale Defibrillator dar. Bei dem atrialen Defibrillator handelt es sich um eine symptomatische Behandlungsmaßnahme. Dieses neuartige elektrotherapeutische Verfahren wird bereits in Deutschland klinisch eingesetzt (Jung u. Lüderitz 1996; Jung et al. 1997). Für den implantierbaren atrialen Defibrillator kommen Patienten mit intermittierendem Vorhofflimmern in Betracht, welches gegenüber einer Antiarrhythmikatherapie refraktär ist und mit einer Inzidenz von einmal pro Woche bis einmal alle 3 Monate auftritt.

In der ersten Erprobungsphase wurde das Defibrillatorsystem durch den Arzt im Krankenhaus aktiviert, um die Funktionsweise, Wirksamkeit und Sicherheit des Systems dokumentieren zu können. Nach einer ausreichenden Erfahrung ist es möglich, daß der implantierbare atriale Defibrillator im Falle eines spontanen Auftretens von Vorhofflimmern entweder mittels eines Magneten durch den Patienten selbst aktiviert wird oder vollautomatisch arbeitet. Bei der automatischen Funktion überprüft das Defibrillatorsystem in regelmäßigen Abständen, ob Vorhofflimmern vorliegt. Zur Erkennung von Vorhofflimmern werden verschiedene Algorithmen angewendet, die eine hohe Spezifität für Vorhofflimmern aufweisen. Im Anschluß an die Detektion und Bestätigung von Vorhofflimmern durch das Defibrillator-

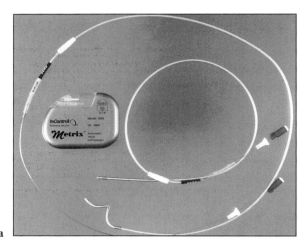

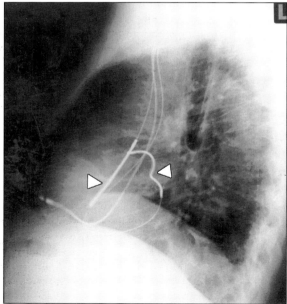

Abb. 3.24.
a Implantierbares atriales Defibrillationssystem Metrix 3000, bestehend aus einem 79 g schweren und 53 cm^3 großen Gehäuse und 2 Defibrillationselektroden. Die Defibrillationselektrode für den rechten Vorhof (Perimeter 7205) ist eine Schraubelektrode mit einer 6 cm langen Schockwendel und einer totalen Oberfläche von 5,2 cm^2. Die Defibrillationselektrode für den Sinus coronarius (Perimeter 7109) ist eine passive Elektrode, die eine korkenzieherartige Form nach Entfernung des Mandrins aufweist. Diese Elektrode hat ebenfalls eine 6 cm lange Schockwendel bei einer totalen Oberfläche von 4,6 cm^2.
b Pat. A.H.D., m., 67 Jahre: Thoraxröntgenbild (seitlich) nach Implantation eines atrialen Defibrillators (Metrix 3000, Incontrol Inc., USA). Defibrillationssonden im rechten Vorhof (▷) und Sinus coronarius (◁). Bipolare Stimulationssonde im rechten Ventrikel zur Synchronisation und für eine eventuell notwendig werdende postdefibrillatorische Stimulation

system werden die Kondensatoren des Defibrillators aufgeladen und ein niederenergetischer Schock mit einer programmierbaren Energie zur Terminierung des Vorhofflimmerns abgegeben.

Der klinische Stellenwert des implantierbaren atrialen Defibrillators bleibt abzuwarten, da bei diesem innovativen elektrotherapeutischen Verfahren noch Fragen zu klären sind, z.B. die potentielle Gefahr der Induktion von gefährlichen Herzrhythmusstörungen sowie die Patientenakzeptanz bei rezidivierenden Schockentladungen. Außerdem ist die Notwendigkeit einer Antikoagulation zur Vermeidung einer Thromboembolie bei Anwendung dieses Verfahrens noch nicht hinreichend abgeklärt.

An der Universitätsklinik Bonn wurde am 3.4.1996 erstmals in Deutschland ein atriales Defibrillatorsystem (Metrix 3000, InControl) bei einer 64jährigen Patientin mit symptomatischem, medikamentös therapierefraktärem Vorhofflimmern erfolgreich angewendet. Das atriale Defibrillationssystem (Abb. 3.24) besteht aus einem 79 g schweren und 53 cm³ großen Gehäuse, das mit einer rechtsatrialen Schraubelektrode, einer Elektrode für den Sinus coronarius und einer konventionellen bipolaren Elektrode zur Triggerung der R-Welle im Brustbereich der Patientin

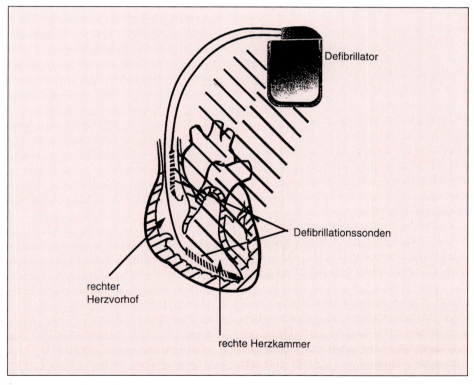

Abb. 3.25. Implantierbarer multiprogrammierbarer 2-Kammer-Defibrillator (Modell 7250, Arrhythmia Management Device AMD, Medtronic Inc., Minneapolis/MN, USA). Gewicht 93 g, Volumen 55 ml. Schematische Darstellung des pektoral implantierten Gerätes, verbunden mit transvenösen Defibrillationselektroden, die in der Spitze des rechten Ventrikels und im rechten Herzohr lokalisiert sind

implantiert wurde. Am 4.6.1996 erhielt ein weiterer Patient mit symptomatischem, medikamentös therapierefraktärem Vorhofflimmern das zweite atriale Defibrillationssystem in Deutschland. Derzeit sind weltweit 101 derartige atriale Defibrillationssysteme implantiert (Stand Jan. 1998).

Atrioventrikulärer Defibrillator. Eine weitere Neuerung auf dem Gebiet der Elektrotherapie von Herzrhythmusstörungen stellte der implantierbare atrioventrikuläre Defibrillator (Arrhythmia Management Device Modell 7250; s. Abb. 3.25) dar, der am 10.1.1997 an der Universitätsklinik Bonn bei einer 61jährigen Patientin weltweit erstmals erfolgreich angewendet wurde. Der entscheidende Fortschritt des neuen Elektroschocksystems besteht darin, daß es 2 Therapieprinzipien in einem Gerät vereint, indem es vollautomatisch Vorhof- und Kammersignale detektiert und in beiden Herzkammern elektrische Therapien zur Terminierung der Herzrhythmusstörung abgibt (Jung u. Lüderitz 1997). Die bisherigen Erfahrungen mit diesem neuartigen System sind ermutigend.

3.2.3
Antitachykarde Schrittmachertherapie

Trotz vielfältiger Vorteile stellt die Elektrokonversion bzw. Defibrillation nicht für alle medikamentös therapieresistenten tachykarden Rhythmusstörungen das symptomatische Mittel der Wahl dar. Der Elektroschock ist relativ kontraindiziert bei Digitalisvormedikation bzw. -intoxikation und Hypokaliämie sowie beim Sinusknotensyndrom. Fernerhin ist die Elektrokonversion nicht zur Daueranwendung geeignet. Angesichts dieser Einschränkungen gewann auch die Elektrostimulation bei entsprechender Indikation wieder an Bedeutung. Die Schrittmachertherapie kann erfolgreich eingesetzt werden bei extrasystolischen Arrhythmien, bei Vorhofflattern, supraventrikulären und bei ventrikulären Tachykardien unter Defibrillatorschutz (vgl. Lüderitz 1979b).

a) Mechanismus

Als Ursache ektoper tachykarder Rhythmusstörungen sind 2 unterschiedliche pathogenetische Prinzipien zu diskutieren: die fokale Impulsbildung und die kreisende Erregung. Beide Mechanismen sind tierexperimentell nachgewiesen worden. Ihre sichere Unterscheidung mit klinischen Mitteln erscheint derzeit noch nicht möglich (s. S. 40 ff.).

Die Tatsache, daß es in einigen Fällen von tachykarden Rhythmusstörungen gelingt, diese durch vorzeitig einfallende elektrische Stimuli zu unterbrechen (bzw. auch Tachykardien durch Extrareize auszulösen), ist als Hinweis auf das Vorliegen eines Reentrymechanismus angesehen worden (Wellens et al. 1972). Als Erklärung für die Tachykardieunterbrechung wird dabei angenommen, daß die künstlich gesetzte Zusatzerregung zur Defibrillation erregbaren Myokards an einer Stelle der Kreisbahn führt, die sich dann gegenüber der Erregungswelle der kreisenden Erregung refraktär verhält.

Aufgrund theoretischer Überlegungen sowie neuerer tierexperimenteller Befunde muß jedoch der Versuch, den Erfolg oder Nichterfolg der elektrischen Stimulation als differentialdiagnostisches Kriterium zur Unterscheidung zwischen fokaler und Reentrytachykardie zu benutzen, wieder in Zweifel gezogen werden. So ist z. B. vorstellbar, daß bei größerer Distanz oder erniedrigter Leitungsgeschwindigkeit zwischen Stimulationskatheter und dem Ort der die Tachykardie unterhaltenden Kreiserregung die elektrische Zusatzerregung den Reentrykreis gar nicht zu erreichen vermag. Die Erfolgsaussichten, mit einem Extrareiz eine Kreiserregung zu unterbrechen, wären weiterhin verringert, wenn es sich um eine anatomisch sehr kleine Kreisbahn handelt. Im Extremfall könnte dabei der gesamte Kreisumfang so kurz wie die Wellenlänge der Erregung selbst werden, d. h. es bestände für den künstlich gesetzten Extrareiz gar keine „erregbare Lücke" zwischen Anfang und Ende der kreisenden Erregungswelle. Somit kann auch ein negatives Ergebnis der Schrittmachertherapie einen Reentrymechanismus nicht ausschließen. Auch bei positivem Ausfall eines Stimulationsversuches ist eine fokale Impulsbildung nicht sicher zu negieren. Dies muß aus tierexperimentellen Untersuchungen abgeleitet werden, die entgegen der allgemein verbreiteten Auffassung den Nachweis erbrachten, daß auch eine Impulsbildung fokalen Ursprungs durch künstlich gesetzte Extrareize sowohl ausgelöst als auch unterbrochen werden kann (vgl. Lüderitz u. Steinbeck 1977).

b) Methoden

Grundlagen der Stimulationstherapie

Bei der antitachykarden Schrittmachertherapie kommen im wesentlichen drei Stimulationsmethoden zur Anwendung: Overdrive pacing, zur Prävention von Reentryphänomenen und automatischer Reizbildung sowie zur Terminierung automatischer Reizbildung, kompetitive Stimulation zur Unterbrechung einer Tachykardie mit Hilfe eines Einzelimpulses oder Mehrfachimpulse und atriale Hochfrequenzstimulation zur Konversion von Vorhofflattern in Vorhofflimmern bzw. Sinusrhythmus (vgl. Lüderitz 1979a).

„Overdrive pacing": Die Steigerung der Herzfrequenz durch Schrittmacherstimulation zur Prävention oder Terminierung von Tachyarrhythmien wird als „overdrive pacing" bezeichnet. Präventive Stimulation erfolgt als permanentes „pacing" mit einer Frequenz oberhalb der spontanen Ruhefrequenz, aber unterhalb der Tachykardiefrequenz („underdriving").

Die Terminierung einer Tachykardie durch „overdrive pacing" erfordert dagegen eine Stimulationsfrequenz, die oberhalb der Tachykardiefrequenz liegt; die Stimulationsdauer beträgt einige Sekunden, kann aber auch im Bereich von Minuten liegen.

Das „overdrive pacing" kann im Vorhof oder im Ventrikel angewendet werden. Bei der präventiven Stimulation ist – bei intakter atrioventrikulärer Überleitung – die permanente atriale Stimulation zur Prophylaxe ventrikulärer Ektopien denkbar. Vorteile sind Erhaltung des atrialen Transportmechanismus sowie Vermeidung von mechanischer Irritation des Ventrikels, zwei Gesichtspunkte, die zumindest bei intermittierender antitachykarder Schrittmachertherapie bei akuten Herzerkrankungen eine Rolle spielen dürften.

Kompetitive Stimulation. Die kompetitive Stimulation wird zur Unterbrechung von supraventrikulären und ventrikulären Reentrytachykardien angewandt. Die Depolarisation des Myokards wird durch einen Einzelstimulus gleichsam vorverlegt, so daß die pathologische Erregungswelle auf refraktäres Gewebe trifft und blockiert wird. Das effektive Stimulationsintervall kann experimentell durch gekoppelte Stimulation bestimmt werden, eine entsprechende Programmierung des Schrittmachers ermöglicht dann die repetitive Anwendung. Erweist sich das effektive Stimulationsintervall als frequenzabhängig, so kann z. B. der sog. *orthorhythmische Schrittmacher* eingesetzt werden, der das Stimulationsintervall in Beziehung zur momentanen Zykluslänge der Herzschlagfolge einstellt (Lüderitz et al. 1975). Beim „*scanning pacemaker*" nimmt das Kopplungsintervall progressiv schrittweise ab, bis das zur Unterbrechung führende effektive Intervall auftritt (Spurrell 1975). Bei der festfrequenten kompetitiven Stimulation stellt sich das zur Unterbrechung der Tachykardie führende Intervall mit kurzer Latenz spontan ein. Dieser Stimulationsmodus kann bedarfsgesteuert oder als festfrequente Dauerstimulation erfolgen. Bei permanenter Stimulation wird die Schrittmacherfrequenz oberhalb der Ruhefrequenz eingestellt. Der Vorteil dieses Vorgehens liegt in der Kombination zweier Stimulationsmodi: „overdrive pacing" im Intervall, kompetitive Stimulation während der Tachykardie. Die Wirksamkeit der vorzeitigen elektrischen Stimulation hängt von folgenden Gegebenheiten ab:

1) anatomische Ausdehnung und Lage des Leitungsweges der pathologischen Erregungswelle,
2) Differenz von Refraktärzeit und Leitungszeit im pathologischen Leitungsweg,
3) Abstand zwischen Stimulationsort und pathologischem Leitungsweg und elektrophysiologische Eigenschaften des dazwischenliegenden Myokards,
4) Änderung von Refraktärzeit und Leitungsgeschwindigkeit durch die elektrisch initiierte Herzaktion.

Atriale Hochfrequenzstimulation

Die *intraatriale* Hochfrequenzstimulation stellt eine wirksame elektrotherapeutische Maßnahme bei Vorhofflattern, atrialen und junktionalen Tachykardien – ausgenommen Tachykardien bei akzessorischen atrioventrikulären Verbindungen mit kurzer Refraktärzeit – dar. Vorhofflattern mit schneller Überleitung kann, unabhängig vom Grundleiden, eine bedrohliche Situation herbeiführen durch die Gefahr der 1:1-Überleitung auf die Kammern. Die konventionelle Therapie besteht in der schnellen oder mittelschnellen Digitalisierung mit dem Ziel der Überführung in einen Sinusrhythmus oder in Vorhofflimmern mit langsamer Kammerfrequenz. Ist eine Digitalisierung kontraindiziert und kommt eine Kardioversion (Elektroreduktion) nicht in Frage, z. B. bei Digitalisüberdosierung, so bietet die schnelle intraatriale Stimulation eine Alternativmethode, die im Unterschied zur Kardioversion ohne Narkose durchgeführt werden kann und damit besonders bei älteren Patienten oder bei Kranken in schlechtem Allgemeinzustand von Vorteil ist, zumal ggf. die Digitalismedikation beibehalten werden kann. Die atriale Hochfrequenzstimulation ist das Mittel der Wahl bei der paroxysmalen atrialen Tachykardie mit Block im Gefolge einer Glykosidüberdosierung bzw. -intoxikation. Bei dieser Methode wird ein bipolarer Stimulationskatheter transvenös unter Röntgenkontrolle in den rechten Vorhof eingeführt und möglichst wandständig angelegt. Eine ventrikuläre Stimulation (z. B. durch Veränderung der Elektrodenlage) muß sicher ausgeschlossen sein. Kurzfristig (wenige Sekunden oder Minuten) erfolgt eine hochfrequente Stimulation über einen Impulsgenerator. Die effektive Frequenz liegt gewöhnlich zwischen 150 und 600/min; es können auch höhere Frequenzen angewandt werden. Das Vorgehen kann mehrmals wiederholt werden. Das simul-

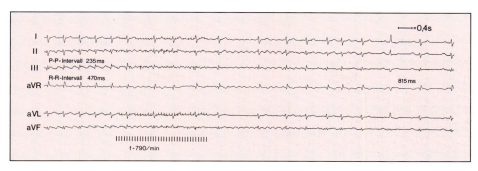

Abb. 3.26. Erfolgreiche Unterbrechung von Vorhofflattern mit 2:1-AV-Überleitung. 57jähriger Patient mit paroxysmalem Vorhofflattern. Registriert sind I, II, III, aVR, aVL, aVF. Atriale Hochfrequenzstimulation über einen im rechten Vorhof plazierten Elektrodenkatheter mit einer Frequenz von 790/min für die Dauer von 2,5 s. Das Vorhofflattern geht über in Vorhofflimmern, das wenige Sekunden später sistiert. Es resultiert Sinusrhythmus

tan registrierte EKG gibt z. B. die Konversion von Vorhofflattern in Vorhofflimmern zu erkennen, das häufig nach kurzer Zeit spontan in Sinusrhythmus umschlägt. Es bedarf jedoch keineswegs stets einer Minuten währenden atrialen Hochfrequenzstimulation, um Sinusrhythmus zu erzielen. Sehr effektiv ist nach unseren Erfahrungen auch die Stimulation mit einer Salve hochfrequenter Einzelimpulse (Abb. 3.26). Die intrakardiale Hochfrequenzstimulation hat sich als wirksame und risikoarme Methode bewährt, die vielfach der klassischen DC-Defibrillation vorzuziehen ist. Die Erfolgsrate der schnellen atrialen Stimulation (definiert als Konversion in Sinusrhythmen oder Vorhofflimmern) liegt bei 70%. Der Umschlag in Sinusrhythmus innerhalb von Sekunden oder Minuten findet sich bei ca. 50% der erfolgreich behandelten Patienten. Der Zeitpunkt der Konversion kann auch erst nach mehreren Stunden oder Tagen eintreten, wenngleich in der Mehrzahl der Fälle nach maximal 48 h ein Sinusrhythmus auftritt.

Bei Vorhofflimmern bietet sich die intraatriale Stimulation nicht an. Supraventrikuläre Tachykardien (abgesehen von Vorhofflimmern) können außer durch schnelle atriale Stimulation auch durch programmierte Einzelstimulation sowie durch Stimulation (s. Abb. 3.27) in einer Frequenz, die unter der der Tachykardie liegt, erfolgreich angegangen werden.

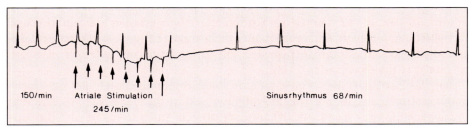

Abb. 3.27. Supraventrikuläre Tachykardie (150/min), die nach kurzer atrialer Hochfrequenzstimulation (245/min) in Sinusrhythmus übergeht. Die atriale Stimulation erfolgte durch einen externen Sender, der vom Patienten selbst betätigt wurde, und über einen implantierten Empfänger, welcher mit einer bipolaren Vorhofelektrode verbunden ist. (Nach Kahn u. Citron 1976)

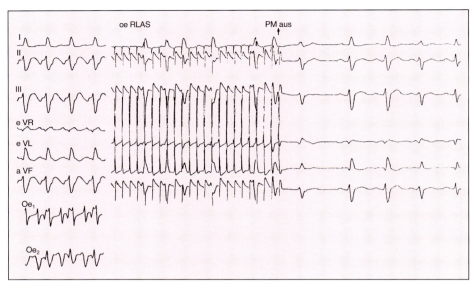

Abb. 3.28. Dokumentation der ersten erfolgreichen Terminierung einer paroxysmalen supraventrikulären Tachykardie durch transösophageale Stimulation. EKG-Registrierung vor, während und nach schneller transösophagealer Stimulation des linken Vorhofs (*oe RLAS*) über einen ösophagealen Elektrodenkatheter. *Links*: Oberflächenableitungen I, II, III; eVR, eVL und aVF sowie 2 Ösophagusableitungen Oe_1 und Oe_2. Atriale Tachykardie mit 2:1-AV-Block. *Mitte*: schnelle linksatriale Stimulation über den Ösophaguskatheter mit konsekutivem Vorhofflimmern. *Rechts*: nach Beendigung der oe RLAS (*PM aus*) nach der 2. Herzaktion normaler Sinusrhythmus. (Nach Sterz et al. 1978)

Über die *transösophageale* Vorhofstimulation liegen begrenzte Erfahrungen vor. Die Vorteile dieses Verfahrens liegen v. a. in dem einfachen, nichtinvasiven Vorgehen und der zu entbehrenden Durchleuchtungskontrolle bei notfallmäßiger Anwendung (Montoyo et al. 1973; Blanchard 1986). Von Sterz et al. (1978) wurde über die erfolgreiche transösophageale schnelle Stimulation des linken Vorhofs bei ektopen tachykarden Vorhofrhythmusstörungen in 7 von 9 Fällen berichtet. Als Therapieerfolg wurde die Induzierung von Vorhofflimmern mit Umschlagen in Sinusrhythmus (6 Fälle) bzw. die Persistenz eines bradyfrequenten Vorhofflimmerns gewertet (Abb. 3.28). Ähnlich gute Erfahrungen wurden von Strödter u. Schwarz (1980) bei 14 Patienten mit Vorhofflattern oder atrialen bzw. junktionalen Tachykardien mitgeteilt. Auch zur Frequenzbelastungsprüfung bei koronarer Herzkrankheit wurde die transösophageale Elektrostimulation mit guten Ergebnissen eingesetzt (Dittrich u. Lauten 1972).

Der Mechanismus der Konversion in Sinusrhythmus durch atriale Hochfrequenzstimulation ist noch nicht endgültig geklärt. In vielen Fällen dürfte die Unterbrechung einer Reentrytachykardie stattfinden. Andererseits ist auch die Suppression eines automatischen Fokus denkbar. Die Initiierung von Vorhofflimmern durch die Hochfrequenzstimulation kann mit einer Stimulation in die vulnerable Phase des Vorhofs erklärt werden.

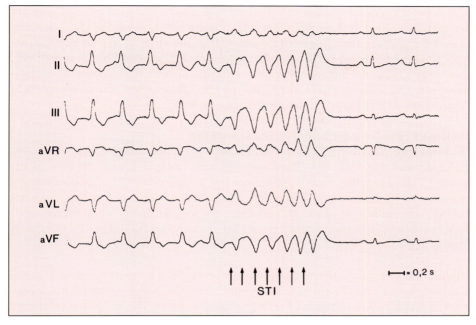

Abb. 3.29. Ventrikuläre Tachykardie. Frequenz 163/min, Einsatz einer temporären Hochfrequenzstimulation. Terminierung der Tachykardie durch rechtsventrikuläre Salvenstimulation (7 Stimuli im Abstand von je 150 ms, entsprechend einer Frequenz von 400/min); poststimulatorisch besteht Sinusrhythmus

Ventrikuläre Hochfrequenzstimulation

Durch passagere intraventrikuläre Hochfrequenzstimulation ist es grundsätzlich möglich, bei entsprechender retrograder Überleitung supraventrikuläre Reentrytachykardien zu terminieren. Bei ventrikulären Tachykardien wird die Hochfrequenzstimulation (Abb. 3.29) nurmehr zur temporären Anwendung bzw. im Zusammenhang mit dem implantierbaren Kardioverter/Defibrillator (s. S. 290 ff.) eingesetzt. Die antitachykarde Elektrostimulation bei malignen ventrikulären Rhythmusstörungen ist zwar patientenschonend, beinhaltet aber andererseits das Risiko der Akzeleration der behandlungspflichtigen Tachykardie bis hin zur Degeneration in Kammerflimmern. Die Therapie ventrikulärer Tachykardien allein mit implantierbaren antitachykarden Schrittmachersystemen – besonders mittels automatischer Hochfrequenzstimulation – ist daher praktisch aufgegeben worden. Ein neues, wichtiges Anwendungsgebiet hat sich jedoch in der Kombination von antitachykarder Stimulation mit automatischer Kardioversion/Defibrillation (als „back-up") ergeben (s. S. 290; Lüderitz u. Manz 1990; vgl. Furman et al. 1977).

Klinische Anwendung von „overdrive pacing"

Die Frequenzanhebung zur Unterdrückung von ektopischer Aktivität (ventrikulär und supraventrikulär) wird als „overdriving" („overdrive pacing") bezeichnet (s. S. 308). Die Stimulationsfrequenz muß hierbei naturgemäß über der Spontanfrequenz liegen; sie kann aber deutlich niedriger als die zu supprimierende ektopische Frequenz sein. Oft genügt bereits eine Frequenz, die nur ganz geringfügig über der spontanen liegt. Insbesondere bei extrasystolischen Arrhythmien läßt sich diese Stimulationstechnik erfolgreich einsetzen. Das „overdriving" eignet sich bei entsprechender Indikation zur Überbrückung akuter Situationen über Stunden, evtl. auch Tage und kann insbesondere bei kardiochirurgischen Patienten – vorzugsweise mit epikardialer Elektrodenlage – und Infarktkranken mit medikamentös therapierefraktärer Extrasystolie Anwendung finden.

Klinische Anwendung der kompetitiven Stimulation

Festfrequente Schrittmacherstimulation: Als paradoxe Anwendung eines Demandpacemakers wird die Umschaltung eines ventrikulären Bedarfsschrittmachers auf starrfrequente Stimulation bei tachykarden Rhythmusstörungen bezeichnet. Diese temporäre Form der Stimulation ist nicht nur auf supraventrikuläre Tachykardien im Rahmen von Präexzitationssyndromen beschränkt, sondern auch bei anderen therapierefraktären nichtventrikulären Tachykardien anwendbar.

Stimulation mit progressivem Kopplungsintervall: Von Spurrell wurde ein „scanning pacemaker" beschrieben, welcher durch ventrikuläre Stimulation bei supraventrikulären Tachykardien auf Reentrybasis wirksam ist. Dieses System trägt dem Umstand Rechnung, daß der zur Terminierung einer Tachykardie adäquate Stimulationszeitpunkt eine Variation bis zu 30 ms aufweisen kann. Somit wäre eine exakte Vorprogrammierung nicht möglich. Das „Scanningsystem" setzt automatisch ein, wenn eine supraventrikuläre Tachykardie auftritt, und gibt Einzel- oder Doppelimpulse nach bestimmten zeitlichen Intervallen ab (Spurrell 1975).

Frequenzbezogene Stimulation (orthorhythmische Stimulation): Durch eine kritische Depolarisation ist zu erreichen, daß sich bestimmte Myokardareale gegenüber einer atypischen Erregungswelle, die die Tachykardie unterhält, refraktär verhalten (s. oben). Dadurch wird die tachykarde Rhythmusstörung terminiert, und der Sinusrhythmus kann die Herzschlagfolge wieder bestimmen. Diesem Ziel dient die Anwendung eines in den 70er Jahren entwickelten Schrittmachersystems, das automatisch den Zeitpunkt einer gekoppelten Impulsabgabe als Funktion des Abstandes der beiden letzten Herzaktionen variiert und damit programmierbar frequenzbezogen arbeitet (Guize et al. 1971; Lüderitz et al. 1975). Hierbei wird ein konventioneller Stimulationskatheter mit atrialer oder ventrikulärer Elektrodenlage an einen sog. orthorhythmischen Pacemaker angeschlossen, der die Funktionen eines konventionellen Stand-by-Pacemakers besitzt und zusätzlich mit einem Computer ausgerüstet ist, der eine automatische intervallbezogene Einzel- und Mehrfachstimulation ermöglicht. Außerdem ist das Gerät für die serielle und kontinuierliche Hochfrequenzstimulation ausgerüstet. Eine permanente Detektionskontrolle der atrialen bzw. ventrikulären Herzaktionen ist gewährleistet.

Während bei der herkömmlichen gekoppelten Stimulation das Interventionsintervall in Abhängigkeit zur vorausgehenden Herzaktion gewählt wird, berücksichtigt dieses Schrittmachersystem das jeweils vorangegangene Intervall und arbeitet damit programmierbar frequenzbezogen. Bei Auftreten einer Extrasystolie

Tachykarde Rhythmusstörungen

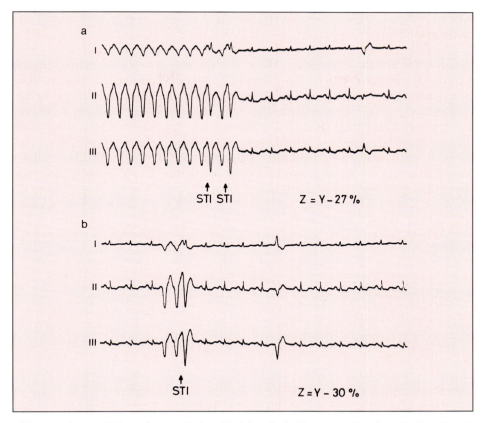

Abb. 3.30 a, b. Rezidivierende ventrikuläre Tachykardie bei koronarer Herzkrankheit. **a** Ventrikuläre Tachykardie; erst nach 2maligem Stimulationsversuch (*STI*) ($Z = Y-27\%$) gelingt die Suppression der tachykarden Rhythmusstörung. **b** Salve ventrikulärer Extrasystolen, die durch programmierte Einzelstimulation terminiert wird (Programmierung: ($Z = Y-30\%$). Die Kammerkomplexe gleichen morphologisch denen in **a** und dürften dem gleichen heterotopen Reizbildungszentrum entstammen. Es ist anzunehmen, daß durch die sofortige Stimulation (**b**) die Entstehung einer neuen Tachykardie verhindert wurde (vgl. Lüderitz et al. 1975)

interveniert der künstliche Schrittmacher mit einer Verzögerung (Z), die als Funktion des Abstandes der beiden vorausgegangenen Herzaktionen (Y) regelbar ist (vgl. Abb. 3.30).

Antiarrhythmika können das Myokard „konditionieren" bzw. für die Stimulationstherapie ansprechbar machen durch Frequenzverminderung bzw. Herabsetzen der Leitungsgeschwindigkeit im pathologischen Erregungskreis, der die behandlungspflichtige Tachykardie aufrecht erhält. Dies bedeutet klinisch, daß in therapieresistenten Situationen die kombinierte medikamentöse und elektrische antiarrhythmische Behandlung effizient sein kann. Pharmakologische Behandlung und Elektrotherapie sind also bei tachykarden Rhythmusstörungen nicht nur alternativ, sondern v. a. additiv anwendbar.

3.2.4
Katheterablation

Mit der Einführung der transvenösen Katheterablation wurde ein wichtiges, nichtoperatives Verfahren in der Behandlung therapieresistenter supraventrikulärer Arrhythmien verfügbar. Das Prinzip besteht in der Ortung eines Tachykardieursprungs oder einer notwendigerweise am Zustandekommen der Tachykardie beteiligten Struktur mittels Kathetertechnik; auf transvenösem Weg wird Energie appliziert, um eine möglichst umschriebene Nekrose zu erreichen und damit die Tachykardien zu verhindern (Indikation s. Übersicht 3.13). Bei der His-Bündel-Ablation mittels Gleichstromapplikation wurde die AV-Leitung unterbrochen (Gallagher 1982; Scheinman 1982).

Übersicht 3.13. Indikation zur transvenösen Katheterablation bzw. His-Bündel-Ablation und AV-Knoten-Modifikation

Medikamentöse Therapieresistenz bei symptomatischer supraventrikulärer Tachykardie:
- Tachyarrhythmie infolge Vorhofflimmerns,
- Tachyarrhythmie infolge Vorhofflatterns,
- paroxysmale AV-Knotentachykardie,
- permanente AV-Knotentachykardie,
- (Wolff-Parkinson-White-Syndrom).

In Deutschland wurde das Verfahren der nichtoperativen His-Bündel-Ablation zuerst von Manz et al. angewandt (Manz et al. 1983; Abb. 3.31). Die Autoren berichteten Anfang 1983 über 4 und 1985 über 15 therapieresistente, erfolgreich abladierte Patienten mit bedrohlichen supraventrikulären Tachykardien (Manz et al. 1985a).

Mit dieser Technik lassen sich AV-Knoten-Reentrytachykardien sowie atrioventrikuläre Tachykardien verhindern und die Auswirkungen von Vorhofarrhythmien (hohe Kammerfrequenz bei Vorhofflimmern/-flattern) vermeiden; in letzterem Falle wird die Arrhythmie selbst aber nicht beseitigt. Bei ca. 75% der Patienten konnte durch diese Therapie ein elektrophysiologisch und klinisch günstiges Ergebnis erreicht werden. Im Zusammenhang mit der Gleichstromentladung wurden bei Durchführung und Langzeitverlauf über verschiedene Komplikationen berichtet: Barotrauma, Arrhythmogenität, Hypotension, schlechte Steuerbarkeit etc.

Ferner wurden Probleme bei der notwendigen Schrittmachertherapie (Gefäß- und Sondenkomplikationen, Schrittmacherinfektion) beschrieben (Evans et al. 1988; Manz et al. 1985c).

Verschiedene Entwicklungen verhalfen der Katheterablation und -modifikation zum erweiterten therapeutischen Einsatz. Besonders wichtig war die Anwendung des Hochfrequenzstroms. Die Hochfrequenzstromanwendung bewirkt keine Muskel- oder Nervenreizung, so daß die Energieabgabe ohne Narkose durchgeführt werden kann. Die Energie ist gut steuerbar und bewirkt eine sehr umschriebene Nekrose, die auf den Bereich der Elektrodenspitze beschränkt bleibt (keine Fernwirkung, kein Barotrauma). Wesentlich war beim Präexzitationssyndrom die exakte Lokalisation der akzessorischen Verbindung durch die Registrierung der

Tachykarde Rhythmusstörungen

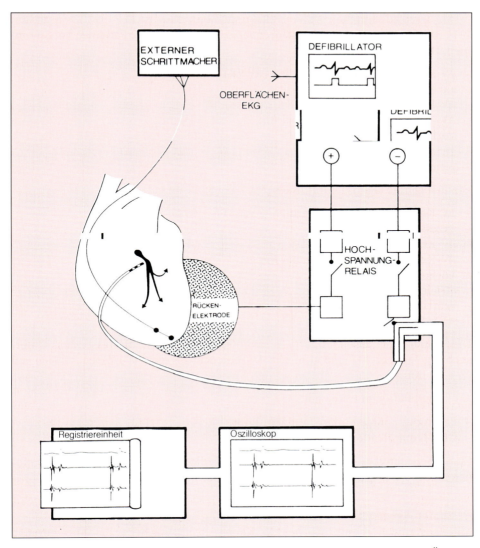

Abb. 3.31. Anordnung der Elektrodenkatheter zur transvenösen His-Bündel-Ablation. Über die Hochspannungsumschalteinheit kann nach Lokalisation des His-Bündels ohne Zeitverzug die endständige Elektrode des 4poligen Katheters mit dem kathodalen Ausgang des Defibrillators verbunden werden. Gleichzeitig werden die übrigen intrakardialen Ableitungen unterbrochen. Damit wird eine (R-Zacken-getriggerte) Kondensatorentladung zwischen der endständigen, intrakardialen Elektrode und der großflächigen Rückenelektrode ermöglicht

Potentiale der Kent-Bündel. Damit waren umschriebenere Nekrosen zur Unterbrechung der Erregungsleitung im Kent-Bündel ausreichend. Von großer Bedeutung war die Entwicklung steuerbarer Katheter mit größeren Ablationselektroden, so daß ausreichend Energie verabreicht und damit eine entsprechend größere und tiefere Narbe erreicht wird.

An der Medizinischen Universitätsklinik Bonn wurden bis 1997 in insgesamt 1114 Ablationssitzungen 958 Hochfrequenzablationen an 912 Patienten vorgenommen. Diese verteilten sich auf:

- AV-Knoten-Reentrytachykardien (AVNRT): 381,
- akzessorische Bahnen: 338,
- AV-Knoten-Ablationen bei AF: 70,
- AV-Knoten-Modifikationen bei AF: 23,
- Vorhofflattern: 68,
- atriale Tachykardien: 38,
- ventrikuläre Tachykardien: 40.

Die Erfolgsrate lag insgesamt mit 847/958 bei 88%, im einzelnen:

- AV-Knoten-Reentrytachykardien (AVNRT): 99%,
- akzessorische Bahnen: 95%,
- AV-Knoten-Ablationen bei AF: 89%,
- AV-Knoten-Modifikationen bei AF: 61%,
- Vorhofflattern: 70%,
- atriale Tachykardien: 63%,
- ventrikuläre Tachykardien: 65%.
  AF = Vorhofflimmern

Die Dauer der jeweils $6,8 \pm 5,2$ Radiofrequenzimpulse umfassenden Untersuchung lag bei 137 ± 43 min. Die Durchleuchtungszeit (DLZ) belief sich auf 23 ± 22 min.

An Komplikationen traten auf:

- kardiopulmonale Komplikationen: 1,4%,
- Gefäßkomplikationen: 8%.

Eine Übersicht über die 958 durchgeführten Radiofrequenzstrom-Katheterablationen an der Med. Univ. Klinik Bonn gibt die Abb. 3.32 wieder.

AV-Knoten-Reentrytachykardien
Mittels Kathetertechnik ist bei AV-Knoten-Reentrytachykardie eine kurative Behandlung ohne Unterbrechung der physiologischen AV-Leitung möglich. Abbildung 3.33 zeigt das Ergebnis der Katheterablation mit Hochfrequenzstrom bei einer Patientin mit medikamentös therapierefraktären Tachykardien. Durch selektive Unterbrechung der retrograden AV-Knotenbahn konnte eine vollständige Beschwerdefreiheit erreicht werden (Lüderitz u. Manz 1990). Die Nähe des Ablationsortes zur physiologischen AV-Leitung beinhaltet ein (geringes) potentielles Risiko eines AV-Blocks III. Grades mit nachfolgender Schrittmacherimplantation, so daß die Indikation zur AV-Knotenmodifikation nur bei Patienten mit häufigeren, symptomatischen Tachykardien gestellt werden sollte.

Mit der Hochfrequenzkathetertechnik ist es somit möglich geworden, eine selektive Unterbrechung des AV-Knotens bei Patienten mit AV-Knoten-Reentrytachykardie zu erzielen. Damit ist eine kurative Behandlung von AV-Knoten-Reentrytachykardien – in der Regel – ohne die Notwendigkeit einer Schritt-

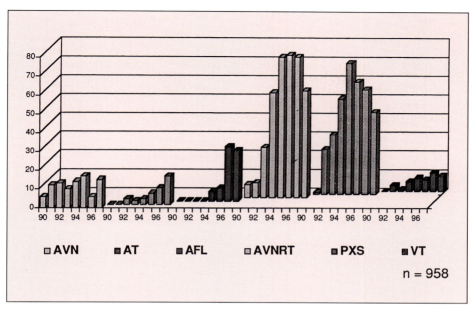

Abb. 3.32. Radiofrequenzablationen – Med. Univ.-Klinik Bonn – Januar 1990 bis Juli 1997. *AVN* AV-Knoten-Ablation (His-Bündel-Ablation; n = 70), AV-Knoten Modifikation (n = 23), *AT* atriale Tachykardie (n = 38), *AFL* Vorhofflattern (n = 68), *AVNRT* AV-Knoten-Reentry-Tachykardien (n = 381), *PXS* Präexzitations-(WPW)- Syndrom (n = 338, *VT* ventrikuläre Tachykardie (n = 40)

machertherapie erreichbar. Die Modulation des AV-Knotens kann entweder durch selektive Ablation der schnellen Bahn des AV-Knotens anterior und superior des Trikuspidalklappenrings oder der langsamen Leitungsbahn posterior und inferior des Trikuspidalklappenrings erfolgen (Tebbenjohanns et al. 1996). Es wird angegeben, daß bei Anwendung der AV-Knotenmodulation die Inzidenz eines höhergradigen AV-Blocks mit Schrittmacherpflichtigkeit bei etwa 5% der Patienten liegt (Hindricks 1993). Da die Ablation der schnellen Leitungsbahn mit einer höhergradigen Inzidenz eines AV-Blocks verbunden ist, sollte zuerst die Durchtrennung der langsamen Leitungsbahn in Betracht gezogen werden. Insoweit hat sich die Radiofrequenzablation von AV-Knoten-Reentrytachykardien zu einer etablierten Methode mit hoher Erfolgsrate und minimalen Gefahren entwickelt und hat chirurgische Methoden bei diesen Arrhythmien, aber auch medikamentöse Interventionen – insbesondere bei Patienten mit Symptomen – weitgehend verdrängt.

Eigene Erfahrungen betreffen mehr als 350 Kranke mit AV-Knoten-Reentrytachykardien, die mit 1–3 Prozeduren erfolgreich abladiert werden konnten. Die Rate unbeabsichtigter höhergradiger AV-Blockierungen betrug in unserem Patientenkollektiv <1%. Die mittlere Durchleuchtungszeit konnte in unserem Patientenkollektiv von anfänglich 26,8 min auf 12,8 min gesenkt werden. Die Radiofrequenzablation kann bei Patienten mit symptomatischem AV-Knoten-Reentrytachykardien heute als Therapieverfahren der ersten Wahl angesehen werden.

In unserer Bonner Arbeitsgruppe wurden bisher 381 Ablationen bei AV-Knoten-Reentrytachykardien vorgenommen.

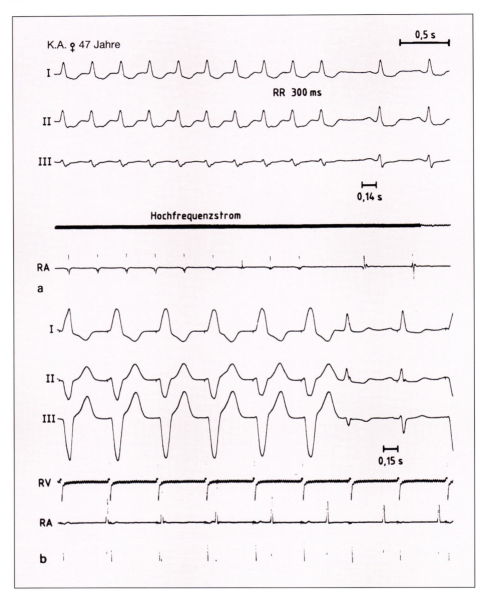

Abb. 3.33 a, b. AV-Modulation mit Hochfrequenzstrom bei einer Patientin mit medikamentös therapierefraktärer AV-Knoten-Reentrytachykardie. **a** Die Energieapplikation erfolgt während der Reentrytachykardie und führt zu deren Unterbrechung. Nach Abschluß der AV-Modulation ist die antegrade Leitung im AV-Knoten nicht beeinträchtigt (PQ-Intervall 0,14 s). **b** Während passagerer ventrikulärer Stimulation ist ein VA-Block nachweisbar; durch die selektive Unterbrechung der VA-Leitung konnten die Reentrytachykardien im weiteren Verlauf verhindert werden; eine Schrittmachertherapie war bei erhaltener antegrader Leitung im AV-Knoten nicht erforderlich

- Patienten/Ablationen: 381
- Alter: 48 ± 13 Jahre (4–78 Jahre)
- Geschlecht: weiblich: 299 (78%)
  männlich: 82 (22%)
- Bei Tachykardie reanimiert: 2 Patienten
- Synkopen: 50 Patienten
- Tachykardie bekannt seit: 6 ± 9 Jahre (0,5–65 Jahre)
- Maximale Herzfrequenz der SVT: 190 ± Schläge/min
  (100–280 Schläge/min)
- Häufigkeit der SVT: 18 ± 260mal/Jahr (< 1 bis
  > 1000mal/Jahr)
- Mittlere Dauer der SVT: 2 ± 10 h (0,2–72 h)
- Ineffektive Antiarrhythmika: 3 ± 2 (0–7)
- Erfolgsrate (gesamt) 99% (377/381)
- Komplikationen: kompletter AV-Block: <1% (2/381)
  neben lokalen Punktionskomplikationen
  (AV-Fistel, Aneurysmata, Hämatome,
  venöse Thrombosen)
- Tachykardieformen:
  - typische AVNRT („slow-fast") 359 Patienten (94%)
  - atypische AVNRT („fast-slow") 16 Patienten (4%)
  - mehrere „Leitungswege" 6 Patienten (2%)
    („slow-slow")
- Ablationsdaten:
  - Dauer der Untersuchung: 126 ± 56 min
  - Durchleuchtungszeit: 12,7 ± 10,8
  - Radiofrequenzimpulse: 4 ± 6

Als *junktionale Tachykardien* werden AV-Reentrytachykardien bezeichnet, die über eine akzessorische Leitungsbahn ablaufen einschließlich der permanenten Form der rezidivierenden junktionalen Tachykardie und den Tachykardien über Mahaim-Fasern sowie AV-Knoten-Reentrytachykardien. Für alle symptomatischen Formen dieser Tachykardien stellt heute die Hochfrequenz-Katheterablation das therapeutische Mittel der Wahl dar (Kuck u. Schlüter 1993).

Präexzitationssyndrome lassen sich mittels Radiofrequenzstrom zuverlässig behandeln. In Abb. 3.34 ist die Radiofrequenzablation einer akzessorischen Leitungsbahn exemplarisch dargestellt. Die Ablation der akzessorischen Bahn führt zur anhaltenden Arrhythmiefreiheit. Die Methode ist mit mehr als 95%iger Erfolgsrate bei allen Lokalisationen akzessorischer Bahnen ausführbar (Pfeiffer et al. 1995).

Eigene Erfahrungen an über 300 Patienten ergaben Untersuchungszeiten von im Mittel 85 ± 41 min, die Durchleuchtungszeiten lagen bei 22 ± 14 min.

Abbildung 3.35 zeigt den Ablationserfolg in Abhängigkeit von der Lokalisation der akzessorischen Leitungsbahn bei unseren ersten 300 Patienten. Die Erfolgsrate beträgt bei linksseitig gelegenen Leitungsbahnen 98% und ist damit höher als bei rechtsseitig

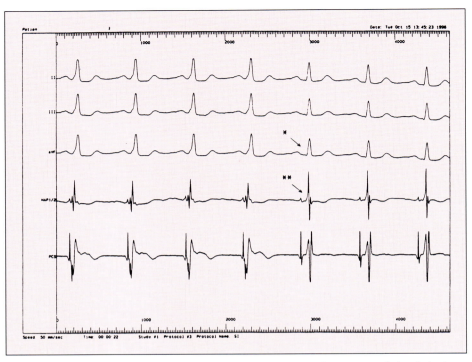

Abb. 3.34. Erfolgreiche Radiofrequenzablation einer akzessorischen Leitungsbahn bei einem Patienten mit Wolff-Parkinson-White-Syndrom. Unmittelbar nach Beginn der Hochfrequenzablation erkennt man im Oberflächen-EKG (Ableitungen II, III, und aVF) ab dem 5. QRS-Komplex (*Pfeil) die Normalisierung des PQ-Intervalls und ein Verschwinden der Deltawelle. In den intrakardialen EKG-Ableitungen (*MAP* Mappingkatheter, *PCS* proximaler Koronarsinus) treten zum Zeitpunkt der erfolgreichen Ablation (**Pfeil) die Vorhof- und Kammerpotentiale auseinander

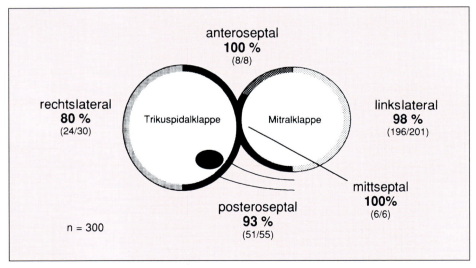

Abb. 3.35. Schematische Darstellung der Klappenebene mit Verteilung der Lokalisation und des Ablationserfolges in Abhängigkeit von den akzessorischen Leitungsbahnen. Die Mehrzahl der akzessorischen Leitungsbahnen war im Bereich der linken freien Herzwand (67%) und posteroseptal (18%) gelegen

oder poteroseptal gelegenen Leitungsbahnen. Durch Anwendung speziell entwickelter Führungskatheter für die rechts gelegenen Leitungsbahnen und durch die retrograde Darstellung des Koronarsinus mittels Kontrastmittelinjektion zur Dokumentation evtl. vorhandener Divertikel bzw. anatomischer Normvarianten des Koronarsinus konnte die Erfolgsrate auch bei den rechtsseitigen und posteroseptalen Bahnen auf 95 % gesteigert werden (Scheinman et al. 1982; Schumacher et al. 1995).

Aufgrund der hohen Erfolgs- und niedrigen Komplikationsraten stellt die transvenöse Katheterablation mit Hochfrequenzstrom die erste Option bei Patienten mit symptomatischen, paroxysmalen atrioventrikulären Reentrytachykardien dar. An potentiellen Komplikationen sind die Perikardtamponade mit ca. 1%, der Myokardinfarkt mit ca. 1% und Gefäßkomplikationen an der Punktionsstelle mit ca. 2% zu nennen (Jackman et al. 1991; Calkins et al. 1991; Kuck et al. 1991).

Vorhofflimmern

Die Ablation des AV-Knotens im Falle von Vorhofflimmern beseitigt nicht die Arrhythmie, sondern zielt darauf ab, die Auswirkung der Vorhofrhythmusstörung – v. a. die hochfrequente Kammerschlagfolge mit entsprechenden hämodynamischen Konsequenzen – zu beeinflussen. Im Falle von tachyarrhythmischem Vorhofflimmern kann sich die niedrigere Kammerfrequenz nach der AV-Knoten-Ablation günstig auf die Hämodynamik auswirken. Nach der totalen AV-Knoten-Ablation wird jedoch eine Schrittmacherimplantation erforderlich. Im Falle von chronischem Vorhofflimmern ist die Implantation eines frequenzadaptiven Einkammersystems ausreichend.

Bei Vorliegen von paroxysmalem Vorhofflimmern mit intermittierender schneller Überleitung auf die Herzkammern ist nach einer AV-Knoten-Ablation die Indikation zur Implantation eines frequenzadaptiven Zweikammersystems mit „Modeswitch-Funktion" gegeben (s. S. 267). Da es sich bei der Ablation des AV-Knotens lediglich um eine symptomatische Therapiemaßnahme handelt, die die Implantation eines Schrittmachersystems erfordert, ist die Indikation für dieses Therapieverfahren streng zu stellen und kommt letztlich nur bei medikamentöser Therapierefraktärität in Frage (Lüderitz et al. 1996; Manz et al. 1994).

Kürzlich publizierte Studien zur Lebensqualität bei Patienten mit Zustand nach Radiofrequenzablation des His-Bündels bei therapierefraktärem Vorhofflimmern zeigen, daß die Symptome gemindert und die Leistungsfähigkeit sowie Belastbarkeit des Patienten nach dem Eingriff gesteigert werden können (Fitzpatrick et al. 1996).

AV-Knoten Modifikation

Eine Alternative zur kompletten AV-Knoten-Ablation stellt die Modifikation des AV-Knotens durch Hochfrequenzstromabgabe mit dem Ziel einer verlangsamten ventrikulären Überleitung dar. Hierbei wird durch Applikation von dosierter Hochfrequenzenergie im Bereich des posterioren Septums der Zugang zum AV-Knoten derart moduliert, daß eine Verlangsamung der Kammerschlagfolge resultiert (Tebbenjohanns et al. 1995; Williamson et al. 1994).

Es wird angenommen, daß durch Abtragung der langsamen AV-Knotenbahn mit der im Vergleich zur schnelleren Bahn kürzeren Refraktärperiode auch die Kammerfrequenz gesenkt werden kann. Bei der Auswahl der zur Verfügung stehenden

Katheterinterventionen muß berücksichtigt werden, inwieweit die Beschwerden des Patienten durch die tachykarde Herzfrequenz oder durch die fehlende Vorhofkontribution bei absolut arrhythmischer Überleitung verursacht werden. So sollte bei jüngeren Patienten mit nur geringen hämodynamischen Symptomen, medikamentöser Therapiefraktärität und unbeeinflußbarer tachyarrhythmischer Überleitung initial der Versuch einer AV-Knoten-Modifikation unternommen werden.

Vor einer breiten Anwendung dieses Verfahrens müssen die Langzeitergebnisse der AV-Knoten-Modifikation abgewartet werden, die noch nicht in ausreichendem Maße vorliegen. Frühe eigene Erfahrungen mit 58 Patienten nach Radiofrequenzablation der nodalen AV-Leitung bei medikamentös therapierefraktärem Vorhofflimmern und 18 Kranken mit Modifikation der AV-Leitung sind in Tabelle 3.12 dargestellt (Pfeiffer et al. 1995).

Die kurative Behandlung von Vorhofflimmern mittels direkter Katheterablation ist derzeit als ein noch experimentelles Verfahrens zu betrachten (Swartz et al. 1994). Bei diesem technisch und zeitlich sehr aufwendigen Katheterverfahren wird

Tabelle 3.12. Kathetermodifikation vs. Katheterablation des AV-Knotens bei tachyarrhythmischem Vorhofflimmern: klinische und elektrophysiologische Daten. (Med. Univ.-Klinik, Bonn)

	Modifikation	Ablation
n	23	70
Geschlecht (w/m)	9/14	24/46
Mittleres Alter (Jahre)	62 ± 10 (42–75)	58 ± 12
Anamnese		
Seit (Jahre)	8,5 ± 7,9	8,2 ± 7,0
Maximale Frequenz (min^{-1})	190 ± 29	183 ± 30
Synkopen	5 (22%)	15 (21%)
Arrhythmie		
Paroxysmales Vorhofflimmern	12 (52%)	46 (66%)
Permanentes Vorhofflimmern	11 (48%)	24 (34%)
Zusätzlich Vorhofflattern	2 (9%)	10 (14%)
Grundkrankheit		
Unklar	9 (39%)	30 (43%)
Hypertensive Herzkrankheit	5 (22%)	8 (11%)
Koronare Herzkrankheit	4 (17%)	14 (20%)
Dilatative Kardiomyopathie	4 (17%)	10 (14%)
Mitralvitium	1 (4%)	4 (6%)
Andere	–	4 (6%)
NYHA-Klassifikation	2,4 ± 0,6	2,1 ± 0,6
Frühere Behandlung		
Antiarrhythmika	4,8 ± 1,9	4,6 ± 1,5
Herzschrittmacher	3 (17%)	14 (20%)
Radiofrequenzbehandlung		
Dauer der Untersuchung (min)	116 ± 51	116 ± 53
Röntgendurchleuchtungszeit (min)	22 ± 20	18 ± 17
Anzahl Radiofrequenzapplikationen	7 ± 7	10 ± 9
Ergebnisse		
Anhaltender Erfolg	14 (78%)	62 (89%)

die „Maze-Prozedur" (Labyrinthoperation) durch mehrere Inzisionen, die sowohl den rechten als auch den linken Vorhof sowie das intraatriale Septum mit einbeziehen, simuliert. Bislang liegen mit diesem Verfahren nur begrenzte Erfahrungen bei einem kleinen Patientengut vor. Inzwischen wird die kombinierte rechts-/linksatriale transvenöse Katheterablation des Vorhofflimmerns aufgrund zu hoher Komplikationsraten und einer zu langen Durchleuchtungszeit zunächst nicht weiterverfolgt.

Haissaguerre et al. beschrieben 1996 eine Technik der rechts- und linksatrialen Radiofrequenzstrom(RFC)-Katheterablation bei paroxysmalem Vorhofflimmern. Die Autoren gelangten zu folgenden Resultaten: Eine erfolgreiche RFC-Katheterablation von medikamentös therapierefraktärem täglich auftretendem Vorhofflimmern ist möglich durch lineare atriale Läsionen, ergänzt durch fokale Ablation, die sich auf die arrhythmogenen Foci erstreckt. Eine nur im rechten Vorhof vorgenommene Ablation ist eine risikoarme Maßnahme von nur begrenztem Erfolg, während lineare Läsionen im linken Vorhof signifikant häufiger zu einer Stabilisierung von Sinusrhythmus und zu einer fehlenden Auslösbarkeit von persistierendem Vorhofflimmern und damit zu einem dauerhaften Erfolg führen. Die Technik (Abb. 3.36) ist vielversprechend, muß jedoch als vorläufig angesehen werden, da

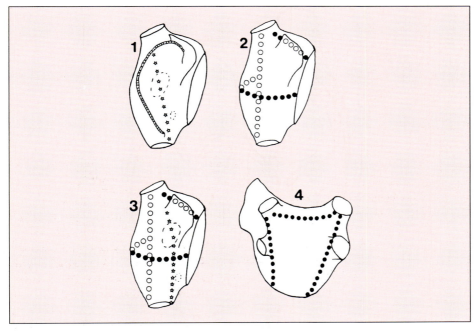

Abb. 3.36. Kurative RFC-Katheterablation von Vorhofflimmern. Diagramm des Ablationsschemas im rechten Vorhof (*1, 2, 3* in vorderer Aufsicht) und linken Vorhof (*4*, rückwärtige Aufsicht). Die Gruppe 1 (15 Patienten) erfuhr eine einzige septale rechtsatriale Ablationsläsion; bei Gruppe 2 (15 Patienten) wurden 2 longitudinale und transversale Läsionslinien in der freien rechtsatrialen Wand angebracht. Bei Gruppe 3 (15 Patienten) wurde eine zusätzliche septale Läsionslinie angefügt. Das *Diagramm 4* zeigt schließlich die linksatrialen Läsionsstraßen bei einer Gruppe von 9 Patienten, die in den vorgenannten Gruppen 1–3 nicht erfolgreich behandelt werden konnten. (Nach Haissaguerre et al. 1996)

zunächst weitere Verbesserungen hinsichtlich der Ablationstechnik und der Verkürzung der Untersuchungsdauer erreicht werden müssen.

Die Rezidivrate von Vorhofflimmern liegt im Bereich von 40–60% innerhalb eines Jahres trotz antiarrhythmischer Medikation (Haissaguerre et al. 1996).

Mit dem Einsatz neuer intrakardialer Techniken, wie dem Multielektrodenbasket-Katheter und dem farbkodierten, computergestützten dreidimensionalen Mappingverfahren (Carto-System), sind große Erwartungen verbunden, einerseits das Verständnis für die pathophysiologischen Grundlagen des Vorhofflimmerns zu vertiefen und andererseits die für das intrakardiale Mapping erforderliche Durchleuchtungszeit zu minimieren (vgl. Jung et al. 1997).

Vorhofflattern

Im Gegensatz zu Vorhofflimmern, das durch weitgehend unregelmäßige Erregungsphänomene auf Vorhofebene und eine fehlende Vorhofkontraktion gekennzeichnet ist, liegt dem Vorhofflattern ein singulärer definierter kreisförmiger Wiedereintrittsmechanismus (sog. „Makroreentry") zugrunde (Abb. 3.37). Nach

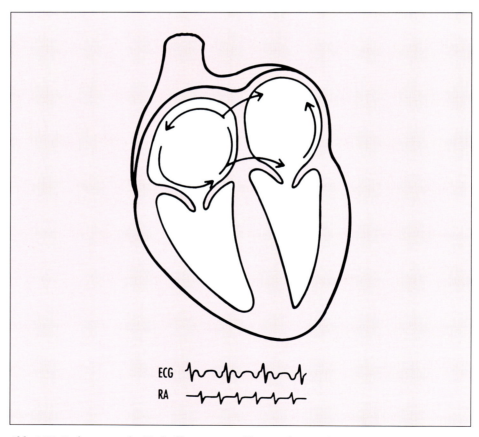

Abb. 3.37. Pathogenese des Vorhofflatterns: geschlossene kreisende Erregung über nichtpräformierte Leitungsbahnen des Vorhofmyokards („Makroreentry") *RA* Rechter Vorhof

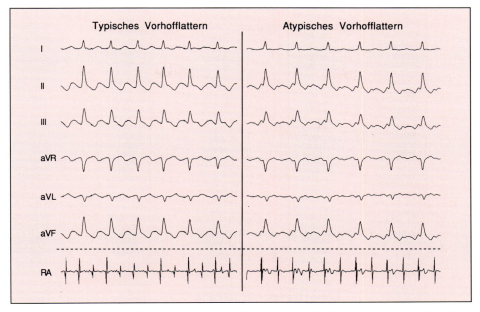

Abb. 3.38. Extremitätenableitungen und eine Elektrogrammregistrierung aus dem rechten Vorhof (*RA*) bei einem Patienten mit typischem (*links*) und atypischem Vorhofflattern (*rechts*), jeweils mit 2:1-Überleitung. Man beachte bei typischem Vorhofflattern die negativen Flatterwellen und bei atypischem Vorhofflattern die positiven Flatterwellen in Ableitung II, III, und aVF

dem elektrokardiographischen Bild läßt sich typisches Vorhofflattern („common atrial flutter") mit negativen sägezahnartigen Flatterwellen in Ableitung II, III und aVF von atypischem Vorhofflattern („uncommon atrial flutter") mit positiven Flatterwellen in den genannten Ableitungen abgrenzen (Abb. 3.38). Das typische Vorhofflattern ist mit ca. 70% aller Episoden deutlich häufiger als das atypische.

Therapeutisch hat sich zur akuten Terminierung des Vorhofflatterns die hochfrequente Überstimulation im rechten Vorhof bewährt. Die medikamentöse Konversion bleibt häufig frustran. Zur Rezidivprophylaxe muß heutzutage neben der ebenfalls oft unbefriedigenden antiarrhythmischen Medikation zu einer Katheterablation geraten werden. Während der Katheterablation wird der Erregungskreis im Vorhof definiert und an geeigneter Stelle durch eine lineare Läsion unterbrochen (Schumacher 1998). Insbesondere bei typischem Vorhofflattern kann heutzutage von Erfolgsraten über 90% mit ausgesprochen geringem Komplikationsrisiko ausgegangen werden (Schumacher 1997; s. S. 317). Ein Beispiel einer erfolgreichen Radiofrequenzablation bei Vorhofflattern ist in Abb. 3.39 dargestellt.

Ergebnisse der Radiofrequenzablationen bei Vorhofflattern

- *Allgemeine Daten*:
  - Patienten: 68
  - Erfolgsrate: 69% (47/68)

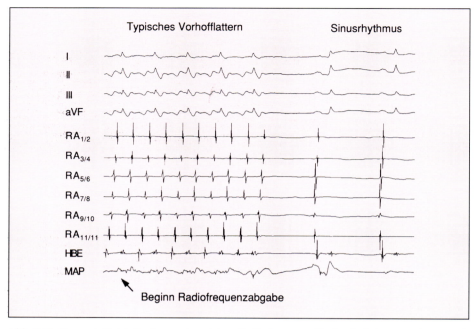

Abb. 3.39. Dargestellt ist die Anwendung einer Radiofrequenzablation bei einem Patienten mit typischem Vorhofflattern und einer Kammerfrequenz von 150 Schlägen/min. Neben 4 Extremitätenableitungen (I, II, III und aVF) sind die Elektrogramme des Ablationskatheters (*MAP*), eines Katheters am His-Bündel (*HBE*) sowie eines Katheters an der lateralen Wand des rechten Vorhofes (*RA*) wiedergegeben. Etwa 4 s nach Beginn der Radiofrequenzabgabe (*Pfeil*) terminiert das Vorhofflattern. Es folgt ein normofrequenter Sinusrhythmus

- Komplikationen: 1 Patient Lungenembolie nach ca. 4 Monaten (dabei nicht geklärt, ob kardialer Ursprung der Embolie oder Zusammenhang mit Ablation); 1 Patient passagerer, vollständig reversibler AV-Block III. Grades

- *Klassifikation des Vorhofflatterns*:
  - Typisches Vorhofflattern: 56 Patienten
  - Atypisches Vorhofflattern: 10 Patienten
  - „Scar-related"-Vorhofflattern (nach ASD-Verschluß): 2 Patienten

- *Klinische Daten*:
  - Alter: 58 ± 10 (34–76) Jahre
  - Geschlecht: weiblich: 11 (16%) männlich: 57 (84%)
  - Reanimiert: 1 Patient
  - Synkopen: 3 Patienten
  - Tachykardie bekannt seit: 2,3 ± 5,1 Jahren
  - Maximale Herzfrequenz: 170 ± 40 (120–280/min)
  - Häufigkeit des Vorhofflatterns: 3 ± 6mal/Jahr

- Ineffektive Antiarrhythmika: 3 ± 2 (0–7)
- Patienten mit Zustand nach Kardioversion/Überstimulation: 100% (68/68)
- Dauer der Untersuchung: 155 ± 55 min
- Durchleuchtungszeit: 29 ± 16 min
- Radiofrequenzimpulse: 8 ± 9

Ventrikuläre Tachyarrhythmien

Bei malignen ventrikulären Rhythmusstörungen sollen durch die transvenöse Ablation ebenso wie bei einer Operation die arrhythmogenen Bezirke ausgeschaltet werden. Hierzu wird transvenös während der Tachykardie der Tachykardieursprung aufgesucht. Zur Zerstörung des arrhythmogenen Substrats werden Gleichstromschocks oder Hochfrequenzenergie eingesetzt. Es ist leicht vorstellbar, daß die exakte Analyse der Erregungsausbreitung während einer Kammertachykardie transvenös weit schwieriger ist als am eröffneten Herzen. Ausreichend große, homogene Narben sind auf transvenösem Wege nicht ohne weiteres möglich. Von Vorteil ist, daß die transvenöse Ablation wiederholt und der Eingriff am offenen Thorax und Herzen vermieden werden kann. Bisherige Erfahrungen sind noch zu begrenzt, um allgemeine Therapieempfehlungen aufstellen zu können. Eine Übersicht der ersten Ergebnisse der Hochfrequenzstromablation bei ventrikulären Tachykardien ist in Tabelle 3.13 wiedergegeben.

Wir übersehen bisher 40 Ablationen bei ventrikulären Tachykardien an 35 Patienten mit vergleichsweise gutem Primärergebnis. Dabei handelte es sich vielfach um sog. „incessant" (therapierefraktäre „unaufhörliche") Kammertachykardien.

- Ventrikuläre Tachykardie (VT) bei koronarer Herzkrankheit 14
  - Bundle-Branch-Reentry 3
- Ventrikuläre Tachykardie (VT) bei Kardiomyopathien: 5
  - arrhythmogene rechtsventrikuläre Dysplasie 3
  - dilatative Kardiomyopathie 1
  - Myopathia congenita Curschmann-Steinert 1

Tabelle 3.13. Klinische Ergebnisse der Hochfrequenzstromablation bei medikamentös nicht einstellbaren Kammertachykardien

	Grundkrankheit	Patienten	Erfolg	
Stevenson et al. 1993	KHK	15	12/15	(80%)
Morady et al. 1993	KHK	15	11/15	(73%)
Kim et al. 1994	KHK	21	17/21	(81%)
Gonska et al. 1994	KHK	72	53/72	(74%)
Kottkamp et al. 1995	DCMP	9	6/9	(67%)
Gonska et al. 1996	Herzfehler	16	15/16	(94%)
Klein et al. 1992	–	6	15/16	(94%)
Wen et al. 1994	–	20	17/20	(85%)
Rodriguez et al. 1997	–	48	41/48	(85%)

- Idiopathische VT 18
  - rechtsventrikuläre Ausflußtrakt (RVOT)-Tachykardie 16
  - idiopathische linksventrikuläre VT 2
- Andere 3
  - Fallot-Tetralogie 3

- Erfolgsrate gesamt: (27/40) 68 %
  - VT bei KHK: 8/14 (57 %)
  - VT bei Kardiomyopathien: 4/5 (80 %)
  - idiopathische VT: 14/18 (78 %)
  - VT bei Fallot-Tetralogie: 1/3 (33 %)

- Alter: 51 ± 16 (14–72)
- Geschlecht: männlich: 24
  weiblich: 11
- Reanimiert: 5
- Synkope: 7
- Dauer der Untersuchung: 240 ± 112 min
- Durchleuchtungszeit: 46 ± 26 min
- Radiofrequenzimpulse: 7 ± 6

Idiopathische Kammertachykardie

Die Radiofrequenzstrom-Katheterablation ist eine geeignete und erfolgreiche therapeutische Methode bei den sog. idiopathischen Kammertachykardien (Zardini et al. 1995; Movsowitz et al. 1996; Rodriguez et al. 1996).

Bei der idiopathischen Kammertachykardie handelt es sich um die seltene Form monomorpher ventrikulärer Kammertachykardien bei „normalem" Herzen. Die Tachykardien können aus dem rechtsventrikulären Ausflußtrakt (mit linksschenkelblockartiger Konfiguration) oder aus dem linken Ventrikel inferoseptal (mit rechtsschenkelblockartiger Konfiguration) ihren Ausgang nehmen (s. Tabelle 3.14). Die Diagnose idiopathische Kammertachykardie ist zu stellen, wenn ein Patient mit ventrikulärer Tachykardie auch nach intensiver vertiefender Untersuchung keine Hinweise für einen pathologischen kardialen Organbefund bietet. Die Pathomechanismen der idiopathischen Kammertachykardie sind bislang ungeklärt. Die Prognose der Patienten mit idiopathischen ventrikulären Tachykardien ist im allgemeinen gut.

Die zu fordernden Normalbefunde bei idiopathischer Kammertachykardie beziehen sich auf Anamnese und physikalische Untersuchung, auf das 12-Kanal-EKG, auf das Signalmittlungs-EKG, die Thoraxröntgenuntersuchung, echokardiographische Exploration und Herzkatheteruntersuchung einschließlich links- und rechtsventrikuläre Angiographie, auf die Myokardbiopsie und auf die NMR-Untersuchung des rechten und linken Ventrikels.

Grundsätzlich sollte eine kurative Behandlung der idiopathischen Kammertachykardien (vorzugsweise mit RFC-Katheterablation) angestrebt werden zur

- Beseitigung klinisch relevanter Symptome,
- Verminderung des Risikos einer „Tachykardiomyopathie" durch häufige und langanhaltende Kammertachykardie-Episoden,
- Vermeidung eines rechtsventrikulären „Remodellings",

Tabelle 3.14. Systematik der idiopathischen Kammertachykardien (VT). (Nach Wellens 1995)

	LSB-VT	RSB-VT
Ursprung	RVOT	Inferoseptal, LV
Lagetyp	Steiltyp, LSB	Überdrehter Linkstyp
Geschlecht	Weiblich > Männlich	Männlich
Form	Nichtanhaltend	Anhaltend
Mechanismus	Getriggerte Aktivität, abnorme Automatie	Getriggerte Aktivität, Reentry
Initiierung		
Belastung	50%–70%	20%–50%
PES	25%	75%
PES + Iso	50%	90%
Prognose	Gut	Gut
Therapie		
Antiarrhythmika	Verapamil Klasse III AA β-Blocker	Verapamil Klasse III AA
RFC-Ablation	90% Erfolg	95% Erfolg

LSB Linksschenkelblock, *RSB* Rechtsschenkelblock, *RVOT* Rechtsventrikulärer Ausflußtrakt, *LV* Linker Ventrikel, *PES* Programmierte elektrische Strimulation, *ISO* Isoprenalin, *AA* Antiarrhythmika, *RFC* Radiofrequenzstrom.

– Beseitigung einer vitalen Gefährdung des Patienten durch idiopathische Ventrikeltachykardien,
– Verhinderung des (extrem seltenen) plötzlichen Herztodes bei dieser Herzrhythmusstörung.

Ein pathophysiologisch begründeter Behandlungskatalog bei idiopathischer Kammertachykardie wird in der Tabelle 3.15 vorgeschlagen.

Tabelle 3.15. Pathophysiologisch begründete Differentialtherapie der idiopathischen Kammertachykardie

Mutmaßlicher Mechanismus	Therapieform
– getriggerte Aktivität	Verapamil
– cAMP vermittelter Mechanismus	Adenosin
– sympathische Stimulation	Vagusreizung
– getriggerte Aktivität, abnorme Automatie, späte Nachpotentiale	Betarezeptoren-Blocker
– empirisch (unabhängig vom Mechanismus)	Ajmalin u. Klasse III-Antiarrhythmika
Allgemein: Meidung aggravierender Faktoren (Koffein, Alkohol, Drogen, etc.)	
– Aktivierung innerhalb des Purkinje-Systems	RFC-Katheter-Ablation
– Kreisende Erregung (Reentry)	Implantierbarer Kardioverter/Defibrillator

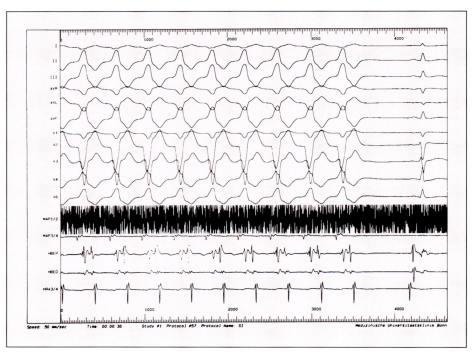

Abb. 3.40. Radiofrequenzstrom-Katheterablation einer idiopathischen ventrikulären Tachykardie aus dem rechtsventrikulären Ausflußtrakt mit retrograder 1:1-Überleitung bei einer 25jährigen Patientin. Die linksschenkelblockartig konfigurierte Tachykardie bei Rechtstyp wurde auf einen automatischen Mechanismus zurückgeführt und konnte keiner nachweisbaren Grundkrankheit zugeordnet werden. Die Tachykardie war elektrophysiologisch nicht initiierbar. Das Pacemapping war in 11 von 12 Ableitungen identisch. Unter Alupent waren Kammertachykardien von einigen Minuten Dauer auslösbar. Das regionale Potential lag 47 ms vor QRS im Oberflächen-EKG. Die Ablation gelang mit 37 Stromabgaben im rechtsventrikulären Ausflußtrakt. Im Langzeitverlauf war die Patientin beschwerdefrei. Die intrakardialen Ableitungen beziehen sich auf ein proximales und distales His-Bündel-Elektrogramm. (Pfeiffer 1996)

Unter speziellen Bedingungen kommen Verapamil, Adenosin, Vagusreizung und β-Rezeptorenblocker in Frage sowie (empirisch) Ajmalin und Klasse-III-Antiarrhythmika. Bei nachgewiesener Reentrytachykardie wäre der impantierbare Kardioverter/Defibrillator indiziert. Hervorragende Bedeutung spielt jedoch die RFC-Katheterablation (Abb. 3.40) bei mutmaßlicher Aktivierung innerhalb des Purkinje-Systems.

Trotz der üblicherweise erfolgreichen RFC-Katheterablation bei idiopathischen Kammertachykardien (vgl. Schumacher et al. 1997) und der gemeinhin günstigen Prognose ist darauf hinzuweisen, daß häufige und besonders anhaltende Kammertachykardien bis zum Beweis des Gegenteils als Symptom eines organischen Herzleidens angesehen werden müssen.

Arrhythmogene rechtsventrikuläre Dysplasie

Weniger erfolgreich scheint die RFC-Katheterablation bei der *arrhythmogenen rechtsventrikulären Dysplasie* zu sein. Dieses spezielle Krankheitsbild (Fontaine et al. 1980) stellt eine wichtige Ursache nichtischämischer Kammertachykardien dar. Die arrhythmogene rechtsventrikuläre Dysplasie, die neuerdings der Gruppe der idiopathischen Kardiomyopathien durch die WHO zugeordnet ist, muß als Ursache ventrikulärer Tachykardien mit linksschenkelblockartiger Konfiguration angesehen werden. Nicht selten führt diese Erkrankung zum plötzlichen Herztod, vorzugsweise bei jüngeren Individuen während körperlicher Belastung. Die Radiofrequenzstrom-Katheterablation kommt für Patienten in Frage, die sich gegenüber Antiarrhythmika resistent verhalten.

Differentialtherapeutisch kommen neben der RFC-Ablation in erster Linie Antiarrhythmika, ICD-Implantation oder sogar die Herztransplantation in Frage. Von Guiraudon et al. war auch die vollständige operative Abtrennung der freien rechtsventrikulären Wandbezirke vorgeschlagen worden (Marcus u. Fontaine 1995; Guiraudon et al. 1983).

Wesentliche Bedeutung in der Pathogenese der arrhythmogenen rechtsventrikulären Dysplasie kommt genetischen Faktoren bei auffälliger familiärer Häufung zu.

Transkoronare chemische Ablation bei therapieresistenten Tachyarrhythmien
Das Verfahren der chemischen Katheterablation befindet sich in klinischer Erprobung. Es werden hierbei zelltoxische Substanzen (Äthanol) über einen Katheter nach selektiver Sondierung eines Koronargefäßes, das das (arrhythmogene) Zielgewebe versorgt, appliziert. In experimentellen und klinischen Untersuchungen konnten durch intrakoronare Injektion von 96%iger Äthanollösung in die AV-Knotenarterie komplette AV-Blockierungen herbeigeführt werden. Auch ventrikuläre Tachykardien konnten mit dieser Technik erfolgreich angegangen werden. Hierbei war vorbereitend 10 ml eisgekühlte isotonische Kochsalzlösung injiziert worden, um die Ansprechbarkeit der Tachykardie über die entsprechende Koronararterie zu prüfen (Brugada 1991). Das Verfahren der chemischen Ablation ist noch zu jung, um eine auch nur vorläufige Beurteilung vorzunehmen. Diese Technik kann zum jetzigen Zeitpunkt wohl nur als ultima ratio in Frage kommen, wenn keine anderen therapeutischen Optionen zur antiarrhythmischen Behandlung mehr bestehen. Die Methode scheint bei Tachysystolie aufgrund von Vorhofflimmern einfacher zu sein als bei Kammertachykardien im Gefolge eines Myokardinfarkts (Brugada et al. 1990).

Laserphotoablation
Die Anwendung von Laserenergie im Rahmen der perkutanen Katheterablation befindet sich noch im Stadium der experimentellen Prüfung. Bisher lassen sich noch keine Vorteile gegenüber der elektrischen Ablation (s. S. 327) erkennen. Saksena et al. berichten über die erfolgreiche intraoperative Argonlaserablation bei malignen ventrikulären Tachykardien im Rahmen der koronaren Herzkrankheit. Bei 20 Patienten wurden endokardiales sowie epikardiales Mapping und intraoperative Laserablation durchgeführt. Die hohe Erfolgsrate läßt dieses Verfahren möglicherweise als Alternative zur subendokardialen Resektion erscheinen (Saksena et al. 1989; Saksena 1991; Fromer u. Shenasa 1991).

Von Pfeiffer et al. wurde kürzlich die erfolgreiche herzchirurgische, *epikardiale YAG-Laserphotokoagulation* ventrikulärer Tachykardien ohne Ventrikulotomie bei

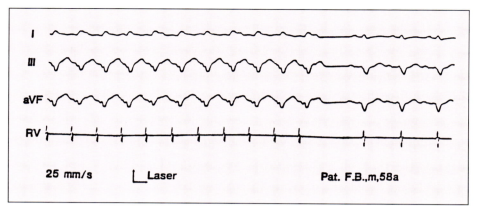

Abb. 3.41. Beendigung einer ventrikulären Tachykardie durch epikardiale Nd:YAG-Laserapplikation

Patienten nach Myokardinfarkt mitgeteilt (Pfeiffer et al. 1996). Bei 7 von 9 Patienten gelang es, durch die epikardiale Anwendung von Neodymium-Yttrium-Argon-Garnet-(Nd:YAG-)Laserenergie die vorbestehenden ventrikulären Tachykardien dauerhaft zu beseitigen (Abb. 3.41). Zwei Patienten bedurften im weiteren Verlauf eines implantierbaren Kardioverter-Defibrillators.

Das beschriebene Verfahren kann als therapeutische Alternative bei Patienten mit koronarer Herzkrankheit und anhaltenden hämodynamisch tolerierten Kammertachykardien empfohlen werden, wenn eine Bypassoperation – und damit eine Operation am offenen Herzen – durchzuführen ist (Pfeiffer et al. 1996).

Das Brugada-Brugada-Syndrom

Als ein von der idiopathischen Kammertachykardie zu trennender Symptomenkomplex wird das Brugada-Brugada-Syndrom diskutiert – benannt nach den Erstbeschreibern Pedro Brugada und Josep Brugada (1992).

Definition. Es handelt sich um das Auftreten eines rudimentären (d. h. überlebten) plötzlichen Herztodes infolge hochfrequenter polymorpher Kammertachykardien bzw. Kammerflimmern bei atypischem inkomplettem Rechtsschenkelblock und persistierenden anteroseptalen ST-Streckenhebungen (V_1-V_3) und normalem QT-Intervall nach Ausschluß einer strukturellen Herzerkrankung durch echokardiographische, angiographische und myokardbioptische Untersuchungen. Bei einigen Patienten findet sich eine HV-Verlängerung; polymorphe Kammertachykardien können häufig elektrostimulatorisch induziert werden (bis zu 3 Stimulationsimpulse). Ajmalin i.v. (oder Procainamid) führen zur Reproduzierung der abnormen EKG-Veränderungen und können damit als diagnostisch wegweisende Maßnahme das Syndrom demaskieren (Brugada u. Brugada 1997).

Ätiologie. Es wird ein vererbter oder auch erworbener Defekt der Na^+/K^+-Kanäle des spezifischen Erregungsleitungssystems vermutet. Als Pathomechanismus der malignen Kammertachyarrhythmien im Rahmen dieses Syndroms wird ein sog.

funktioneller Reentrykreis diskutiert bei Triggerung durch spontane oder induzierte Extrasystolen.

Therapie. In Frage kommen Antiarrhythmika (Amiodaron, β-Rezeptorenblocker) und v. a. der implantierbare Kardioverter/Defibrillator, der im Langzeitverlauf der pharmakologischen Therapie gegenüber überlegen erscheint. Nicht wenige Patienten bleiben jedoch auch symptomfrei (Brugada u. Brugada 1997). Als Konsequenz der bisher bekannten Befunde ergibt sich, daß bei symptomatischem Brugada-Brugada-Syndrom ein ICD-System indiziert erscheint. Bei asymptomatischem Brugada-Brugada-Syndrom bzw. unauffälliger Anamnese ist ein ICD-System zumindest zu diskutieren.

Der wesentliche Unterschied zur idiopathischen ventrikulären Tachykardie besteht in der erheblichen prognostischen Belastung beim Brugada-Brugada-Syndrom; es handelt sich hier eindeutig um vom plötzlichen Herztod durch maligne Kammertachykardien bedrohte Patienten!

Neuerdings ist die nosologische Entität des Brugada-Brugada-Syndroms allerdings in Zweifel gezogen worden. Die in diesem Syndrom zusammengefaßten Symptome können nämlich auch bei anderen Erkrankungen auftreten, die damit ein Brugada-Brugada-Syndrom imitieren: nämlich die rechtsventrikuläre Dysplasie, die akute Ischämie des rechten Ventrikels, infiltrative Kardiomyopathien oder auch eine Überdosierung mit trizyklischen Antidepressiva (Scheinman 1997).

4 Antiarrhythmische Kardiochirurgie

Die Arrhythmiebehandlung durch kardiochirurgische Maßnahmen hat angesichts wirksamer und schonender Alternativen (Pharmaka, Katheterablation – besonders bei WPW-Syndrom –, implantierbarer Kardioverter/Defibrillator auf Vorhof- und Ventrikelebene) keine große Verbreitung gefunden. Die vorliegenden Ergebnisse, die sich vorzugsweise auf Operationen in den USA, Kanada, Japan und Südkorea stützen, sind gleichwohl ermutigend und lassen die herzchirurgische Arrhythmiebehandlung in einzelnen Fällen als sinnvolle Alternative erscheinen (Gallagher 1978; Guiraudon et al. 1981).

Grundsätzlich kommen chirurgische Maßnahmen zur Therapie supraventrikulärer Tachykardien und bei intraktablen Kammertachykardien in Frage. Derartige Operationen sind personell und technisch sehr aufwendig und werden nur an wenigen Zentren durchgeführt.

Bei Präexzitationssyndromen ist die außerordentlich risikoarme RFC-Katheterablation inzwischen so erfolgreich etabliert, daß operative Therapieverfahren praktisch verlassen wurden. Eine gewisse Bedeutung hat die antiarrhythmische Kardiochirurgie in entsprechend spezialisierten Zentren bei anderweitig therapierefraktärem Vorhofflimmern erfahren. – Zur operativen Behandlung von Vorhofflimmern wurden mehrere Zugangswege vorgeschlagen, wie die atriale Isolierung, die Korridortechnik, das Labyrinth-(MAZE-)Verfahren und die Spiraloperation (Cox et al. 1991; Leitch et al. 1991).

Die Verfahren basieren auf der Erkenntnis, daß zur Aufrechterhaltung von Vorhofflimmern eine kritische Muskelmasse der Vorhöfe erforderlich ist. Bei der Korridoroperation wird der Sinusknoten, ein schmaler Bereich des atrialen Gewebes und der AV-Knoten vom übrigen Vorhofgewebe getrennt mit dem Ziel, den Sinusrhythmus in dem schmalen Korridor aufrechtzuerhalten (Leitch et al. 1991). Im restlichen rechtsatrialen Gewebe ist häufig ein langsamer junktionaler Ersatzrhythmus abzuleiten und im linksatrialen Gewebe persistiert Vorhofflimmern nicht selten weiter. Die hämodynamische Vorhofkontribution entfällt bei dieser Maßnahme. Das Ziel der MAZE-Prozedur ist es, nicht nur den Sinusrhythmus aufrechtzuerhalten, sondern auch die atriale mechanische Funktion wiederherzustellen (Cox et al. 1991). Bei der MAZE-Operation werden nach Isolierung des rechten und des linken Vorhofohrs zahlreiche Inzisionen vorgenommen, um somit den Sinusrhythmus wiederherzustellen (Abb. 4.1).

Diese operativen Verfahren haben in erster Linie das Verständnis für die Pathophysiologie des Vorhofflimmerns vertieft. So konnten selbst beim sog. idiopathischen Vorhofflimmern signifikante degenerative Veränderungen der Vorhofmuskulatur histologisch gesichert werden. Der Aufwand und die Risiken einer solchen

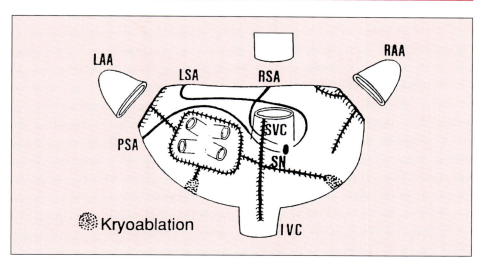

Abb. 4.1. Sogenannte MAZE-3-Operation nach Cox: Isolierung des rechten und linken Herzohrs, Isolierung der Pulmonalvenen, Applikation verschiedener Inzisionen einschließlich Kryoablation, um den Impuls vom Sinusknoten zum AV-Knoten entlang bestimmter Leitungswege zu gewährleisten unter Vermeidung von Vorhofflimmern und bei Aufrechterhaltung der atrialen hämodynamischen Kontribution. *LAA* linkes Herzohr, *RAA* rechtes Herzohr, *LSA* linke Sinusknotenarterie, *RSA* rechte Sinusknotenarterie, *PSA* posteriore Sinusknotenarterie, *IVC* untere Hohlvene, *SVC* obere Hohlvene, *SN* Sinusknoten

Herzoperation, die Notwendigkeit der zusätzlichen Schrittmachertherapie bei einem kleinen Prozentsatz der Operierten sowie die Rezidivrate stehen bisher einer weiteren Verbreitung dieser Therapieverfahren entgegen. Zwischen 1987 und 1995 wurden in St. Louis, USA, in der Arbeitsgruppe von Cox insgesamt 139 MAZE-Operationen durchgeführt bei einer Gesamtmortalität von 2,2% (T.B. Ferguson jr., persönliche Mitteilung 1997).

Bei *intraktabler Kammertachykardie* kommen verschiedene operative Möglichkeiten in Betracht. Mit dem chirurgischen Eingriff soll das „arrhythmogene Substrat" und damit die Voraussetzung zur Kammerrhythmusstörung beseitigt werden. Hierzu ist es erforderlich, die Herzkammer zu eröffnen und das arrhythmogene Gewebe zu identifizieren. Dazu muß die Kammertachykardie ausgelöst und ihre Erregungsausbreitung durch Abgreifen der intrakardialen Potentiale („Mapping") nachvollzogen werden. Zur Beseitigung des arrhythmogenen Gewebes können die Endokardresektion, die elektrische Isolierung („Zirkumzision" – s. unten) oder die Destruktion mittels Kryo- oder Laserablation eingesetzt werden. – Entscheidend für den Erfolg der Operation ist die reproduzierbare Auslösbarkeit der anhaltenden Tachykardie und eine ausreichende Pumpfunktion nach Eröffnung des Ventrikels und Destruktion des arrhythmogenen Gewebes. Die Aneurysmektomie aus ausschließlich antiarrhythmischer Indikation wird heute allgemein zurückhaltend beurteilt. Nur in etwa 50% der Fälle gelang – bei relativ hohem Operationsrisiko – eine Beseitigung der malignen Arrhythmie, da es offenbar häufig nicht möglich war, den oder die irritablen Foci, die im Grenzgebiet zwischen vitalem und avitalem Myokard vermutet werden, zu beseitigen. Aus-

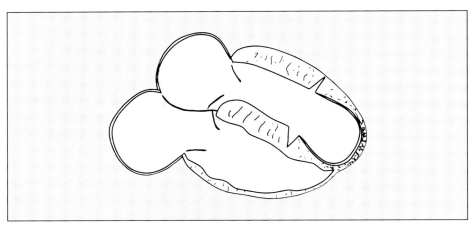

Abb. 4.2. Schematische Darstellung der endokardialen zirkulären Ventrikelinzision („encircling endocardial ventriculotomy") nach Giuraudon. Dem großen, fibrösen Aneurysma im Bereich der linksventrikulären Spitze schließt sich eine „arrhythmogene" Zone mit fibrösem Gewebe und Myokardinseln an. Dieser gesamte Bezirk wird durch die zirkuläre Inzision ausgeschaltet. (Nach Seipel et al. 1983)

sichtsreicher erscheint die (begrenzte) Ventrikelresektion unter Berücksichtigung des endo- und epikardialen Mappings bei Arrhythmien auf der Basis einer koronaren Herzkrankheit. Das Operationsergebnis wird offenbar durch eine gleichzeitig durchgeführte aortokoronare Bypassoperation erheblich verbessert (Collins 1980; Horowitz et al. 1980).

Von Guiraudon et al. (1978) wurde in Hinblick auf eine komplette Unterbrechung von Reentrybahnen ohne exzessive Ventrikelresektion das Konzept der „encircling endocardial ventriculotomy" (eine Art endokardialer Zirkumzision) entwickelt. Bei diesem Verfahren, das bei Patienten mit präoperativ nachgewiesenen Reentrytachykardien ohne intraoperatives Mapping durchgeführt werden kann, erfolgt eine vollständige oder teilweise elektrische Isolierung der (partiell ischämischen) Grenzregion von normalem Myokard (Guiraudon et al. 1978). Eine durch den Eingriff bewirkte Einschränkung der linksventrikulären Pumpfunktion ist noch nicht abschließend zu beurteilen (Abb. 4.2).

Die Ergebnisse der antiarrhythmischen Kardiochirurgie verschiedener Arbeitsgruppen sind in Tabelle 4.1 wiedergegeben (vgl. Nath et al. 1992). Mit guter Aussicht auf Erfolg kann also bei folgender Konstellation – nach Ausschluß alternativer Therapieverfahren – eine antiarrhythmische Operation erwogen werden:

1) Zustand nach Vorderwandinfarkt mit Vorderwandaneurysma,
2) gute Funktion des Restventrikels,
3) monomorphe, reproduzierbar auslösbare Kammertachykardie.

Bei hochfrequenter, polymorpher, hämodynamisch instabiler Tachykardie – besonders bei deutlich reduzierter Pumpfunktion – sollte von der Operation abgesehen werden. Zu berücksichtigen ist die Operationsletalität von 6–25%, andererseits kann bei der antiarrhythmischen Kardiochirurgie in ca. 70% der Patienten von einem in bezug auf die Arrhythmien kurativen Verfahren ausgegangen werden.

Tabelle 4.1. Ergebnisse der antiarrhythmischen Kardiochirurgie *ventrikulärer Tachyarrhythmien*. Es wurden nur Berichte mit mehr als 30 Patienten berücksichtigt. (Nach Nath et al. 1992)

Institution	Op.-Technik	Patienten (n)	Krankenhaussterblichkeit [%]	Postoperativ induzierbare VT	Langzeitverlauf (Überlebensrate)
Collaborative Registry	SER, EEV, pEEV, CRYO	665	12	26	57% (5 Jahre)
Pennsylvania	SER, CRYO	269	15	32	60% (5 Jahre)
Alabama	SER, EEV, pEEV, CRYO	123	23	38	33% (5 Jahre)
Stanford	SER, EEV, pEEV, CRYO	105	16	19	60% (4 Jahre)
Düsseldorf	SER, EEV, pEEV	93	6	40	70% (5 Jahre)
Virginia	SER, CRYO	92	6	14	70% (5 Jahre)
Baylor	SER, CRYO	80	13	14	58% (3 Jahre)
Northwestern	SER	79	13	23	73% (2 Jahre)
Duke/Barnes	SER, CRYO	65	14	2	68% (5 Jahre)
Dutch Inter-University Group	SER, CRYO	64	18	NR	67% (2 Jahre)
Jewish Hospital St. Louis	SER, EEV, CRYO	46	7	58	66% (3 Jahre)
Milwaukee	SER, CRYO	39	5	24	92% (1,5 Jahre)
Toronto	SER, CRYO, BESA	37	14	16	70% (2 Jahre)
Massachusetts General Hospital	SER	36	17	34	83% (2 Jahre)
Hospital Sacré Coeur	CRYO	33	6	13	79% (4 Jahre)
Iowa	SER, CRYO	33	0	42	73% (1,5 Jahre)

BESA „Balloon electric shock ablation",
CRYO Kryoablation,
EEV „encircling endocardial ventricolotomy",
NR keine Angabe,
pEEV partielle „encircling endocardial ventricolotomy",
SER subendokardiale Resektion,
VT ventrikuläre Tachykardie.

Nach dem heutigen Kenntnisstand bleibt festzuhalten, daß für eine kleine Zahl von Patienten (die im Promillebereich liegen mag) mit pharmakologisch und elektrotherapeutisch resistenten malignen Arrhythmien die kardiochirurgische Intervention eine effektive Behandlungsmethode darstellen kann, die sinnvollerweise nur an speziell dafür eingerichteten, elektrophysiologisch erfahrenen Zentren durchgeführt werden sollte. Auf die Möglichkeit der epikardialen Neodym-YAG-Laser-Photokoagulation bei ventrikulären Tachykardien nach Myokardinfarkt sei in diesem Zusammenhang besonders hingewiesen (vgl. S. 332).

5 Spezielle Rhythmusstörungen und Syndrome

5.1 Sinusknotensyndrom

5.1.1 Begriffe und Definitionen

Das Syndrom des kranken Sinusknotens umfaßt eine Gruppe komplizierter, nichtventrikulärer Arrhythmien, als deren Ursache eine Störung der Sinusknotenfunktion angesehen wird. Andere Bezeichnungen sind: Sick-sinus-Syndrom, Lazy-sinus-Syndrom, Sluggish-sinus-Syndrom und Bradykardie-Tachykardie-Syndrom. Diese Begriffe werden häufig synonym verwendet. Rhythmusstörungen, Klinik und Diagnostik sind in der Übersicht 5.1 dargestellt.

Übersicht 5.1. Sinusknotensyndrom

Rhythmusstörungen beim Sinusknotensyndrom:
Sinusbradykardie,
sinuatriale Blockierungen,
Sinusknotenstillstand mit Ersatzrhythmus,
supraventrikuläre Tachykardien,
Vorhofflimmern,
Vorhofflattern;

Klinik des Sinusknotensyndroms:
Adams-Stokes-Anfall,
Embolie,
Herzinsuffizienz,
Angina pectoris,
Schwindel,
Palpitationen;

Diagnostik des Sinusknotensyndroms:
Ruhe-EKG, Langzeit-EKG (Bandspeicher),
Belastungs-EKG,
Atropinversuch,
Karotisdruckversuch,
Vorhofstimulation:
a) schnelle atriale Stimulation (Sinusknotenerholungszeit),
b) vorzeitige atriale Einzelstimulation (sinuatriale Leitungszeit).

Die Bezeichnung Sick-sinus-Syndrom ist 1967 von Lown geprägt worden. Es wurden damit Rhythmusstörungen bezeichnet, die nach Elektrokonversion von tachykarden Vorhofarrhythmien auftraten. Die Arrhythmien bezogen sich dabei auf eine gestörte Impulsbildung des Sinusknotens und gestörte Erregungsleitung vom Sinusknoten zum Vorhof; fernerhin auf eine chaotische Vorhofaktivität, wechselnde P-Wellen und auf Bradykardien mit multiplen ektopischen Salven oder Episoden von Vorhof- und Knotentachykardien.

Ferrer faßte 1968 unter dem Begriff Sick-sinus-Syndrom das isolierte oder gemeinsame Vorkommen folgender Symptome zusammen: persistierende Sinusbradykardie, Sinusstillstand mit oder ohne Vorhof- bzw. Knotenersatzsystolen, Sinusstillstand mit passagerer Asystolie, chronisches Vorhofflimmern mit nicht medikamentös bedingter langsamer Kammerfrequenz, die Unfähigkeit des Herzens, nach Elektrokonversion und Vorhofflimmern wieder mit einem Sinusrhythmus zu reagieren, und schließlich sinuatriale Blockierungen, die nicht medikamentös bedingt sind (Ferrer 1968).

Dieser Katalog umfaßt also auch Arrhythmien, deren Ursachen nicht nur in einer gestörten Sinusknotenfunktion bestehen (s. Übersicht 5.2). Der Terminus Sick-sinus-Syndrom bzw. Syndrom des kranken Sinusknotens erweist sich damit als relativ eng. Kaplan et al. schlugen im Jahre 1973 den deskriptiven Begriff Tachykardie-Bradykardie-Syndrom vor, als dessen Ursache vornehmlich, aber nicht ausschließlich, eine gestörte Sinusknotenfunktion in Frage kommt (Kaplan et al. 1973).

Übersicht 5.2. Ursachen für Synkopen beim Sinusknotensyndrom

1) Erhebliche Sinusbradykardie bzw. SA-Blockierung,
2) paroxysmale Tachykardie,
3) verlängere posttachykarde Pause (Sinusknotenerholungszeit),
4) hypersensitiver Karotissinus,
5) zerebrale Embolie.

Abbildung 5.1 zeigt die möglichen Beziehungen zwischen dem reizbildenden und erregungsleitenden System beim Sinusknotensyndrom: Störungen des Sinusknotens können zu Sinusbradykardie, SA-Blockierungen und Sinusstillstand führen. Die Folge ist eine Bradykardie. Als Konsequenz ist aber auch das Auftreten von Vorhofextra- bzw. -ersatzsystolen und -ersatzrhythmen möglich. Vorhofstörungen können ihrerseits ebenfalls zu Vorhofextrasystolen und -ersatzrhythmen führen oder aber zu Vorhoftachykardien, Vorhofflattern und Vorhofflimmern mit resultierender Tachykardie (Abb. 5.2).

Zusätzlich sind atrioventrikuläre Leitungsstörungen zu berücksichtigen, die Ursache eines Tachykardie-Bradykardie-Syndroms sein können. Gedankliche Beziehungen bestehen zum medikmentös induzierten (z. B. digitalogenen) Tachykardie-Bradykardie-Syndrom und zum Karotissinussyndrom (s. S. 347), ohne daß diese Symptomenkomplex jedoch dem Syndrom des kranken Sinusknotens im engeren Sinn zugeordnet werden.

Bradykardien bzw. der Wechsel von Tachykardien und Bradykardien mit Krankheitswert sind also das verbindende klinische Symptom, auf das sich Diagnostik

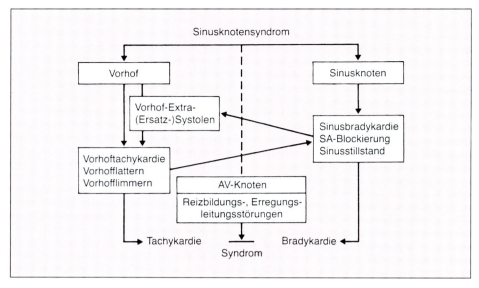

Abb. 5.1. Schematische Darstellung der Pathogenese tachykarder und bradykarder Rhythmusstörungen beim Sinusknotensyndrom. (Nach Kaplan et al. 1973)

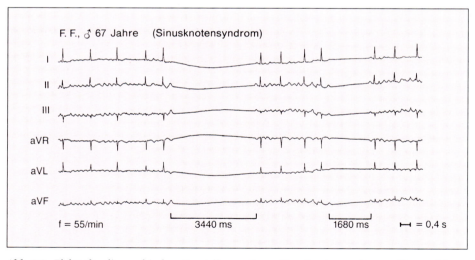

Abb. 5.2. Elektrokardiographische Darstellung eines Sinusknotensyndroms (Extremitätenableitungen nach Einthoven und Goldberger). Vorhofflimmern/Vorhofflattern, Asystolie über 3440 ms. Es folgt ein spontaner Sinusschlag mit AV-Überleitung, alsdann erneutes Auftreten von Vorhofflimmern mit absoluter Arrhythmie gefolgt von einer erneuten Asystolie über 1680 ms. Nach einer erneuten regulären Sinusaktion wiederum Auftreten einer absoluten Arrhythmie infolge Vorhofflimmerns/Vorhofflatterns

und Therapie beim Sinusknotensyndrom zu beziehen haben (vgl. Blömer et al. 1975).

5.1.2
Ätiologie und Pathogenese

Das Syndrom des kranken Sinusknotens stellt in der Regel eine chronische Erkrankung mit Progredienz dar. Die genaue Ursache ist meist nicht exakt eruierbar oder unbekannt.

Gleichwohl wird in der Mehrzahl der Fälle kausalgenetisch eine koronare Herzkrankheit angenommen. Autoptisch wurden entzündliche, sklerotische, ischämische oder rheumatische Veränderungen in der sinuatrialen Region gefunden. Bei einer freizügigen Definition der ischämischen (koronaren) Herzkrankheit (Zustand nach Myokardinfarkt, Angina pectoris, allgemeine Zeichen einer Arteriosklerose) ohne koronarangiographische Objektivierung konnten Gurtner et al. 66% ihrer Fälle mit Sinusknotensyndrom auf eine koronare Herzkrankheit beziehen (Gurtner et al. 1976).

Entsprechende Rhythmusstörungen im Rahmen eines akuten Myokardinfarkts werden per definitionem nicht dem Syndrom des kranken Sinusknotens zugerechnet.

Unter den ätiologischen Faktoren kommt neben der koronaren Herzkrankheit der arteriellen Hypertonie die größte Bedeutung zu. Anamnestisch fand sich in 40% der von uns untersuchten Patienten mit Sinusknotensyndrom eine Blutdruckerhöhung. Eine überzufällige Häufung des Sinusknotensyndroms findet man bei Patienten, die anamnestisch eine Diphtherie angeben. Als mögliche Ursache wird sie in 10–30% der Fälle genannt. In unserem Krankengut wiesen 25% der Sinusknotenkranken eine Diphtherie in der Vorgeschichte auf. Als seltene Kausalfaktoren sind Myokarditis, Hyperthyreose, Hämochromatose, metastasierende Tumoren und andere infiltrative Prozesse zu erwähnen. In den häufigsten Fällen bleibt die Ätiopathogenese allerdings unklar.

5.1.3
Klinische Symptomatik

Das klinische Bild des Sinusknotensyndroms wird vornehmlich durch die Rhythmusstörungen bestimmt. Die häufigsten Arrhythmien sind in der Übersicht auf S. 338 aufgeführt. Hierbei kommt der (pathologischen) Sinusbradykardie die größte Relevanz zu (s. unten).

Bradykardien, die vagal oder medikamentös bedingt sind oder bei Sportlern auftreten, sind auszuschließen. Auch das Beschwerdebild ist aus der erwähnten Übersicht (S. 338) ersichtlich. Die Klinik des Sinusknotensyndroms ist insgesamt sehr variabel und reicht im Einzelfall von Müdigkeit und Schwindelgefühl bei Sinusbradykardie bis zum Adams-Stokes-Anfall bei Asystolie. Daneben sind Kopfschmerzen, allgemeine Leistungsschwäche, Palpitationen, Herzinsuffizienz und Angina pectoris zu beobachten. Gelegentlich kann es zu Embolien im Rahmen der Rhythmusstörungen kommen.

Dominierend und mithin therapiepflichtig sind in der Klinik des Sinusknotensyndroms die zerebralen Symptome, die sowohl bradykardie- wie tachykardiebedingt sein können (s. Übersicht 5.1).

5.1.4
Diagnostik

a) EKG: Ruhe-, Langzeit-, Belastungs-EKG

Die komplizierten Arrhythmien beim Syndrom des kranken Sinusknotens bedingen häufig erhebliche diagnostische Schwierigkeiten. Aufgrund des klinischen Bildes (s. Übersicht auf S. 338) sollte zunächst bei entsprechendem Verdacht ein Ruhe-EKG abgeleitet werden, das in ausgeprägten Fällen bereits die Diagnose zuläßt.

Wegen der oft nur intermittierend auftretenden Rhythmusstörungen führt in vielen Fällen erst die Langzeitelektrokardiographie (Bandspeicher-EKG) weiter. Ein Belastungselektrokardiogramm eignet sich zur Objektivierung einer pathologischen Bradykardie, d.h. einer langsamen Herzschlagfolge, die unter Belastung keine adäquate Frequenzzunahme zeigt und mit einer Leistungsminderung verbunden ist. Bei den meisten Patienten mit Sinusknotensyndrom liegt eine solche Form der Bradykardie vor.

b) Atropintest

Eine unzureichende Frequenzzunahme läßt sich auch mit dem Atropintest feststellen. Normalerweise führt Atropin (0,5–2,0 mg i.v.) zu einem Frequenzanstieg von über 50% des Ausgangswertes. Ein Frequenzanstieg, der unter 25% liegt, und v.a. das Unterschreiten einer absoluten Herzfrequenz von 90/min nach Atropinapplikation gilt als wichtiger diagnostischer Hinweis für das Vorliegen einer gestörten Sinusknotengeneratorfunktion (vgl. Blömer et al. 1975).

c) Karotisdruckversuch

Zu den fakultativen, nichtinvasiven diagnostischen Maßnahmen gehört der Karotisdruckversuch (Karotissinusmassage). Eine überdurchschnittliche Frequenzsenkung (um mehr als 5–10 Schläge/min) oder gar eine Asystolie von mehr als 2 s spricht für einen hypersensitiven Karotissinus. Dieser Befund kann zwar nicht als pathognomonisch gelten, wird aber häufig beim Sinusknotensyndrom angetroffen (Karotissinussyndrom, s. S. 347 ff.).

d) Intrakardiale Stimulation und Ableitung

Eine Störung der Sinusknotenfunktion läßt sich meist, aber nicht notwendigerweise im Oberflächen-EKG erkennen. Da sich die elektrischen Potentiale des natürlichen Herzschrittmachers im EKG nicht darstellen, kann aus der Vorhoferregung nur (indirekt) auf eine summarische Sinusknotenfunktion geschlossen werden.

Diese setzt sich zusammen aus der Impulsbildung und der Leitung dieses Impulses über ein sowohl funktionell als auch anatomisch inhomogenes sinuatriales Überleitungsgewebe. Zur Diagnostizierung von verborgenen, d.h. im Oberflächen-EKG nicht erkennbaren Störungen der Reizbildung bzw. der Impulsleitung eignet sich die Vorhofstimulation. Die schnelle atriale Stimulation („overdrive suppression") wird angewandt zur Messung der Sinusknotenerholungszeit, die als indirektes Maß für die Generatorfunktion des Sinusknotens angesehen werden kann. Die Sinusknotenerholungszeit kann jedoch nicht als Ausdruck einer „overdrive suppression" des Automatieprozesses angesehen werden, sondern stellt vielmehr das Ergebnis komplexer Interaktionen zwischen Erregungsleitung und Impulsbildung im Sinusknoten dar (Steinbeck et al. 1980).

Die Messung der postextrasystolischen Vorhofintervalle nach Erzeugung einzelner, elektrisch induzierter atrialer Zusatzerregungen kann nach einem Vorschlag von Strauss et al. zur indirekten Beurteilung der sinuatrialen Überleitung herangezogen werden (Strauss et al. 1973).

Die Objektivierung der beim Sinusknotensyndrom häufig zusätzlichen atrioventrikulären Leitungsstörungen ist durch die His-Bündel-Elektrographie möglich. Eine genaue Abklärung der intrakardialen Leitungsverhältnisse ist v.a. in therapeutischer Hinsicht wichtig (Indikation zum elektrischen Schrittmacher, Nebenwirkungen von Antiarrhythmika und Digitalis). Ein permanenter atrialer Schrittmacher kann nur beim Sinusknotensyndrom verwendet werden, wenn zuvor eine normale atrioventrikuläre Überleitung nachgewiesen wurde.

Schnelle atriale Stimulation
Bei der Methode der schnellen atrialen Stimulation wird mit Frequenzen oberhalb des Eigenrhythmus des Patienten begonnen und eine Frequenzsteigerung um jeweils 10 Schläge/min vorgenommen. Die Sinusknotenerholungszeit ist definiert als das Zeitintervall zwischen der letzten stimulationsbedingten Vorhoferregung und der ersten, durch spontane Sinusknotenaktivität ausgelösten Vorhofaktion. Die maximale Sinusknotenerholungszeit stellt das längste Zeitintervall dar, das nach Anwendung verschiedener Stimulationsfrequenzen beobachtet wird (Abb. 5.3).

Vorzeitige atriale Einzelstimulation
Durch das Verfahren zur Bestimmung der sinuatrialen Leitungszeit wurden erstmals die Leitungseigenschaften im sinuatrialen Grenzgebiet beim Menschen einer indirekten Beurteilung zugänglich. Insbesondere ist es durch diese Methode nunmehr möglich geworden, eine sinuatriale Blockierung I. Grades zu diagnostizieren. Dabei ist jedoch zu berücksichtigen, daß eine derart nachgewiesene Leitungsstörung im Sinusknotenareal selbst, in der sinuatrialen Grenzregion und innerhalb des angrenzenden Vorhofmyokards lokalisiert sein kann (Steinbeck u. Lüderitz 1977).

Die Methoden der diagnostischen Vorhofstimulation ermöglichen bei korrekter Anwendung gerade in unklaren Fällen mit klinischem Verdacht auf ein Sinusknotensyndrom eine wesentlich verbesserte Analyse der Sinusknotenfunktion und der sinuatrialen Leitungsverhältnisse mit entsprechenden Auswirkungen auf notwendige therapeutische Konsequenzen. Während die Sinusknotenerholungszeit einen praktisch-klinischen Nutzen besitzt, kommt der sinuatrialen Leitungszeit im wesentlichen eine wissenschaftliche Bedeutung zu.

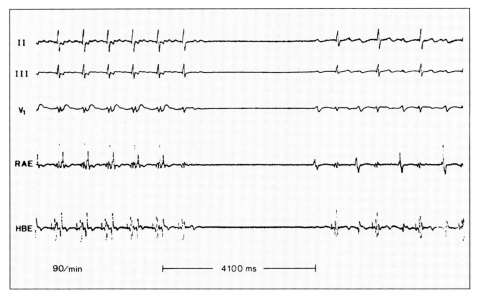

Abb. 5.3. Bestimmung der Sinusknotenerholungszeit durch atriale Stimulation. 33jähriger Patient mit Sinusknotensyndrom bei Kardiomyopathie und offenem Foramen ovale. Registrierung von II, III und V_1 sowie bipolarem kranialen Vorhofelektrogramm rechts (*RAE*) und His-Bündel-Elektrogramm (*HBE*). Die Frequenz der Vorhofstimulation beträgt 90/min. Nach Beendigung der Stimulation tritt eine deutliche Verlängerung der Sinusknotenerholungszeit von 4100 ms (Normalwert bis maximal 1400 ms) auf

e) Normale und pathologische Werte

Bei 13 Normalpersonen wurden eine maximale Sinusknotenerholungszeit von 1172 ms (SD ± 200) und eine sinuatriale Leitungszeit von 66,7 ms (SD ± 17) gefunden. Bei 40 Patienten mit Sinusknotensyndrom war die Sinusknotenerholungszeit mit 1859 ms (SD ± 1068) deutlich verlängert; die sinuatriale Leitungszeit zeigte eine Verlängerung auf 110 ms (SD ± 31) (Lüderitz 1978c).

5.1.5
Verlauf und Prognose

Das Syndrom des kranken Sinusknotens beschreibt einen chronisch-progredienten Prozeß mit Krankheitswert. Zu Anfang zeigt sich meist eine Bradykardie, die nach unterschiedlichen Zeitintervallen zu klinischen Symptomen führt. Häufig tritt ein Knotenersatzrhythmus oder Vorhofflimmern mit unregelmäßiger Überleitung auf.

Beim Sinusknotensyndrom führt die Schrittmacherimplantation *per se* zu keiner Verminderung der Mortalität. Das gilt auch für symptomatische Patienten. In einer prospektiven Langzeitstudie (381 Patienten) konnte nachgewiesen werden, daß die Überlebensrate bei Sinusknotendysfunktion von der der Normalbevölkerung nicht zu unterscheiden ist. Eine Schrittmacherimplantation zeigte trotz deut-

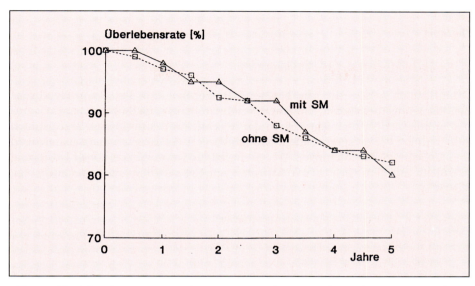

Abb. 5.4. Überlebenskurven von Patienten mit Sinusknotensyndrom ohne und mit Schrittmacher-(*SM*-)Therapie. (Nach Shaw et al. 1980)

lichem Rückgang der Symptomatik keinen nennenswerten Einfluß auf die Mortalität (s. Abb. 5.4). Dieses Ergebnis erscheint verständlich, wenn man davon ausgeht, daß die Prognose des Sinusknotensyndroms wesentlich durch die Grundkrankheit (koronare Herzkrankheit, Hypertonie, Kardiomyopathie, Hämochromatose, Hyperthyreose u.a.) bestimmt wird und nicht durch die (symptomatische) Schrittmachertherapie.

Aus den Befunden von Shaw et al. (1980) ergibt sich, daß das Sinusknotensyndrom einen relativ gutartigen Symptomenkomplex darstellt. Die Schrittmacherimplantation sollte hierbei nicht als Routinetherapie angesehen werden, sondern für die Patienten reserviert bleiben, die nichttraktable, bradykardiebedingte Symptome aufweisen (Lüderitz 1990a).

Wenn auch die Erkrankung über lange Jahre hindurch günstig verlaufen kann, so darf andererseits nicht übersehen werden, daß es im Rahmen von Adams-Stokes-Anfällen und Embolien zu plötzlichen Todesfällen kommen kann. Naturgemäß ist der Zeitpunkt, zu dem ein Sinusstillstand ohne Ersatzrhythmus auftritt, nicht vorauszusehen. Unter Berücksichtigung der genannten Risiken erscheinen beim Sinusknotensyndrom auch aufwendige diagnostische und therapeutische Bemühungen gerechtfertigt.

Eine genaue Beurteilung des Spontanverlaufs des Sinusknotensyndroms ist bisher nicht möglich, zumal die meisten Patienten mit einem Schrittmacher versorgt werden, der seinerseits die Lebenserwartung je nach Einzelfall und v.a. die Lebensqualität wesentlich verbessert.

5.1.6
Therapie

a) Parasympatholytika, Sympathomimetika

Grundsätzlich lassen sich die bradykarden Formen des Sinusknotensyndroms medikamentös behandeln. In Frage kommen Parasympatholytika sowie Sympathomimetika (s. Übersicht 5.3). In der Regel gelingt es mit diesen Maßnahmen jedoch nicht, bei entsprechendem Krankheitswert die Herzfrequenz ausreichend und konstant zu beschleunigen. Wegen der häufig notwendigen hohen Dosierung ist zudem mit dem vermehrten Auftreten von Nebenwirkungen zu rechnen (vgl. S. 108 ff.).

Übersicht 5.3. Therapie des Sinusknotensyndroms

> A. *Medikamentöse Maßnahmen*:
>   Atropin,
>   Sympathomimetika,
>   Antiarrhythmika,
>   Digitalis (?).
>
> B. *Schrittmacherstimulation*:
>   Pacemakerimplantation:
>   – atriale Stimulation,
>   – ventrikuläre Stimulation,
>   – bifokale Stimulation;
>   atriale Hochfrequenzstimulation,
>   programmierte Einzel-/Mehrfachstimulation.

b) Antiarrhythmika

Antiarrhythmika (Chinidin, Verapamil, β-Rezeptorenblocker u.a.) können bei tachykarden Formen nur in sehr wenigen Fällen angewandt werden, da sie eine Sinusknotendepression begünstigen, die ihrerseits zu bradykarden Rhythmusstörungen Anlaß geben kann.

Besondere Schwierigkeiten bereitet die medikamentöse Therapie des Tachykardie-Bradykardie-Syndroms, da frequenzsteigernde Pharmaka eine Tachykardie induzieren können, und andererseits frequenzsenkende Medikamente die Tachykardie beseitigen, zugleich aber den Grundrhythmus kritisch verlangsamen können.

Die Wirkung von Digitalis beim Sinusknotensyndrom wird unterschiedlich beurteilt. Während einige Autoren keinen wesentlichen frequenzsenkenden Glykosideinfluß beobachteten, weisen eigene Untersuchungen darauf hin, daß Digitalis potentiell gefährliche Nebenwirkungen im Sinne einer Depression der Sinusknotenautomatie auch in therapeutischer Dosierung bei einzelnen Patienten mit Sinusknotensyndrom haben kann. Die Zusammenhänge zwischen Digitaliswirkung und Sinusknotenfrequenz sind in der Übersicht 5.4 dargestellt.

Bei wechselnden Rhythmen (intermittierendes Vorhofflimmern) wird zur Embolieprophylaxe eine Antikoagulanzientherapie nachdrücklich empfohlen.

Übersicht 5.4. Digitalis und Sinusknotenfrequenz

1) Negativ-chronotroper Effekt durch verbesserte Hämodynamik,
2) vagomimetische Wirkung,
3) antiadrenerge Wirkung,
4) direkt positiv chronotroper Effekt,
5) negativ-dromotroper Effekt auf die sinuatriale Überleitung.

c) Elektrischer Schrittmacher

Die Implantation eines elektrischen Schrittmachers stellt in den meisten Fällen mit klinisch relevantem Sinusknotensyndrom das Mittel der Wahl dar. – Eine Schrittmacherindikation ist häufig auch deshalb gegeben, weil erst nach Pacemakerimplantation eine wirksame medikamentöse Therapie möglich wird (Digitalis, Antiarrhythmika).

Die Indikation zur Schrittmachertherapie ist im Rahmen des Sinusknotensyndroms gegeben bei bradykardiebedingten Synkopen, Angina pectoris und allgemeiner Leistungsminderung, bei bradykarder Herzinsuffizienz, bei Bradykardie-Tachykardie-Syndrom und bei Verlängerung der Sinusknotenerholungszeit auf mehrere Sekunden (Schrittmachertherapie s. S. 240 ff.).

5.2 Karotissinussyndrom

Klinisch relevante bradykarde Rhythmusstörungen – evtl. verbunden mit Adams-Stokes-Anfällen – können Ausdruck eines Karotissinussyndroms sein. – Dieser Symptomenkomplex bezeichnet eine Hyperreflexie der Pressorrezeptoren des Karotissinus und tritt elektrokardiographisch als Asystolie bei passagerem Sinusstillstand bzw. sinuatrialer Blockierung III. Grades oder auch vorübergehender AV-Blockierung in Erscheinung (Abb. 5.5).

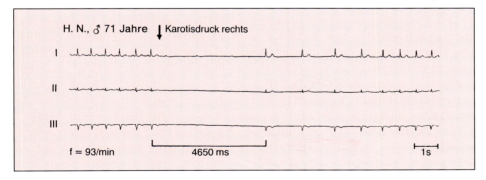

Abb. 5.5. Hyperaktiver Karotissinusreflex bei einem 71jährigen Patienten mit Karotissinussyndrom. Ein rechtsseitiger Karotisdruck führt zu einer deutlichen Sinusknotendepression und einer passageren totalen AV-Blockierung (Asystolie: 4,65 s). Nach 2 supraventrikuären Ersatzschlägen stellt sich erst allmählich wieder der vorbestehende Sinusrhythmus (Frequenz: 93/min) ein

Klinisch kommt es zu einer zerebralen Minderdurchblutung, deren Auswirkungen von leichten Schwindelerscheinungen bis zu schweren synkopalen Anfällen reichen können. Bei entsprechenden anamnestischen Hinweisen auf ein Karotissinussyndrom sollte eine diagnostische Sicherung durch elektrokardiographische Objektivierung unter kontrollierten Bedingungen erfolgen. Glykoside und β-Rezeptorenblocker begünstigen die Reflexbereitschaft.

Bei nur manuell (Karotissinusmassage) provozierbaren Bradykardien wird von einem hypersensitiven Karotissinus gesprochen (Franke 1963). Die behandlungsbedürftige spontane Symptomatik bei zufälligem Druck auf die Karotisgabel (z.B. plötzliche Kopfdrehung, Druck der Kleidung) wird nur bei etwa 5% der Patienten mit hypersensitivem Karotissinus beobachtet. In einer konsekutiven Studie an 100 über 50 Jahre alten Patienten fand sich in $1/4$ bis $1/3$ der Fälle ein hypersensitiver Karotissinusreflex (Pfisterer et al. 1977).

Bei dem komplexen Reflexgeschehen des hyperaktiven Karotissinus wird neben dem mit Bradykardien einhergehenden kardioinhibitorischen Typ zwischen einem vasodepressorischen Typ (mit Blutdruckabfall) und einem (umstrittenen) primär zerebralen Typ unterschieden. Für das Vorliegen des vagal-kardialen (kardioinhibitorischen) Typs eines hyperaktiven Karotissinusreflexes spricht eine Asystolie über 2 s nach artifizieller Provokation. – Der afferente Teil des Reflexbogens führt über den Karotissinusast des IX. Hirnnervs vom Sinus caroticus an der Bifurkation der A. carotis communis in A. carotis interna und externa zur Rautengrube im Bereich der Medulla oblongata. Von dort ist eine zentrifugale (efferente) Reizleitung in mehrere Richtungen möglich. Beim „herzhemmenden" Typ führt der efferente Reflexbogenanteil vom Kerngebiet des Vagusnervs zum Reizbildungs- und Erregungsleitungssystem des Herzens (vagal-hemmende Herzfasern). Das Karotissinussyndrom diesen Typs ist von jedem Ort des Reflexbogens auslösbar. Durch hohe Atropindosen kann der Reflexkreis unterdrückt werden, wohingegen Atropin beim vasodepressorischen Typ wirkungslos ist.

Unter den Kausalfaktoren des Karotissinussyndroms werden in erster Linie arteriosklerotische Veränderungen der Gefäßwand des Karotissinus genannt, die zu einer Sensibilitätszunahme der in der Adventitia gelegenen Barorezeptoren führen sollen. Entzündliche und neoplastische Ursachen sind selten, ebenso wie Tumoren und lokale Aneurysmen.

Eine Behandlungsnotwendigkeit ist bei Patienten mit typischer Anamnese und spontan auftretenden bzw. durch Karotisdruck auslösbaren Symptomen gegeben. Die Therapie ist auf die Prophylaxe synkopaler Anfälle ausgerichtet und besteht meist in der Implantation eines elektrischen Bedarfsschrittmachrs (VVI) bei intermittierendem Stimulationsbedarf. Von medikamentösen Maßnahmen ist keine ausreichende Wirkung zu erwarten. Von Greeley et al. wurde über eine erfolgreiche Bestrahlungstherapie beim Karotissinussyndrom berichtet (Greeley et al. 1955).

Eine relative Schrittmacherindikation ist gegeben bei Patienten mit rezidivierenden, anderweitig nicht erklärbaren (!) Synkopen ohne nachweisbaren Zusammenhang mit (spontanem) Druck auf den Karotissinus, jedoch mit pathologischem Ausfall eines Karotissinusdruckversuchs (= hypersensitiver Karotissinusreflex). Hierbei wird ein pathologischer Befund – bezogen auf die Schrittmacherindikation – als asystolische Pause über 3 s definiert (Lüderitz 1991).

5.3
Präexzitationssyndrome: EKG und Mechanismen

Allgemeine Gesichtspunkte

Der Begriff „Präexzitation" weist auf eine vorzeitige, den AV-Knoten umgehende Depolarisation der Kammern (Antesystolie) hin. Wolff-Parkinson-White-Syndrom (WPW), Lown-Ganong-Levine-Syndrom (LGL) (?), AV-Knoten-Reentrytachykardie, permanente junktionale Reentrytachykardie und Reentrytachykardien unter Einbeziehung von Mahaim-Fasern werden unter dem Begriff „Präexzitationssyndrome" zusammengefaßt, wenngleich das Merkmal der Antesystolie zum Teil nur intermittierend vorhanden ist oder ganz fehlen kann [sog. „verborgenes" Wolff-Parkinson-White-Syndrom (20%); AV-Knoten-Reentrytachykardie ohne Verkürzung der PQ-Zeit etc.].

EKG bei Wolff-Parkinson-White-Syndrom

a) Klassisch: kurze PQ-Zeit (< 0,12 s), verbreiterter QRS-Komplex durch eine Delta-Welle; Repolarisationsstörungen.
(Da die PQ-Zeit und die Antesystolie vom Verhältnis der Leitfähigkeiten der akzessorischen Bahn und des AV-Knotens bestimmt werden, kann die PQ-Zeit auch normal oder verlängert sein. Bei minimaler oder fehlender antegrader Leitung der akzessorischen Bahn kann die Delta-Welle fehlen.)
b) Vorhofflimmern mit antegrader Leitung des Kent-Bündels: unregelmäßige Tachykardie; durch Delta-Welle verbreiterte QRS-Komplexe (bei intermittierendem Block der Kent-Bündel-Leitung auch schmale QRS-Komplexe).
c) Reentrytachykardie: plötzlich einsetzende regelmäßige Tachykardie mit schmalem QRS-Komplex; retrograde P-Wellen können als Kerbung der ST-Strecke erfaßt werden; Verbreiterung des QRS-Komplexes bei frequenzabhängiger intraventrikulärer Blockierung: typischer Rechtsschenkelblock oder Linksschenkelblock.

Mechanismus:
Akzessorische atrioventrikuläre Muskelbrücke (Kent-Bündel), wodurch der AV-Knoten (vorzeitig) umgangen werden kann (Antesystolie, Delta-Welle, hohe Kammerfrequenz bei Vorhofflimmern). Kreiserregung: Vorhof → AV-Knoten → His-Purkinje-System → Ventrikel → Kent-Bündel → Vorhof (Abb. 5.6).

EKG bei AV-Knoten-Reentrytachykardie

Verkürzte (< 0,12 s beim LGL-Syndrom) oder normal lange PQ-Zeit; schmaler QRS-Komplex.
Reentrytachykardie: plötzlich einsetzende, regelmäßige Tachykardie mit schmalem QRS-Komplex; P-Wellen sind nicht abgrenzbar. Verbreiterung von QRS bei frequenzabhängigem intraventrikulärem Block: typischer Rechtsschenkelblock oder Linksschenkelblock.

Mechanismus:
Kreiserregung im AV-Knoten durch „funktionelle Längsdissoziation" des AV-Knotens: durch Unterschiede in den Leitungseigenschaften und Refraktärzeiten entstehen AV-Knotenbahnen, wobei die Erregung typischerweise antegrad über

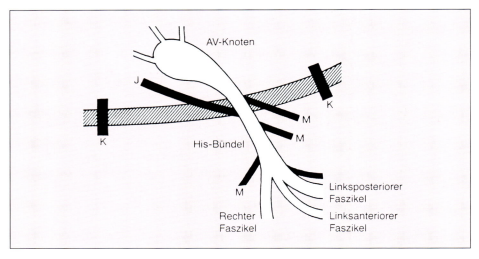

Abb. 5.6. Möglichkeiten akzessorischer Leitungsbahnen beim Wolff-Parkinson-White-Syndrom. *K* Kent-Bündel, *J* James-Bündel, *M* Mahaim-Fasern

eine langsam leitende und retrograd über eine schnell leitende Bahn geführt wird (sog. „Slow-fast-Typ"). Des weiteren werden intranodale „Bypasstracts" (James-Bündel) als Teil der Kreiserregung und als Ursache der verkürzten PQ-Zeit beim LGL-Syndrom diskutiert.

EKG bei permanenter junktionaler Reentrytachykardie (PJRT)
Während Sinusrhythmus unauffälliges PQ- und QRS-Intervall. Während der oft „permanent" vorhandenen regelmäßigen Tachykardie folgen retrograde P-Wellen (negativ in den Ableitungen II, III und aVF) in weitem Abstand auf schmale QRS-Komplexe (Verhältnis der Intervalle RP/RR = 0,5 – 0,75).

Mechanismus:
Eine paranodale atrioventrikuläre Verbindung mit leitungsverzögernden Eigenschaften (eine Art zweiter AV-Knoten) ermöglicht folgende Kreiserregung: AV-Knoten → His-Purkinje-System → Ventrikel → akzessorische, leitungsverzögernde Bahn → Vorhof (die PJRT kann als eine Sonderform des WPW-Syndroms aufgefaßt werden).

EKG bei Präexzitation unter Einbeziehung von Mahaim-Fasern

1) Verkürzte oder normale PQ-Zeit und geringe Verbreiterung des QRS-Komplexes durch eine Delta-Welle (diese Form geht kaum mit Reentrytachykardien einher; ihre Bedeutung liegt in der Abgrenzung zum WPW-Syndrom).
2) Während Sinusrhythmus unauffällige PQ- und QRS-Intervalle. Reentrytachykardie: regelmäßige Tachykardie mit Verbreiterung des QRS-Komplexes durch Antesystolie (meist linksschenkelblockartige Konfiguration, bedeutsam in der Differentialdiagnose der Kammertachykardie).

Die Vielfalt der Bezeichnungen rührt von der Beschreibung der supraventrikulären Tachykardie her, zunächst als klinisches Syndrom mit bestimmten Merkmalen im Oberflächen-EKG (WPW-Syndrom, LGL-Syndrom); die pathophysiologische Typisierung dieser Syndrome erfolgte in späterer Zeit mittels elektrophysiologischer Stimulationsmethoden.

Vorkommen:
Die Präexzitationssyndrome sind angeborene Anomalien: meist fehlen zusätzliche Herzerkrankungen. In Einzelfällen sind sie mit angeborenen Vitien vergesellschaftet (z. B. Ebstein-Anomalie). Erworbene Herzkrankheiten können durch supraventrikuläre und ventrikuläre Extrasystolen die Inzidenz und bei eingeschränkter Pumpfunktion die Manifestation der Paroxysmen beeinflussen.

5.4
Wolff-Parkinson-White-(WPW-)Syndrom

Das von Wolff, Parkinson und White 1930 beschriebene Syndrom (WPW-Syndrom) ist charakterisiert durch eine Doppelerregung der Herzkammern (Wolff et al. 1930). Zunächst kommt es zur Erregung vorhofnaher Kammeranteile durch eine vorzeitige Erregungswelle über akzessorische Leitungsbahnen (Präexzitation), danach folgt eine Kammerdepolarisation durch die über die normale orthodrome AV-Leitungsbahn laufende Erregungswelle (Abb. 5.7). Zur konventionellen und neueren Nomenklatur akzessorischer Leitungsbahnen s. Tabelle 5.1 (vgl. Schlepper 1983).

Da die Ventrikel unter Umgehung der spezifischen Leitungsverzögerung des AV-Knotens vorzeitig erregt werden, kann es bei Vorhofflattern und Vorhofflimmern zu bedrohlichen Kammerfrequenzen kommen.

Andererseits wird durch die zusätzliche atrioventrikuläre Verbindung die anatomische Voraussetzung für eine Kreiserregung via Vorhof – AV-Knoten – Ventrikel – akzessorisches Bündel – Vorhof geschaffen. Bei unidirektionalem Block in einem Teil des Erregungskreises (meist akzessorisches Bündel) und verzögerter Erregungsleitung in einem anderen Anteil (meist AV-Knoten) werden somit Reentrytachykardien möglich. – In der überwiegenden Zahl der Fälle geht die Präexzitation mit keiner klinischen Symptomatik einher und ist dann als harmlose Anomalie anzusehen. Bei anderen Patienten führen Häufigkeit und hohe Frequenz der Tachykardien sowie das Zusammentreffen mit zusätzlichen Herzerkrankungen zu klinischen Symptomen. – Elektrokardiographisch ist das WPW-Syndrom gekennzeichnet durch ein abnorm kurzes atrioventrikuläres Intervall (<120 ms), durch eine Verbreiterung des QRS-Komplexes infolge verlängerter Dauer der Kammeranfangsschwankung mit trägem Initialteil (Delta-Welle) und durch einen unterschiedlich stark deformierten ST-T-Abschnitt. Je nach Ausrichtung der Delta-Welle wird zwischen einem sternal positiven (A) und einem sternal negativen Typ (B) des WPW-Syndroms unterschieden (Abb. 5.8). – Zumindest in dem weit überwiegenden Teil der Fälle von WPW-Syndrom dürfte es sich um eine angeborene Anomalie handeln. Das Syndrom ist selten und durch eine große morphologische wie elektrophysiologische Individualität gekennzeichnet. In einem vorwiegend kardiologischen Untersuchungsgut wird das WPW-Syndrom bei etwa 2‰ der

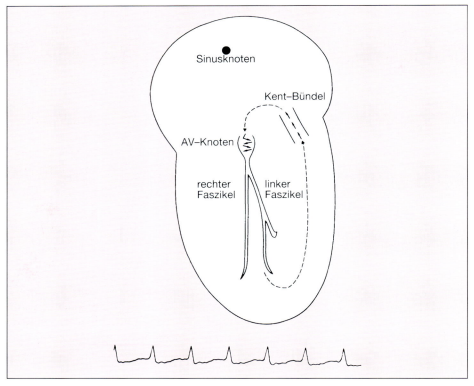

Abb. 5.7. Schematische Darstellung einer Reentrytachykardie beim Wolff-Parkinson-White-Syndrom: Die Kammern werden über das spezifische Erregungsleitungssystem depolarisiert. Danach wird die Depolarisationswelle über das Kent-Bündel auf die Vorhöfe geleitet. Es resultiert eine Tachykardie mit schmalem QRS-Komplex: die P-Welle – retrograde Vorhoferregung – kann als „Kerbung" der ST-Strecke nachgewiesen werden

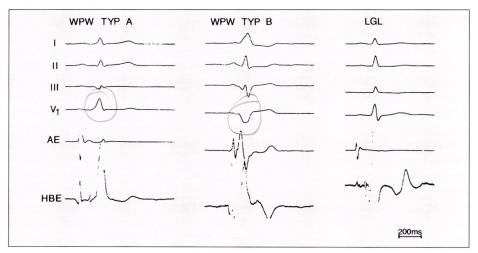

Abb. 5.8. Wolff-Parkinson-White-(WPW-)Syndrom (Typ A, B) im Vergleich zum Lown-Ganong-Levine-(LGL-)Syndrom (s. S. 364). Extremitätenableitungen I, II, III, Brustwandableitung V_1 und intraatriales Elektrogramm (*AE*) nebst His-Bündel-Elektrogramm (*HBE*; s. auch Abb. 5.16)

Tabelle 5.1. Nomenklatur akzessorischer Leitungsbahnen

Nomenklatur nach Europäischer Studiengruppe	Vergleichbare frühere Bezeichnungen	Struktur der Verbindung	Verlauf

1. Akzessorische atrioventrikuläre Muskelbündel
  a) parietal, nicht speziell
  b) parietal, speziell
  c) septal
	Kent-Bündel	1.
		
		a) Arbeitsmyokard
		b) Spezielles Leitungsgewebe
		c) Arbeitsmyokard
			1.
			
			Vorhof zu Kammermyokard

2. Akzessorische nodoventrikuläre Muskelbündel	Paladino-Bündel	2. Spezielles Leitungsgewebe	2. Knotenregion (Übergangszone) zu Kammermyokard
3. Atriofaszikuläre Umgehungstrakte	Atrio-His-Fasern	3. Arbeitsmyokard	3. Vorhofmyokard zum His-Bündel
4. Akzessorische faszikuläre Verbindungen	Mahaim-Fasern	4. Spezielles Leitungsgewebe	4. Ventrikuläres ELS[a] zu Ventrikelmyokard
5. Intranodale Umgehungsbahnen	James-Bündel	5. Spezielles Leitungsgewebe	5. Umgehung des ganzen oder von Teilen des AV-Knotens
6. Anomalien des AV-Knotens		6. Spezielles Leitungsgewebe	

[a] *ELS* Erregungsleitungssystem.

Exploranden gefunden. Unter den Fällen mit paroxysmaler Tachykardie beträgt der Prozentsatz zwischen 5 und 25%.

Das WPW-Syndrom *per se* ist also hämodynamisch und klinisch von untergeordneter Bedeutung. Eine therapiepflichtige Relevanz erwächst erst aus den im Zusammenhang mit diesem Symptomenkomplex auftretenden Rhythmusstörungen.

5.4.1
Diagnostik durch intrakardiale Ableitungen

Intrakardiale Ableit- und Stimulationsverfahren können bei WPW-Patienten zur Charakterisierung der Rhythmusstörungen und deren therapeutischer Beeinflußbarkeit beitragen (Durrer et al. 1967). Zur Anwendung kommen dabei das His-Bündel-Elektrogramm (Nachweis der Präexzitation), die atriale und ventrikuläre Einzelstimulation (Refraktärzeitbestimmung und Tachykardieauslösung), die hochfrequente Stimulation (Erfassung der Leitfähigkeit der akzessorischen Bahn)

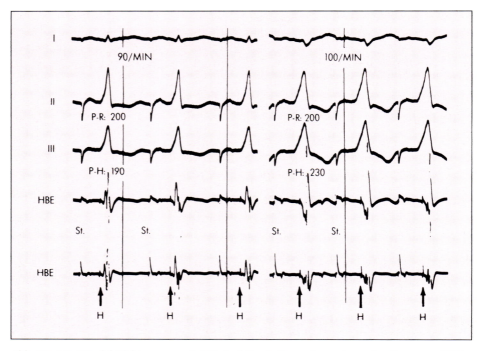

Abb. 5.9. His-Bündel-Elektrogramm bei Vorhofstimulation mit zunehmender Frequenz. *H* His-Bündel-Spike, *St.* Stimulationsartefakt. Bei einer Frequenzzunahme von 90/min auf 100/min kommt es zu einer deutlichen Verbreiterung des Kammerkomplexes mit Zunahme des P-H-Intervalles bei konstantem P-R-Abstand. Auf der *rechten Bildhälfte* erscheint das His-Bündel-Signal nach Beginn der Kammerdepolarisation in den Standardableitungen als Hinweis auf eine Präexzitation des Ventrikels unter Umgehung der orthograden Überleitung. (Nach Castellanos et al. 1979)

und das endokardiale Mapping (Mehrpunktableitung) während einer Tachykardie (Nachweis und Lokalisation der akzessorischen Leitungsbahn).

Die frequenzabhängige Ausprägung einer Präexzitation bei WPW-Syndrom ist in Abb. 5.9 dargestellt, bei gleichzeitiger Registrierung des His-Bündel-Elektrogramms. Bei Erhöhung der atrialen Stimulationsfrequenz von 90 auf 100/min kommt es zu einer Verbreiterung des QRS-Komplexes, wobei erkennbar wird, daß der His-Bündel-Spike nach Beginn des QRS-Komplexes im EKG erscheint. Dieser Befund wird als Bestätigung eines Erregungsablaufs unter Umgehung der normalen AV-Leitungsbahnen angesehen.

5.4.2
WPW-Syndrom und Rhythmusstörungen

Die beim WPW-Syndrom zu beobachtenden Rhythmusstörungen sind in der Übersicht 5.5 wiedergegeben.

Eine Extrasystolie findet sich bei ca. 25% aller Patienten, die ein WPW-Syndrom aufweisen. Die supraventrikulären Extrasystolen dominieren dabei bei weitem. Sie

Übersicht 5.5. Rhythmusstörungen beim WPW-Syndrom

Extrasystolie:	Vorhofflattern; Vorhofflimmern:
a) supraventrikulär,	a) mit Tachyarrhythmie,
b) ventrikulär;	b) mit langsamer Kammertätigkeit;
supraventrikuläre Tachykardie:	ventrikuläre Tachykardie;
a) mit schmalem QRS-Komplex	Kammerflimmern.
b) mit breitem QRS-Komplex	

sind etwa doppelt so häufig wie ventrikuläre Extrasystolen, im Gegensatz zu der Häufigkeitsrelation dieser beiden Extrasystolieformen in der Durchschnittspopulation. Eine potentielle Gefährdung kann sich dadurch ergeben, daß die über akzessorische Verbindungen geleiteten supraventrikulären Extrasystolen eher in die sog. vulnerable Phase des Kammermyokards einfallen können.

Die größte klinische Bedeutung unter den Arrhythmien beim WPW-Syndrom besitzen die paroxysmalen Tachykardien, die in der Regel eine Behandlung erforderlich machen. In etwa 80% der Fälle handelt es sich um paroxysmale supraventrikuläre Tachykardien. Paroxysmales Vorhofflimmern tritt nur in etwa 10% der Fälle auf; noch seltener ist das Vorhofflattern, das etwa 4% der anfallsweise auftretenden Tachykardien ausmacht; nur in außerordentlich wenigen Fällen können echte Kammertachykardien beobachtet werden. Ursächlich können die paroxysmalen supraventrikulären Tachykardien auf sog. kreisende Erregungen unter Einschluß der normalen und anomalen atrioventrikulären Leitungsbahnen zurückgeführt werden. Hierbei dürfte die Erregungswelle die akzessorische Verbindung retrograd und die normale atrioventrikuläre Leitungsbahn antegrad durchlaufen, denn das WPW-Syndrom verschwindet während der Tachykardie regelhaft. Bei gegensinnigem Kreislauf wird das WPW-Syndrom während der Tachykardie persistieren.

Eine beträchtliche Erschwernis der diagnostischen Zuordnung solcher supraventrikulären paroxysmalen Tachykardien stellt die Tatsache dar, daß das WPW-Syndrom häufig nur intermittierend in Erscheinung tritt (Abb. 5.10).

In seltenen Fällen können paroxysmale supraventrikuläre Tachykardien durch ein WPW-Syndrom bedingt sein, ohne daß jemals die typischen elektrokardiographischen Kriterien dieses Syndroms deutlich werden. In Frage kommt dabei ein sog. verborgenes WPW-Syndrom auf der Grundlage eines unidirektionalen Blocks der akzessorischen Verbindung zwischen Vorhof und Ventrikel. Von Neuss et al. wurden 3 Fälle beschrieben, bei denen sich eine antegrade Blockierung der anomalen Überleitung als wahrscheinlich erwies, während die retrograde Überleitung nicht beeinträchtigt war. In diesen Fällen konnte eine Präexzitation nicht manifest werden. Die einer Tachykardie zugrundeliegende Kreiserregung lief unter zusätzlichem Einschluß ventrikulärer Anteile in rückwärtiger Richtung über die anomale Leitungsbahn (Neuss et al. 1975). Daneben ist als Ursache von Tachykardien beim WPW-Syndrom auch eine longitudinale Dissoziation des AV-Überleitungssystems zu diskutieren.

Das Vorkommen verschiedener Tachykardien auf der Basis von 2 akzessorischen verborgenen Leitungsbahnen (bei funktionell „kleinem" AV-Knoten) ist in Abb. 5.11) wiedergegeben.

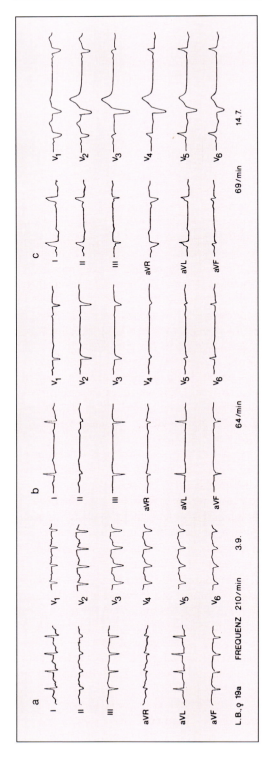

Abb. 5.10a–c. 19jährige Patientin mit WPW-Syndrom und supraventrikulärer Tachykardie ante partum. Registrierung der Einthoven-, Goldberger- und Wilson-Ableitungen. **a** Paroxysmale supraventrikuläre Tachykardie, **b** Frequenznormalisierung bei Sinusrhythmus und normaler atrioventrikulärer Überleitung, **c** Registrierung eines WPW-Syndroms (Typ B). Zusätzlich finden sich im EKG die bei diesem Syndrom eher seltenen ventrikulären Extrasystolen, die in diesem Fall auch auf eine abgelaufene Myokarditis bezogen werden konnten

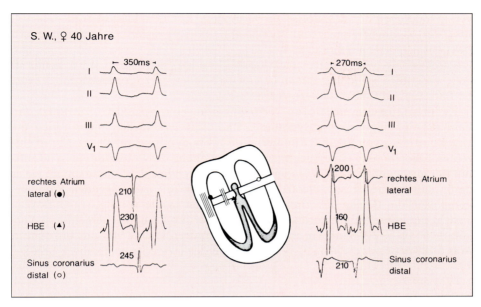

Abb. 5.11. Oberflächen-EKG (Ableitung I, II, III und V$_1$) sowie 3 endokardiale Ableitungen aus dem Bereich der lateralen freien Wand des rechten Atriums, des Septums (*HBE*) und des linken Atriums (Sinus coronarius distal), registriert während einer Tachykardie mit einem RR-Intervall von 350 ms und während einer 2. Tachykardie mit einem RR-Intervall von 270 ms. Bei der 1. Tachykardie findet sich die früheste retrograd geleitete Erregung im Bereich der freien lateralen Wand des rechten Atriums, angegeben als Q-A-Zeit mit 210 ms (Beginn des QRS-Komplexes bis zur Vorhoferregung). Die Depolarisation des Septums und des Sinus coronarius folgt nach. – Bei der 2. Tachykardie mit dem RR-Intervall von 270 ms kann die früheste Vorhoferregung im Bereich des Septums nachgewiesen werden, 160 ms nach Beginn des QRS-Komplexes; nach 200 ms bzw. 210 ms folgen die freie Wand des rechten Atriums und der linke Vorhof. (Nach Manz et al. 1980)

Bei Vorhofflattern im Rahmen eines WPW-Syndroms kommt es i. allg. zu einer Verbindung mit der Grundform des Kammerelektrokardiogramms. Besteht eine 1:1-Überleitung, so kann bei entsprechender Schenkelblockierung eine Kammertachykardie vorgetäuscht werden.

Bei einer Tachyarrhythmie mit Vorhofflimmern persistiert gemeinhin die ventrikuläre Präexzitation. Vorhofflimmern mit langsamer Kammertätigkeit wird nur sehr selten beim WPW-Syndrom beobachtet. Eine Verknüpfung mit dem Grundmuster der Kammererregungen kann ebenso vorliegen wie variierende Präexzitationsbilder.

Die Bestimmung der Refraktärzeit der anomalen atrioventrikulären Verbindung erlaubt eine Voraussage über die resultierende Kammerfrequenz bei Auftreten von Vorhofflimmern, wenngleich die maximale Kammerfrequenz letztlich durch die Refraktärzeit des Ventrikels determiniert wird. Eine derartige Abschätzung der Kammerschlagfolge kann hinsichtlich des Risikos lebensbedrohlicher Kammertachykardien bei Vorhofflimmern im Rahmen eines WPW-Syndroms entscheidende Bedeutung gewinnen. – Bei Refraktärzeitbestimmungen durch intrakardiale Ableitung fanden Wellens u. Durrer eine positive Korrelation zwischen der effektiven Refraktärzeit der akzessorischen Verbindung und dem kürzesten RR-Intervall bzw. der Kammerfrequenz bei spontanem oder provoziertem Vorhofflimmern (Wellens u. Durrer 1974).

Paroxysmale ventrikuläre Tachykardien finden sich beim WPW-Syndrom außerordentlich selten und sind in den meisten Fällen bei zugrundeliegendem Vorhofflimmern und Vorhofflattern vorgetäuscht.

Kammerflimmern stellt beim WPW-Syndrom eine besondere Seltenheit dar. Zahlreiche pathogenetische Hypothesen sind diskutiert worden in den Fällen, die eine Koinzidenz von Kammerflimmern und WPW-Syndrom aufwiesen. Nur in einzelnen Fällen konnte ein eindeutiger Zusammenhang des Präexzitationssyndroms mit Kammerflimmern dokumentiert werden. Hinsichtlich der Genese spricht vieles dafür, daß bei hoher supraventrikulärer Frequenz mit nachfolgenden Kammerkomplexen die Gefahr des Einfalls von Impulsen in die vorangehende T-Welle besteht mit konsekutiver Auslösung von Kammerflimmern. Das gemeinsame Vorkommen von WPW-Syndrom und Kammerflimmern konnte von uns bei dem in Abb. 5.12 wiedergegebenen Fall beobachtet werden (Lüderitz u. Steinbeck 1976).

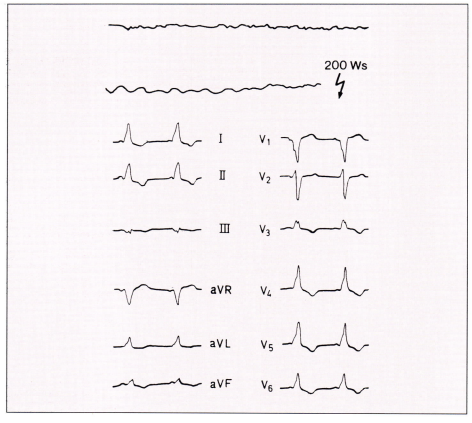

Abb. 5.12. 41jähriger Patient mit WPW-Syndrom Typ B. Zustand nach Kammerflimmern (*oben*), das durch Defibrillation terminiert werden konnte

5.4.3
Therapie

Die Behandlung der Rhythmusstörungen beim WPW-Syndrom als dem eigentlichen therapiepflichtigen Symptom sollte individuell, unter Berücksichtigung etwaiger angeborener oder erworbener Herzerkrankungen erfolgen; ggf. nach vorangegangener detaillierter Exploration der Leitungsverhältnisse mit intrakardialen Ableitungen und Refraktärzeitbestimmung.

In der *Notfalltherapie* steht die medikamentöse Behandlung nach wie vor an erster Stelle. Bei regelmäßiger Reentrytachykardie besteht die Akuttherapie der Wahl in der intravenösen Verabreichung eines Klasse-I-Antiarrhythmikums: Ajmalin (Gilurytmal) 50 mg langsam i.v. (vorteilhaft wegen guter Steuerbarkeit infolge kurzer Halbwertszeit), alternativ: Propafenon (Rytmonorm) 70 mg langsam i.v. Es kommt darauf an, die Leitungsgeschwindigkeit und Refraktärzeit der Überleitung via AV-Knoten und/oder akzessorischer Leitungsbahn medikamentös so zu beeinflussen, daß die Blockierung des vorhandenen „Reentrykreises" erreicht wird (Tabelle 5.2).

Tabelle 5.2. WPW-Syndrom: pharmakologische Beeinflussung der Refraktärperiode der einzelnen Herzstrukturen. (Nach Brugada 1985)

	Atrium	AV-Knoten	His-Purkinje-System	Ventrikel	Akzessorische Leitungsbahn
Digitalis	+/−	+	?	+/−	−
Procainamid	+	0	+	+	+
Chinidin	+	+/−	+	+	+
Ajmalin	+	+	+	+	+
Disopyramid	+	+/−	+	+	+
Phenytoin	+/−	−	−	+/−	+/−
Propranolol	+/−	+	?	+/−	?
Lidocain	+/−	0	+	+	+
Verapamil	+/−	+	?	+/−	+/−
Atropin	0	−	?	0	0
Isoprenalin	+/−	−	?	+/−	−
Amiodaron	+	+	+	+	+
Encainid	0	+	0	0	+
Flecainid	+	+/−	+	+	+
Sotalol	+	+	+/−	+	+
D-Sotalol	+	0/−	+	+	+/−
Lorcainid	0	0	+	+	+
Mexiletin	0	0	+	+	+/−
Tocainid	0	0	+	+	+/−
Bepridil	+	+	+	+	+
Aprindin	0	+/−	+	+	+
Propafenon	+	+(0	+	+/0	+
Ethmozin	?	?	+	+	+
Diltiazem	0	+	0	0	+

+ Verlängerung, − Verkürzung, 0 keine Wirkung, ? unbekannt, +/− variabel.

Obwohl der AV-Knoten Teil des Erregungskreises der Reentrytachykardie ist und deswegen Verapamil als die Erregungsleitung im AV-Knoten verzögernde Substanz wirksam ist, sollte Verapamil (Isoptin) – da die Rhythmusstörung von regelmäßiger Reentrytachykardie zu Vorhofflimmern umspringen kann – regelhaft nicht eingesetzt werden.

Die medikamentöse Therapie der 1. Wahl bei Vorhofflimmern mit antegrader Überleitung via akzessorischer Leitungsbahn besteht im Akutfall ebenfalls in Ajmalin (Gilurytmal) oder Propafenon (Rytmonorm) i.v. Da Verapamil wie auch Herzglykoside i.v. nicht die Überleitung der Impulse über die akzessorische Leitungsbahn verzögern, sondern im Gegenteil es namentlich unter Glykosiden zu einer Zunahme der Kammerfrequenz kommen kann, ist die i.v.-Verabreichung von Herzglykosiden und auch Verapamil kontraindiziert.

Folgende Medikamente können zur Anfallsprophylaxe eingesetzt werden:

- β-Rezeptorenblocker (z.B. Metoprolol, Propranolol),
- β-Rezeptorenblocker mit repolarisationsverlängernder, d.h. Klasse-III-Wirkung (Sotalol),
- Propafenon,
- andere Klasse -1A- oder 1B-Antiarrhythmika ohne vagolytische Wirkung.

Ablation des Präexzitationssyndroms

Zur kurativen Behandlung bietet sich heute die Katheterablation mittels Hochfrequenzstrom als Therapie der ersten Wahl bei Patienten mit Tachyarrhythmien auf der Grundlage einer akzessorischen Leitungsbahn an (s. S. 316 ff.). – Unabhängig von der anatomischen Lage des akzessorischen Bündels und seinen Leitungseigenschaften hat sich das Verfahren bisher als relativ sicher und außerordentlich effektiv erwiesen.

Die Resultate der Hochfrequenzstromablation von 217 akzessorischen Leitungsbahnen sind in Abb. 5.13 und Tabelle 5.3 wiedergegeben (vgl. Abb. 5.14).

Die Elektrogramme eines exemplarischen Falls nach Ablation einer akzessorischen Leitungsbahn zeigt Abb. 5.15.

Die Hochfrequenzstromablationen in unserer Klinik umfaßt bis Juli 1997 338 Ablationen bei 323 Patienten:

- Alter: 39 ± 15 Jahre (4 Monate bis 76 Jahre)
- Geschlecht: weiblich: 141 (44%)
  männlich: 182 (56%)

Tabelle 5.3. Ergebnisse der Hochfrequenzstromablation von 217 akzessorischen Leitungsbahnen (s. Abb. 5.13). Die Erfolgsrate war bei Leitungsbahnen an der linken freien Herzwand und im rechts anteroseptalen Bereich am höchsten; die größten Schwierigkeiten bestanden bei Leitungsbahnen an der rechten freien Herzwand. (Nach Gürsoy et al. 1992)

	Erfolg	Kein Erfolg
Rechte freie Herzwand	17 (90%)	2
Anteroseptal	15 (100%)	0
Mitte-/Posteroseptal	55 (93%)	4
Linke freie Herzwand	130 (98%)	3

Wolff-Parkinson-White-(WPW-)Syndrom

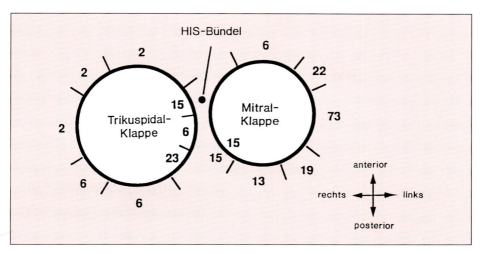

Abb. 5.13. Anatomische Lage von 217 akzessorischen Leitungsbahnen bei 202 konsekutiv erfaßten Patienten, die mittels eines Katheters mit einer 4 mm langen Spitzenelektrode behandelt wurden. Das Schema zeigt die Atrioventrikularklappen, wie sie in der röntgenographischen linksanterioren Schrägposition erscheinen. Sechs akzessorische Leitungsbahnen lagen links-anterior, 22 links-anterolateral, 73 links-lateral, 19 links-posterolateral, 13 links-posterior und 30 links-posteroseptal (15 wurden von einer Katheterlage im linken Ventrikel aus unterbrochen, 15 von einer Katheterlage im Koronarvenensinus). Zwei akzessorische Leitungsbahnen lagen rechts-anterior, 2 rechts-anterolateral, 2 rechts-lateral, 6 rechts-posterolateral, 6 rechts-posterior, 23 rechts-posteroseptal, 6 rechts-mittseptal und 15 rechts-anteroseptal. (Nach Gürsoy et al. 1992)

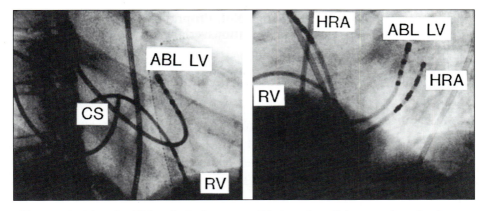

Abb. 5.14. Position der Elektrodenkatheter zur Ablation einer links-anterolateral gelegenen akzessorischen Leitungsbahn (Pat. J.K., m., 58 Jahre). *Linke Bildhälfte* RAO 30, *rechte Bildhälfte* LAO 60°. Elektrodenkatheter im rechten Vorhof (*HRA*), im rechten Ventrikel (*RV*), im Koronarsinus (*CS*) und Ablationselektrode im linken Ventrikel (*ABL LV*) am Mitralklappenanulus unter dem anterolateralen Mitralklappensegel. (Nach Pfeiffer et al. 1992)

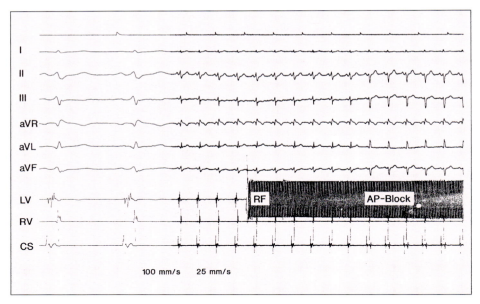

Abb. 5.15. Hochfrequenzstromablation einer links-anterolateralen akzessorischen Leitungsbahn bei WPW-Syndrom. Regionales Elektrogramm mit kurzem AV-Intervall (25 ms), kurzer Isoelektrischen (5 ms), ohne Potential der akzessorischen Bahn. Block der akzessorischen Leitung (AP-Block) 4 s oder 6 Aktionen nach Einschalten des Radiofrequenzstroms mit plötzlicher Änderung im Oberflächen-EKG (Verschwinden der Delta-Welle und der QRS-Verbreiterung) sowie im Koronarsinuselektrogramm (abrupte Verlängerung des AV-Intervalls), Ableitungen I, II, III, aVR, aVL, aVF, linksventrikuläres Elektrogramm von der Ablationselektrode (LV), rechtsventrikuläres Elektrogramm (RV) und Koronarsinuselektrogramm (CS), (Papiergeschwindigkeit linkes Bilddrittel 100 mm/s, rechts 25 mm/s) (Patient G. K., f., 41 Jahre)

- Bei Tachykardie reanimiert: 12 Patienten
- Synkopen: 62 Patienten
- Tachykardie bekannt seit: 7 ± 6 Jahre (0,5 – 64 Jahre)
- Maximale Herzfrequenz der SVT: 200 ± 38 Schläge/min (100 – 340 Schläge/min) (z. T. AF)
- Häufigkeit der SVT: 94 ± 180 mal/Jahr (<1 bis >1000mal/Jahr)
- Mittlere Dauer der SVT: 9 ± 18 h (0,2 – 72 h)
- Ineffektive Antiarrhythmika: 2 ± (0 – 6)

Klassifikation:

1. Antegrad leitfähige akzessorische atrioventrikuläre Bahn
   („offenes" Wolff-Parkinson-White-Syndrom):   223mal
2. Unidirektional retrograd leitfähige akzessorische AV-Bahn
   (sog. „verborgenes Wolff-Parkinson-White-Syndrom):   102mal
3. Akzessorische atriofaszikuläre, nodoventrikuläre oder
   nodofaszikuläre akzessorische Bahnen
   (sog. „Mahaim"-Fasern/-Tachykardien):   4mal

4. Dekremental retrograd leitende akzessorische atrioventrikuläre
   Bahn („permanente junktionale Reentrytachykardie"): 9mal
5. Besonderheiten:
   Ebstein-Anomalie: 6 Patienten
   Koronarsinusanomalien: 15 Patienten

Lokalisation der akzessorischen Bahn:

- links: 233mal
- rechts: 32mal
- septal: 73mal

Erfolgsrate gesamt: 95% (325/338)
- lokalisationsabhängig:
  - linksseitige Bahnen: 99% (231/233)
  - rechtsseitige Bahnen: 88% (28/32)
  - septale Bahnen: 90% (66/73)
- Dauer der Ablation: 155 ± 84 min
- Durchleuchtungszeit: 32 ± 25 min
- Radiofrequenzimpulse: 6 ± 7

Komplikationen:

- Neben lokalen Komplikationen am Punktionsort:
  - 1 Patient: Exitus letalis bei Reinfarkt der rechten Koronararterie
  - 3 Patienten: kompletter AV-Block (antero- oder mittseptale Bahnen);
  - 4 Patienten: Perforation mit Perikardtamponade (3 Patienten davon mit atrialer Perforation und konservativem Procedere, nur 1 Patient mit operativer Übernähung);
  - 1 Patient: Embolie (unilateraler partieller Gesichtsfeldausfall).

Mit zunehmender Erfahrung in der Ablationstechnik ist eine gewisse Erweiterung der Indikationsstellung auf Patienten mit symptomatischen, rezidivierenden, jedoch primär nicht lebensbedrohlichen Tachykardien als kurative Therapie erkennbar (Pfeiffer et al. 1997). Im Fall eines Berufes, der mit Auftreten einer Rhythmusstörung eine erhöhte Gefahr für den Patienten oder andere bringt (z.B. Pilot, Busfahrer, Hochleistungssportler), wird dieser Weg auch bei geringer oder gar fehlender Symptomatik – prophylaktisch – ggf. zu beschreiten sein.

Der Rhythmuschirurgie kommt bei Patienten mit WPW-Syndrom aufgrund der vorliegenden Ergebnisse mit der Katheterablation nur noch ein minimaler Stellenwert zu (s. S. 334).

Die operative Durchtrennung akzessorischer Leitungsbahnen als kurative Therapie ist jedoch indiziert, wenn Ablationstechniken nicht in Frage kommen bzw. erfolglos sind, der Patient ausdrücklich einen antiarrhythmischen kardiochirurgischen Eingriff wünscht bzw. wenn eine Herzoperation aus anderen Gründen ansteht (z.B. Korrektur eines angeborenen Herzfehlers, Klappenersatzoperation, oder aortokoronare Bypassoperation).

Stimulationstechniken bzw. antitachykarde Schrittmacher spielen heute beim Präexzitationssyndrom praktisch keine therapeutische Rolle mehr.

5.5
Lown-Ganong-Levine-(LGL-)Syndrom

Als eine Sonderform des Präexzitationssyndroms wird das sog. LGL-Syndrom (Syndrom der kurzen PQ-Zeit mit normalem QRS-Komplex und paroxysmalen Tachykardien) angesehen (Lown et al. 1952; s. Abb. 5.16). Gelegentlich wird dieser Symptomenkomplex auch als Clerc-Levy-Critesco-(CLC-)Syndrom bezeichnet (Clerc et al. 1938). Bei diesem Krankheitsbild besteht ebenso wie beim WPW-Syndrom eine besondere Neigung zu Tachykardien. Das relativ seltene Syndrom findet sich bevorzugt beim weiblichen Geschlecht. Die elektrokardiographische Diagnose besteht in einer auf weniger als 120 ms verkürzten PQ-Zeit bei positiven P-Wellen in I und II, ferner in schlanken QRS-Komplexen ohne Delta-Welle und in typischerweise rezidivierenden supraventrikulären Tachykardien. Als Erklärung für die kurze PQ-Zeit kommen verschiedene Mechanismen in Frage, wie ein anatomisch kleiner AV-Knoten, eine komplette oder partielle Umgehung des AV-Knotens durch ein akzessorisches Bündel und eine Längsdissoziation der Erregungsleitung innerhalb des AV-Knotens in eine schnelle und eine langsam leitende Bahn. Im His-Bündel-Elektrogramm findet sich eine verkürzte AH-Zeit. Bei Vorhofstimulation werden hinsichtlich der AH-Zeit unterschiedliche Verhaltensmuster beobachtet.

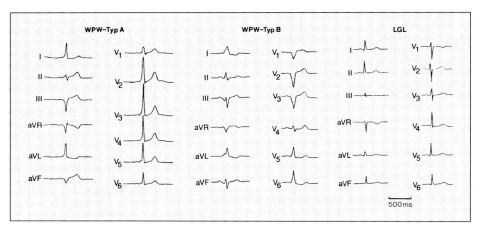

Abb. 5.16. EKG-Morphologie des WPW-Syndroms Typ A und Typ B sowie des LGL-Syndroms: Einthoven-Standardableitungen sowie Goldberger-Ableitungen (vgl. Abb. 5.8)

Von Benditt et al. wurden die Intervalle zwischen Ventrikelaktion und den frühesten atrialen (V-A_{min}) und hohen lateralen rechtsatrialen (V-HRA) Potentialen während Reentrytachykardien im Rahmen elektrophysiologischer Studien gemessen: V-A_{min}-Intervalle von 61 ms oder weniger bzw. V-HRA-Intervalle von 95 ms oder weniger waren häufiger bei Reentrytachykardien innerhalb des AV-Knotens zu beobachten als bei Patienten mit akzessorischen Leitungsbahnen. Die Autoren halten die Bestimmung der V-A-Intervalle für ein nützliches differentialdiagnostisches Screeningverfahren zum Ausschluß akzessorischer atrioventrikulärer Leitungsbahnen (Benditt et al. 1979).

Beim LGL-Syndrom handelt es sich um eine prognostisch meist günstig zu beurteilende Erkrankung. Die wesentliche diagnostische Schwierigkeit liegt in der

Abgrenzung des LGL-Syndroms als ursächlichem Faktor der supraventrikulären (Reentry)tachykardien von anderen tachykardieauslösenden Ursachen, z. B. Myokarditis. – Die paroxysmale Tachykardie als einziges behandlungsbedürftiges Symptom ist, wenn nötig, ggf. mit Katheterablation oder mit Antiarrhythmika, z. B. β-Rezeptorenblockern, Propafenon und Ajmalinbitartrat, zu behandeln (vgl. Seipel u. Breithardt 1976; s. auch Neuss 1991). In jüngerer Zeit wird das 1952 von Lown, Ganong und Levine beschriebene Syndrom („LGL-Syndrom") als eigenständig definierter Symptomenkomplex in Rahmen atrioventrikulärer Verbindungen mit paroxysmalen Tachykardien zunehmend in Zweifel gezogen (Zipes 1994).

5.6
Syndrome mit verlängerter QT-Dauer

Von Jervell u. Lange-Nielsen wurde 1957 ein Syndrom beschrieben, das durch eine abnorme Verlängerung der QT-Zeit, oft tödliche Synkopen und Innenohrschwerhörigkeit gekennzeichnet ist (Jervell- und Lange-Nielsen-Syndrom). Es handelt sich hierbei um ein autosomal-rezessiv vererbtes Syndrom. Die Heterozygote ist entweder klinisch unauffällig oder weist nur geringfügige Veränderungen der QT-Zeit auf. Im Audiogramm wird eine schwere bilaterale hochfrequente Schwerhörigkeit gefunden. Romano und Ward berichteten über eine Variante des Syndroms mit QT-Verlängerung ohne Innenohrschwerhörigkeit (Romano et al. 1956; Ward 1964). Diese Form wird autosomal-dominant vererbt (Romano-Ward-Syndrom). – Als Ursachen der Synkopen wurden ventrikuläre Tachykardien, speziell in Form der „Torsade-de-pointes"-Kammertachykardie (s. S. 82), und Kammerflimmern nachgewiesen (Abb. 5.17). Elektrophysiologisch handelt es sich um Syndrome mit inhomogener verlängerter Repolarisation, die möglicherweise auf der Grundlage von Reentrymechanismen zu Extrasystolie und Kammertachykardien führen (vgl. Theisen et al. 1973).

Klinische Leitsymptome sind Synkopen. Die Anfälle können in jedem Lebensalter beginnen, am häufigsten jedoch in der frühen Kindheit. Auslösend sind vergleichsweise harmlose seelische oder körperliche Belastungen, z. B. Schwimmen, Tanzen, Gang zum Arzt etc. Die Anfallsdauer währt zwischen Sekunden und Minuten.

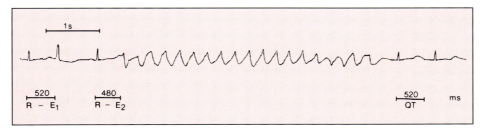

Abb. 5.17. Anfall von Kammertachykardie bei Jervell-Syndrom. Die QT-Dauer ist mit 520 ms deutlich verlängert. Die Kammertachykardie wird durch 2 Extrasystolen eingeleitet. Das Kopplungsintervall der Extrasystolen (E_1, E_2) liegt mit 480–520 ms im Bereich der verlängerten QT-Dauer. (Nach Jahrmärker u. Theisen 1974)

Tabelle 5.4. Kontrainduzierte Pharmaka bei Syndromen mit verlängerter QT-Dauer

Medikamentengruppe	Freiname	Handelsname
Antiarrhythmika	Ajmalin Prajmalin Amiodaron Aprindin Chinidin Disopyramid Propafenon Verapamil Sotalol	Gilurytmal Neo-Gilurytmal Cordarex Amidonal Chinidin-Duriles, Optochinidin ret. Diso-Duriles, Norpace, Rythmodul Rytmonorm Isoptin Sotalex
Koronarmittel	Perhexilin Prenylamin	Pexid Segontin
Antidepressiva	Amitriptylin Clomipramin Doxepin Imipramin Maprotilin	Laroxyl, Saroten, Tryptizol Anafranil Aponal, Sinquan Tofranil Ludiomil
Diuretika	Alle kaliuretischen (Hypokaliämie-induzierenden) Substanzen, z. B.: Hydrochlorothiazid Thiabutazid Chlorthalidon Furosemid Etacrynsäure	 Esidrix Saltucin Hygroton Lasix Hydromedin
Glycyrrhizin Glycyrrhetin	Lakritzzubereitungen Carbenoxolon	 Biogastrone
Laxanzien	Alle zu Hypokaliämie führenden Abführmittel	
Durchblutungsfördernde Mittel	Vincamin	Vinca Hexal Vincamin-Sanorania Vincamin-ratiopharm Vincapront
H_1 = Antihistaminika	Astemizol Terfenadin	Hismanal Teldane
Phenothiazine	Haloperidol Chlorpromazin	Haloperidol Propaphenin
Antibiotika	Erythromycin Trimethoprim Sulfamethoxazol	z. B. Erythrocin z. B. Trimono
Chemotherapeutica	Pentamidin Doxorubicin	Pentacarinat z.B. Adriblastin
Serotoninantagonisten	Ketanserin Zimeldin	

Neben den angeborenen idiopathischen Formen der QT-Verlängerung ist auch eine erworbene QT-Verlängerung möglich (z. B. bei akutem Myokardinfarkt, Erkrankungen des ZNS, Chinidinüberdosierung, Hirnblutung mit Ventrikeleinbruch).

Therapeutisch kontraindiziert sind alle Antiarrhythmika, die die Refraktärzeit und Erregungsleitungszeit im His-Purkinje-System verlängern und damit zu erneuten Kammertachykardien führen können. Dies gilt insbesondere für Chinidin und chinidinähnliche Substanzen der Gruppe I A nach Vaughan Williams sowie Sotalol (s. S. 207 ff.); fernerhin für bestimmte Koronarmittel, Antidepressiva und durchblutungsfördernde Mittel sowie für alle Wirkstoffe, die eine Hypokaliämie induzieren können (Diuretika, Laxanzien, Glycyrrhizin; s. Tabelle 5.4; vgl. Dany et al. 1980). Torsade-de-pointes-Tachykardien können auch durch die „prodrugs" der H_1-Antihistaminika Terfenadin und Astemizol ausgelöst werden, wenn die Verstoffwechselung phänotypisch oder durch Fungistatika vom azol-Typ blockiert ist (vgl. Sakemi und van Natta 1993). Anzuwenden sind Substanzen, die die intraventrikuläre Erregungsleitung nicht verzögern, sondern verbessern bzw. zu einer Verkürzung der Aktionspotentialdauer führen: z. B. Phenytoin, Lidocain, Mexiletin, Tocainid. Unter einer Dauertherapie mit β-Rezeptorenblockern konnte ein Rückgang der Mortalität beim Jervell-Syndrom beobachtet werden. Aus einer neueren Studie an 196 Patienten geht hervor, daß sich das relative Risiko für Synkopen bzw. Herztod beim QT-Syndrom durch β-Rezeptorenblocker auf unter die Hälfte senken läßt (Tabelle 5.5; Moss et al. 1985). Daher bietet sich diese Substanzgruppe für die Langzeitprophylaxe an. In medikamentös therapierefraktären Fällen sind elektrotherapeutische Maßnahmen zu erwägen (spezielle elektrische Schrittmacher) sowie chirurgische Interventionen wie die linksseitige Stellektomie, deren Erfolg für die Langzeittherapie jedoch zweifelhaft ist (Coyer et al. 1978; Bhandari et al. 1984).

Eine linksseitige Ganglion-stellatum-Blockade und rechtsseitige Stellatumstimulation führen zu einer Verkürzung der QT-Zeit. Propranolol und Phenytoin wirken ähnlich. Eine rechtsseitige Stellatumblockade und eine Stellatumstimulation links zeigen einen gegensinnigen Effekt, entsprechend den kardialen neuropathologischen Befunden bei Patienten mit Syndromen der verlängerten QT-Zeit (Crampton 1979).

Tabelle 5.5. QT-Syndrom (196 Patienten). (Nach Moss et al. 1985)

	Relatives Risiko für Synkope bzw. Herztod
Risikofaktoren	
Kongenitale Schwerhörigkeit	9,9
Synkope (anamnestisch)	4,5
Weibliches Geschlecht	2,2
Torsade-de-pointes oder Kammerflimmern (anamnestisch)	2,1
Therapie	
Linksseitige Stellektomie (16 Patienten)	0,25
β-Rezeptorenblockade (103 Patienten)	0,41

Sollten die klinischen Symptome (Synkopen) trotz medikamentöser Therapie und trotz sympathischer Denervation persistieren, so stellt die Implantation eines Kardioverter/Defibrillators eine weitere therapeutische Option dar. In kasuistischer Form liegen Berichte über eine erfolgreiche Behandlung mittels Autotransplantation des Herzens vor, d.h. einer kompletten kardialen postganglionären Denervation durch Explantation und anschließende Reimplantation desselben Organs (Pfeiffer et al. 1992).

Böcker u. Breithardt berichteten über die Arrhythmieauslösung durch Lakritzabusus. Bei 2 Patienten wurde durch den Genuß größerer Mengen von Lakritz eine deutliche Hyperkaliämie hervorgerufen (Böcker u. Breithardt 1991). Eine durch Kaliummangel vermittelte QT-Verlängerung mit konsekutiver Arrhythmieauslösung wäre als Pathomechanismus durchaus denkbar. Zumindest sollte Patienten mit einer Prädisposition zu Arrhythmien von Lakritzgenuß abgeraten werden.

Neuerdings wurde über einen molekulargenetischen Zusammenhang zwischen Long-QT-Syndrom und ventrikulären Herzrhythmusstörungen berichtet. Keating et al. beschrieben 1991 eine enge genetische Verbindung zwischen Long QT und einem DNS-Marker, der am H-ras-1-Gen lokalisiert ist, am kurzen Arm des Chromosoms 11. – Vincent et al. benutzten den H-ras-1-Marker, um die diagnostische Genauigkeit der QTc-Intervallmessung beim Long-QT-Syndrom zu prüfen. Dabei erwies sich die QTc-Bestimmung als ein relativ unzuverlässiger Indikator für die Merkmalsträger, die molekulargenetisch verläßlich identifizierbar waren (Keating et al. 1991; Vincent et al. 1992).

Der weitere Verlauf allerdings sprach für eine ausgeprägte genetische Heterogenität; so wurde ein Langes-QT-Syndrom 2 mit Kopplung zum Chromosom 7 sowie ein Langes-QT-Syndrom 3 mit Gendefekt auf Chromosom 3 beschrieben (Tabelle 5.6). Es konnte gezeigt werden, daß die mutierten Gene Proteine kodieren, die am strukturellen und funktionellen Aufbau von Ionenkanälen beteiligt sind, die selbst wiederum Ionenströme regulieren, die zu zellulärer De- und Repolarisation führen. Mit diesen Befunden scheint sich eine Kette vom klinischen Syndrom über eine abgrenzbare Genschädigung mit daraus resultierender fehlerhafter Proteinsynthese bis hin zur gestörten Ionenkanalfunktion abzuzeichnen.

Tabelle 5.6. Einteilung der QT-Syndrome nach molekulargenetischen Gesichtspunkten. (Nach Haverkamp et al. 1997)

Syndrom	Chromosomale Lokalisation	Gen	Genprodukt	Vererbungsmodus
LQTS1	11p15,5	KVLQT1	K-Kanal	dominant
LQTS2	7q35-36	HERG	K-Kanal	dominant
LQTS3	3p21-24	SCN5A	Na-Kanal	dominant
LQTS4	4q235-27	?	?	dominant
Sporadisches LQTS	?	HERG?	?	?
JLN-Syndrom	?	?	?	rezessiv
Erworbenes LQTS	?	?	?	?

LQTS1-LQTS4 sind Varianten des Romano-Ward-Syndroms. (*LQTS* long-QT syndrome, *K-Kanal* Kalium-Kanal, *Na-Kanal* Natrium-Kanal, *JLN* Jervell/Lange-Nielsen).

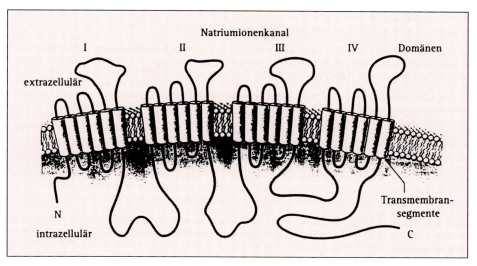

Abb. 5.18. Der hier abgebildete Natriumkanal besteht aus insgesamt 4 kompakten Proteinstrukturen, den sog. Domänen (I, II, III und IV), die aus jeweils 6 alpha-helikalen transmembranösen Segmenten aufgebaut sind. Mutationen im kodierenden Gen können die Proteinstruktur des Ionenkanals verändern und somit die transmembranösen Ionenflüsse beeinflussen. Im Langen-QT-Syndrom 3 wird eine Deletion im SCN5A-Gen für die Inaktivierung eines kardialen Natriumionenkanals, der im Aufbau dem hier abgebildeten ähnelt, und die daraus resultierende arrhythmogene Repolarisationsstörung verantwortlich gemacht (nach Towbin 1995)

Wie bereits in zahlreichen theoretischen Konstrukten antizipiert, konnte von Sanguinetti et al. (1996) bei mehreren betroffenen Familien eine Funktionsstörung der für die Regulation der myozytären Repolarisation entscheidenden Kaliumkanäle gezeigt werden. Die Kinetik dieser Ionenkanäle bestimmt maßgeblich den zeitlichen Ablauf von De- und Repolarisation, so daß über eine Ionenkanalfunktionsstörung mit verzögertem repolarisierendem Kaliumionenausstrom eine Verlängerung des QT-Intervalls im Oberflächen-EKG durchaus verständlich wird. Überraschend war, daß in 3 unabhängig voneinander erkrankten Familien nicht ein Kaliumkanal, sondern wie beim Langen-QT-Syndrom 3 ein Natriumkanal (Darstellung des molekularen Aufbaus in der Abb. 5.18) die entscheidende Funktionsstörung aufwies, nämlich eine 9 Basenpaare umfassende Deletion im korrespondierenden Gen auf Chromosom 3. Es deutet sich damit an, daß man in Zukunft wohl weitere unterschiedliche Ionenkanalstörungen, evtl. auch am Kalzium- oder Chloridkanal, entdecken wird, die einen ähnlichen klinischen Phänotypus erzeugen können.

Konsequenzen: Für den klinisch tätigen Arzt wird damit die Hoffnung geweckt, daß über ein genaueres pathophysiologisch-molekularbiologisches Verständnis einerseits Hilfe von seiten der Genetik in der klinisch-diagnostisch so schwierigen Situation eines vermuteten Langen-QT-Syndroms bei nur grenzwertiger oder sogar fehlender QT-Verlängerung im Oberflächen-EKG erwächst. Zum anderen könnte sich für den individuellen Erkrankungsfall ein differentialtherapeutischer Ansatz ergeben; – vielleicht könnte sogar einmal eine kausal angreifende Gentherapie möglich werden.

In Untersuchungen von Schwartz et al. (1995) konnte gezeigt werden, daß Patienten, bei denen ein LQTS-Typ 3 mit Affektion des SCN5A-Gens vorliegt, auf Mexiletin hin mit einer Verkürzung der QT-Dauer reagieren. Dieser Effekt blieb bei Patienten mit einem QT-Syndrom vom Typ 2 aus. Es wird angenommen, daß der das SCN5A-Gen betreffende Defekt in einer verzögerten Inaktivierung des Na$^+$-Kanals mit konsekutiver Verlängerung des Aktionspotentials resultiert. Die unter Mexiletin nachweisbare Verkürzung des QT-Intervalls ist insofern von Bedeutung, als sich damit die Möglichkeit einer gezielten pharmakologischen Differentialtherapie des QT-Syndroms in Abhängigkeit vom Genotyp ergibt. Fernerhin lassen sich so Hinweise dafür gewinnen, daß es sich bei den mit einem QT-Syndrom assoziierten Gendefekten um einen direkten kausalgenetischen Zusammenhang handelt.

Aufgrund der bereits innerhalb des Langen-QT-Syndroms bestehenden genetischen und pathophysiologischen Heterogenität im Zustandekommen der proarrhythmischen Repolarisationsstörung bleibt es offen, inwiefern die hier beschriebenen molekularen Mechanismen der Arrhythmogenese auch im strukturell erkrankten Myokard (z.B. koronare Herzkrankheit) relevant sind (vgl. Lewalter u. Lüderitz 1996).

Im Zusammenhang mit dem plötzlichen Herztod bei chronischer alkoholtoxischer Leberschädigung wurde auf die ursächliche Rolle einer QT-Verlängerung hingewiesen, die bei einem Teil dieser Patienten vorliegt (Day et al. 1993). Das QT-Intervall sollte daher bei Alkoholikern mitbestimmt werden, besonders dann, wenn eine Lebertransplantation vorgesehen ist.

5.7
Mitralklappenprolapssyndrom

Das Mitralklappenprolapssyndrom ist ein Symptomenkomplex, der auf die besondere Form einer Mitralklappendysfunktion zu beziehen ist. Es handelt sich hierbei nicht um eine nosologische Einheit, sondern vielmehr um ein anatomisches oder funktionelles Mißverhältnis zwischen Mitralklappenapparat und Größe des linken Ventrikels. Typischerweise sind die Mitralklappensegel übergroß und wölben sich konvexbogig in den linken Vorhof vor. Der sehr wechselnde Krankheitswert dieses Syndroms ist durch Brustschmerz, Atemnot, Schwächegefühl, Schwindelgefühl und Rhythmusstörungen bzw. Palpitationen gekennzeichnet. An EKG-Veränderungen werden zudem ST-Segment- und T-Wellenveränderungen beobachtet. – Tachykarde und bradykarde Rhythmusstörungen gehören zu den häufigen Symptomen des Mitralklappenprolapssyndroms (Einzelheiten s. Jeresaty 1979).

Herzrhythmusstörungen: Bereits im Oberflächen-EKG finden sich bei ca. 25% der Patienten ventrikuläre Extrasystolen. Bei Langzeit-EKG-Registrierung nimmt dieser Prozentsatz deutlich zu. – Komplexe Kammerrhythmusstörungen sowie ventrikuläre Tachyarrhythmien bzw. potentiell gefährliche Arrhythmien werden offenbar nur bei solchen Patienten mit Mitralklappenprolapssyndrom beobachtet, die gleichzeitig häufige ventrikuläre Extrasystolen aufweisen (vgl. Meinertz et al. 1983).

Mit einer der ventrikulären Extrasystolie vergleichbaren Häufigkeit finden sich supraventrikuläre Extraschläge, wohingegen paroxysmale supraventrikuläre Tachykardien und intermittierendes Vorhofflimmern deutlich seltener auftreten. Auch bradykarde Arrhythmien und Leitungsstörungen werden relativ selten beim Mitralklappenprolapssyndrom beobachtet (ca. 10%) (vgl. Meinertz et al. 1983).

Bradyarrhythmien wie Sinusbradykardie, sinuatrialer Block und ausgeprägte Sinusarrhythmie scheinen beim Mitralklappenprolapssyndrom häufiger als in der Normalbevölkerung vorzukommen; supra- und infrahisäre Leitungsstörungen dürften dagegen nur ausnahmsweise mit diesem Krankheitsbild assoziiert sein (vgl. Keller et al. 1985).

Auf ein gemeinsames Vorkommen von Präexzitations- und Mitralklappenprolapssyndrom wiesen erstmals Gallagher et al. (1975) hin: Inzidenz etwa 7%.

Zwischen der Häufigkeit kardialer Arrhythmien auf der einen Seite und Geschlecht, Alter, Ausmaß des Prolapses, Mitralinsuffizienz, Vorhandensein eines systolischen Clicks oder eines spätsystolischen oder holosystolischen Geräusches und EKG-Veränderungen auf der anderen Seite besteht keine gesicherte Korrelation.

Die Pathogenese der verschiedenen Arrhythmien beim Mitralklappenprolapssyndrom ist bislang weitgehend ungeklärt. Diskutiert werden eine „fokale Kardiomyopathie", ein verstärkter Zug auf die Papillarmuskeln infolge der prolabierten Mitralklappensegel bzw. die Mitralsegel selbst als Ursprungsort der Arrhythmien.

Vereinzelt ist in Verbindung mit dem Mitralklappenprolapssyndrom über das Auftreten eines plötzlichen Herztodes berichtet worden: bis 1979 ca. 25 Fälle in der Weltliteratur (Jeresaty 1979). Ein Zusammenhang zwischen ventrikulären Tachyarrhythmien und plötzlichem Herztod beim Mitralklappenprolapssyndrom erscheint durchaus möglich (vgl. Meinertz et al. 1983).

Therapeutisch wird das antiarrhythmische Vorgehen naturgemäß durch die jeweils zugrundeliegende Rhythmusstörung bestimmt bzw. durch die jeweiligen Begleitsymptome. Vorzugsweise werden β-Rezeptorenblocker bei tachykarden Rhythmusstörungen im Gefolge eines Mitralklappenprolapssyndroms empfohlen.

5.8
Vorhofflimmern

Die Besonderheiten des klinischen Bildes beim Vorhofflimmern sind Abb. 5.19 zu entnehmen.

Nach Ausfall des Sinusknotens wird die Kammerfrequenz ausschließlich durch die Eigenschaften der AV-Leitung bestimmt. Diese zeigt beträchtliche interindividuelle Unterschiede und ist darüber hinaus von zahlreichen durch das Grundleiden bedingten Faktoren abhängig.

Der Ausfall der Vorhofkontraktion reduziert die Kammerfüllung und verschlechtert die Bedingungen des Schlusses der Atrioventrikularklappen. Im Verein mit den Frequenzänderungen resultiert ein Abfall des Herzzeitvolumens mit entsprechenden Konsequenzen für die physische Leistungsfähigkeit sowie für die zerebrale und koronare Durchblutung. Der durch das Vorhofflimmern bedingte hämodynamische Stillstand der Vorhöfe führt andererseits zur atrialen Druck-

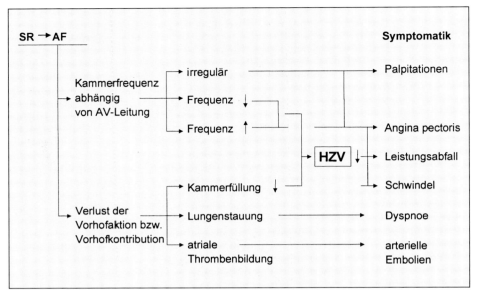

Abb. 5.19. Pathophysiologie und Symptomatik des Vorhofflimmerns. *SR* Sinusrhythmus, *AF* Vorhofflimmern, *HZV* Herzzeitvolumen

erhöhung mit Kongestion der Lungen sowie zu atrialer Thrombenbildung mit der Möglichkeit arterieller Embolien.

Der speziellen klinischen Bedeutung entsprechend soll das Vorhofflimmern im folgenden gesondert besprochen werden.

Vorhofflimmern gilt als die häufigste anhaltende Rhythmusstörung des Herzens mit einer Prävalenz von 2–5% in der Bevölkerung über 60 Jahre, bis zu 10% jenseits des 65. Lebensjahres und etwa 12% bei über 75jährigen.

Vorhofflimmern kommt sowohl bei Herzkranken als auch bei Herzgesunden vor. Das klinische Bild reicht von der Zufallsdiagnose bei einem beschwerdefreien Patienten bis zur ausgeprägten Symptomatik, wie Synkopen, Herzinsuffizienz oder Embolie. Vorhofflimmern reduziert üblicherweise die Herzleistung, führt zu inadäquatem Frequenzverhalten unter Belastung, ist Ursache multipler Beschwerden und kann sowohl aus hämodynamischen Gründen als auch infolge koronarer Minderperfusion wie durch elektrophysiologische Komplikationen bedrohlich werden. Es werden primäre – idiopathische – Formen des Vorhofflimmerns ohne kardiale Begleiterkrankung („lone atrial fibrillation") von sekundären Formen als Folge kardialer und extrakardialer Erkrankungen unterschieden. Zur klinischen Symptomatik des idiopathischen Vorhofflimmerns s. Abb. 5.20.

Auch in therapeutischer Hinsicht sind die klinischen Ursachen der Vorhofflimmerarrhythmien bedeutsam. Hier sind kardiale Ursachen von nichtkardialen Ursachen sorgfältig zu trennen (s. Übersicht 5.6).

Unabhängig von den klinischen Kausalfaktoren der Vorhofarrhythmie muß die elektrophysiologische Ursache gesehen werden. Die Kenntnis des elektrophysiologischen Mechanismus ist für die Behandlung von Bedeutung. Die Differenzierung dieser Mechanismen ist bislang gleichwohl schwierig und nicht immer möglich (vgl. Pfeiffer u. Lüderitz 1996; s. Tabelle 5.7).

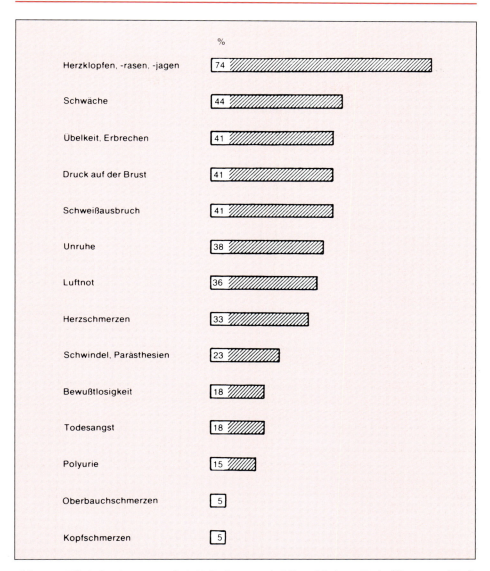

Abb. 5.20. Klinische Symptome bei 39 Patienten mit idiopathischem Vorhofflimmern. (Nach Hannink u. Laubinger 1982)

Die von Camm 1995 vorgeschlagene Systematik („3 Ps"; s. Übersicht 5.7) unterscheidet *paroxysmales* Vorhofflimmern, das spontan in Sinusrhythmus konvertiert, und *persistierendes* Vorhofflimmern, das einer elektrischen oder medikamentösen Kardioversion zugänglich ist, unbehandelt jedoch persistiert. Dabei stellt sich häufig die Frage, inwieweit ein Sinusrhythmus aufrechtzuerhalten ist bzw. ob nurmehr die Möglichkeit der Kontrolle der Kammerfrequenz besteht. Im letztgenannten Falle wäre eine „Pseudoregularisierung" mit einer nahezu normofrequenten Kam-

Übersicht 5.6. Klinische Ursachen des Vorhofflimmerns

- *Kardiale Ursachen*:
  - rheumatische Herzkrankheit (Mitralklappenfehler),
  - hypertensive Herzkrankheit,
  - koronare Herzkrankheit (z.B. ischämische oder postinfarzielle Papillarmuskelinsuffizienz mit Mitralinsuffizienz, Compliancestörung nach Myokardinfarkt),
  - entzündliche Ursachen (Endokarditis, Myokarditis),
  - raumfordernde Prozesse (Myxome, andere Tumoren, gestielte Thromben),
  - Perikardprozesse (Entzündungen, Perikardtumoren, infiltrativ wachsende Tumoren),
  - kongenitale Vitien (Shuntvitien, Trikuspidalatresie, „common atrium", „cor triatriatum", Pulmonalstenosen),
  - Kardiomyopathien (dilatativ, restriktiv),
  - Endokardfibrose,
  - Speicherkrankheiten (Amyloidose),
  - Autoimmunerkrankungen (z.B. Libman-Sacks),
  - Mitralklappenprolapssyndrom,
  - Kardiosklerose (Altersherz, Sarkoidose, Diphtherie),
  - Postkardiotomiesyndrom (Dressler-Syndrom),
  - nach zahlreichen Elektrokardioversionen,
  - Kathetertraumen, Trauma durch Schrittmacherelektrode,
  - präfinale Zustände.

- *Nichtkardiale Ursachen*:
  - Hyperthyreose,
  - Elektrolyt- und Volumen- sowie Säure-Basen-Verschiebungen verschiedener Ursachen (z.B. postoperativ),
  - Thoraxtrauma,
  - Alkohol („Holiday-heart-Syndrom"),
  - infektiös-toxische Ursachen (Virusinfekte),
  - Sepsis,
  - Schockzustände verschiedener Ursachen,
  - zerebrale Prozesse (ischämischer Insult, Blutungen, Raumforderungen),
  - pneumologische Erkrankungen (Cor pulmonale),
  - Verbrennungskrankheit,
  - hypertensive Krise,
  - chronische Niereninsuffizienz.

- *Idiopathisches Vorhofflimmern*:
  - „lone atrial fibrillation".

Tabelle 5.7. Autonomes Nervensystem und Vorhofflimmern (nach Coumel 1994)

	Form vagusvermittelt	sympathikusvermittelt
Geschlecht	männlich	keine Bevorzugung
Altersgruppe	30–50 Jahre	älter
Organ. Herzerkrankung	selten	häufig
Tageszeit	nachts, morgens	tagsüber
Auftreten		
während Belastung	nein	ja
nach Belastung oder Mahlzeiten	ja	nein
Herzfrequenz vor Beginn	niedrig	hoch
Therapie (Rangfolge)	Chinidin	Betablocker
	Flecainid	Digitalis
	Disopyramid	Propafenon
	Amiodaron	Amiodaron

Übersicht 5.7. Vorhofflimmern (AF) «3 Ps». (Nach Camm 1995)

Paroxysmales Vorhofflimmern: AF, das spontan in Sinusrhythmus konvertiert
Persistierendes Vorhofflimmern: AF, das einer medikamentösen oder elektrischen Kardioversion zugänglich ist
Permanentes Vorhofflimmern: AF, das nicht mehr zu regulieren ist, nurmehr Kontrolle der Kammerfrequenz möglich

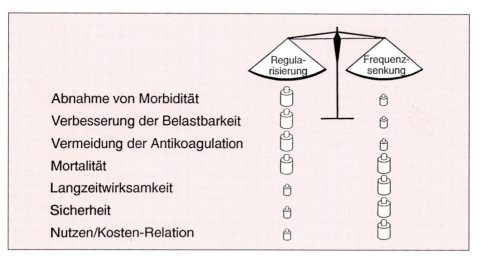

Abb. 5.21. Pro und Kontra von Regularisierung vs. Frequenzkontrolle. (Nach Steinbeck 1996)

merschlagfolge anzustreben. Diese häufige Form des persistierenden Vorhofflimmerns stellt therapeutisch die größte Herausforderung dar.

Welche dieser beiden Strategien vorzuziehen ist, ist nicht geklärt und Gegenstand einer kontroversen Diskussion. Die kritische Abwägung zwischen Regularisierung und Frequenzsenkung ist in Abb. 5.21 dargestellt.

Schließlich unterscheidet Camm noch das *permanente* Vorhofflimmern, das nicht mehr zu regulieren ist. Hierzu kommt es dann allein auf die Kontrolle der Kammerfrequenz zur Verbesserung der Hämodynamik an.

Eine interessante Klassifikation des Vorhofflimmerns nach dem zeitlichen Verlauf der Arrhythmie und nach ätiologischen Gesichtspunkten wurde kürzlich von Gallagher u. Camm vorgeschlagen (Abb. 5.22 und 5.23; Gallagher u. Camm 1997).

Grundsätzlich sollte eine Konversion von Vorhofflimmern in Sinusrhythmus angestrebt werden. Die Argumente dafür sind die folgenden:

1. Je kürzer Vorhofflimmern besteht, desto leichter ist Sinusrhythmus erreichbar.
2. Vorhofflimmern führt zu einer Abnahme des Herzzeitvolumens um 0,8–1 l/min (15–20%).
3. Vorhofflimmern führt zu Hyperkoagulabilität.
4. Es gilt das Risiko einer Thromboembolie abzuwehren.
5. Die Vorhofdilatation kann Ursache, aber auch Folge des Vorhofflimmerns sein.
6. Ein derzeit asymptomatisches Vorhofflimmern kann im weiteren Verlauf relevante klinische Probleme verursachen und dann nicht mehr terminierbar sein.

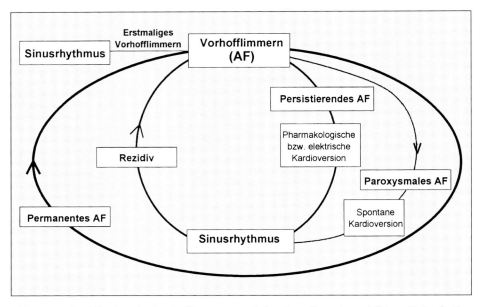

Abb. 5.22. Klassifikation des Vorhofflimmerns auf der Grundlage des zeitlichen Verlaufs: Das erstmalig aufgetretene Vorhofflimmern kann sich zu paroxysmalem, persistierendem oder permanentem Vorhofflimmern entwickeln oder auch eine einmalige Episode bleiben

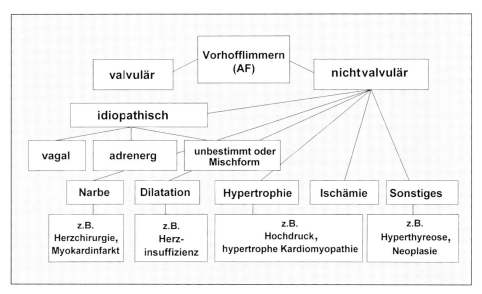

Abb. 5.23. Klassifikation des Vorhofflimmerns auf der Grundlage unterschiedlicher Ätiologie. Die Diagnose des „lone atrial fibrillation" bleibt danach eine Ausschlußdiagnose nach sorgfältiger und vertiefender Untersuchung zum Ausschluß eines organischen Herzleidens

Therapeutisch bieten sich medikamentöse und elektrische Behandlungsmaßnahmen an. Dabei sind grundsätzlich folgende Gesichtspunkte zu beachten:

1. die Einhaltung der Antikoagulationsregeln: bei elektiver Kardioversion > 2 Wochen vor und > 1 Monat nach Regularisierung;
2. bei kardialer Grunderkrankung Regularisierungsversuch nur unter stationären Bedingungen, bei Vorliegen einer Herzinsuffizienz unter Monitorüberwachung;
3. Vermeidung von Bradykardien und Hypokaliämie als arrhythmiebegünstigende Faktoren;
4. großzügige Elektrolytsubstitution mit Kalium- (ggf. Magnesium-)Präparaten;
5. Beginn der Antiarrhythmikatherapie in niedriger Dosierung, langsame Dosissteigerung unter täglicher EKG-Kontrolle;
6. bei geringer Erfolgsaussicht Konversionsversuch vermeiden, d.h. bei fortgeschrittener kardialer Grunderkrankung, z.B. dilatative Kardiomyopathie, Mitralvitium, mehr als 2 Jahre bestehendes Vorhofflimmern, Erweiterung des linken Vorhofs über 55 mm in Echokardiogramm;
7. Wahl des Antiarrhythmikums der Klasse IC bzw. Sotalol, ggf. Klasse IA bzw. Amiodaron bei schwerer linksventrikulärer Dysfunktion (vgl. Steinbeck 1996) Therapieschema zum Vorhofflimmern s. Abb. 5.24.

Regularisierung durch intravenöse Antiarrhythmikagabe. Alternativ zur oralen antiarrhythmischen Langzeittherapie kann versucht werden, durch i.v.-Kurzzeitapplikation unter entsprechender Überwachung Sinusrhythmus herbeizuführen, z.B. durch

- Flecainid (Tambocor) 2 mg/kg KG; die Regularisierungsraten liegen zwischen 50 und 90%;
- Propafenon (Rytmonorm) 2 mg/kg KG, Regularisierungsraten zwischen 25 und 62%;

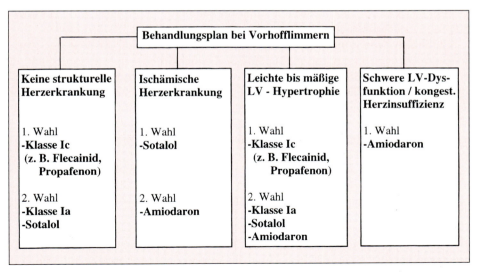

Abb. 5.24. Entscheidungsalgorithmus bei Vorhofflimmern zur Erhaltung des Sinusrhythmus. (Nach Reiffel 1995)

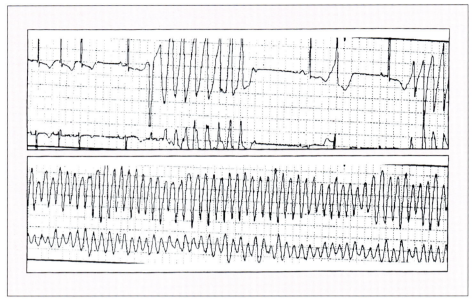

Abb. 5.25. Proarrhythmische Wirkung von Sotalol bei der Behandlung von Vorhofflimmern. Holter-Registrierung eines Patienten mit paroxysmalem Vorhofflimmern unter Sotalol (320 mg tgl. p. o.). Deutlich zu erkennen, daß nach einem Sinusschlag eine kurze Salve einer polymorphen ventrikulären Tachykardie entsteht, die spontan terminiert. Am oberen rechten Bildrand entsteht dann erneut eine Torsade-de-pointes-Tachykardie mit ständig wechselnder QRS-Achse. Spontane Terminierung nach 20 s. (Nach Tebbenjohanns u. Lüderitz 1996)

– evtl. Amiodaron 5–7 mg/kg KG; Regularisierungsraten zwischen 37 und 72% (vgl. Steinbeck 1996).

In Abhängigkeit von der klinischen Situation muß dann allerdings häufig zur Rezidivprophylaxe weiterbehandelt werden.

Schließlich wird zur Vermeidung des proarrhythmischen Risikos der Antiarrhythmika (vgl. hierzu Abb. 5.25) häufiger die primäre externe DC-Defibrillation in Kurznarkose mit der Applikation eines oder mehrerer R-synchroner DC-Schockabgaben eingesetzt. Die Wirksamkeit zur Erzielung von Sinusrhythmus liegt akut bei 70–90%; allerdings ist davon auszugehen, daß ohne spezifische Weiterbehandlung nach 6 Monaten nur noch jeder 3. Patient und nach 12 Monaten nur noch etwa jeder 4. Patient im Sinusrhythmus verbleibt. Daher wird in vielen Fällen eine medikamentöse Therapie zur Rezidivprophylaxe erforderlich sein. Ist die externe DC-Kardioversion nicht erfolgreich, so kann die transthorakale Elektroschocktherapie unter Antiarrhythmika (z. B. Amiodaron) versucht werden. Vielfach ist auch eine intraatriale Defibrillation erfolgversprechend (s. unten).

Nichtmedikamentöse Therapie des Vorhofflimmerns. Die elektrische bzw. nichtpharmakologische Behandlung des Vorhofflimmerns ist – ebenso wie die medikamentöse Therapie – darauf ausgerichtet, die Kammerfrequenz zu kontrollieren und die eingeschränkte Hämodynamik zu verbessern. Wann immer möglich, ist eine Kardioversion zur Wiederherstellung von Sinusrhythmus anzustreben.

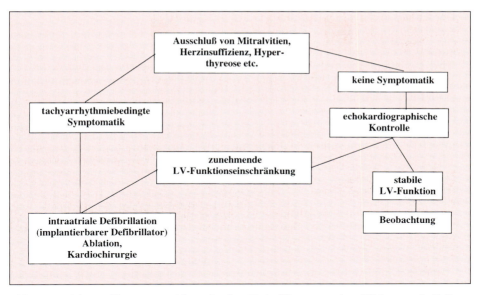

Abb. 5.26. Nicht-medikamentöse Therapie des Vorhofflimmerns (modifiziert nach Falk u. Podrid 1992)

An erster Stelle steht naturgemäß die Therapie des Grundleidens (vgl. auch Abb. 5.26), z.B. Mitralklappenersatz, Ballondilatation, aortokoronarer Bypass oder andere herzchirurgische Maßnahmen, thyreostatische Therapie etc. Nichtmedikamentöse Maßnahmen sind angezeigt bei signifikanter therapieresistenter arrhythmiebedingter Symptomatik. Indikationsbestimmend ist eine (zunehmende) linksventrikuläre Funktionseinschränkung (Abb. 5.26). Es stehen verschiedene, nichtpharmakologische Behandlungsmöglichkeiten zur Disposition (s. Übersicht 5.8):

Übersicht 5.8. Nichtmedikamentöse Therapie des Vorhofflimmerns

⇒ DC-Kardioversion/Defibrillation
⇒ AV-Knoten-Ablation oder -Modifikation
  - Elektrodenkatheter
  - Kryotherapie
  - Kardiochirurgie
  - Alkohol- oder Phenolablation
⇒ Schrittmacher
  (Bradyarrhythmie, pausenabhängiges Vorhofflimmern; biatriale, bifokale rechtsatriale Stimulation)
⇒ Antiarrhythmische Chirurgie
  - „Korridortechnik" (Guiraudon; Leitch et al. 1985)
  - MAZE-Prozedur (Cox et al. 1991)
⇒ Intrakardiale Defibrillation
  - atriale Defibrillation
  - implantierbarer atrialer Defibrillator
  - atrioventrikulärer Zweikammer-Kardioverter/Defibrillator

- Der transthorakale Elektroschock (Kardioversion/Defibrillation; s. oben).
- Die AV-Knoten-Ablation mittels verschiedener interventioneller Techniken kommt bei refraktärem Vorhofflimmern in Frage; die AV-Knoten-Modifikation wird z. Z. noch nicht regelmäßig angewandt; die kryotherapeutischen Verfahren sowie die Alkohol- oder Phenolablation befinden sich noch im experimentellen Stadium. Die kardiochirurgische AV-Knoten-Ablation hat nurmehr sehr geringen Stellenwert.
- Ein elektrischer (antibradykarder) Schrittmacher ist bei (nichtregularisierbarer) Bradyarrhythmia absoluta angebracht, ferner bei Vorhofflimmern, das durch ausgeprägte Bradykardie bzw. Asystolie bedingt ist. Prophylaktisch können biatriale bzw. bifokale rechtsatriale Stimulationstechniken eingesetzt werden (Details s. S. 267 ff.).
- Nur an wenigen kardiochirurgischen Zentren ist die operative Behandlung von Vorhofflimmern möglich. Bedeutung haben (in verschiedenen Variationen) folgende Operationsverfahren:
  - die sog. Korridortechnik, die in der Arbeitsgruppe um Guiraudon entwickelt wurde. Dabei werden die flimmernden Vorhöfe von einem (nicht flimmernden) Vorhofmuskelstreifen isoliert, der Sinusknoten und AV-Knoten verbindet; die hämodynamische Vorhofkontribution entfällt bei dieser Maßnahmen. Das Verfahren spielt klinisch kaum noch eine Rolle;
  - die sog. MAZE-Prozedur (Labyrinthverfahren), die auf die Arbeitsgruppe von Cox zurückgeht. Bei dieser Operation wird die atriale Erregung in neue Leitungsbahnen kanalisiert durch verschiedene Inzisionen, die damit das Vorhofflimmern beseitigen. Der wesentliche Vorteil dieser Methode liegt in der erhaltenen Vorhofkontribution (Einzelheiten s. S. 334).
  - Bei entsprechender Erfahrung und Ausrüstung kommt die intrakardiale Defibrillation in Frage, insbesondere dann, wenn die transthorakale Elektroschockanwendung erfolglos blieb.

Zahlreiche Untersuchungen haben gezeigt, daß die intraatriale Defibrillation von Vorhofflimmern ein sicheres und wirksames Therapieverfahren darstellt. Die niedrigsten Defibrillationsschwellen sind mit biphasischen Schockformen und einer Elektrodenkonfiguration zu erreichen, bei der eine Elektrode im Sinus coronarius und eine zweite Elektrode im rechten Vorhof plaziert werden. Geeignet sind Patienten mit symptomatischen langanhaltenden Episoden von Vorhofflimmern, die mit einer Häufigkeit zwischen einmal pro Woche bis einmal alle 3 Monate auftreten (Einzelheiten s. S. 304 ff.).

Erste Erfahrungen bei weltweit 101 Patienten (Januar 1998) zeigen, daß die chronische Elektrotherapie mit einem implantierbaren atrialen Defibrillator bei sorgfältig ausgewählten Patienten eine therapeutische Alternative darstellt (vgl. Jung u. Lüderitz 1996). Eine erweiterte Möglichkeit ergibt sich durch den neuen atrioventrikulären Zweikammer-Kardioverter/Defibrillator, der sowohl atriale wie ventrikuläre Tachyarrhythmien automatisch detektiert und terminiert (Jung u. Lüderitz 1997; Einzelheiten s. S. 306).

Das differentialtherapeutische Vorgehen bei medikamentös therapieresistentem Vorhofflimmern ist aus dem Flußdiagramm (Abb. 5.26) zu ersehen (nach Podrid u. Falk 1992).

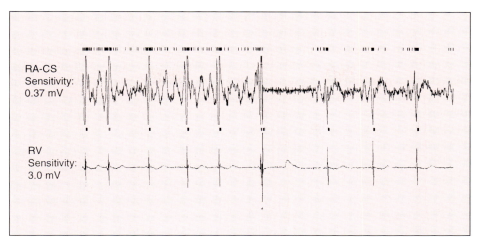

Abb. 5.27. Speicherelektrogramm einer erfolgreichen Konversion von Vorhofflimmern mittels des implantierbaren automatischen Metrix™-Defibrillationssystems. Spontan aufgetretenes Vorhofflimmern (linke Bildhälfte) wird durch einen Elektroschock (Bildmitte) in Sinusrhythmus übergeführt (rechte Bildhälfte). Obere Bildhälfte: Darstellung der intrakardialen Elektrogramme mit den zugehörigen Markern zwischen der rechten Vorhof-(RA)- und der Sinus coronarius-(CS)-Elektrode mit einer Empfindlichkeit (Sensitivity) von 0,37 mV. Untere Bildhälfte: Bipolare rechtsventrikuläre Ableitung und Markersignale mit einer Empfindlichkeit von 3,0 mV

Tabelle 5.8. Thromboembolieprophylaxe bei Vorhofflimmern; *AK* Antikoagulation, *HK* Herzkrankheit, *TE* Thromboembolie, *MKE* Mitralklappenersatz, *ATA* atriale Tachyarrhythmien, *AF* Vorhofflimmern. (Nach Wipf 1990)

– sicherer Nutzen	– Rheumat. HK, frühere TE, vor und nach Kardioversion, MKE
– AK empfohlen	– Thrombus, reduzierte LV-Funktion, nichtrheumat. HK
– Nutzen-Risiko unklar	– kurze Dauer des AF, andere ATA, lone AF im Alter, Thyreotoxikose, langjährig AF ohne Komplikation
– nicht empfohlen	– lone AF bei jungen Patienten

Das Beispiel einer erfolgreichen intraatrialen Defibrillation ist in Abb. 5.27 dargestellt.

Zur Thromboembolieprophylaxe bei Vorhofflimmern s. Tabelle 5.8.

Nichtvalvuläres Vorhofflimmern erhöht das Risiko arterieller Embolien um etwas das 5fache. Es ist daher naheliegend, diesem Risiko durch den Einsatz von Antikoagulanzien (Marcumar, Warfarin) zu begegnen. In Abhängigkeit vom klinischen Verlauf sind dabei unterschiedliche Aspekte zu beachten:

Bei persistierendem Vorhofflimmern muß ab einer Dauer von 48 h mit der Ausbildung von Thromben und daher mit einer erhöhten Emboliegefahr im Zusammenhang mit einer Kardioversion gerechnet werden. Eine Antikoagulanzienvorbehandlung über 2 Wochen und eine Nachbehandlung über mindestens 4 Wochen sind als optimales Vorgehen etabliert.

Ein Thrombenausschluß durch transösophageale Echokardiographie (TEE) reduziert die Emboliegefahr vermutlich nur dann in vergleichbarer Größenordnung, wenn von der TEE bis zu einem Intervall 4 Wochen nach der Kardioversion eine ausreichende Gerinnungshemmung gewährleistet ist.

Beim permanenten Vorhofflimmern läßt sich die Emboliehäufigkeit durch eine Dauerantikoagulation signifikant senken. Das entbindet aber nicht von einer sorgfältigen Nutzen-Risiko-Abwägung für jeden Einzelfall, da sowohl Embolierisiko als auch Blutungsrisiko sehr unterschiedlich ausfallen können und beide mit steigendem Alter, das gerade zum Vorhofflimmern prädestiniert, ebenfalls zunehmen. Für das paroxysmale Vorhofflimmern können prinzipielle Empfehlungen nicht gegeben werden. Die Entscheidung richtet sich nach Häufigkeit und Dauer der Anfälle. Im Gegensatz zu anderen Indikationen ist für die Antikoagulation beim nichtvalvulären Vorhofflimmern ein INR-Zielwert von 2,0 (1,5) bis 3,0 ausreichend.

Acetylsalicylsäure sowie andere Thrombozytenaggregationshemmer sind eine wenig sichere Alternative für Patienten mit Antikoagulanzienkontraindikationen (v. Knorre 1996).

Holiday-heart-Syndrom
Das klinische Bild des Holiday-heart-Syndroms wurde von Ettinger et al. 1978 beschrieben. Der Symptomenkomplex bezeichnet das Auftreten von Herzrhythmusstörungen bei Alkoholikern ohne erkennbare Kardiomyopathie nach akuter Alkoholeinnahme. Häufigste Rhythmusstörung ist in diesem Zusammenhang das Vorhofflimmern. Diese Arrhythmie wird häufig als „idiopathisch" angesehen, weil keine zugrundeliegende Herzerkrankung objektiviert werden konnte und die Provokation durch Alkohol unberücksichtigt blieb.

„Idiopathisches" Vorhofflimmern ist eine Ausschlußdiagnose, die erst bei erfolgloser Suche nach kardialen und extrakardialen Grundkrankheiten gestellt werden darf. Die Häufigkeit wird mit etwa 8% aller Patienten mit Vorhofflimmern angegeben. Insbesondere Vagotoniker scheinen zu diesen Rhythmusstörungen zu neigen.

Beim Holiday-heart-Syndrom ist definitionsgemäß der Äthylalkohol die entscheidende Noxe. Eine unterschiedliche Wirkung verschiedener Alkoholika ist nicht belegt. Die von Ettinger et al. mitgeteilten Krankheitsfälle bezogen sich auf den Genuß von Bier und Destillaten.

Therapeutisch ist das Absetzen des Alkohols als arrhythmieauslösendem Agens vordringlich. Zusätzlich können β-Rezeptorenblocker zur Frequenzsenkung gegeben werden. Der klinische Verlauf des Holiday-heart-Syndroms ist im allgemeinen benigne. Meist konvertiert der Patient spontan in Sinusrhythmus, so daß sich eine rhythmotrope Medikation üblicherweise erübrigt.

Die Pathogenese der Tachyarrhythmien beim Holiday-heart-Syndrom ist noch weitgehend ungeklärt. Angenommen wird ein sekundärer Effekt durch eine alkoholinduzierte Katecholaminfreisetzung. Denkbar ist aber auch ein direkter – elektrophysiologisch bedeutsamer – myokardialer Membraneffekt des Äthylalkohols. Diskutiert werden auch supprimierende Einflüsse auf den Natrium- und Kalziumeinstrom in die Herzmuskelzelle, was nicht nur negativ-inotrope Effekte, sondern auch eine Verlängerung des Aktionspotentials zur Folge hat. Zu denken ist ferner an Elektrolytverschiebungen im Serum und an eine beginnende alkoholische Kardiomyopathie bei stärkeren Trinkern (Menz et al. 1996). Aus rhythmologischer Sicht ist es somit nicht berechtigt, Alkohol eine kardioprotektive Wirkung beizumessen.

6 Besondere Therapieprobleme und Behandlungsindikationen

6.1
Antiarrhythmische Therapie bei Herzinfarkt

6.1.1
Problemstellung

Herzrhythmusstörungen sind die häufigste Ursache der Infarktletalität in der Präspitalperiode. Nach der Hospitalisierung ist das myokardiale Pumpversagen die zahlenmäßig überwiegende Todesursache (vgl. Riecker et al. 1979). Kardiale Arrhythmien treten als Komplikation des akuten Myokardinfarkts insgesamt mit einer Koinzidenz von 75–95% auf; davon entfallen 70–80% auf ventrikuläre Heterotopien. Kammerflimmern als Ursache des plötzlichen Herztodes findet sich in den ersten 4 h mit einer Häufigkeit von 6–10% (Bigger et al. 1977; Campbell 1979; Lown u. Wolf 1971; Vismara et al. 1977).

Zur Pathogenese von Herzrhythmusstörungen ergeben sich bereits aus dem Oberflächen-EKG Hinweise auf wesentliche pathogenetische Faktoren von frühen Arrhythmien: ST-Streckensenkung als Folge des Verletzungsstroms und Verspätung der örtlichen Negativitätsbewegung (endokardiale Ableitung) als Folge lokal verzögerter Erregung. Tierexperimentelle Studien dieser Veränderungen haben zu einem relativ klar umrissenen Konzept der Arrhythmiegenese in der Frühphase der regionalen Ischämie geführt (Downar et al. 1977a, b; Janse et al. 1980; Kléber et al. 1978; Naumann d'Alnoncourt et al. 1981b).

6.1.2
Arrhythmiegenese bei koronarer Herzkrankheit

Der Herzinfarkt als schwerste Manifestation der koronaren Herzkrankheit ist durch eine umschriebene Myokardnekrose infolge kritischer Unterbrechung der Blutzufuhr charakterisiert. Die klinische Symptomatik wird im wesentlichen durch die konsekutiven rhythmologischen und hämodynamischen Komplikationen bestimmt. An der unmittelbaren Arrhythmieauslösung sind, abgesehen von den ischämiebedingten elektophysiologischen Grundphänomenen, zahlreiche weitere Faktoren beteiligt: die Infarktausdehnung, der zeitliche Verlauf des Gefäßverschlusses, die Anatomie der Gefäßversorgung, die Mitbeteiligung des Erregungsleitungssystems, autonome Regulationsmechanismen (Sympathotonie, Vagotonie), hämodynamische Faktoren, metabolische Veränderungen („ischämisches Blut") und schließlich auch iatrogene Faktoren (Lüderitz u. Naumann d'Alnoncourt 1980; vgl. Übersicht 6.1).

Übersicht 6.1. Bestimmende Faktoren der elektrophysiologischen Veränderungen beim akuten Myokardinfarkt

Pathophysiologie des Herzinfarkts – Elektrophysiologie:
- Infarktausdehnung;
- Art des Gefäßverschlusses;
- Anatomie der Gefäßversorgung (Reizbildungs- und Erregungsleitungssystem);
- Hämodynamik (Transport von Stoffwechselprodukten);
- autonome Regulation (Sympathotonie, Vagotonie);
- metabolische Veränderungen:
  - Hypoxie, Ischämie
  - Azidose,
  - Zellulärer Kaliumverlust;
  - Katecholaminexzeß,
  - Freie Fettsäuren;
- iatrogene Ursachen (z. B. Digitalis, Kalium).

Prinzipiell ist davon auszugehen, daß die Pathogenese der ektopischen Aktivität in der Frühphase des Infarkts von der in der Spätphase unterschieden ist. – Vieles spricht dafür, daß in der Frühphase Wiedereintrittsphänomene entstehen, wobei ein „Reentry" früheinfallender Extrasystolen auf alternativen Leitungsbahnen eintreten könnte. Untersuchungen von Janse et al. weisen denn auch darauf hin, daß 2 Mechanismen für die Arrhythmieentstehung in der Infarktfrühphase bestimmend sind: 1) ein „fokaler" Mechanismus an der normalen Grenzregion des ischämischen Bezirks – möglicherweise induziert durch Verletzungsströme in normalen Purkinje-Fasern, und 2) „macro-" und „micro re-entry" im ischämischen Myokard (Janse et al. 1980).

Als Parameter für die Flimmerbereitschaft des Herzens in der Akutphase kann die sog. elektrische Flimmerschwelle herangezogen werden. Je niedriger die Flimmerschwelle ist, bzw. je niedriger die Schwellenreizstromstärke, desto größer wird die Flimmerneigung sein. Tierexperimentelle Untersuchungen deuten darauf hin, daß die erhöhte Flimmerbereitschaft nur so lange währt wie das infarzierte Myokard erregbar ist (Meesmann et al. 1976). – Die experimentell begründeten Überlegungen konnten klinisch bislang nur teilweise bestätigt werden.

In Zusammenhang mit den Arrhythmien in der Spätphase des Myokardinfarkts wird den erregbaren subendokardialen Purkinje-Fasern, die sich auch submikroskopisch von den übrigen Purkinje-Zellen unterscheiden lassen, besondere Bedeutung beigemessen. Sie sind nämlich die einzigen Strukturen im Infarktbereich, die ihre Erregbarkeit erhalten und eine Reihe elektrophysiologischer Abnormitäten aufweisen. Insbesondere kann die verlängerte Erregungsdauer, die einen inhomogenen Repolarisationszustand bedingt, eine Wiedererregung begünstigen. Auch eine erhöhte Automatie der Purkinje-Fasern im Infarktbereich spricht für die besondere Rolle dieser Strukturen in der Arrhythmiegenese.

Entsprechend der vielfältigen Entstehungsweise kardialer Arrhythmien sind keine infarkttypischen Herzrhythmusstörungen bekannt. Unter Berücksichtigung der elektrophysiologischen Befunde wird auch verständlich, daß die sog. Warnarrhythmien kein verläßliches prämonitorisches Symptom drohender letaler Rhythmusstörungen sind (Einzelheiten s. S. 386).

6.1.3
Häufigkeit der Arrhythmien bei Myokardinfarkt

Über die Inzidenz von Herzrhythmusstörungen bei Myokardinfarkt liegen unterschiedliche Angaben vor, zumal kurzfristige Arrhythmien vielfach unerkannt bleiben. Die Häufigkeit von Kammerflimmern liegt bei akuter Koronarinsuffizienz bei 35–40%. Kammerflimmern tritt bevorzugt bei jungen männlichen Patienten mit akutem Myokardinfarkt sowie bei Kranken mit gering ausgeprägter koronarer oder myokardialer Herzerkrankung und bei Patienten mit einer Ischämie oder einem Infarkt im Vorderwandbereich auf. Bei etwa 53% der Kranken ereignen sich diese Rhythmusstörungen ohne Warnsymptome oder innerhalb einer Minute nach Beginn der Symptomatik. In der ersten Stunde nach Auftreten der Infarktsymptome findet sich bei etwa 9,5% der Patienten Kammerflimmern. Die Häufigkeit nimmt bis zur 3./4. Stunde auf 1,5% ab (vgl. Campbell 1979). – Nach erfolgreicher Reanimation scheinen Patienten mit Sinusrhythmus ohne Vorhofflimmern eine relativ gute Prognose zu haben. Hinsichtlich des neuerlichen Auftretens von Kammerflimmern sollen vorwiegend Patienten gefährdet sein, die im Elektrokardiogramm Ischämiezeichen bieten.

In einem Untersuchungszeitraum von 14 Monaten konnte von Campbell et al. (1978a, 1979) bei 24 von 473 Infarktpatienten primäres Kammerflimmern nachgewiesen werden. Dabei zeigte sich bei 16 kontinuierlich überwachten Patienten kein dem Kammerflimmern vorausgehendes prämonitorisches Elektrokardiogramm.

Während ihres Aufenthalts auf der Intensivstation lassen rund 85% aller Infarktpatienten Abnormitäten der Herzfrequenz, des Herzrhythmus oder der Erregungsleitung erkennen. – Mit der kontinuierlichen und automatischen EKG-Überwachung wurden bei nahezu allen Patienten Heterotopien beobachtet: in annähernd 70% der Fälle ventrikulär entstandene Störungen, in etwa 33% bedrohliche ventrikuläe Arrhythmien, in rund 3–5% Kammerflimmern, in 8–10% atrioventrikuläre Leitungsstörungen wechselnden Grades (Tabelle 6.1; Vismara et al. 1977). Nach Angaben anderer Autoren zeigen 20–30% der Patienten ventrikuläre Tachykardien (Romhilt et al. 1973); 60–70% der Patienten bieten ein sog. R-auf-T-Phänomen (v. Durme u. Pannier 1976).

Die Gefahr der Asystolie besteht insbesondere bei ausgedehnten Infarktbezirken. Als Ausdruck einer Störung des autonomen Nervensystems sind oft Sinusbradykardie und Sinustachykardie zu werten, die zugleich prämonitorische Zeichen anderer Arrhythmien sein können.

Die Differentialdiagnose der Sinustachykardie im Rahmen eines Myokardinfarkts ist vielfältig. Sie reicht von der hyperkinetischen, nervös-reflektorisch bedingten Frequenzerhöhung bis zur Sinustachykardie infolge akuter (oder chronischer) Herzinsuffizienz, Perikarditis, Cor pulmonale oder Schock bzw. Kollaps.

Tabelle 6.1. Arrhythmieinzidenz von 83 Infarktpatienten während des Aufenthaltes auf der Intensivstation (*VES*: ventrikuläre Extrasystolen). (Nach Vismara et al. 1977)

Arrhythmien (A.)	Patienten (n)	Gesamtkollektiv [%]
Keine A.	13	15,7
Supraventrikuläre A.	37	44,6
Ventrikuläre A.	56	67,5
Ventrikuläre Tachykardien	9	10,8
Kammerflimmern	4	4,8
Komplizierte VES („Warnarrhythmien")	24	28,9
Unkomplizierte VES	26	31,3
AV-Block		
II. Grades	5	6,0
III. Grades	2	2,4

Auch medikamentös kann eine Sinustachykardie verursacht sein (zum Beispiel durch Katecholamine, Atropin).

Bei 10–20% der Infarktkranken tritt (meist passager) Vorhofflimmern in der akuten Phase auf. Eine besondere prognostische Bedeutung scheint bei dieser Rhythmusstörung nicht zu bestehen (Mogensen 1970).

Mit einer erhöhten Letalität soll das Auftreten eines akzelerierten idioventrikulären Rhythmus, der sich bei ca. 10–20% der Patienten mit akutem Myokardinfarkt findet, verbunden sein (Lichstein et al. 1975).

6.1.4
Warnarrhythmien, prognostische Bedeutung

Ventrikuläre Rhythmusstörungen sind häufig Vorboten des Kammerflimmerns bei akutem Myokardinfarkt. Folgende Arrhythmien werden als sog. Warnarrhythmien bezeichnet, die Anlaß zur Einleitung einer differenten antiarrhythmischen Therapie geben (De Sanctis et al. 1972; Lie et al. 1974; Lown et al. 1969; vgl. Breithardt et al. 1977):

1) ventrikuläre Extrasystolen in einer Häufigkeit von mehr als 5/min,
2) multifokale ventrikuläre Extrasystolen,
3) Bigeminus oder ventrikuläre Salven von 2 oder mehr Extrasystolen,
4) ventrikuläre Tachykardie,
5) das R-auf-T-Phänomen, d.h. ventrikuläre Extrasystolen, die in die sog. vulnerable Phase des Herzzyklus fallen.

Wenngleich eine solche Klassifizierung tierexperimentell gut begründet erscheint (Bruyneel u. Opie 1973), so sind in klinischer Hinsicht erhebliche Zweifel an der Bedeutung der Warnarrythmien entstanden (vgl. Effert et al. 1977). Zahlreiche Autoren beobachteten bei einem Teil ihrer Patienten entweder keine ventrikulären Extrasystolen vor Auftreten eines Kammerflimmerns, oder die Rhythmusstörun-

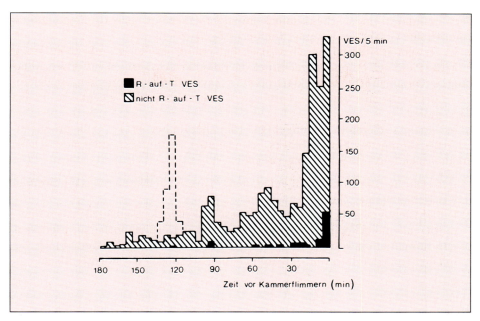

Abb. 6.1. Häufigkeit ventrikulärer Extrasystolen (*VES*) bei 15 Patienten vor Eintreten von Kammerflimmern. Die *unterbrochene Linie* bezeichnet die ventrikuläre Extrasystolie eines einzelnen Patienten zum Zeitpunkt einer zusätzlichen Größenzunahme des Infarktareals. Angegeben sind die in 5-min-Zeitabständen aufgezeichneten ventrikulären Extrasystolen. In den 10 min, die dem Kammerflimmern vorangehen, ist eine deutliche Zunahme der Extrasystolie vom R-auf-T-Charakter erkennbar (Nach Campbell et al. 1978b)

gen erfüllten' nicht die Kriterien einer Warnarrhythmie (Dhurrandhar et al. 1971; Lie et al. 1974).

Aufgrund der genannten Befunde ist zu konstatieren, daß das frühzeitige Auftreten primären Kammerflimmerns nur selten durch die sog. Warnarrhythmien angekündigt wird. Je länger eine „Warnarrhythmie" anhält, desto geringer ist ihre prognostisch ungünstige Bedeutung. Dies gilt auch für das sog. R-auf-T-Phänomen.

Abbildung 6.1 zeigt die Anzahl ventrikulärer Extrasystolen bei 15 Patienten vor Eintreten von Kammerflimmern. Offenkundig kommt es hier vor Auftreten des Kammerflimmerns zu einer Zunahme ventrikulärer Heterotopien. Bemerkenswert ist dabei die Zunahme sowohl der R-auf-T- wie auch der Nicht-R-auf-T-Arrhythmien. – Das Ausbleiben von sog. Warnarrhythmien erlaubt hingegen keine prognostischen Schlußfolgerungen.

Bei der zweifelhaften prognostischen Bedeutung der Warnarrhythmien erscheint es daher sinnvoll, unter Verzicht auf herkömmliche Definitionen jedwede ventrikuläre Extrasystole im frühen Infarktstadium als prämonitorisches Zeichen aufzufassen. Offenbar scheinen alle Patienten in der Frühphase des Herzinfarkts unabhängig von elektrokardiographischen Warnzeichen durch Kammerflimmern gefährdet zu sein.

Bei komplettem AV-Block als Folge eines ausgedehnten Infarkts ist die Prognose trotz Schrittmacherimplanation im allgemeinen ernst. Für Patienten, die bei Vorderwandinfarkt einen Schenkelblock entwickeln, scheint auch im Folgestadium eine erhöhte Gefahr des Kammerflimmerns zu bestehen.

In der späten Hospitalphase bzw. nach Entlassung aus dem Krankenhaus scheinen jene Patienten besonders gefährdet, die Kammertachykardien aufweisen. Allerdings ist bislang noch nicht geklärt, ob die Arrhythmien allein oder eine begleitende Herzinsuffizienz bzw. die koronare Herzkrankheit das eigentliche Risiko darstellen.

An einem größeren Patientengut (753 Fälle) hat Kulbertus (1977) die prognostische Bedeutung des Faszikelblocks beim akuten Herzinfarkt untersucht. Dabei ergaben sich folgende Schlußfolgerungen:

1) Der isolierte Faszikelblock ist bei akutem Myokardinfarkt nicht als ein prognostisch ungünstiges Zeichen zu werten.
2) Die Entstehung eines Rechts- und Linksschenkelblocks – abgesehen von intermittierenden Blockbildern – ist mit einer erhöhten Hospitalmortalität verbunden.
3) Die Kombination von Rechtsschenkelblock und linksfaszikulärem Block beinhaltet von allen intraventrikulären Leitungsstörungen das höchste Risiko.

6.1.5
Therapie

Hinsichtlich der Behandlung von Arrhythmien bei Myokardinfarkt gibt es eine Reihe von Besonderheiten, die vom allgemeinen Behandlungsplan der Herzrhythmusstörungen abweichen.

a) Elektrotherapie

Bei den bradykarden Arrhythmien bzw. bei den faszikulären Blockierungen kommt der Schrittmachertherapie besondere Bedeutung zu (s. auch Froer et al. 1979) (vgl. Tabelle 3.1, S. 242).

Antitachykarde Stimulationsverfahren, die auf die Unterbrechung sog. kreisender Erregungen ausgerichtet sind, zeigen im akuten Infarktstadium – im Gegensatz zur chronischen koronaren Herzkrankheit – keinen ausreichenden Erfolg (vgl. Wellens et al. 1974).

Die Anwendung der Elektroschocktherapie bei hochfrequenten ventrikulären Tachykardien und im Rahmen der Reanimation bei Kammerflimmern gilt seit Jahren als Standardtherapie und ist im Krankenhaus, im Notarztwagen und neuerdings durch tragbare Geräte auch im werks- und sportärztlichen Einsatz verfügbar (Einzelheiten zur Elektrotherapie s. S. 286 ff.).

b) Medikamentöse Therapie

Bei der pharmakologischen Therapie konzentriert sich das Interesse bei Myokardinfarkt besonders auf die ventrikulären Rhythmusstörungen.

Die *Sinusbradykardie* bedarf meist keiner speziellen Therapie mit Ausnahme ventrikulärer Extrasystolie und extrasystolischer Salven bei hochgradiger Bradykardie. In Frage kommen Atropinsulfat (0,5 mg i.v.) bzw. die Schrittmachertherapie.

Die *Sinustachykardie* ist meist ein prognostisch belastendes Zeichen, da sie Ausdruck einer schwerwiegenden Ventrikelfunktionsstörung sein kann. Nur in wenigen Fällen ist die Sinustachykardie nach Myokardinfarkt ein rhythmologisches Problem im engeren Sinne. Therapeutisch entscheidend ist die antianginöse Behandlung, um einer schmerzbedingten Tachykardie entgegenzuwirken. Zugleich sollten Sedativa verabreicht werden. Bei der vergleichsweise seltenen hyperkinetischen Form der Sinustachykardie bei Myokardinfarkt kämen β-Rezeptorenblocker in Frage, um durch Frequenzsenkung den O_2-Verbrauch zu vermindern; sind β-Rezeptorenblocker kontraindiziert, so könnten Kalziumantagonisten vom Typ des Verapamil oder Diltiazem versucht werden. Auch Digitalisglykoside können erwogen werden, um durch die vagomimetische beziehungsweise antiadrenerge Glykosidwirkung eine Frequenzsenkung zu erreichen, wenngleich grundsätzlich Digitalisglykoside als positiv-inotrope Substanzen den O_2-Verbrauch erhöhen. Allenfalls im „Nettoeffekt" kann durch Frequenzsenkung die Verminderung des O_2-Verbrauchs dominieren. Darüber hinaus kann die die Kontraktionskraft steigernde Wirkung der Glykoside atrialen und ventrikulären Arrhythmien entgegenwirken.

Tritt *Vorhofflattern* oder *Vorhofflimmern* erstmals bei einem Infarkt auf, so kann dies als Hinweis auf eine Herzinsuffizienz mit erhöhtem ventrikulären Füllungsdruck bzw. entsprechend erhöhtem Vorhofdruck gewertet werden. Eine Elektroschocktherapie ist hierbei nicht angezeigt. Bei schneller Überleitung und konsekutiver Tachysystolie kommen die Gabe von Kalziumantagonisten (evtl. auch Digitalis) in Frage.

Ventrikuläre Arrhythmien: Eine wirksame Medikation zur zuverlässigen Verhinderung lebensbedrohlicher ventrikulärer Rhythmusstörungen in der Prähospitalphase ist bislang nicht bekannt. Im weiteren Stadium des Infarkts hat sich Lidocain als wirksam erwiesen.

Lidocain
Während bei ventrikulären Arrhythmien Lidocain insbesondere in der Akutphase des Myokardinfarkts nach wie vor als Mittel der Wahl zu gelten hat, kommt alternativ bzw. in der Langzeitbehandlung bei ventrikulären Arrhythmien im Gefolge eines Myokardinfarkts auch oral anwendbaren Pharmaka (Sotalol, Amiodaron) zunehmende Bedeutung zu.

Mexiletin
In einer Studie an 84 Patienten konnte Merx (1981) zeigen, daß durch Mexiletin ventrikuläre Extrasystolen bei akutem Myokardinfarkt wirksam unterdrückt werden und bedrohliche Tachyarrhythmien unter einer effektiven Mexiletinkonzentration (0,5–2 µg/ml) seltener auftreten.

Weitere Antiarrhythmika
Therapeutisch kommen auch Pharmaka in Betracht, die auf sämtliche Strukturen des Herzens einwirken und ggf. eher die Gefahr arrhythmogener Nebenwirkungen beinhalten können (Sinusknotendepression, AV-Leitungsstörungen): z.B. Ajmalin

(vgl. Bussmann et al. 1979). Von Klasse-I-Antiarrhythmika ist im Hinblick auf die CAST-Studien (s. S. 126 ff.) im allgemeinen Abstand zu nehmen. Nur bei anderweitiger Therapieresistenz kämen bei lebensbedrohenden Kammerrhythmusstörungen Klasse-I-Substanzen (z. B. Disopyramid, Flecainid, Propafenon) in Frage, sowie Sotalol (Klasse III). Bei ventrikulären Arrhythmien im Gefolge einer koronaren Herzkrankheit hat sich Amiodaron für die Langzeittherapie als wirksam erwiesen (s. S. 202 ff.) (vgl. Burkhart et al. 1990).

β-Rezeptorenblocker

Da bereits in der frühen Infarktphase die Sympathikusaktivität erhöht ist und die Plasmakatecholamine beim frischen Myokardinfarkt ansteigen, ist eine antiarrhythmische Additiv- bzw. Alternativbehandlung mit β-Rezeptorenblockern zu erwägen. Insbesondere erscheint die Senkung der katecholamininduzierten Frequenzsteigerung, die positiv mit der Häufigkeit von Arrhythmien korreliert ist, sinnvoll. Ungeklärt ist bislang die Frage, ob sämtliche β-Rezeptorenblocker gleichermaßen wirksam sind. Für die Senkung der Mortalität durch Vermeidung von Kammerflimmern durch β-Rezeptorenblocker in der Frühphase des Infarkts fehlen bislang ausreichende Beweise.

Fazit

Entsprechend der vielfältigen Entstehungsweise kardialer Arrhythmien sind keine infarkttypischen Herzrhythmusstörungen bekannt. Unter Berücksichtigung der elektrophysiologischen Befunde wird auch verständlich, daß die sog. Warnarrhythmien kein verläßliches prämonitorisches Symptom drohender letaler Rhythmusstörungen sind (Lie et al. 1974; s. Übersicht 6.2).

Übersicht 6.2. Grundlagen der Arrhythmiebehandlung bei Herzinfarkt

1) Unterschiedliche Arrhythmiegenese im Früh- und Spätstadium des Herzinfarkts;
2) keine infarkttypischen Arrhythmien;
3) Bedeutung der sogenannten Warnarrhythmien umstritten;
4) begründete Therapieprinzipien
   - Sympatholyse (β-Rezeptorenblocker),
   - Suppression von Automatie im Purkinje-System (Lidocain, Mexiletin),
   - Umwandlung unidirektionaler in bidirektionale Blockierungen (Lidocain),
   - Kalziumantagonismus (?).

Es ist darauf hinzuweisen, daß es entsprechend der multifaktoriellen Arrhythmiegenese bei akutem Myokardinfarkt auch kein einheitliches Behandlungskonzept gibt. Relativ gut begründet ist die Gabe von β-Rezeptorenblockern, da einer Sympathotonie in der Phase des frischen Myokardinfarkts offenbar besondere Bedeutung zukommt (Antoni 1978; Downar et al. 1977a). Durch Lidocain wird die Reizbildung in Purkinje-Fasern supprimiert. Einer infarktbedingten Steigerung der Erregungsbildung in diesen Strukturen kann damit begegnet werden. Eine Frequenzerhöhung bei bradykarden Rhythmusstörungen im Rahmen des Myokardinfarkts durch Atropin oder Schrittmacherstimulation kann auch, wie experimentelle Untersuchungen zeigen, ventrikuläre Arrhythmien verstärken und das Infarktareal vergrößern (Han 1973).

6.2
Antiarrhythmika in der Schwangerschaft

Mit der Anwendung von Antiarrhythmika ist in der Schwangerschaft größte Vorsicht geboten. Dies gilt um so mehr, als die obligate Indikation zur antiarrhythmischen Behandlung selten ist (s. Übersicht 6.3).

> **Übersicht 6.3.** Therapiebedürftige Herzrhythmusstörungen in der Schwangerschaft
>
> 1. *Absolute Indikation*:
>   a) lebensbedrohliche Tachyarrhythmien:
>   Kammertachykardie, Kammerflimmern;
>   b) prognostisch belastete Rhythmusstörungen bei organischer Herzerkrankung.
>
> 2. *Relative Indikation*:
>   symptomatische Arrhythmien geringen Schweregrades.

Vorzugsweise finden sich supraventrikuläre und ventrikuläre Extrasystolen, wohingegen bradykarde Arrhythmien nur vereinzelt beobachtet werden. Bei der Bewertung von Kammerheterotopien ist zur berücksichtigen, daß die Lown-Klassifizierung (vgl. S. 79) nur für die koronare Herzkrankheit gilt, die bei den meist jüngeren Schwangeren nur ausnahmsweise vorliegen dürfte. Es ist auch zu beachten, daß Arrhythmien aller Grade bei gesundem Myokard keine schlechte Prognose haben. Gelegentlich genügt es, die Schwangere auf die Harmlosigkeit bzw. Ungefährlichkeit ihrer Rhythmusstörung hinzuweisen. Bei den meist herzgesunden Patientinnen sind häufig funktionelle Ursachen der Rhythmusstörungen anzunehmen, die somit nicht regelhaft behandlungsbedürftig sind. Auch bei den symptomatischen Arrhythmien sollte die Nutzen-Risiko-Abwägung so sorgfältig wie möglich vorgenommen werden. Vielfach sind das Einlegen von Ruhepausen und eine ausgeglichene Lebensführung bereits hilfreich. Das heißt, es ist auf eine entsprechende Änderung der Ernährungs- und Lebensgewohnheiten hinzuwirken mit dem Ziel, auf Alkohol, Zigaretten und andere Genußmittel während der Gravidität und Stillzeit zu verzichten. In jedem Fall sollte eine unnötige Behandlung mit differenten Antiarrhythmika (und ihren potentiellen Nebenwirkungen) vermieden werden. Auch eine prophylaktische antiarrhythmische Therapie gefährdeter Patientinnen sollte aus diesen Gründen außer Betracht bleiben.

Anders verhält es sich bei organisch herzkranken Patientinnen (evtl. auch im Gefolge einer Schwangerschaftskardiomyopathie). Hier kann eine therapiepflichtige Situation bestehen, die zum Einsatz antiarrhythmischer Arzneistoffe zwingt. Es ist hierbei gleichwohl zu bedenken, daß die Hauptgefahr für das Kind nicht in der Arrhythmie der Mutter, sondern in der Ursache der Arrhythmie, d.h. der kausalen Erkrankung liegt. Gefährdet durch eine Schwangerschaft sind besonders Patientinnen mit Vorhofflimmern bei absoluter Arrhythmie. Ist eine pharmakologische antiarrhythmische Therapie unvermeidlich, so kommen die in der Übersicht 6.4 genannten Maßnahmen in Frage.

Übersicht 6.4. Behandlung von Herzrhythmusstörungen in der Schwangerschaft

Sinustachykardie:	Sedierung, β-Rezeptorenblocker, Glykoside.
Supraventrikuläre Extrasystolie:	β-Rezeptorenblocker, Verapamil.
Supraventrikuläre Tachykardie:	Sedierung, Vagusreiz, Verapamil, Adenosin, β-Rezeptorenblocker, Glykoside, Elektrotherapie
Vorhofflimmern/-flattern:	Glykoside, Verapamil, β-Rezeptorenblocker, Elektrotherapie.
Sinusbradykardie (pathologisch): SA-, AV-Blockierung: Bradyarrhythmia absoluta: Sinusknotensyndrom: Karotissinussyndrom:	elektrischer Schrittmacher
Ventrikuläre Extrasystolie:	Lidocain, β-Rezeptorenblocker.
Kammertachykardie:	Lidocain, Propafenon, Elektrotherapie.
Kammerflimmern:	Defibrillation (200–400 J), implantierbarer Kardioverter-Defibrillator (ICD)

Die Elektrotherapie ist in aller Regel ungefährlich; das gilt gleichermaßen für die Schrittmacherbehandlung wie für die elektive oder notfallmäßige Anwendung des Elektroschocks (bis 400 J). Auch über die komplikationslose Behandlung mit einem implantierbaren Kardioverter-Defibrillator ist berichtet worden (Piper et al. 1992; vgl. Page 1995). Schädigungen des Fetus sind in diesem Zusammenhang nicht bekannt geworden. Es kam weder zur Induzierung fetaler Arrhythmien noch zur Provokation vorzeitiger Wehen (Cullhed 1983; Schroeder u. Harrison 1971; s. auch Deeg 1986).

Eine sehr seltene angeborene bradykarde Rhythmusstörung stellt der totale AV-Block dar, der im Verhältnis 1:15000–1:20000 beobachtet wird. Asymptomatische Patientinnen tolerieren eine Schwangerschaft meist ohne Probleme, sofern der QRS-Komplex nicht verbreitert ist (vgl. Scheininger u. Theisen 1992). Anderenfalls wäre ein Zweikammerschrittmacher Mittel der Wahl.

Bei der medikamentösen Arrhythmiebehandlung gravider Patientinnen sind einige grundsätzliche pharmakokinetische und damit auch pharmakodynamische Besonderheiten zu berücksichtigen (vgl. Runge 1984):

1) Die in der Schwangerschaft gesteigerte Schilddrüsenfunktion führt zu verkürzten Kreislaufzeiten und damit u.a. zu einem erhöhten Glykosidbedarf.
2) Die Erhöhung des intra- und extravasalen Flüssigkeitsvolumens in der Schwangerschaft bedingt eine erniedrigte Serumkonzentration nach Bolusgabe von Antiarrhythmika.
3) Die progesteroninduzierte Erhöhung der hepatischen Enzymaktivität führt zu einer erhöhten hepatischen Metabolisierung (z.B. Lidocain, Chinidin).
4) Durch Abfall des Plasmaeiweißes kommt es zu einer Reduzierung der Eiweißbindung und zu erhöhter Plazentapassage (z.B. Digitoxin).
5) Die erhöhte glomeruläre Filtration hat eine Erhöhung der renalen Elimination zur Folge (z.B. Digoxin).

Tabelle 6.2. Kenndaten der wichtigsten in der Schwangerschaft angewandten Antiarrhythmika

Medikament	Therapeutische Serumkonzentration [µg/ml]	Plazentapassage[a]	Übertritt in die Muttermilch[b]	Teratogenität	Vorzeitige Wehentätigkeit	Abort (Fetus)	Varia
Digoxin	1–2	1,0	~1,0	Bisher nicht bekannt	∅	Bei Überdosierung	∅
Chinidin	2–5	1,0	~1,0	Bisher nicht bekannt	Möglich	Bei Überdosierung	Schädigung des VIII. Hirnnervs bei hoher Dosis
Procainamid	4–8	0,25	?	Bisher nicht bekannt	∅	∅	∅
Disopyramid	3–7	0,4	~1,0	Bisher nicht bekannt	Möglich	∅	∅
β-Rezeptorenblocker	Variabel	~1,0	~4,0–5,0	Bisher nicht bekannt	∅	∅	Intrauterine Wachstumsverzögerung, Atemdepression, post partum, Hypoglykämie, Bradykardie
Phenytoin	10–18	0,8–1,0	<0,5	Fetales Hydantoinsyndrom	∅	∅	∅
Verapamil	15–30	~0,4	?	Bisher nicht bekannt	Verhinderung	∅	∅
Lidocain	2–4	0,5–0,6	~1,0	Bisher nicht bekannt	∅	∅	∅

[a] Konzentrationsverhältnis zwischen Nabelvenenblut und mütterlichem Venenblut.
[b] Konzentrationsverhältnis zwischen Muttermilch und mütterlichem Plasma.

Die Kenndaten einiger in der Schwangerschaft angewandter Antiarrhythmika ist in Tabelle 6.2 wiedergegeben (Rotmensch et al. 1983; vgl. Runge 1984). Kontraindiziert sind vor allem Phenytoin wegen der bekannten Teratogenität und Amiodaron wegen der möglichen Beeinflussung des Schilddrüsenstoffwechsels (vgl. Page 1995)!

Digoxin und *Digitoxin* sind gut plazentagängig. Der Fetus reagiert aber zumindest in der ersten Hälfte der Schwangerschaft relativ unempfindlich auf Digitalisglykoside. Signifikante nachteilige Effekte sind von beiden Herzglykosiden nicht bekannt. Digoxin sollte dennoch der Vorzug gegeben werden, weil es hinsichtlich seiner Wirkungen und Nebenwirkungen am besten untersucht ist (vgl. Rotmensch et al. 1983).

Verapamil wurde ausgiebig bezüglich der Anwendung in der Schwangerschaft untersucht. Der Arzneistoff wird auch zur Therapie vorzeitiger Wehen, bei Hypertonie in der Schwangerschaft und zur Therapie fetaler supraventrikulärer Tachyarrhythmien (in Kombination mit Digitalisglykosiden) eingesetzt. Verapamil ist plazentagängig. Außer der mütterlichen Hypotonie nach schneller intravenöser Injektion sind keine bedeutenden Nachteile für das Kind bekannt geworden.

Adenosin (i.v.) hat sich bei paroxysmalen supraventrikulären Tachykardien während der Schwangerschaft wegen seines ultrakurzen Wirkungseintritts, der hohen Konversionsrate sowie der geringen Inzidenz von Nebenwirkungen bei der Mutter, und der vergleichbar hohen Sicherheit für den Fetus zum Mittel der Wahl entwickelt. Ein fetales Herzmonitoring wird jedoch empfohlen. Die bisherigen Beobachtungen implizieren, daß Adenosin zur Behandlung von fetalen supraventrikulären Tachykardien unwirksam ist und in solchen Fällen auf Verapamil oder Herzglykoside zurückgegriffen werden muß (Harrison u. Greenfield 1992; vgl. Hösl et al. 1996).

Zur Pharmakokinetik und Pharmakodynamik von Adenosin s. S. 210 ff.

β-Rezeptorenblocker vermindern die Plazentaperfusion und können so das intrauterine Wachstum verzögern. Eine postpartale Atemdepression ist bei Kindern beobachtet worden, die durch Sectio entbunden wurden und deren Mütter präoperativ Propranolol intravenös erhalten hatten. Vereinzelt wurden unter Propranololtherapie der Mutter auch Hypoglykämie und Bradykardie bei Neugeborenen beobachtet. Unter Metoprolol und Atenolol sollen diese Komplikationen seltener auftreten (Goeschen 1985).

Chinidin überschreitet die Plazentaschranke und tritt in hohen Konzentrationen in die Muttermilch über. Unter der Therapie können bei der Schwangeren unerwünschte Wehen und beim Fetus eine Schädigung des VIII. Hirnnervs auftreten.

Procainamid ist weniger plazentagängig als Chinidin. Die Häufigkeit unerwünschter Wirkungen ist geringer. Bei ähnlicher Indikation sollte dieser Arzneistoff daher in der Gravidität bevorzugt werden.

Disopyramid hat ein vergleichbares Wirkungsspektrum wie Chinidin, ist hinsichtlich der Wirkungen und Nebenwirkungen in der Schwangerschaft jedoch weniger ausgiebig untersucht; daher sollten vorzugsweise medikamentöse Alternativsubstanzen verwendet werden.

Propafenon besitzt – aufgrund tierexperimenteller Untersuchungen – keine teratogenen und mutagenen Eigenschaften. Aus der Humanmedizin sind Fälle bekannt, bei denen das Medikament schon seit den ersten 3 Monaten bis nach der Geburt eingenommen wurde und völlig gesunde Kinder mit normalem Körpergewicht geboren wurden.

Lidocain wird in der Schwangerschaft auch als Lokalanästhetikum verwendet. Ernste Nebenwirkungen auf den gesunden Fetus sind nicht mitgeteilt worden. Besteht jedoch eine fetale Azidose, so ist mit zentralnervösen und kardialen Nebenwirkungen zu rechnen.

Von *Ajmalin* sowie den neueren Antiarrhythmika *Flecainid* und *Mexiletin* wurden bislang keine teratogenen Wirkungen bekannt. Auch von Sotalol sind keine nachteiligen Effekte zu erwarten (vgl. Scheininger u. Theisen 1992).

Phenytoin kann in der Schwangerschaft zu kardiopulmonalen und genitalen Mißbildungen, Gesichtsdeformität, Neoplasien (z. B. Neuroblastom) sowie Minderwuchs führen. Die Inzidenz liegt bei ca. 6%. Bei Einnahme des Arzneistoffs im 1. Trimenon ist die Gefahr einer Schädigung am größten (vgl. Goeschen 1985). Aus diesen Erwägungen muß Phenytoin in der Gravidität als kontraindiziert gelten.

Amiodaron sollte gleichfalls wegen seiner potentiellen Nebenwirkungen (v. a. auf die Schilddrüsenfunktion) während der Schwangerschaft vermieden werden. Die restriktive Anwendung dieser ansonsten überaus wirksamen antiarrhythmischen Substanz hat bis auf weiteres zu gelten, auch wenn vereinzelt komplikationslose Verlaufsbeobachtungen mitgeteilt wurden. Penn et al. berichten über eine störungsfreie Schwangerschaft und Geburt eines gesunden Kindes nach der Einnahme von 200 mg Amiodaron täglich von der 16. Schwangerschaftswoche an. Die Serumspiegel des plazentagängigen Amiodarons lagen im Nabelblut bei 9% der mütterlichen Serumkonzentration (Penn et al. 1985). Strunge et al. berichten über einen ähnlichen günstigen Verlauf bei einer 18jährigen Patientin, die während der gesamten Schwangerschaft und während der Stillperiode Amiodaron in der Dosierung von 100 mg täglich erhielt. Das Kind war euthyreot, ohne Struma und ohne Korneaablagerungen von Amiodaron. Die Schilddrüsenparameter lagen im Normbereich (Strunge et al. 1988).

Aufgrund der möglichen Nebenwirkungen der Antiarrhythmika sollten Blutspiegelbestimmungen – im Unterschied zu der sonst üblichen Praxis – während der Schwangerschaft häufig und regelmäßig erfolgen. Diese Empfehlung gilt auch für die ersten Wochen und Monate nach Beendigung der Gravidität bzw. bis zum Ende der Stillperiode (vgl. Runge 1984).

Die *Antikoagulanzientherapie* stellt während der Schwangerschaft ein besonderes Problem dar. Einige Rhythmusstörungen (z. B. paroxysmales Vorhofflimmern-/flattern, Bradykardie-Tachykardie-Syndrom) bedingen zusätzlich zur Antiarrhythmikabehandlung auch während der Gravidität eine gerinnungshemmende Therapie. Das gleiche gilt für Schwangere bei Herzklappenprothesen. Cumarinderivate sind plazentagängig und können bei Anwendung im 1. Trimenon bei etwa 15–20% der exponierten Feten zu erheblichen Nebenwirkungen in Form geistiger und körperlicher Mißbildungen führen. In 5–10% der Fälle muß bei der Frau am Ende der Schwangerschaft mit Blutungen gerechnet werden. Um diese Komplikationen zu vermindern, sollte zumindest innerhalb der ersten 3 Schwangerschaftsmonate auf subkutane Injektionen von nichtplazentagängigem Heparin übergegangen werden (ggf. Fortführung der parenteralen Heparingabe). Nach der Geburt können wieder Cumarinderivate eingenommen werden, wenn das Kind nicht gestillt wird (im Gegensatz zu Heparin treten Cumarine in die Muttermilch über; vgl. Übersicht

Runge 1984). Es wurde auch über die erfolgreiche Behandlung fetaler therapieresistenter supraventrikulärer Tachykardien in 4 Fällen mit Amiodaron berichtet, das über die Umbilikalvene appliziert wurde (Manz et al. 1990 c).

6.3
Herzrhythmusstörungen bei Kindern

Die Behandlung von Herzrhythmusstörungen im Kindesalter ist mit einer Reihe von Besonderheiten verbunden. Zu Detailfragen sei auf das einschlägige Schrifttum verwiesen (medikamentöse Therapie: Gutheil u. Singer 1982; Schrittmacherbehandlung: Gillette u. Shannon 1986). Auf einige grundlegende Aspekte der pädiatrischen Arrhythmiebehandlung soll jedoch im folgenden hingewiesen werden.

Kardiale Arrhythmien im Kindesalter sind keine Seltenheit. Meistens sind die Rhythmusstörungen jedoch harmlos und bedürfen keiner differenten Therapie. Ebenso wie in der Erwachsenenkardiologie sollte wegen der bekannten und z. T. nicht bekannten potenten Nebenwirkungen bewährten und gut untersuchten Medikamenten der Vorzug gegenüber wenig erprobten Arzneistoffen gegeben werden. Eine entscheidende Rolle spielt im Kindesalter naturgemäß die alters- bzw. gewichtsbezogene Dosierung (s. Tabelle 6.3). Die Elektrotherapie mit permanenten Herzschrittmachern hat auch in der Pädiatrie erhebliche Fortschritte gemacht und ist heute weit weniger komplikationsbelastet als in früherer Zeit.

Intrauterine Rhythmusstörungen: Als Normalwerte der fetalen Herzfrequenz gelten 120–160/min. Eine Frequenz unter 100/min wird als Bradykardie angesehen, eine Schlagfolge über 180/min wird als Tachykardie bezeichnet. Intrauterine Arrhythmien werden häufiger in höherem Gestationsalter beobachtet. Überwiegend finden sich supraventrikuläre Heterotopien; ventrikuläre Extrasystolen und ventrikuläre Tachykardien sowie AV-Blockierungen sind seltener. Bestimmte angeborene Herzfehler neigen zu intrauterinen Rhythmusstörungen: angeborene korrigierte (L-) Transposition der großen Arterien, Ebstein-Anomalie, Fibroelastosis endocardica, Pulmonalatresie und die verschiedenen Typen des univentrikulären Herzens. Eine Therapie in utero ist durch Verabreichung der entsprechenden Medikamente an die Mutter möglich (vgl. S. 391 ff.). Ein Teil der intrauterinen Arrhythmien sistiert bereits während der Geburt oder kurz danach. Die Indikation zur Sectio aus rhythmologischer Indikation ist sehr selten (vgl. Lindinger 1982).

Zur Beurteilung der Schlagfolge im Kindesalter ist die Normalfrequenz der einzelnen Altersstufen zu berücksichtigen (Tabelle 6.4; Gutheil u. Singer 1982). Allgemein wird von einer *Sinustachykardie* gesprochen, wenn die Herzfrequenz zwischen 140 und 200/min und bei einem Säugling mehr als 200 Schläge/min beträgt. Eine *Sinusbradykardie* liegt vor, wenn die Herzfrequenz bei einem Säugling unter 100/min, bei einem älteren Kind unter 80/min und bei einem Jugendlichen unter 60/min liegt. Für das Vorliegen einer Sinustachykardie ist das Überschreiten der Maximalwerte der Altersstufen um mindestens 20%, für eine Sinusbradykardie das Unterschreiten des unteren Altersnormalwerts um mindestens 20% zu fordern (vgl. Tabelle 6.4).

Extrasystolen sind die häufigste Herzrhythmusstörung im Kindesalter. Vereinzelt auftretende *supraventrikuläre Extrasystolen* sind meist harmlos. Bei 20%

Tabelle 6.3. Antiarrhythmika in der Pädiatrie – Indikation, Dosierung, Kontraindikation (*ES* Extrasystolie, *ELS* Erregungsleitungsstörungen, *KG* Körpergewicht, *KOF* Körperoberfläche)

Medikament	Indikation	Akuttherapie (Dosis/kg KG i.v.)	Prophylaxe (Dosis/kg KG p.o.)	Kontraindikation
Atropin (Atropinum sulfuricum)	Bradykardie	0,01 mg	–	Glaukom
Digoxin (β-Acetyldigoxin-Novodigal)	Vorhofflimmern/-flattern; supraventrikuläre Tachyarrhythmien	0,025–0,03 mg (Neugeborene) 1,0 mg/m² KOF (ältere Kinder)	20–25% der Akutdosis	Bradykardie, höhergradige ELS
Propranolol (Dociton)	Sinustachykardie, supraventrikuläre und ventrikuläre ES, Vorhofflimmern, QT-Syndrom	<0,1 mg	3–4 mg	Höhergradige ELS, Asthma bronchiale
Verapamil (Isoptin)	Supraventrikuläre ES, Tachykardie	0,1–0,2 mg	4–10 mg	Höhergradige ELS, Schock
Ajmalin (Gilurytmal)	Ventrikuläre ES, Tachykardie	0,5 mg, <8 mg/24 h	3–6 mg	Höhergradige ELS
Prajmalin (Neo-Gilurytmal)	Supraventrikuläre ES, ventrikuläre Tachykardie	–	1–1,5 mg	Leberschädigung
Chinidinsulfat (Chinidin Duriles, Optochinidin Ret.)	Supraventrikuläre/ventrikuläre ES, supraventrikuläre Tachykardie	–	15–60 mg	ELS, Niereninsuffizienz, Herzinsuffizienz
Disopyramid (Rythmodul, Norpace, Diso-Duriles)	Supraventrikuläre/ventrikuläre ES, Vorhofflimmern	2 mg, <8–16 mg/24 h	3–5 mg	ELS, Herzinsuffizienz, Glaukom

Tabelle 6.3 (Fortsetzung)

Medikament	Indikation	Akuttherapie (Dosis/kg KG i.v.)	Prophylaxe (Dosis/kg KG p.o.)	Kontraindikation
Lidocain (Xylocain)	Ventrikuläre ES, ventrikuläre Tachyarrhythmie	1 mg (Bolus)	–	ELS (höhergradig)
Phenytoin (Epanutin, Zentropil, Phenhydan)	Ventrikuläre ES, ventrikuläre Tachyarrhythmie (digitalogen)	2–5 mg	2–5 mg	ELS (höhergradig), Herzinsuffizienz
Procainamid (Procainamid Duriles)	Ventrikuläre ES, Tachykardie	1 mg, <5 mg/24 h	30–50 mg	Höhergradige ELS, Herzinsuffizienz Niereninsuffizienz
Propafenon (Rytmonorm)	Supraventrikuläre, ventrikuläre ES, supraventrikuläre Tachykardie	0,5–1,0 mg	10–15 mg	Höhergradige ELS, Bradykardie, Herzinsuffizienz

Tabelle 6.4. Normalwerte für Herzfrequenz (Schläge/min) in den einzelnen Lebensaltersstufen. (Nach Gutheil u. Singer 1982)

Lebensalter		Minimum	Maximum	Mittel
Säuglingsalter	*Frühgeborene*			
Geburtsgewicht	1500–2500 g			
	1–7 Tage	100	195	147
	2–4 Wochen	123	190	157
	Reifgeborene			
	1–7 Tage	100	175	133
	2–4 Wochen	115	190	163
	2.–6. Monat	120	160	150
	7.–12. Monat	100	180	130
2– 3 Jahre		100	130	
4– 8 Jahre		70	120	
9–12 Jahre		65	100	
13–15 Jahre		60	90	

herzgesunder Kinder konnten mittels Langzeit-EKG supraventrikuläre Extrasystolen gefunden werden (Gutheil u. Singer 1982). Die Extrasystolen treten oft nur bei vegetativer Stimulation, Lagewechsel oder körperlicher Belastung auf. Die Häufigkeit *ventrikulärer Extrasystolen* bei herzgesunden Kindern wird mit 0,8–2,2 % angegeben (Gutheil u. Singer 1982). Meist liegt der Extrasystolie eine Störung des vegetativen Nervensystems zugrunde. Gelegentlich handelt es sich auch um eine infektiös-toxische Genese (Myokarditis, Infektionskrankheiten), um Kardiomyopathien, evtl. Mitralklappenprolapssyndrom (häufiger als beim Erwachsenen) oder um angeborene Herzfehler. Eine Langzeitstudie bei herzgesunden Kindern mit ventrikulärer Extrasystolie ergab, daß uniforme und unter Belastung verschwindende oder seltener werdende Extrasystolen keiner Behandlung bedürfen, auch wenn sie häufig auftreten und über Jahre beobachtet werden (Lang et al. 1986).

Ein *Sinusknotensyndrom* (s. S. 338 ff.) ist bei Kindern ohne vorangegangene Herzoperation eine Rarität. Dagegen wird dieser Symptomenkomplex nicht selten nach Mustard- oder Senning-Operation bei kompletter Transposition der großen Gefäße, gelegentlich auch nach Operation eines Vorhofseptumdefekts angetroffen (Greenwood et al. 1975).

Die *supraventrikulären Tachykardien* sind im Kindesalter vergleichsweise häufig und treten meist als paroxysmale Tachykardien auf. Zwischen 13 und 56 % der Kinder mit paroxysmalen supraventrikulären Tachykardien weisen ein Wolff-Parkinson-White-(WPW-)Syndrom auf (s. S. 351 ff.); umgekehrt leiden ca. 50 % der Patienten mit Präexzitations- bzw. WPW-Syndrom unter paroxysmalen Tachykardien (Swiderski et al. 1982). Bleiben physikalische Maßnahmen (Vagusreiz, Auflegen eines mit Eisstückchen und Wasser gefüllten Plastikbeutels auf das Gesicht) therapeutisch erfolglos, so sind medikamentöse Behandlungsversuche angezeigt (Digitalis, Verapamil, vgl. Tabelle 6.3). Bei Vorhofflimmern und WPW-Syndrom ist Digitalis wegen der Gefahr der schnellen Kammererregung (Tachysystolie) über den akzessorischen Bypass in der Regel – zumindest in der Erwachsenenkardiologie – kontraindiziert.

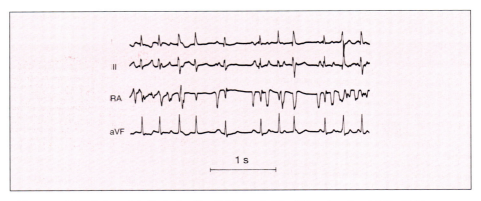

Abb. 6.2. Multifokale atriale Tachykardie. Ableitung I, III, aVF und rechtsatriales Elektrogramm (*RA*). Chaotische Vorhoftätigkeit mit unterschiedlich geformten P-Zacken, verschieden langen PQ-Intervallen und gelegentlicher Deformierung des Kammerkomplexes durch intraventrikuläre Aberration. (Nach Toussaint et al. 1984)

Vorhofflimmern und *Vorhofflattern* sind selten im Kindesalter. Diese Rhythmusstörungen treten am ehesten bei Myokarditis, Kardiomyopathie, bei angeborenen und erworbenen Herzfehlern mit Vorhofvergrößerung sowie nach Herzoperationen auf. Gelegentlich beobachtet man jedoch auch ein Vorhofflattern bei im übrigen völlig gesunden Neugeborenen (vgl. v. Bernuth 1985). – Digitalis ist im Kindesalter Mittel der Wahl zur Behandlung von Vorhofflimmern und Vorhofflattern.

Die *multifokale atriale Tachykardie* ist eine im Säuglingsalter seltene From der Arrhythmie. Sie ist medikamentös schwer zu beeinflussen, verschwindet jedoch häufig spontan innerhalb des 1. Lebensjahres (Toussaint et al. 1984; Abb. 6.2).

Im Gegensatz zu den supraventrikulären Tachykardien sind anfallsweise auftretende *Kammertachykardien* im Kindesalter sehr selten. Ohne faßbare Ursache beträgt die Häufigkeit der Kammertachykardie unter den Tachyarrhythmien weniger als 3%. Einer ventrikulären Tachykardie liegt häufig eine schwere Herzerkrankung zugrunde (Myokarditis, Kardiomyopathie). Weiterhin wird diese pathologische, behandlungspflichtige Tachykardie nach Herzoperationen (z.B. nach Korrektur einer Fallot-Tetralogie), bei Mitralklappenprolapssyndrom, bei Herztumoren, Digitalisintoxikation, Überdosierung von Chinidin, Phenothiazinen und Sympathomimetika beobachtet, wie auch bei Azidose, Hypoxie und Elektrolytstörungen (vgl. v. Bernuth 1985). – Therapeutisch sind hierbei vagusstimulierende Maßnahmen erfolglos, Digitalis ist im allgemeinen kontraindiziert. Ist die Tachykardie weder medikamentös (z.B. Lidocain; vgl. Tabelle 6.3) noch durch präkordialen Faustschlag zu terminieren, so sollte eine transthorakale Kardioversion mit 1–2 J/kg KG vorgenommen werden.

Über die Anwendung von Amiodaron im Kindesalter liegen erst wenige Beobachtungen vor (u.a. Coumel u. Fidelle 1980; Bucknall et al. 1986). Es scheint aber möglich, dieses sehr potente, jedoch nebenwirkungsreiche Antiarrhythmikum (s. S. 197 ff.) im Kindesalter bei anderweitig therapierefraktären Tachyarrhythmien erfolgreich einzusetzen.

Kammerflattern und *Kammerflimmern* stellen im Kindesalter wohl die seltenste Rhythmusstörung dar. Synkopen und plötzliche Todesfälle auf der mutmaßlichen

Grundlage von Kammerflimmern bei im übrigen herzgesunden Kindern sind typisch für das sog. *QT-Syndrom*, ein relativ seltenes kongenitales Krankheitsbild, das autosomal-rezessiv vererbt und in Verbindung mit Innenohrschwerhörigkeit als Jervell- und Lange-Nielsen-Syndrom, autosomal-dominant vererbt und ohne Innenohrschwerhörigkeit als Romano-Ward-Syndrom bezeichnet wird (Einzelheiten s.S. 365; vgl. Übersicht 6.5) (Moss et al. 1985; vgl. Haverkamp et al. 1995). Das Syndrom ist charakterisiert durch ein verlängertes QT-Intervall ohne erkennbare organische Herzerkrankung, Elektrolytstörungen oder Einfluß von Medikamenten. Besondere Bedeutung kommt anamnestischen Aufgaben zu. Wegweisend sind nicht selten gehäufte Synkopen oder sogar ätiologisch unklare plötzliche Todesfälle bei anderen, vor allem jungen Familienmitgliedern oder nahen Verwandten. Therapeutisch kommen hier (prophylaktisch) β-Rezeptorenblocker in Betracht. Nebenwirkungen einer im frühen Säuglingsalter beginnenden Dauerbehandlung mit β-Rezeptorenblockern entsprechen denen im späteren Lebensalter (Frequenz und Blutdrucksenkung, atrioventrikuläre Blockierung, Verstärkung einer Herzinsuffizienz, Auslösung von Bronchospasmen, Müdigkeit, gastrointestinale Beschwerden, etc.). In zweiter Linie könnte Phenytoin angewendet werden, besonders dann, wenn nach mehreren Synkopen auch eine antikonvulsive Wirkung erreicht werden soll. Die Nebenwirkungen entsprechen auch hier denen im späteren Lebensalter. Allerdings ist zusätzlich auf die Möglichkeit der Induktion einer Osteoporose hinzuweisen (Kontrolle von Kalzium, Phosphat, alkalischer Phosphatase; vgl. Steil 1985) (Einzelheiten zum QT-Syndrom einschl. Differentialtherapie s. S. 367).

Übersicht 6.5. Haupt- und Nebenkriterien zur Diagnose eines kongenitalen QT-Syndroms. (Nach Moss et al. 1985, vgl. Haverkamp et al. 1995)

- *Hauptkriterien*:
  - frequenzkorrigierte QT-Zeit verlängert (QTc > 0,44 s in Ableitung II),
  - (streßinduzierte) Synkopen,
  - Familienmitglieder, die ebenfalls ein QT-Syndrom aufweisen.

- *Nebenkriterien*:
  - kongenitale Taubheit (Jervell/Lange-Nielsen-Syndrom),
  - nachweisbarer T-Wellen-Alternans,
  - abnorme ventrikuläre Repolarisation,
  - niedrige Herzfrequenz (bei Kindern).

Sinuatriale Leitungsstörungen: Während im späteren Lebensalter mehr degenerativ-ischämische Prozesse als Ursache eines sinuatrialen Blocks dominieren, ist bei Kindern die Ursache wohl am häufigsten in Läsionen des Sinusknotens und/oder der sinuatrialen Leitungsbahnen nach kardiochirurgischen Eingriffen zu suchen. Postoperative Verlaufsuntersuchungen haben gezeigt, daß Schädigungen dieser Region v.a. nach dem operativen Verschluß von Vorhofseptumdefekten (Ostiumsecundum- oder Sinus-venosus-Defekt) sowie nach allen sonstigen operativen Eingriffen im Vorhofbereich auftreten können: Mustard- oder Senning-Korrekturoperationen, Palliativoperationen nach Blalock-Hanlon (Atrioseptektomie), operativer

Verschluß von Endokardkissendefekten, Korrektureingriffe bei totaler Lungenvenentransposition. Neben diesen organischen Faktoren kommen reflektorischvagale Einflüsse bei Narkosen, bei In- und Extubation, bei Tonsillektomie und Tracheotomie als Ursache sinuatrialer Leitungsstörungen in Frage (Gutheil u. Singer 1982).

Atrioventrikuläre Leitungsstörungen: Wichtigste Ursachen für die AV-Blockierung im Kindesalter sind angeborene Herzfehler, speziell der Endokardkissendefekt, die Ebstein-Anomalie, die korrigierte Transposition der großen Arterien und die totale Lungenvenentransposition. Auch entzündliche oder infektiös-toxische Erkrankungen des Herzens können verantwortlich sein. Von den Infektionskrankheiten können Scharlach, Typhus abdominalis und Viruserkrankungen wie Masern und Mumps AV-Leitungsstörungen hervorrufen. Ein AV-Block III. Grades ist im Kindesalter seltener als beim Erwachsenen. Der totale AV-Block kommt als isolierte angeborene Anomalie oder in Verbindung mit angeborenen Herzfehlern vor. Die erworbene Form der AV-Blockierung III. Grades tritt überwiegend im Zusammenhang mit kardiochirurgischen Eingriffen auf. Die Häufigkeit der angeborenen Form wird mit 1:20000 Lebendgeborenen angegeben. Für einen Teil der kongenitalen totalen AV-Blockierungen werden immunologische Prozesse als Ursache vermutet. In einer neueren Untersuchung wurden mütterliche Antikörper gegen kardiale Antigene des Fetus im Zusammenhang mit angeborenen kompletten atrioventrikulären Leitungsblockierungen nachgewiesen (Taylor et al. 1986). Bei ca. 30% der Kinder mit totalem AV-Block liegt gleichzeitig ein angeborener Herzfehler vor (vgl. Gutheil u. Singer 1982).

Die Patienten mit suprabifurkalen Blockbildern haben höhere Frequenzen entsprechend den höhergelegenen Automatiezentren und können bei Belastung die Frequenz steigern. Diese Blockformen sind meist angeboren und haben wahrscheinlich eine bessere Prognose. Die Patienten mit infrabifurkalen Blockierungen weisen eine niedrigere Kammerfrequenz von 40–50/min auf und haben eine schlechtere Prognose; diese Blockierungen sind i. allg. erworben. Während Kinder mit angeborenem Block als nur potentielle Schrittmacherpatienten zu betrachten sind, stellen die erworbenen Blockierungen eine akute Indikation zur Schrittmacherimplantation dar, wenn die Frequenzen unter 30–40/min absinken bzw. wenn eine entsprechende klinische Symptomatik auftritt (Stoermer u. Schramm 1979).

Eine temporäre Schrittmacherbehandlung ist bei Patienten mit jeder Form eines kompletten atrioventrikulären Blocks indiziert, wenn eine Allgemeinnarkose erforderlich wird. Die Versorgung mit einem permanenten elektrischen Herzschrittmacher ist die einzige effektive Therapie eines behandlungsbedürftigen AV-Blocks. Wenn immer möglich, sollte ein vorhofgesteuerter Schrittmacher gewählt werden, um die natürliche Anpassung der Herzfrequenz an die jeweiligen Erfordernisse zu erhalten. Heute stehen kleinere Schrittmacheraggregate zur Verfügung als früher, die Batterien sind langlebiger und die Implantationstechnik hat sich verbessert (vgl. v. Bernuth 1985).

Neben der Schrittmachertherapie bei antibradykarder Indikation sind auch die übrigen Möglichkeiten der Elektrotherapie heute bei Kinden einsetzbar: Kardioversion bzw. Defibrillation, antitachykarde Stimulation und His-Bündel-Ablation.

Die erste nichtoperative Ablation des His-Bündels bei therapierefraktärer junktionaler Tachykardie wurde in Deutschland bei einem 8jährigen Kind vorgenommen (Manz et al. 1983 a; s. S. 315).

Bei der Schrittmacherimplantation ist heute in den meisten Herzzentren die schonende transvenöse Applikation auch im Kindesalter Methode der Wahl, wobei mit den hochflexiblen Elektrodenkabeln v. a. bei kleinen Kindern große Schlingen gebildet werden können. Ein ausreichendes Schrittmacherbett findet sich meist in dem präperitonealen Fettgewebe oder unterhalb der Pektoralismuskulatur.

Bei der Elektroschockanwendung im Kindesalter sind naturgemäß die gewichtsbezogene Energiedosis (0,5–2 J/kg KG) und Elektrodengröße zu berücksichtigen. Bei sachgerechter Durchführung ist die Kardioversion im Säuglings- und Kindesalter jedoch eine weitgehend ungefährliche Maßnahme.

6.4
Herzrhythmusstörungen bei Sportlern

Elektrokardiographische Veränderungen mit Störungen der Reizbildung und Erregungsleitung werden bei ansonsten herzgesunden Sportlern nicht selten beobachtet (Einzelheiten s. Reindell et al. 1960 sowie Rost u. Hollmann 1980).

Eine regelmäßige sportliche Aktivität hat eine Vagotonie zur Folge. Die diesbezügliche Trainingsfolge bedingt relativ häufig das Auftreten von Reizbildungs- und Erregungsleitungsstörungen, wie Sinusbradykardien (Frequenzen unter 30/min sind nicht ungewöhnlich), ausgeprägte respiratorische Arrhythmie, Verlängerung der PQ-Zeit, einfache AV-Dissoziation, Ersatzrhythmen oder AV-Blockierungen I. und II. Grades, meist vom Typ Wenckebach, seltener vom Typ Mobitz (vgl. Viitasalo et al. 1982). Aufgrund einer 24-h-Langzeit-EKG Studie erscheint die Prävalenz für AV-Blockierungen bei Langstreckenläufern höher als bei einem untrainierten männlichen Vergleichskollektiv (Talan et al. 1982). Im Belastungs-EKG verschwinden bei Zunahme des Sympathotonus diese Veränderungen regelhaft, sofern kein pathologischer Organbefund vorliegt (vgl. Kindermann et al. 1974). Es ist jedoch auch möglich, daß pathologische, morphologisch begründete atrioventrikuläre Leitungsstörungen erst unter den vagotonen Bedingungen des trainierten Sportlers manifest werden und einen hohen Krankheitswert erhalten bis hin zum Adams-Stokes-Anfall. Hier ist naturgemäß ein Herzschrittmacher indiziert, auch wenn ein in Ruhe nachweisbarer AV-Block III. Grades unter Belastung verschwindet (vgl. Franz 1979).

Die Bradykardie im Gefolge einer trainingsbedingten Vagotonie bei Sportlern ist zu trennen von der sog. pathologischen Bradykardie, die bei Belastung keinen adäquaten Frequenzanstieg zeigt und mit einer Leistungsminderung verbunden ist. Intraventrikuläre Leitungsstörungen sind – abgesehen vom inkompletten Rechtsschenkelblock – nicht trainingsbedingt. Sinuatriale Blockierungen und der AV-Block III. Grades weisen auf eine organische Herzerkrankung hin. Eine trainingsinduzierte (zusätzliche) Leitungsverzögerung könnte jedoch bei vorgeschädigtem Erregungsleitungssystem zu einer Gefährdung des Patienten führen. – Der inkomplette Rechtsschenkelblock als Folge einer trainingsbedingten Hypertrophie bildet sich fast immer vollständig zurück, wenn die sportliche Betätigung aufgegeben wird (Roskamm et al. 1964).

Bradykarde Rhythmusstörungen als Trainingsfolge führen bei Herzgesunden im allgemeinen nicht zu Beschwerden. Die zum Teil erheblichen Bradykardien bei Hochleistungssportlern stellen demgemäß keine Indikation zur Schrittmachertherapie dar (vgl. Kindermann 1985). In einer Studie an 16 Athleten mit Synkopen und/oder Adams-Stokes-Anfällen wurden denn auch klinisch rhythmologische Veränderungen diagnostiziert, die mehrheitlich auf eine organische Erkrankung des Herzens hinweisen (Ector et al. 1984). Im einzelnen handelte es sich um bifaszikuläre und trifaszikuläre Blockierungen (linksposteriorer Hemiblock mit intermittierendem Rechtsschenkelblock), sinuatriale Blockbilder und AV-Blockierungen I.–III. Grades. Allein 15 von den 16 regelmäßig sporttreibenden Patienten wiesen ein Sinusknotensyndrom auf. Bei insgesamt 7 Patienten erfolgte eine Schrittmacherimplantation. 8 der 9 übrigen Athleten wurden symptomfrei, nachdem sie den Leistungssport eingestellt hatten.

Bei einer Vergleichsgruppe von 37 asymptomatischen – nicht therapiebedürftigen – Spitzensportlern gleichen Alters (< 40 Jahre) wurden bei 68% Bradykardien unter 40/min und bei 11 Frequenzen unter 30/min nachgewiesen. Ein AV-Block I. oder II. Grades fand sich bei 13%; 49% der Sportler hatten supraventrikuläre Extrasystolen, 35% wiesen ventrikuläre Heterotopien auf; nur in 3 Fällen fanden sich ventrikuläre Tachykardien oder Couplets (Ector et al. 1984).

Zur allgemeinen Frequenzbewertung nach sportlicher Aktivität mit Leistungscharakter ist zu konstatieren, daß die Ruhefrequenzwerte um so schneller erreicht werden, je besser der Trainingszustand ist (vgl. Tabelle 6.5).

Herzrhythmusstörungen können auch bei gesunden Sportlern durch die streßbedingte vermehrte Ausschüttung von Adrenalin und besonders Noradrenalin nach körperlicher Höchstleistung bedingt sein. Es kann dabei zu bis zu 10fach erhöhten Katecholaminwerten kommen. Aus der Kombination von Blutdruckabfall nach plötzlichem Belastungsabbruch und kardialen Rhythmusstörungen kann ein vitales Risiko für den Patienten erwachsen. Der Organismus versucht, die extreme Hypotonie durch exzessive Sekretion von Noradrenalin zu kompensieren, das die Gefäße eng stellt und Arrhythmien provoziert.

Medizinhistorisch wird der Tod des ersten Marathonläufers Pheidippides (oder Fidipidis) durch diese Wechselwirkungen erklärt:

Der Legende nach soll dieser Meldeläufer 490 v. Chr. nach Athen gerannt sein, um vom Sieg Athens über die persischen Truppen des Darius in der Schlacht von Marathon zu berichten. Nach den Worten (νενίκημεν „Wir haben gewonnen") soll er

Tabelle 6.5. Beurteilungskriterien der Frequenzerholung nach maximaler ergometrischer und sportlicher Ausbelastung Jugendlicher (6–18 Jahre). (Nach Kleinmann 1985)

Erholungszeit (min nach Belastung)	Herzfrequenz	Beurteilung
5	> 140	Schlecht, Verdacht auf krankhafte Veränderungen
5	130–139	Ausreichend
5	120–129	Befriedigend
5	110–119	Gut
5	100–109	Sehr gut
5	< 100	Hochleistungstrainingszustand

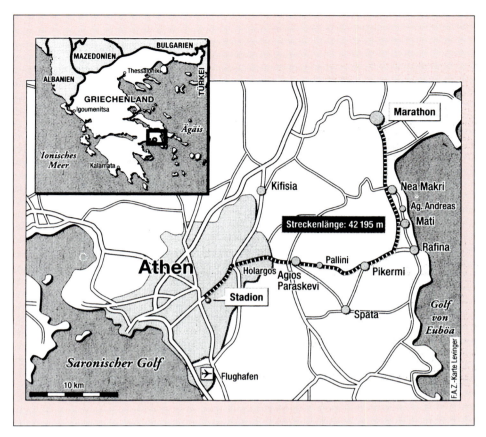

Abb. 6.3. Die klassische Marathonstrecke

an den Folgen der Anstrengung gestorben sein (hingegen soll ein Patient mit implantierbarem Kardioverter/Defibrillator [ICD] die klassische Distanz des Marathonlaufs lebend absolviert haben). Den militärischen Regeln des Altertums entsprechend müßte der Bote in voller Ausrüstung gelaufen sein. Diese ganz und gar unsportliche „Sportkleidung" wäre ein anderer Grund für den plötzlichen Tod eines gut trainierten „Dromokirikas" oder „Imerodromo", wie die Boten der damaligen Zeit genannt wurden (Abb. 6.3; Hahn 1997).

Die Gefährdung durch Rhythmusstörungen hängt – namentlich bei Herzkranken – auch von der Sportart ab. Bei unterschiedlich provozierten Pulsbeschleunigungen nehmen Rhythmusstörungen in folgender Reihenfolge zu (vgl. Kleinmann 1985):

Sauna > Fahrradfahren > Gehen > Laufen > Gymnastik > Rückenschwimmen > Brustschwimmen

Demnach sollte durch Rhythmusstörungen gefährdeten Patienten vom Schwimmen abgeraten werden. Die arrhythmogene Wirkung des Schwimmens wird auf vagal ausgelöste Gesichtsreflexe zurückgeführt (vgl. Samek et al. 1978).

Anhang

A. Elektrophysiologisches Glossar

„active fixation lead"	→ Schraubelektrode
Adams-Stokes-Anfall	Anfall mit Bewußtlosigkeit als Folge einer verminderten Herzauswurfleistung durch bradykarde oder tachykarde Rhythmusstörungen
Adapter	Kopplungsteil zwischen Schrittmacher und Elektrode zur Kombination von Schrittmachern und Elektroden verschiedener Hersteller
Ah	Ampèrestunden (vgl. Batteriekapazität)
Akkumulator	aufladbare Energiequelle, vgl. Sekundärelement
Aktionspotential	zeitlicher Verlauf des intrazellulären elektrischen Potentials bei Erregung der Zelle
Algorithmus	Rechenverfahren, z.B. zur Umsetzung der Information des Sensors eines frequenzadaptiven Schrittmachers in eine adäquate Stimulationsfrequenz
Ampère (A)	internationale Einheit der elektrischen Stromstärke
Ankerelektrode	Schrittmacherelektrode mit abspreizbarem Ankerelement an der Elektrodenspitze
Anode	positiver Pol eines elektrischen Stromkreises, positiver Pol einer Batterie, indifferente Elektrode bei der elektrischen Stimulation des Myokards
Anstiegsflanke	vorangehender Teil eines Impulses, in dem dieser von Null ausgehend seinen Anfangswert erreicht
Anstiegszeit	Dauer der Anstiegsflanke eines Impulses
antidrome AV-Reentrytachykardie	kreisende Erregung unter Einbeziehung von Vorhof und Kammer, die den AV-Knoten in retrograder und die akzessorische atrioventrikuläre Leitungsbahn in antegrader atrioventrikulärer Richtung durchläuft
asynchroner Schrittmacher	auch starrfrequenter Schrittmacher; Schrittmacher, der unabhängig von der Eigenaktion mit der programmierten Frequenz stimuliert

„area of slow conduction"	Zone langsamer Leitung, die z.B. bei ventrikulären Reentrytachykardien nach Myokardinfarkt als kritischer Bestandteil des Reentry gewertet wird und eine der Zielstrukturen der Ablationsbehandlung darstellt
Asystolie	Herzstillstand
Ausgangskondensator	Entladekondensator im Ausgangskreis, über den der Schrittmacher den Stimulationsimpuls an die Elektrode abgibt
Ausgangswiderstand	Scheinwiderstand einer elektronischen Schaltung im Ausgangskreis, der die Ausgangsspannung in Abhängigkeit vom Strom determiniert (auch Innenwiderstand)
Austauschindikation	Schrittmacherkenngröße, die das Ende der Funktionszeit des Schrittmachers anzeigt
Automatie	spontane Reizbildung in myokardialen Fasern durch Abnahme des Membranpotentials auf das Schwellenpotential (diastolische Depolarisation)
„autothreshold"	automatischer Reizschwellentest
AV-Blockierungen	atrioventrikuläre Überleitungsstörungen
AV-Knoten-Reentrytachykardie	kreisende Erregung im AV-Knoten, bei deren typischen Form, dem „slow-fast"-Typ, es zu einer antegraden Leitung im sog. „slow-pathway" und einer retrograden Leitung im sog. „fast-pathway" kommt. Seltener ist der „fast-slow"-Typ mit umgekehrtem Erregungsmuster
AV-Verzögerung	Zeitintervall zwischen Vorhof- und Kammerstimulation bei vorhofgesteuertem Schrittmacher
AV-Reentrytachykardie	kreisende Erregung unter Einbeziehung von Vorhof und Kammer, üblicherweise bei Vorliegen akzessorischer atrioventrikulärer Leitungsstrukturen
„basic pulse interval"	→ Basisintervall
„basic rate"	→ Basisfrequenz
Basisfrequenz	Frequenz der Impulsabgabe des Schrittmachers bei ausbleibenden Eigenaktionen
Basisintervall	Intervall zwischen 2 Impulsabgaben bei der Basisfrequenz
Batteriekapazität	Gesamtladungsmenge der Batterie; Angabe meist in Ah (Ампèrestunden)

Elektrophysiologisches Glossar

Batteriespannung	Klemmenspannung der Batterie in Abhängigkeit vom Betriebszustand (Leerlauf, Last); beim Schrittmacher maximale Stimulationsspannung
Bazett-Formel	Rechenvorschrift, um eine Frequenzkorrektur der gemessenen QT-Zeit durchzuführen: $QT_c = QT/\sqrt{RR}$
Bedarfsschrittmacher, negativ gesteuerter	Demand- oder signalinhibierter Schrittmacher; Schrittmacher, der nur dann einen Stimulationsimpuls abgibt, wenn für die Dauer eines Basisintervalls keine Herzaktion detektiert wird
Bedarfsschrittmacher, positiv gesteuerter	auch Stand-by- oder getriggerter Schrittmacher; Schrittmacher, der bis zu einer unteren Grenzfrequenz mit der Eigenfrequenz des Herzens synchronisiert ist. Eine effektive Stimulation resultiert erst, wenn die Eigenfrequenz des Herzens die Basisfrequenz des Schrittmachers unterschreitet
Belastung	Widerstand, gegen den eine Spannungsquelle arbeitet
Betriebsspannung	Generatorspannung bei Belastung
bifokaler Schrittmacher	Zweikammerschrittmacher mit jeweils einer Elektrode in Vorhof und Ventrikel
„bifurcated connector"	Elektrode mit getrennten Anschlüssen für Anode und Kathode (vgl. In-line-Konnektor)
„binodal disease"	Zweiknotenerkrankung (Sinusknoten, AV-Knoten)
Biosensor	technischer Meßfühler zur Wahrnehmung biologischer Parameter (z.B. Muskelaktivität, Atmung)
bipolare Elektrode	Katheter mit Anode und Kathode in einer Elektrode
Blankingzeit	ventrikuläre Ausblendphase; kurzes Intervall in Zweikammerschrittmacheraggregaten im Anschluß an den Vorhofimpuls, in dem der ventrikuläre Detektionsverstärker ausgeschaltet ist
Blindwiderstand	frequenzabhängiger Wechselstromwiderstand einer Spule (Induktivität) oder eines Kondensators (Kapazität)
B.O.L.	„begin of life": Betriebsbeginn des Schrittmachers
Brustwandstimulation	Applikation elektrischer Impulse durch die Brustwand zur Unterdrückung (Auslösung) signalinhibierter (getriggerter) Bedarfsschrittmacher
Brustwandstimulus	elektrischer Impuls zur Triggerung der Detektionseinheit eines Schrittmachers

„capture threshold"	Reizschwelle
„chest wall stimulation"	→ Brustwandstimulation
Chronaxie	minimale Reizdauer zur Auslösung einer Erregung bei doppelter Rheobase
„closed loop system"	Regulationssystem mit „geschlossenem Kreis" und Rückkopplung
C-MOS-IC	Abkürzung für „complementary metal oxide semiconductor IC"; elektronische Schaltung mit speziellen Transistoren in monolithisch integrierten Schaltkreisen, die sich durch besonders niedrigen Stromverbrauch, Temperaturkonstanz und weitgehende Unabhängigkeit von Schwankungen in der Versorgungsspannung auszeichnen
„coaxial lead"	bipolare Elektrode mit 2 Leitungsbahnen, eine als Draht im Kern, die andere als Ummantelung, die in Verbindung mit In-line-Konnektoren (→ dort) verwendet wird, während früher die parallele Führung der Elektrodenleiter mit verzweigten („bifurcated") Konnektoren üblich war
„committed stimulation"	Jede Vorhofaktion hat zwingend eine ventrikuläre Stimulation mit fixer AV-Zeit zur Folge ohne Berücksichtigung der herzeigenen Ventrikelaktionen. Der ventrikuläre Eingangsverstärker ist für die gesamte Dauer des AV- oder PV-Intervalls ausgeschaltet
„concealed conduction"	Phänomen der verborgenen Leitung
„cross talk"	Übersprechphänomen; Inhibition der Impulsabgabe in einer Kammer durch die inadäquate Detektion eines Signals aus der anderen Kammer. Ist der Ursprungsort des fälschlich detektierten Signals der Vorhof, wird die ventrikuläre Impulsabgabe inhibiert [atrioventrikuläres (AV) „cross talk"]; ist der Ursprungsort der Ventrikel, wird die atriale Impulsangabe inhibiert [ventrikuloatriales (VA) „cross talk"]
Defibrillation	Elektroschock mit hoher Spannung zur Beendigung von bedrohlichen supraventrikulären oder ventrikulären Herzrhythmusstörungen (z.B. Kammerflimmern)
Defibrillationsschutz	Schaltung mit Zener-Diode im Schrittmachereingangskreis zum Schutz des Schrittmachers gegen Zerstörung bei hohen Spannungen, wie sie bei elektrischer Defibrillation auftreten

Elektrophysiologisches Glossar

Defibrillationsschwelle	niedrigste Leistung, die reproduzierbar in der Lage ist, eine effektive Defibrillation zu bewirken, z. B. von Vorhofflimmern in Sinusrhythmus
Delay	→ Verzögerungsintervall
Delta-Welle	elektrokardiographisches Zeichen der ventrikulären Präexzitation durch eine antegrade akzessorische atrioventrikuläre Erregungsleitung, typisches Vorliegen beim Wolff-Parkinson-White-Syndrom
Demandempfindlichkeit	→ Detektionsempfindlichkeit
Demandmechanismus	→ Detektionseinheit
Demandschrittmacher	→ Bedarfsschrittmacher
„depletion indicator"	Indikator für Batterieerschöpfung
Detektionseinheit	Teil der elektronischen Schaltung des Bedarfsschrittmachers, der durch intrakardiale Spannungssignale getriggert wird und die Impulsabgabe unterdrückt (signalinhibierter Bedarfsschrittmacher) oder mit der Eigenaktion synchronisiert ist (getriggerter Bedarfsschrittmacher)
Detektionsempfindlichkeit	Triggerschwelle der Detektionseinheit des Schrittmachers für ein Testsignal. Zur Auslösung der Detektionseinheit erforderliche Mindestspannung in mV (um 2 mV). Maßgeblich für die Detektion sind Amplitude und Frequenzinhalt des Signals bzw. des endokardialen Elektrogramms
Diode	elektronisches Bauelement zur Gleichrichtung von Wechselstrom; Stromleitung erfolgt fast ausschließlich in einer Richtung
„dual chamber pacemaker"	Zweikammerschrittmacher
Echtzeittelemetrie	telemetrische Bestimmung eines tatsächlichen Wertes zum Meßzeitpunkt
effektive Refraktärperiode	längstes Stimulations-(S)1–S2-Intervall, das zu keiner Depolarisation nach S2 führt
Eigenaktion	spontane Herzaktion im Gegensatz zur schrittmacherinitiierten Herzaktion (vgl. Schrittmacheraktion)
Eingangsempfindlichkeit	minimale Spannung in mV, die zur Steuerung eines Schrittmachers ausreicht
Eingangswiderstand	Scheinwiderstand einer elektrischen Schaltung im Eingangskreis. Bei Bedarfsschrittmachern bestimmt der Eingangswiderstand die Höhe der zur Detektion notwendigen Spannungsamplitude

ektope atriale Tachykardie	Impulsentstehung außerhalb der Sinusknotenregion. Zugrunde liegt meist eine Automatiestörung oder eine Tachykardie vom getriggerten Typ
Elektrode, bipolare	Elektrode mit intrakardial gelegener Anode und Kathode
Elektrode, differente	meist Kathode; Lage: endokardial, perikardial oder myokardial
Elektrode, endokardiale	Schrittmacherelektrode mit endokardial fixierter Kathode
Elektrode, epikardiale	Schrittmacherelektrode mit epikardial fixierter Kathode
Elektrode, indifferente	meist Anode; Lage: herzfern (z.B. subklavikulär, abdominal)
Elektrode, myokardiale	Schrittmacherelektrode mit myokardial (subepikardial) fixierter Kathode
Elektrode, Polarisation	Spannung an Grenzfläche unterschiedlicher Medien aufgrund ungleicher Konzentration und Beweglichkeit von Ladungsträgern: Elektronen (im Metall) und Ionen (im Elektrolyten)
Elektrode, unipolare	Elektrode mit einem Pol (Kathode). Als zweiter Pol (Anode) dient der metallische Teil des Schrittmachergehäuses
Elektrodenimpedanz	→ Elektrodenmyokardwiderstand
Elektrodenmyokardwiderstand	Scheinwiderstand am Übergang zwischen Elektrodenkopf und Myokard
Elektrodenwiderstand	Summe aus den elektrischen Widerständen der Elektrodenzuleitung (abhängig von der Länge) und des Elektrodenkopfes (abhängig von der Oberfläche und dem Material)
E.M.C.	„electromagnetic compatibility": elektromagnetische Abschirmung
„EMI-rate"	„electromagnetic interference rate": Störfrequenz des Schrittmachers bei elektromagnetischer Störbeeinflussung
Empfindlichkeit	programmierbare Einstellung, die die vom Schrittmacher akzeptierte Minimalamplitude eines wahrgenommenen Signals in mV bestimmt
„endless loop tachycardia"	→ Schrittmachertachykardie
Energiedichte	Energievorrat der Batterie, bezogen auf das Batterievolumen (VAh/m^3) oder auf die Batteriemasse (VAh/kg)

Elektrophysiologisches Glossar

Energiekompensation	Verlängerung der Impulsdauer bei abnehmender Impulsamplitude
„entrance block"	Ausfall der Wahrnehmungsfunktion beim Demandschrittmacher; es resultiert eine asynchrone Arbeitsweise (Ursache: Überschreiten der Empfindlichkeitsschwelle)
Entrainment	Die Beschleunigung einer Reentrytachykardie (Kreiserregung) in eine schnellere Stimulationsfrequenz mit Wiederaufnahme der intrinsischen Tachykardiefrequenz bei Unterbrechung der Stimulation
E.O.L.	„end of life": definiertes Betriebsende eines Schrittmachers
E.R.I.	„elective replacement indicator": definierter Indikator für elektiven Schrittmacherwechsel
E.R.T.	„elective replacement time": empfohlener Zeitpunkt für elektiven Schrittmacherwechsel
Erwartungsintervall	Zeitintervall von der letzten Eigenaktion bis zum nächsten Schrittmacherimpuls
„escape interval"	→ Erwartungsintervall
„exit block"	ineffektive Stimulation des Myokards durch den Schrittmacherimpuls (z.B. bei Reizschwellenerhöhung, Batterieerschöpfung, Elektrodenbruch)
Fallback	Nachdem belastungsinduziert bzw. aufgrund einer Schrittmacher-Reentry- oder supraventrikulären Tachykardie die obere Grenzfrequenz der AV-sequentiellen Stimulation erreicht ist, fällt die Ventrikelfrequenz auf eine programmierte Frequenz (Fallbackfrequenz) zurück
„fast recharge"	schnelle Rückladung des Impulses über die Ausgangsstufe (→ Rückladeimpuls); damit Vermeidung von fälschlicher Inhibierung bei Zweikammerschrittmachern, Optimierung der Wahrnehmungsfunktion im Ventrikel, Möglichkeit der vollen Energieabgabe des Stimulus auch bei hohen Frequenzen im Atrium
Faszikelreentrytachykardie	Kammertachykardie unter Einbeziehung der Faszikel in den Reentrykreis; morphologisch liegt somit ein typisches Schenkelblockbild vor. Die invasive elektrophysiologische Diagnostik kann bei dieser Kammertachykardie ein His-Potential vor jedem QRS-Komplex bzw. V-Potential nachweisen
„fly wheel"	Schwingrad: Ein plötzlicher Frequenzabfall bzw. Aussetzen der Sinusknotentätigkeit wird durch entsprechende Stimulation mit der vorhergehenden Eigenfrequenz aufgefangen

Frequenzadaption	Fähigkeit eines Schrittmachers, seine Stimulationsfrequenz wahrgenommenen körpereigenen Veränderungen unter Belastung anzupassen
funktionelle Längsdissoziation des AV-Knotens	Nachweis einer funktionell schnellen sowie langsamen AV-Knoten-Leitungsbahn. Die schnellere Bahn weist üblicherweise eine längere effektive Refraktärperiode als die langsamere Bahn auf. Im Rahmen der programmierten atrialen Stimulation findet sich als typischer Befund beim Erreichen der ERP der schnellen Bahn eine sprunghafte Zunahme der Stimulus-H-Zeit bzw. des H1–H2-Intervalls als Ausdruck einer geänderten Leitungcharakteristik über die langsame AV-Knoten-Bahn. Der Nachweis einer diskontinuierlichen Leitungskurve stellt zwar einen typischen Befund wie auch die elektrophysiologische Voraussetzung für das Auftreten von AV-Knoten-Reentrytachykardien dar; es findet sich jedoch auch die Konstellation einer funktionellen Längsdissoziation des AV-Knotens ohne Tachykardieinduktion und Tachykardieanamnese
„fusion beat"	zeitliches Zusammenfallen einer spontanen Herzaktion mit einem Schrittmacherimpuls (→ Kombinationssystole)
Grundfrequenz	→ Basisfrequenz
Grundperiode	→ Basisintervall
Hardwareschrittmacher	Schrittmacher mit unveränderlichem Speicherprogramm (ohne Softwareprogramm)
Heliumlecktest	Verfahren zur Prüfung der Dichtigkeit hermetisch geschlossener Schrittmacher
High-power-Schrittmacher	Schrittmacher mit hoher Ausgangsleistung bei hohen Reizschwellen des Myokards
Hochfrequenzstimulation	Schrittmacherstimulation mit Frequenzen über 200/min zur Konversion von Vorhofflattern in Vorhofflimmern bzw. Sinusrhythmus
Holter-Funktion	integrierte EKG-Registrierungen in Form von Histogrammen, Frequenzzählern etc. in softwaregesteuerten Schrittmachern
hybride Schaltung	elektronische Schaltung mit unterschiedlichen Technologien (diskreten und integrierten Bauelementen)

Hysterese	definierte Verlängerung des Basisintervalls nach Detektion einer spontanen Herzaktion
IC	„integrated circuit", → Schaltung, integrierte
ICD	implantierbarer Kardioverter/Defibrillator
idioventrikulärer Rhythmus	beschleunigter ventrikulärer Rhythmus („accelerated ventricular rhythm")
Impedanz	→ Scheinwiderstand
Impuls	kurzzeitiger Spannungs- oder Stromstoß am Ausgang eines Schrittmachers
Impuls, biphasischer	Impulsform mit positivem und negativem Anteil, bei dem sich Stimulationsstrom und Rückladestrom entsprechen. Durch diese Impulsform werden elektrolytische Veränderungen an der Elektrode weitgehend vermieden
Impulsamplitude	Amplitude des Schrittmacherimpulses in V oder mA bei definierter Belastung
Impulsanalyse	elektronische Bestimmung von Dauer, Intervall, Amplitude und Zeitkonstante des Impulsartefakts eines Herzschrittmacherimpulses nach Implantation
Impulsartefakt	Artefakt des Schrittmacherimpulses im Oberfächen-EKG
Impulsartefakt, Amplitude	Amplitude des Impulsartefarkts in mV, abhängig von Belastung und Impulsdauer sowie von der Lagebeziehung zwischen Implantationsort und EKG-Ableitort
Impulsartefakt, Zeitkonstante	Intervall, nach dem die Amplitude des Impulsartefakts um den Faktor 1/e abgesunken ist
Impulsbreite	→ Impulsdauer
Impulsdauer	Dauer eines Schrittmacherimpulses (0,3–1 ms)
Impulshöhe	→ Impulsamplitude; auch für Amplitude des Impulsartefakts
Impulsintervall	Intervall zwischen dem Beginn zweier aufeinanderfolgender Schrittmacherimpulse. Das Impulsintervall kann bei Basisfrequenz, Testfrequenz und Störfrequenz unterschiedlich sein
Indikatorimpuls	„tracking impulse", Markierungsimpuls: mit Eigenaktionen synchroner unterschwelliger elektrischer Impuls zur Diskriminierung von Schrittmacheraktionen bei telefonischer Schrittmacherüberwachung

Inhibition	Unterdrückung des Schrittmacherimpulses durch Herzeigenaktion
In-line-Konnektor	bipolare Stecker mit Anode und Kathode, hintereinander auf dem Konnektor angeordnet (→ „bifurcated connector")
Innenwiderstand	Widerstand eines elektrischen Spannungsgenerators (Batterie)
„integrated circuit"	Abkürzung IC; → Schaltung, integrierte
„interference rate"	Störfrequenz
Interferenz	Auftreten von Störsignalen
Joule (J)	Maßeinheit für Energie; Schrittmacher verbrauchen zwischen 20 und 50 µJ bei normaler Belastung
Kardioversion	durch R-Wellen getriggerte Schockabgabe zur elektiven Konversion von supraventrikulären und ventrikulären Rhythmusstörungen (vgl. Defibrillation)
Kathode	negativer Pol eines elektrischen Stromkreises, negativer Pol einer Batterie, differente Elektrode bei der elektrischen Stimulation des Myokards
Kombinationssystole	gleichzeitige Depolarisation verschiedener Myokardanteile durch den Schrittmacherimpuls und durch intrinsische Reizbildung
Kombinationssystole, Pseudo-	Im Oberflächen-EKG erscheint das Impulsartefakt des Schrittmachers in den QRS-Komplex integriert; der Impuls hat jedoch keinen Anteil an der Depolarisation des Myokards
Kondensator	auch Kapazität: elektronisches Bauelement; unendlicher Widerstand für Gleichstrom, abnehmender Wechselstromwiderstand mit steigender Wechselstomfrequenz, Ladungsspeicher, Bauteil in Frequenzfiltern, elektronischen Differentiatoren und Schaltverzögerungen
Konnektor	Elektrodenstecker zur Verbindung des Schrittmachergehäuses mit der Elektrode
Lead	Elektrodenzuleitung
„leading edge"	→ Anstiegsflanke
Leckstrom	Verluststrom einer Batterie aufgrund ihres endlichen Innenwiderstandes

Elektrophysiologisches Glossar

Leerlaufspannung	Batteriespannung ohne Belastung
„lower rate"	untere Frequenzgrenze
Magnetfrequenz	asynchrone Stimulationsfrequenz unter Magnetauflage
Magnetschalter	„reed switch" („reed relay"): Schalter im Schrittmacher, der durch externe Magnetauflage betätigt wird und die Wahrnehmung abschaltet
Mandrin	formbarer stählerner Führungsdraht zum Positionieren von Elektroden
„marker channel"	(Markerkanal): telemetrische Übertragungsmöglichkeit von intrakardialen Signalen auf das Oberflächen-EKG als Markerimpuls
Markerimpuls	→ Indikatorimpuls
Megabitspeicher	elektronisches Bauelement, das auf ca. 20 mm^2 1 Mio. Informationseinheiten (bits) speichern kann
Mikroprozessor	integrierte zentrale Steuereinheit von Rechnern, die sich durch ihre Kompaktheit und hohe Leistungsfähigkeit auszeichnen
„mode switch"	automatischer Betriebsartwechsel, der in Zweikammerschrittmachern beim Auftreten einer atrialen Tachyarrhythmie zum Wechsel von einem atrial getriggerten in einen nichtatrial getriggerten Modus führt
monolithische Schaltung	integrierte Schaltung mit nur einer Technologie im Gegensatz zur hybriden Schaltung (→ dort)
Muskelinhibition	Unterdrückung eines Demandschrittmachers durch Muskelpotentiale
Muskelzucken	unerwünschte Stimulation des Muskelgewebes in der Nähe der Schrittmachertasche
NASPE/BPEG-Code	amerikanischer/britischer Schrittmachercode (North American Society of Pacing and Electrophysiology; British Pacing and Electrophysiology Group)
Nachtabsenkung	Die Basisfrequenz wird über Nacht automatisch abgesenkt
„noise rate"	→ Störfrequenz
„noise sampling period"	→ Störmeßzeit

Nominaleinstellung	Standardeinstellung der verschiedenen Schrittmacherparameter, wie sie von den Herstellerfirmen vorgegeben werden
„non committed stimulation"	Funktion eines Zweikammerschrittmachers, bei dem auf einen atrialen Impuls nicht zwangsläufig ein ventrikulärer Impuls folgt; eine Ventrikeleigenaktion inhibiert die ventrikuläre Stimulation. Der ventrikuläre Eingangsverstärker ist nur für die Blankingzeit (→ dort) abgeschaltet
obere Frequenzbegrenzung	auch „upper rate", „maximal tracking rate", „upper limit": maximale vorhofgesteuerte Kammerfrequenz
Ohm	Einheit des elektrischen Widerstandes
orthodrome AV-Reentrytachykardie	kreisende Erregung unter Einbeziehung von Vorhof und Kammer, die den AV-Knoten in antegrader, also atrioventrikulärer, und eine akzessorische atrioventrikuläre Erregungsleitung in retrograder, also ventrikuloatrialer, Richtung durchläuft; häufigste Tachykardieform beim Wolff-Parkinson-White-Syndrom
orthorhythmische Stimulation	frequenzbezogene Intervallstimulation zur Unterbrechung von Tachykardien
Ösophaguselektrode	bipolare Elektrode zur externen Elektrostimulation des Herzens über den linken Vorhof vom Ösophagus aus
Overdrive	Stimulation mit einer Frequenz, die oberhalb der Spontanfrequenz liegt
Oversensing	Wahrnehmung inadäquater herzeigener oder herzfremder Signale mit konsekutiver Störung des regelrechten Funktionsablaufs (z. B. Wahrnehmung von Muskelpotentialen, T-Wellen, externen Störsignalen)
„pacemaker"	Herzschrittmacher
„pacemaker syndrome"	→ Schrittmachersyndrom
„pacemaker tachycardia"	→ Schrittmachertachykardie
„pacemaker twiddler's syndrome"	Rotation des implantierten Schrittmachers mit Aufwickelung der Elektrodenzuleitung um das Schrittmachergehäuse, nachfolgender Dislokalisation und ineffektiver Myokardstimulation
„pace mapping"	Stimulationstechnik zur Lokalisierung eines Erregungsursprungs durch Morphologievergleich von stimuliertem und spontanem Komplex, z. B. im Rahmen der Ablation von Kammertachykardien

Elektrophysiologisches Glossar

„pacing mode"	Betriebsart des Schrittmachers
„pacing rate"	Stimulationsfrequenz
Parasystolie	gleichzeitiges Bestehen von zwei oder mehreren Reizbildungszentren mit wechselnder Initiierung der Herzaktion
„passive fixation lead"	Elektrode ohne Schraubvorrichtung (z. B. Anker- und J-Elektrode)
Periode	→ Impulsintervall
permanente junktionale Reentrytachykardie	beim Vorliegen einer unidirektional retrograd leitfähigen akzessorischen Leitungsstruktur mit dekrementalen Leitungseigenschaften kann diese seltene Form einer orthodromen AV-Reentry-Tachykardie beobachtet werden („permanent junctional reciprocating tachycardia" oder „PJRT")
Pleomorphismus	durch programmierte Ventrikelstimulation können mehrere monomorphe Kammertachykardien mit jeweils unterschiedlicher QRS-Morphologie und/oder Frequenz induziert werden
Polarisationsspannung	→ Elektrode, Polarisation
Polarisationswiderstand	Übergangswiderstand an der Grenzfläche Elektrodenpol – Herzgewebe
„post-pacing interval"	bezeichnet das Intervall vom letzten Stimulationsartefakt bis zum ersten am Stimulationskatheter wahrgenommenen lokalen Elektrogramm. Bei bestimmten Stimulationsmanövern unter laufender Reentrytachykardie repräsentiert das „post-pacing interval" die Zeit vom Stimulationsort zum Reentrykreis, durch den Reentrykreis und zurück zum Stimulationsort. Der Vergleich von „post-pacing interval" und Tachykardiezykluslänge ermöglicht ein Abschätzen der Distanz von Stimulationsort und Tachykardie-Reentry, d. h. eine weitgehende Identität von „post-pacing interval" und Tachykardiezykluslänge ist einer der Parameter, die für eine Lage des Stimulationskatheters im Reentrykreis sprechen
Potential, intrakardiales	endokardial abgeleitetes elektrisches Potential
präautomatische Pause	Intervall bis zum Auftreten einer Herzaktion nach Aussetzen des aktuellen Reizbildungszentrums oder des elektrischen Schrittmachers
Primärelement	elektrochemisches Element, das aus chemischen Reaktionen elektrische Energie bezieht. Ein oder mehrere Elemente bilden eine Batterie

Programmer	→ Programiergrät
Programmiergerät	elektronisches Gerät zur Umschaltung (Frequenz, Impulsdauer, Impulsamplitude) programmierbarer Schrittmacher durch elektromagnetische Impulse
Programmiermagnet	Magnet zur Frequenzprogrammierung entsprechender Schrittmacher (magnetische Feldstärke ca. 400 G)
Pseudokombinationssystole	→ Kombinationssystole, Pseudo-
„pulse duration"	→ Impulsdauer
„pulse generator"	Impulsgenerator
„pulse interval"	→ Impulsintervall
„pulse width"	→ Impulsdauer
PVB, PVC	„premature ventricular beat" („contraction"): ventrikuläre Extrasystole
Radiofrequenzablation	Ablationsbehandlung unter Einsatz von Radiofrequenz (150 kHz – 1 MHz). Im Gegensatz zu der initial genutzten Gleichstrom-(DC-)Ablation weist die Radiofrequenz geringere Risiken und Nebenwirkungen im Rahmen der endokardialen Anwendung auf und ist daher die zur Zeit am häufigsten genutzte Energiequelle
RAM	„random access memory": Schreib-Lese-Speicher im Schrittmacher
„rate adaptive stimulation"	„rate responsive"; frequenzadaptive Stimulation
R-auf-T-Phänomen	Auslösung von Zusatzerregungen durch eine in die Repolarisationsphase fallende Herzaktion
"real time telemetry"	Echtzeittelemetrie
Redundanz	in der Schrittmacherelektronik: Prinzip der Bestückung elektronischer Schaltungen mit überzähligen Funktionseinheiten, die andere bei Funktionsausfall vollständig oder teilweise ersetzen
„reed relay"	→ Reedschalter
Reedschalter	mechanischer Schalter in Schrittmachern. Die Schaltung erfolgt durch Auflegen eines Dauermagneten, wobei eine Metallfeder im Magnetfeld den Kontakt schließt (Umschaltung vom Bedarfsbetrieb auf festfrequente Stimulation)

Elektrophysiologisches Glossar

Reentry (Kreiserregung)	Herzrhythmusstörungen, die durch eine kreisende Erregung bzw. durch eine Umkehrerregung ausgelöst werden (Wiedereintrittsmechanismus). Folgende Bedingungen müssen für eine kreisende Erregung erfüllt sein: (a) Myokardareale mit unterschiedlichen Refraktärzeiten und Leitungseigenschaften, (b) das Vorliegen eines unidirektionalen Blocks (Aufhebung der Leitfähigkeit in eine Richtung) und (c) das Vorhandensein einer verzögerten Erregungsleitung (slow conduction)
„refractory period"	→ Refraktärzeit
Refraktärzeit	Intervall nach Stimulation, in dem bei signalinhibierten oder getriggerten Bedarfsschrittmachern keine Detektion bzw. Triggerung erfolgt (auch „absolute Refraktärzeit" oder „poststimulatorische Refraktärzeit")
Refraktärzeit, postdetektorische	Intervall nach Detektion, in dem keine weitere Detektion erfolgt
Refraktärzeit, poststimulatorische	Intervall nach Stimulation, in dem keine Detektion erfolgt
Refraktärzeit, relative	→ Störmeßzeit
Reizintervall	→ Impulsintervall
Reizschwelle	zur Stimulation des Herzens erforderliche minimale Energie (vereinfacht in V oder mA angegeben).
Reizspannungsschwelle	Spannung, die ein Reiz definierter Dauer und Form übersteigen muß, um eine Herzaktion hervorzurufen
Reizstromschwelle	Stromstärke, die ein Reiz definierter Dauer und Form übersteigen muß, um eine Herzaktion hervorzurufen
Reizzeit	→ Impulsdauer
Reset	Rückstellung des Zeitgenerators auf den Nullpunkt des Basisintervalls, z.B. bei Detektion einer Herzeigenaktion
Reversion	automatische Aufhebung der Schrittmacherinhibition in Gegenwart externer Störeinflüsse
Rheobase	extrapolierte Amplitude der Reizschwelle bei unendlicher Reizdauer (Gleichstromreizung)
Rheographiespikes	Vom Schrittmacher werden für den Herzmuskel ineffektive Stromimpulse abgegeben, z.B. bei atmungsgesteuertem „α-rate" über die Hilfselektrode

„rise-time"	→ Anstiegszeit
ROM	„read only memory": Lesespeicher im Schrittmacher
Röntgenidentifikation	Identifikation des Schrittmachers aufgrund eines röntgenpositiven Codes im Schrittmachergehäuse
Rückladeimpuls	Strom, der nach Impulsabgabe entgegengesetzt durch die Elektrode fließt. Dabei wird der Ausgangskondensator des Schrittmachers wieder aufgeladen und eine elektrolytische Veränderung am Elektrodenkopf verhindert (vgl. „fast recharge")
„runaway pacemaker"	Schrittmacher, der bei Batterieerschöpfung unkontrollierte Frequenzzunahme zeigt
„safety window pacing"	Synonym „ventricular safety pacing"; Reversionsfunktion einiger Zweikammerschrittmacher, die bei ventrikulärer Wahrnehmung eines Störimpulses während des ersten Teils des AV-Intervalls sicherheitshalber einen ventrikulären Stimulus abgeben
Schaltung, diskrete	nach herkömmlichen Technologien gefertigte und konventionell verschaltete elektronische Bauelemente: Widerstände, Kondensatoren, Transistoren, Spulen und Dioden sind durch gesonderte Leitungen und Lötstellen miteinander verbunden
Schaltung, integrierte	elektronische Funktionseinheiten (Verstärker, Schalter, Multivibratoren, Kippstufen); komplexe elektronische Miniaturschaltung auf einem Siliziumträger (Chip). In mehreren Produktionsschritten werden Widerstände, Kapazitäten, Transistoren und Dioden in speziellen Techniken (Dünnfilmtechnik, Dickfilmtechnik, Aufdampfverfahren, Siebdruckverfahren) auf den Träger aufgebracht
Schaltung, monolithische	Die gesamten Bauteile liegen in integrierter Form vor
Scheinwiderstand	Impedanz; vektorielle Summe aus Wirk- und Blindwiderstand
Schraubelektrode	Stimulationskatheter mit wendelförmig ausgebildeter distaler Elektrode. Die Elektrode wird in das Myokard eingeschraubt (scharfer Wendel) oder im Trabekelwerk verankert (stumpfer Wendel)
Schrittmacher, asynchroner	Schrittmacher mit festfrequenter Impulsangabe ohne Detektionseinheit
Schrittmacher, bifokaler	Schrittmacher für sequentielle oder vorhofgesteuerte Kammerstimulation

Elektrophysiologisches Glossar

Schrittmacher, QRS-getriggerter	→ Bedarfsschrittmacher, getriggerter
Schrittmacher, QRS-inhibierter	→ Bedarfsschrittmacher, signalinhibierter
Schrittmacher, sequentieller	Schrittmacher mit 2 Elektroden, der Vorhöfe und Kammern nacheinander mit einer der PQ-Zeit entsprechenden Verzögerung stimuliert
Schrittmacher, vorhofgesteuerter	Schrittmacher mit atrialer Detektionselektrode, der durch P-Wellen gesteuert wird und die Ventrikel nach einem der PQ-Zeit entsprechenden Intervall über eine zweite Elektrode stimuliert
Schrittmacheraktion	schrittmacherinitiierte Herzaktion im Gegensatz zur spontanen Herzaktion (vgl. Eigenaktion)
Schrittmacherausgangskreis, spannungskonstanter	Während der Impulsdauer fließt ein elektrischer Strom vom Ausgangskondensator durch das Myokard. Der Stromfluß nimmt exponentiell mit der Impulsdauer ab. Derzeit gebräuchlichste Schaltung
Schrittmacherausgangskreis, strombegrenzter	Widerstandsschaltung, die den initialen Anteil der exponentiell verlaufenden Kondensatorentladung bei Stimulation auf einen definierten Wert begrenzt
Schrittmacherausgangskreis, stromkonstanter	Während der Impulsdauer fließt ein konstanter elektrischer Strom von der Batterie durch das Myokard; dieser Strom wird begrenzt durch den Widerstand des Ausgangskreises des Schrittmachers
Schrittmachereingangsempfindlichkeit	→ Detektionsempfindlichkeit
Schrittmachersyndrom	periodisch auftretende Schwäche- oder Kollapszustände, hervorgerufen durch ventrikuläre Stimulation mit VA-Rückleitung (Vorhofpfropfung)
Schrittmachertachykardie	a) Schrittmacher vermittelte Tachykardie: Eine supraventrikuläre Tachykardie wird vom Vorhofseingangsverstärker detektiert. Bei P-Wellen-synchronen ventrikulären Stimulationsarten wird diese Tachykardie entsprechend ihrem Steuerungsmechanismus auf die Kammer übergeleitet
	b) Schrittmacher induzierte Tachykardie: Die „Endless-loop-Tachykardie" hat eine intakte retrograde Leitung zur Voraussetzung. Die retrograde Vorhofaktion kann vom Vorhofeingangsverstärker detektiert werden und so bei P-Wellen-synchronen ventrikulären Stimulationsarten auf die Kammern übergeleitet werden
Sekundärelement	durch elektrischen Strom aufladbares elektrochemisches Element (Akkumulator)

Sensibilität eines Schrittmachers	→ Detektionsempfindlichkeit
„sensitivity"	Sensitivität, → Detektionsempfindlichkeit
„sensitivity threshold"	Wahrnehmungsschwelle
Sicherheitsfrequenzbegrenzung	Sicherheitsbegrenzung der Maximalfrequenz auf ca. 130–190 Schläge/min; Schutz gegen Schrittmacherrasen (→ „runaway pacemaker")
Siliziumchip	Trägerplatte für integrierte elektronische Schaltungen aus einer dünnen Siliziumschicht von 1–2 mm² Fläche
„sleeve"	Kunststoffhülse zur Konnektoranpassung
„slew rate"	Anstiegssteilheit eines intrakardialen Signals in V/s
Slope (Anstiegssteilheit)	das Maß der Frequenzanpassung eines Herzschrittmachers in Abhängigkeit des angewandten Sensorprinzips, z.B. vom Atemminutenvolumen
Softwareschrittmacher	Schrittmacher mit programmierbarer Steuerelektronik auf der Basis eines Mikroprozessors
Spannungsverdoppler	elektronische Schaltungsanordnung zur Verdopplung der Spannung, wenn die Batteriespannung des Schrittmachers niedriger ist als die gewünschte Ausgangsspannung
Spike	typische Zacke eines Schrittmacherimpulses im EKG
Spiralelektrode	Schrittmacherelektrodenkatheter, dessen Zuleitung aus mehrfachen Drahtwendeln besteht
Spule	auch Induktivität: elektronisches Bauelement: zunehmender Wechselstromwiderstand mit steigender Wechselstromfrequenz; Bauteil in Frequenzfiltern, Verwendung als Überträger und Transformator
Stand-by-Schrittmacher	→ Bedarfsschrittmacher, positiv gesteuerter
Stimulation, ineffektive	elektrische Stimulation des Myokards ohne Auslösung einer Herzaktion (z.B. bei Reizschwellenerhöhung, Batterieerschöpfung, Elektrodenbruch, Elektrodendislokation)
Stimulation, physiologische	Erhaltung bzw. Wiederherstellung der Vorhof-Kammer-Koordination
„stimulation, threshold"	→ Reizschwelle
Störfrequenz	asynchrone Stimulationsfrequenz eines Bedarfsschrittmachers, auf die der Impulsgeber bei elektromagnetischer Störung umschaltet

Störmeßzeit	Intervall am Ende der Refraktärzeit des Schrittmachers (relative Refraktärzeit), in dem Störsignale den Schrittmacher auf festfrequente Betriebsart umschalten
Strombegrenzung	→ Schrittmacherausgangskreis, strombegrenzter
SSI	„single single inhibited": Einkammerschrittmacher, der entweder im Atrium oder im Ventrikel verwendet werden kann
Suchhysterese	Nach Ablauf einer bestimmten Anzahl von Impulsen setzt der Schrittmacher mit der Stimulation kurz aus, um zu erkennen, ob die Eigenfrequenz des Herzens wieder über die Hysteresefrequenz angestiegen ist (→ Hysterese)
Telemetrie	Daten mit Signalübermittlung mittels Radiofrequenz vom Schrittmacher auf das externe Programmiergerät und umgekehrt
Testfrequenz	Stimulationsfrequenz des Schrittmachers nach Umschalten mit dem Testmagneten
Testmagnet	Dauermagnet zur Umschaltung eines Bedarfsschrittmachers auf die Testfrequenz. Bei den meisten Schrittmachern kombinierte Umschaltung auf festfrequente Betriebsart (magnetische Feldstärke ca. 80 G)
„threshold"	→ Reizstromschwelle, Reizspannungsschwelle
„tracking"	mitziehen (in einem konstanten Abstand folgen): Schrittmacherfunktion, bei der die Ventrikelstimulation synchron (in einem konstanten Abstand) zur detektierten Vorhoftätigkeit erfolgt
„tracking impulse"	→ Indikatorimpuls
Transistor	elektronisches Halbleiterbauelement; Bauteil in elektronischen Verstärkern und Schaltern
Triggern	Auslösen einer Funktion durch ein Signal, z. B. Auslösen der Detektionseinheit des Schrittmachers durch das endokardiale Elektrogramm, durch das Elektromyogramm eines Skelettmuskels, durch einen Brustwandstimulus oder durch einen elektromagnetischen Störimpuls
„T-wave sensing"	T-Wellenwahrnehmung: Fehlsteuerung durch die detektierte T-Welle

„undersensing"	P- oder R-Wellen werden nicht wahrgenommen, so daß eine inadäquate Impulsabgabe des Schrittmachers resultiert
„unilead"	Die Hilfselektrode zur Atmungssteuerung über Impedanzmessung ist auf der Schrittmacherelektrode
„upper rate"	obere Frequenzbegrenzung der ventrikulären Stimulation bei Zweikammerschrittmachern mit Trackingfunktion
„use before date"	spätester Implantationszeitpunkt des Schrittmachers
Variomechanismus	programmierbare stufenweise Spannungsverminderung am Schrittmacherausgang zur Kontrolle der Reizschwelle nach Schrittmacherimplantation
ventrikuläre Spätpotentiale	niederamplitudige, fraktionierte Signale am Ende eines QRS-Komplexes, die entweder mittels endokardialer Katheterableitung oder aber von der Körperoberfläche z. B. durch Signalmittelungstechnik registriert werden können
Verzögerungsintervall	Verzögerung der Kammerstimulation nach einer Vorhofaktion bei vorhofgesteuerten und sequentiellen Schrittmachern
Volt (V)	Einheit der elektrischen Spannung. 1 V ist die Spannung, die bei Stromfluß von 1 A eine Leistung von 1 Watt erbringt
Vorhofflattern	atriales Makroreentry, dessen Erregungskreis durch anatomische und funktionelle Leitungsblockaden bestimmt wird. Typisch sind sägezahnartige Flatterwellen im Oberflächen-EKG, die in einem nachvollziehbaren Verhältnis (1:1, 2:1 oder Wenckebach-Periodik) auf die Kammer übergeleitet werden
Vorhofschrittmacher	Schrittmacher mit atrialer Stimulationselektrode
Vorhofvulnerabilität	Neigung der Vorhöfe zu chaotischen Erregungsabläufen (z. B. Vorhofflimmern)
vulnerable Phase	Intervall in der Repolarisationsphase des Myokards, in dem durch elektrische Stimulation (oder durch eine spontane Herzaktion) zusätzliche Erregungen ausgelöst werden
Wenckebach-Punkt	Frequenz, bei der nicht mehr jede Vorhoferregung zum Ventrikel weitergeleitet wird

Widerstand	elektronisches Bauelement zur Strombegrenzung oder Spannungsteilung
Wirkwiderstand	Ohmscher Widerstand eines elektronischen Bauelementes
Zener-Diode	Halbleiterdiode, deren Ausgangsspannung von der Eingangsspannung weitgehend unabhängig ist; Bauteil im Eingangskreis von Schrittmachern, welches das endokardiale Spannungssignal leitet, hohe Spannungen jedoch, wie sie z.B. bei Defibrillation mit Elektroschock auftreten, stark begrenzt; vgl. Defibrillationsschutz
Zweikammerschrittmacher	„dual chamber pacer": Schrittmacher mit je einer Elektrode im Vorhof und im Ventrikel

Literatur

Lüderitz B (1986) Herzschrittmacher. Therapie und Diagnostik kardialer Rhythmusstörungen. Springer, Berlin Heidelberg New York Tokyo
Seipel L (1987) Klinische Elektrophysiologie des Herzens (2. Aufl.) Thieme, Stuttgart New York
Wellens HJJ, Lie KI, Janse MJ (eds) (1976) The conduction system of the heart. Stenfert Kroese, Leiden

B. Richtlinien zur Herzschrittmachertherapie

Indikationen, Systemwahl, Nachsorge

der „Kommision für Klinische Kardiologie" der Deutschen Gesellschaft für Kardiologie – Herz- und Kreislaufforschung. Bearbeitet von Bernd Lemke, Bochum; Wilhelm Fischer, Peißenberg; Hans Karl Schulten, Köln und den Arbeitsgruppen „Herzschrittmacher" und „Arrhythmie" der Deutschen Gesellschaft für Kardiologie – Herz- und Kreislaufforschung

(Z. Kardiol 1996, 85 : 611–628)

[Die vorliegenden „Richtlinien zur Herzschrittmachertherapie" sind eine Überarbeitung und Weiterentwicklung der 1991 zuletzt erschienenen Empfehlungen [108]. Die Indikationen lehnen sich teilweise – wie die 1989 erschienenen Empfehlungen der Deutschen Gesellschaft für Herz- und Kreislaufforschung [14] – an die aktuellen „Guidelines" des American College of Cardiology (ACC) und der American Heart Association (AHA) an [26]. Bei der Systemwahl wurden Anregungen der British Pacing and Electrophysiology Group (BPEG) [65] aufgenommen. Die Nachsorgerichtlinien berücksichtigen die Vorgaben der Kassenärztlichen Vereinigung [21] und streben eine enge Kooperation zwischen implantierendem Zentrum und niedergelassenen Kollegen an.

1 Einleitung

Die Schrittmachertherapie hat sich seit der Erstimplantation durch Senning 1958 von einer rein lebenserhaltenden Maßnahme zu einer immer differenzierteren Therapieform entwickelt. Heute sind Lebensqualität, Leistungsfähigkeit und Langzeitprognose wichtige Zielgrößen in der Behandlung bradykarder Herzrhythmusstörungen. Um diese Anforderungen zu erreichen, sollte das Schrittmachersystem einen weitgehend physiologischen Zustand erhalten bzw. wiederherstellen.

Ziel dieser Richtlinien ist es, die Grundlagen für die korrekte Indikationsstellung, die Wahl der adäquaten Schrittmacherbetriebsart sowie für die Verbesserung der Nachsorge darzulegen. Im Gegensatz zur Pharmakotherapie von Herzerkrankungen liegen zur Prognose unter Schrittmacherbehandlung kaum randomisierte Studien vor. Die Vorschläge sind daher bewußt auf die jeweils physiologisch beste Stimulationsform mit dem Ziel einer optimalen Hämodynamik ausgerichtet. Einschränkungen und Abstriche von diesem Konzept können sich aus patientenbezogenen Faktoren ergeben, z.B. terminale Erkrankungen. Hingegen dürfen Einschränkungen ausschließlich aus Kostengründen oder aus Mangel an praktischer Erfahrung (z.B. mit Vorhofsonden) nicht die Qualität in der Schrittmacherbehandlung bestimmen.

Zur Charakterisierung der Schrittmachermodi wird der 5stellige **NBG-Code** (NBG-Code = NASPE[1]/BPEG[2] Generic Pacemaker Code) [12] verwendet (Tabelle 1). Dabei sind für die antibradykarde Schrittmachertherapie vor allem die ersten 3 Buchstaben relevant, die die Stimulation, die Wahrnehmung und die Betriebsart charakterisieren. Ergänzt wird der 3stellige Code durch die Bezeichnung einer frequenzvariablen Betriebsart (R = Rate Modulation) als 4. Buchstabe. Der 5. Buchstabe behandelt antitachykarde Eigenschaften, die nicht Gegenstand dieser Richtlinien sind.

---

[1] North American Society of Pacing and Electrophysiology.
[2] British Pacing and Electrophysiology Group.

Tabelle 1. NBG-Code (verkürzt) [12]

Buchstabe	1. Ort der Stimulation	2. Ort der Wahrnehmung	3. Betriebsart	4. Frequenzadaptation
	O = Keine	O = Keine	O = Keine	
	A = Atrium	A = Atrium	T = Getriggert	
	V = Ventrikel	V = Ventrikel	I = Inhibiert	
	D = Doppelt (A + V)	D = Doppelt (A + V)	D = Doppelt (T + I)	R = Frequenzadaptation („rate modulation")

2 Schrittmacherbedürftige Rhythmusstörungen

Die Indikationsstellung zur Schrittmacherimplantation setzt eine sorgfältige Analyse der zugrundeliegenden Herzrhythmusstörungen und der Grunderkrankung voraus. Vor allem ist die Frage zu klären, ob die Symptomatik wirklich in kausalem Zusammenhang mit der dokumentierten oder vermuteten Bradykardie steht. Dabei ist auszuschließen, daß der Zustand passager ist und durch temporäre Stimulation und/oder durch Absetzen einer verzichtbaren chronotropen/dromotropen Medikation beseitigt werden kann.

Die Implantation eines permanenten Schrittmachers ist in der Regel bei „symptomatischer Bradykardie" indiziert. Die klinische Symptomatik umfaßt akute Beschwerden zerebraler Minderperfusion (Synkope und Präsynkope, akute Schwindelattacken), chronische Symptome reduzierter kardialer Förderleistung (Herzinsuffizienz, reduzierte Belastbarkeit) und uncharakteristische Beschwerden (Verwirrtheitszustände, Konzentrationsschwäche, Tagesmüdigkeit). Differentialdiagnostisch sind andere kardiale und nicht kardiale Ursachen, insbesondere tachykarde Rhythmusstörungen, neurologische Erkrankungen und schlafbezogene Atmungsstörungen (Schlafapnoesyndrom) auszuschließen. Beim Schlafapnoesyndrom können überwiegend nächtliche Herzrhythmusstörungen in Form von Sinusbradykardien, Sinusarrest sowie AV-Blockierungen, aber auch ventrikuläre Tachykardien auftreten, die nicht immer einer Schrittmachertherapie bedürfen [11, 41].

Die Indikation zur Schrittmachertherapie bradykarder Herzrhythmusstörungen wird im folgenden eingeteilt in:

– Indikation
  Hier herrscht allgemeine Übereinstimmung in den internationalen Fachgesellschaften.

– Relative Indikation
  Hier wird die Schrittmachertherapie häufig eingesetzt. Bei bestimmten Rhythmusstörungen herrscht allerdings keine Übereinstimmung über die Notwendigkeit der Schrittmachertherapie. Relativ ist die Indikation auch dann, wenn zwar ein pathologischer EKG-Befund vorliegt, ein kausaler Zusammenhang mit der angegebenen Symptomatik aber nur vermutet werden kann.

– Keine Indikation
  Hier herrscht weitgehend Übereinstimmung, daß eine Schrittmachertherapie unnötig ist.

2.1 Sinusknotenerkrankung

(Synonyme: Sinusknotendysfunktion, Sinusknoten-Syndrom, Sick-Sinus-Syndrom)

Unter der Sinusknotenerkrankung werden verschiedene Funktionsstörungen zusammengefaßt: Sinusbradykardie, SA-Block, Sinusarrest [35], Bradykardie-Tachykardie-Syndrom [4, 51], häufig verbunden mit einem unzureichenden Frequenzanstieg unter Belastung (chronotrope Inkompetenz) [47]. Neben intrinsischen Funktionsstörungen des Sinusknotens müssen extrinsische Einflüsse, überwiegend des autonomen Nervensystems, berücksichtigt werden.

Bei der Sinusknotenerkrankung ist eine *Prognose*verbesserung durch die Schrittmachertherapie nicht gesichert [68, 86, 97, 104]. Arrhythmiebedingte Todesfälle treten sehr selten auf, häufiger sind thromboembolische Komplikationen [32, 86]. Bradykardien oder Pausen, insbesondere während des Schlafes, stellen bei asymptomatischen Patienten in der Regel keine Indikation zur Schrittmachertherapie dar [4, 45, 68, 116]. Bei symptomatischen Patienten kann die Korrelation zwischen Beschwerden und spezifischer Arrhythmie schwierig sein. Eine abwartende Haltung ist bei fraglicher Indikation – auch unter Berücksichtigung der hohen Rate an Spontanremissionen bei erstmaligem Auftreten von Symptomen [68] – gerechtfertigt.

Symptomatische Patienten mit intermittierenden tachykarden Rhythmusstörungen können zunächst antiarrhythmisch behandelt werden, bevor – bei symptomatischer Bradykardie – eine Schrittmacherimplantation erfolgt. Beim Bradykardie-Tachykardie-Syndrom ist häufig zusätzlich zur Schrittmacherimplantation eine medikamentös-antiarrhythmische Behandlung erforderlich. Von der Sinusknotenerkrankung abzugrenzen ist das vagal induzierte Vorhofflimmern, das in Einzelfällen durch Vorhofstimulation therapeutisch zu beeinflussen ist [20, 64]. Unabhängig von einer Schrittmacherindikation oder antiarrhythmischen Behandlung ist bei Patienten mit intermittierendem Vorhofflimmern zu prüfen, ob eine Indikation zur Antikoagulation vorliegt.

Zur Beurteilung einer chronotropen Inkompetenz müssen der Frequenzanstieg unter Belastung, die maximale Leistungsfähigkeit und die subjektive Symptomatik herangezogen werden. Eine Verbesserung der Leistungsfähigkeit durch frequenzvariable Stimulation (AAIR, DDIR, DDDR) ist in der Regel nur dann zu erwarten, wenn die Herzfrequenz bei symptomlimitierter Belastung 100 [26] bis 110 min^{-1} [7] nicht überschritten und/oder wenn die Frequenz an der Dauerleistungsgrenze (anaerobe Schwelle, ca. 40–50% der Spitzenbelastung) unter 90 min^{-1} [30, 61] liegt.

– Indikation
  Sinusknotenfunktionsstörung, spontan oder infolge unverzichtbarer Medikation, mit eindeutigem Zusammenhang zur klinischen Symptomatik,

– Relative Indikation
  Sinusknotenfunktionsstörung (Herzfrequenz < 40 min^{-1}, Pausen > 3 s), spontan oder infolge unverzichtbarer Medikation, mit vermutetem Zusammenhang zur klinischen Symptomatik,

– Keine Indikation
  Niedrige Herzfrequenzen und Pausen bei *asymptomatischen* Patienten.

2.2 Atrioventrikuläre Leitungsstörungen

Die atrioventrikulären Leitungsstörungen werden eingeteilt in: AV-Block I. Grades; AV-Block II. Grades Mobitz Typ I (Wenckebach) (progressive Verlängerung des PR-Intervalls bis zur Blockierung); AV-Block II. Grades Mobitz Typ II (einzelne, nicht übergeleitete P-Wellen mit konstanten PR-Intervallen vor und nach der Blockierung); 2:1-Block und höhergradige AV-Blockierungen und AV-Block III. Grades (totaler AV-Block) [118, 124].

Beim AV-Block II. Grades Typ I (Wenckebach) ist die Blockierung in der Regel im AV-Knoten lokalisiert. Diese Blockierung weist eine eher günstige Prognose auf. Im Gegensatz dazu sind der AV-Block II. Grades Typ II und der erworbene AV-Block III. Grades mit breitem QRS-Komplex meist intra- oder infrahisär gelegen [124]. Bei Patienten mit totalem AV-Block und Adams-Stokesschen Anfällen ist die Mortalität hoch [27, 38]. Durch eine Schrittmacherbehandlung wird die Überlebensprognose deutlich gebessert [57], bleibt aber, in Abhängigkeit von der kardialen Grunderkrankung [42], gegenüber der Normalbevölkerung weiter eingeschränkt [6, 101].

Die Schrittmacherindikation richtet sich bei den AV-Blockierungen nach der *Symptomatik* und nach *prognostischen Erwägungen*. Dabei ist zu berücksichtigen, daß bei den erworbenen Formen der AV-Block III. Grades und die höhergradigen AV-Blockierungen in aller Regel symptomatisch und damit schrittmacherbedürftig sind. Auch bei der seltenen Form einer symptomatischen Wenckebach-Blockierung (AV-Block II. Grades Typ I) ist die Indikation zur Schrittmacherimplantation gegeben.

Im Gegensatz dazu bleibt der *angeborene AV-Block III. Grades* häufig über lange Zeit asymptomatisch [31]. In einer prospektiven Studie war das Risiko von Adams-Stokesschen Anfällen und plötzlichem Herztod in jedem Alter und unabhängig von prognostischen Hinweisen erhöht, so daß dort eine prophylaktische Schrittmacherimplantation empfohlen wurde [73]. Bei abwartender Haltung sind jährliche Nachuntersuchungen durchzuführen. Obwohl zuverlässige Kriterien zur Risikoabschätzung fehlen [80], sollte bei assoziiertem Herzfehler [73, 84, 105], mittleren Frequenzen $< 50\,min^{-1}$ [22], fehlendem oder geringem Frequenzanstieg unter Belastung [22, 90], nächtlichen Asystolien [22], einem Ersatzrhythmus mit breiten QRS-Komplexen [84], gehäuften ventrikulären Ektopien [22, 105, 119], verlängertem QT-Intervall [73, 105], Kardiomegalie [105], eingeschränkter linksventrikulärer Funktion sowie vergrößerten Vorhöfen [105] eine Schrittmacherimplantation erfolgen.

Auch beim asymptomatischen Patienten mit *erworbenem AV-Block* sind prognostische Indikationen zu beachten. Beim AV-Block III. Grades zählen hierzu: breite QRS-Komplexe, langsamer Ersatzrhythmus, spontane Asystolien sowie gehäufte ventrikuläre Ektopien. Beim AV-Block II. Grades Typ II, beim 2:1-Block und höhergradigen AV-Blockierungen ist bei gleichzeitiger QRS-Verbreiterung die Indikation zur Schrittmacherimplantation gegeben [23]. Umstritten ist die prognostische Indikation beim asymptomatischen AV-Block II. Grades mit schmalen QRS-Komplexen, einschließlich des Typs I (Wenckebach) mit häufigen Blockierungen tagsüber [103, 110]. Die Empfehlungen der BPEG [65] sehen hier eine generelle Indikation, während die ACC/AHA-Empfehlungen [26] den asymptomatischen AV-Block II. Grades als relative Indikation einstufen und für Typ I (Wenckebach) den Nachweis einer intra- oder infrahisären Blockierung fordern. Die Prognose des isolierten AV-Blocks I. Grades ist gut [78]. Einzelne Überleitungsblockierungen, insbesondere nachts oder bei gleichzeitiger Zunahme der Sinus-Zykluslängen, sind überwiegend durch einen erhöhten Vagotonus bedingt und bedürfen in der Regel keiner Schrittmachertherapie [45, 67].

- Indikation
- AV-Block III. Grades, permanent oder intermittierend
  - bei *symptomatischer* Bradykardie,
  - bei gehäuften ventrikulären Ektopien in Ruhe oder unter Belastung,
  - bei einem Ersatzrhythmus $< 40\,min^{-1}$, bei spontanen Asystolien $> 3\,s$,
  - bei einem Ersatzrhythmus mit breiten QRS-Komplexen,
  - nach AV-Knoten-Ablation,
  - bei myotoner Dystrophie.
- AV-Block II. Grades, permanent oder intermittierend und ungeachtet der anato-

mischen Lokalisation bei *symptomatischer* Bradykardie.
- AV-Block II. Grades Mobitz Typ II, 2:1 oder höhergradige AV-Blockierungen mit breiten QRS-Komplexen bei *asymptomatischen* Patienten.
- Relative Indikation
  - AV-Block III. Grades, 2:1 oder höhergradige Blockierungen mit schmalen QRS-Komplexen bei *asymptomatischen* Patienten.
- Keine Indikation
  - AV-Block I. Grades,
  - *asymptomatische* Patienten mit AV-Block II. Grades Mobitz Typ I (Wenckebach), wenn die Blockierungen nur selten auftreten,
  - isolierte Überleitungsblockierungen, insbesondere nachts.

2.3 Intraventrikuläre Leitungsstörungen

Der chronische Schenkelblock ist gehäuft mit kardiovaskulären Erkrankungen assoziiert [36, 69]. Beim bifaszikulären Block besteht eine erhöhte Gesamtmortalität. Das ebenfalls gesteigerte Risiko des plötzlichen Herztodes ist überwiegend auf akute Myokardinfarkte und ventrikuläre Tachyarrhythmien zurückzuführen [36, 69, 70]. Diese Gefahr bleibt auch nach Schrittmacherimplantation weiter bestehen [98, 123]. Die Inzidenz eines totalen AV-Blocks ist beim bifaszikulären Schenkelblock gering und rechtfertigt bei asymptomatischen Patienten in der Regel keine prophylaktischen Schrittmacherimplantation [24, 70, 98]. Nur in den seltenen Fällen eines deutlich verlängerten HV-Intervalls (>100 ms) [98], eines alternierenden Schenkelblocks oder einer infrahisären Blockierung unter Vorhofstimulation [25] kann wegen des erhöhten AV-Block-Risikos eine prophylaktische Schrittmacherimplantation indiziert sein.

Patienten mit bifaszikulärem Block und Synkope sollten zusätzlich zum Langzeit-EKG eine elektrophysiologische Untersuchung mit programmierter Ventrikelstimulation erhalten [124]. In der Mehrzahl der Fälle ist ein pathologisches Ergebnis zu erheben. Anhaltende ventrikuläre Tachykardien stellen dabei den Hauptbefund dar [19, 75] und erfordern eine spezifische Therapie. Patienten mit rezidivierenden Synkopen sollten bei verlängerter HV-Zeit (> 70 ms) einen Schrittmacher erhalten [98]. Ein negatives elektrophysiologisches Ergebnis schließt intermittierende Bradykardien als Ursache von Synkopen nicht aus [39]. Die Entscheidung zur Schrittmachertherapie wird sich dann nach klinischen Gesichtspunkten richten [87].

- Indikation
  - Bifaszikulärer Block bei *symptomatischen* Patienten mit intermittierendem totalem AV-Block (siehe Abschnitt atrioventrikuläre Leitungsstörungen).
  - Bifaszikulärer Block bei *asymptomatischen* Patienten mit AV-Block II. Grades Mobitz Typ II, 2:1 oder höhergradigen AV-Blockierungen (siehe Abschnitt atrioventrikuläre Leitungsstörungen).
- Relative Indikation
  - Bifaszikulärer Block mit oder ohne AV-Block I. Grades, bei *symptomatischen* Patienten nach Ausschluß anderer Ursachen.
  - Deutliche HV-Zeit-Verlängerung (> 100 ms), alternierender Schenkelblock oder infrahisäre Blockierung unter Vorhofstimulation bei *asymptomatischen* Patienten.
- Keine Indikation
  - Bifaszikulärer Block mit oder ohne AV-Block I. Grades *ohne* Symptome.

2.4 Bradyarrhythmie bei Vorhofflimmern

Patienten mit Bradyarrhythmie bei Vorhofflimmern stellen ein sehr heterogenes Krankengut dar. Dem Krankheitsbild liegt oft eine schwere Myokardschädigung zugrunde. Auch nach Schrittmacherimplantation bleibt die Überlebensprognose, in Abhängigkeit von der Grunderkrankung, deutlich eingeschränkt [6]. Bei der Entscheidung zur Schrittmachertherapie müssen hämodynamische und medikamentöse Einflüsse besonders berücksichtigt werden. Pausen tagsüber bis zu 2,8 s und nachts bis zu 4 s gehören zum „Normalbefund" einer absoluten Arrhythmie bei Vorhofflimmern [85]. Für die Diagnose ist die EKG-Registrierung einer langsamen Kammerfrequenz oder der Nachweis langer Pausen, ggf. im Langzeit-EKG, entscheidend.

Das Vorhofflimmern kann Ausdruck eines Sinusknotensyndroms sein, das erst nach Kardioversion diagnostizierbar wird [63]. Neu aufgetretenes Vorhofflimmern sollte vor der Schrittmacherimplantation auf die Möglichkeit und Indikation zur Kardioversion überprüft werden. Bei resultierender Sinusbradykardie wird auf Punkt 2.1 verwiesen. Die Indikation zur oralen Antikoagulation muß bei Patienten mit Vorhofflimmern beachtet werden.

- Indikation
  Vorhofflimmern mit langsamer Kammerfrequenz oder langen Pausen und eindeutigem Zusammenhang zu Symptomen einer zerebralen Minderdurchblutung oder Herzinsuffizienz.

- Relative Indikation
  Vorhofflimmern mit langsamer Kammerfrequenz ($< 40 \text{ min}^{-1}$) oder langen Pausen (> 3 bis 4 s) und vermutetem Zusammenhang zur klinischen Symptomatik.

- Keine Indikation
  Asymptomatische Bradyarrhythmie, auch wenn die Frequenz unter 40 min^{-1} abfällt oder einzelne RR-Intervalle mehr als 3 s aufweisen.

2.5 Karotissinus-Syndrom

Das Karotissinus-Syndrom ist charakterisiert durch Synkopen, die auf einen hypersensitiven Karotissinus zurückgeführt werden können. Unterschieden wird ein kardioinhibitorischer Typ, mit Asystolie bei Sinusknotenstillstand und/oder AV-Block III. Grades, ein vasodepressorischer Typ, mit symptomatischem Blutdruckabfall ohne vorherige Asystolie oder Frequenzverlangsamung und ein gemischter Typ. Differentialdiagnostisch ist auf das Vorliegen eines Glomustumors zu achten.

Nur bei klinischer Symptomatik im Zusammenhang mit spezifischen Auslösemechanismen und nach Absetzen bradykardisierender Medikamente mit besonderer Wirkung auf den Karotissinus (z. B. Digitalis, Clonidin) ist eine Therapie indiziert. Die Schrittmachertherapie hat sich beim kardioinhibitorischen Typ als wirkungsvoll erwiesen. Bei der gemischten Form ist die Rezidivquote hoch und abhängig von der Stimulationsform [16, 76]. Die günstige Überlebensprognose von Patienten mit Karotissinus-Syndrom [48, 76, 112] wird durch die Schrittmachertherapie nicht beeinflußt.

Als gesicherte Indikation gelten rezidivierende Synkopen, die durch spontane mechanische Reizungen, wie das Schließen eines engen Kragens, das Überstrecken des Halses oder eine Drehung des Kopfes, auslösbar sind [72]. Umstritten ist die Bewertung eines hypersensitiven Karotissinus-Reflexes (Pause > 3 s durch Karotissinus-Massage) bei Patienten mit Synkope und fehlenden spontanen Auslösemechanismen. Die Empfehlungen der BPEG [65] sehen hier eine Indikation, da unter Schrittmachertherapie eine hohe Rezidivfreiheit nachgewiesen werden konnte [15, 76]. Andere Untersuchungen fanden dagegen bei erstmaliger Synkope eine hohe Spontanremissionsrate

[48, 112]. Außerdem ist eine positive Reflexantwort in einem hohen Prozentsatz sowohl bei asymptomatischen wie bei symptomatischen Patienten nachweisbar [17, 117]. Die ACC/AHA-Empfehlungen [26] raten deshalb zur Zurückhaltung bei einer reinen Koinzidenz von Synkope und positivem Karotissinus-Reflex. Eine relative Indikation zur Schrittmacherimplantation ist bei rezidivierenden, anderweitig nicht erklärbaren Synkopen und hypersensitivem Karotissinus-Reflex gegeben.

– Indikation
  • Rezidivierende Synkopen, die in eindeutigem Zusammenhang mit einer Reizung des Karotissinus stehen und die durch Alltagsbewegungen (z. B. Drehen des Kopfes) auslösbar sind. Leichter Druck auf den Karotissinus führt zu einer reinen oder überwiegend kardioinhibitorischen Reaktion.
– Relative Indikation
  • Rezidivierende, anderweitig nicht erklärbare Synkopen ohne eindeutig auslösende Alltagsbewegungen, aber mit positivem Nachweis eines hypersensitiven Karotissinus-Reflexes (Pause > 3 s).
  • Karotissinus-Syndrom vom gemischten Typ (kardioinhibitorisch und vasodepressorisch) mit rezidivierenden Synkopen. Die Indikation wird erhärtet durch eine erfolgreiche temporäre Stimulation während der Reizung des Karotissinus.
– Keine Indikation
  • Hypersensitiver Karotissinus-Reflex (Pause > 3 s) *ohne spontane* Symptomatik.
  • Rein vasodepressorischer Typ (*ohne* Bradykardie).

2.6 Das vasovagale Syndrom

Das vasovagale Syndrom ist charakterisiert durch Synkopen, die in Ruhe in aufrechter Position auftreten und deren häufig Prodromalsymptome vorausgehen. Unterschieden wird die vasodepressorische Reaktion mit abruptem Abfall des arteriellen Blutdruckes von der kardioinhibitorischen Reaktion mit deutlicher Bradykardie und/oder Asystolie. Die Synkopen oder Präsynkopen können durch Kipptisch-Untersuchungen reproduziert werden [37]. Bleibt beim kardioinhibitorischen Typ die alleinige medikamentöse Therapie ineffektiv (Test-Wiederholung, z. B. unter-β-Blockade), kann in Einzelfällen die Implantation eines Zweikammer-Schrittmachers erfolgen [107]. Die Indikation wird erhärtet durch eine erfolgreiche temporäre Stimulation während der Kipptisch-Untersuchung.

2.7 Neue Indikationen

– Bei der hypertrophisch obstruktiven Kardiomyopathie (HOCM) erfolgt die Schrittmacherimplantation mit dem Ziel, die klinische Symptomatik zu verbessern, den intraventrikulären Druckgradienten zu reduzieren, die diastolische Funktion zu verbessern und eine eventuelle Mitralinsuffizienz zu vermindern [33]. Akut- und Langzeiteffekte werden jedoch noch sehr diskrepant beurteilt [95, 106].
– Auch bei hypertrophischer nichtobstruktiver Kardiomyopathie (HNCM), dilatativer Kardiomyopathie (DCM) und sekundärer Myokardschädigung wurde eine Schrittmachertherapie versucht. Die Anzahl behandelter Patienten ist für eine Beurteilung jedoch noch zu gering.

2.8 Bradykarde Rhythmusstörungen nach herzchirurgischen Operationen

Vorübergehende bradykarde Rhythmusstörungen treten nach herzchirurgischen Operationen in einer Häufigkeit auf, die die routinemäßige Implantation temporärer epimyokardialer Schrittmacherelektroden während des herzchirurgischen Eingriffs gerechtfertigt erscheinen lassen. Die Indikation zur permanenten Schrittmacherimplantation ergibt sich in der Regel erst nach Ablauf des 14. postoperativen Tages. Nach diesem Zeitraum bilden sich höhergradige AV-Blockierungen, insbesondere, wenn sie mit hoher Wahrscheinlichkeit chirurgisch bedingt sind (vor allem nach Aortenklappenersatz oder Korrektur kongenitaler Vitien, wie Vorhof- und Ventrikelseptumdefekt), nicht mehr zurück [40, 53]. Aufgrund von Einzelbeobachtungen bei Patienten, die im späten postoperativen Verlauf erneut einen totalen AV-Block entwickelten, wird bei länger anhaltenden AV-Blockierungen die Empfehlung zur prophylaktischen Schrittmacherimplantation ausgesprochen. Eine Sinusknotenfunktionsstörung, in der Regel nach Eingriffen an den Koronararterien beobachtet, sollte sich ebenfalls bis zum 14. postoperativen Tag normalisiert haben. Prinzipiell folgt die Indikationsstellung zur permanenten Schrittmachertherapie nach herzchirurgischen Eingriffen je nach Rhythmusstörung den in den einzelnen Kapiteln genannten Richtlinien.

– Indikation
  Chirurgisch bedinger AV-Block II. oder III. Grades.
– Relative Indikation
  • Sinusknotenfunktionsstörung mit daraus resultierender hämodynamischer Instabilität, die eine Mobilisation und Rehabilitation des Patienten unmöglich macht.
– Keine Indikation
  • In der Regel alle bradykarden Rhythmusstörungen während der ersten 14 postoperativen Tage.
  • Alle bradykarden Rhythmusstörungen im Zusammenhang mit einem Mehrorganversagen.

2.9 Bradykarde Rhythmusstörungen nach Herztransplantation

AV-Blockierungen nach Herztransplantation sind eine Rarität, so daß eine Empfehlung aufgrund zu niedriger Fallzahlen unmöglich erscheint.

Die Indikation zur permanenten Schrittmacherimplantation wegen Sinusknotendysfunktion nach Herztransplantation wird häufig zu früh und daher zu oft gestellt. Die Entscheidung sollte frühestens 14 Tage nach der Herztransplantation, besser jedoch erst nach Ablauf des 1. postoperativen Monats getroffen werden. Die bei allen herztransplantierten Patienten bestehende, chirurgisch bedingte chronotrope Inkompetenz und die fast immer nachweisbare intakte ventrikuloatriale Leitung läßt die Implantation eines vorhofbeteiligten, frequenzvariablen Schrittmachersystems angeraten erscheinen [66, 99].

– Indikation
  Symptomatische Sinusknotenfunktionsstörung nach Ablauf des 1. postoperativen Monats.
– Relative Indikation
  Symptomatische Sinusknotenfunktionsstörung nach den ersten 14 postoperativen Tagen, aber vor Ablauf des 1. postoperativen Monats mit resultierender hämodynamischer Instabilität, die eine Mobilisation und Rehabilitation des Patienten unmöglich macht und medikamentös nicht zu beherrschen ist.
– Keine Indikation
  Alle bradykarden Rhythmusstörungen vor Ablauf der ersten 14 postoperativen Tage.

2.10 Indikation zur permanenten Schrittmacherimplantation bei Rhythmusstörungen nach Herzinfarkt

Bradykarde Rhythmusstörungen während der Akutphase des Myokadinfarktes sind überwiegend vorübergehender Natur und bedürfen meist nur einer medikamentösen Therapie bzw. einer temporären Schrittmacherstimulation zur Überbrückung. Bei Patienten mit Hinterwandinfarkt und AV-Block II. oder III. Grades kehrt normalerweise die Überleitung innerhalb von 3 Wochen wieder zurück, so daß eine permanente Schrittmachertherapie nur in Ausnahmefällen erforderlich wird [79]. Patienten mit Vorderwandinfarkt, die eine intraventrikuläre Leitungsstörung und höhergradige AV-Blockierungen entwickeln, haben eine schlechte Überlebensprognose [92]. Bei Patienten mit Schenkelblock und vorübergehendem AV-Block II. und III. Grades muß die prophylaktische Implantation eines Schrittmachers erwogen werden [46, 91, 92]. Ganz überwiegend sind plötzlicher Herztod und Synkopen nach Infarkt [13] aber auf ventrikuläre Tachykardien zurückzuführen, so daß symptomatische Patienten, auch bei gleichzeitig bestehenden Störungen der atrioventrikulären oder intraventrikulären Leitung, elektrophysiologisch untersucht werden sollten.

- Indikation
  - Persistierender AV-Block II. oder III. Grades beim Vorderwandinfarkt.
  - AV-Block II. oder III. Grades beim Hinterwandinfarkt, der mehr als 2–4 Wochen nach dem Infarktereignis bestehenbleibt.
- Relative Indikation
  - Schenkelblock mit vorübergehendem AV-Block II. oder III. Grades.
- Keine Indikation
  - AV-Blockierungen während der ersten 2 Wochen nach Myokardinfarkt (siehe temporäre Stimulation),
  - linksanteriorer Hemiblock mit passagerem AV-Block II. und III. Grades,
  - neu aufgetretener Schenkelblock mit AV-Block I. Grades.

2.11 Indikationen für die temporäre Stimulation

Folgende Indikationen für die Stimulation können sich ergeben:

- Während der Akutphase des Myokardinfarktes. Dabei kann bei AV-Blockierungen im Rahmen eines Hinterwandinfarktes eher abgewartet werden, während bei einem Vorderwandinfarkt relativ abrupt ein kompletter AV-Block (schlechte Prognose) ohne entsprechende Vorzeichen auftreten kann.
- Als Überbrückung bei symptomatischen bradykarden Rhythmusstörungen bis zur Implantation eines permanenten Schrittmachersystems.
- Zur Absicherung in der postoperativen Phase der Herzchirurgie.
- In komplizierten Fällen einer bakteriellen Endokarditis oder einer akuten Myokarditis mit Beteiligung des Reizleitungssystems.
- Bei Halstumoren oder chirurgischen Eingriffen am Hals.
- Bei lokalen Reizzuständen nach Radiotherapie in der Region des Glomus carotidis.
- Bei AV-Überleitungsstörungen im Rahmen einer Lyme-Erkrankung, bei der in der Regel nur temporäre Blockierungen auftreten.
- Im Rahmen interventioneller Eingriffe, z. B. PTCA der rechten Kranzarterie.
- Bei Vergiftung, Nebenwirkung bzw. Überdosierung negativ chronotroper Medikamente.
- Bei Elektrolytentgleisungen.
- Bei der Behandlung von Torsade de pointes.
- Im Rahmen von Reanimationsmaßnahmen.
- Bei Schrittmacher-Systemfehlern und Komplikationen, z. B. bei Schrittmacher-Sepsis, wenn das System entfernt werden muß.

- Bei rezidivierenden Kammertachykardien zur Überstimulation.
- Der bifaszikuläre Block bei asymptomatischen Patienten stellt im Rahmen von Operationen keine Indikation dar.

Bei Patienten mit Herzinsuffizienz sollte eine temporäre vorhofbeteiligende Stimulation (DVI; DDD) bevorzugt werden. Für passagere AV-Überleitungsstörungen ist ein temporäres VDD-System mit einer Einzelelektrode geeignet.

3 Systemwahl

Der prinzipiellen Indikationsstellung zur Schrittmachertherapie folgt die Auswahl des geeigneten Systems und des zu programmierenden Schrittmachermodus. Unter Berücksichtigung der elektrophysiologischen und hämodynamischen Faktoren sowie der individuellen Situation sollte für jeden einzelnen Patienten eine optimale Lösung gefunden werden. Mit den Richtlinien wird der Erhalt bzw. die weitgehende Wiederherstellung des physiologischen Zustandes angestrebt. Unter diesem Gesichtspunkt erfolgt die Einteilung der Systeme und Betriebsarten in *„optimal"*, *„akzeptabel"* und *„ungeeignet"* (Tabelle 2). Die Therapieentscheidung darf nicht durch das chirurgisch-technische Können des Operateurs limitiert sein. Wird die Technik der atrialen Elektrodenplazierung nicht beherrscht, muß der Patient bei entsprechender Indikation an ein erfahrenes Zentrum weiterverwiesen werden. Nur durch eine an den physiologischen Verhältnissen ausgerichtete Schrittmachertherapie werden kostenaufwendige Revisionseingriffe und systembedingte Langzeitkomplikationen (insbesondere Schrittmacher-Syndrome und thromboembolische Ereignisse) vermieden.

Die individuelle Auswahl des Schrittmachersystems sollte sich an folgenden *Grundsätzen* orientieren:

- Der Vorhof sollte, solange dies möglich ist, in die Wahrnehmung und Stimulation mit einbezogen sein.
- Die ventrikuläre Stimulation muß, bei nachgewiesener oder zu erwartender Überleitungsstörung, gewährleistet sein.
- Auf eine Frequenzadaptation kann bei körperlicher Inaktivität, bei normaler oder nur gering eingeschränkter Frequenzregulation, verzichtet werden.

Der *Ventrikel-Schrittmacher (VVI)* hat danach nur noch bei chronischem Vorhofflimmern mit niedriger Kammerfrequenz, bei seltenen asystolischen Pausen und bei prophylaktischen Indikationen seine Berechtigung. Bei bradykarden Rhythmusstörungen, die eine häufige oder ausschließliche Schrittmacherstimulation erfordern, sollte einer *vorhofbeteiligenden Stimulation (AAI oder DDD)* der Vorzug gegeben werden.

Die Möglichkeit der *Frequenzadaptation* wird bei den heutigen Schrittmachermodellen immer mehr zum zusätzlichen Standardparameter. Bei der Entscheidung zur frequenzvariablen Stimulation müssen neben der chronotropen Inkompetenz folgende Faktoren mit berücksichtigt werden:

- Vorhandene koronare Herzerkrankung mit oder ohne Angina pectoris
- Ausmaß einer linksventrikulären Funktionsstörung
- Überleitungs- und Erregungsausbreitungsstörungen
- Intensität und Art der körperlichen Aktivität.

Die unnötige Verwendung der frequenzvariablen Betriebsart kann zu Nachteilen für den Patienten führen [30] (z.B. bei häufigen kompetitiven Aktionen zwischen Herzeigenaktionen und Schrittmacherstimulationen und bei zu hohen Stimulationsfrequenzen).

Zunehmend sind in den Schrittmachern weitere adaptierende Funktionen verfügbar, wie die *Frequenzglättung* (Rate-Smoothing,

Tabelle 2. Richtlinien für die Auswahl des Schrittmachermodus

Diagnose	Optimal	Akzeptabel	Ungeeignet
Sinusknotensyndrom			
1. ohne tachykarde Phasen	AAI(R)		VVI(R)
	DDD(R) + Spezialalgorithmen[a]		VDD(R)
	DDI(R)	VVI < 45/min[d]	
2. Bradykardie-Tachykardie-Syndrom intermittierendes Vorhofflimmern	DDD(R) + Mode-Switching[b] DDI(R)	AAI(R)	VVI(R) VDD(R) DDD(R) ohne Mode-Switching[b]
AV-Block			
1. permanent	DDD	VDD	VVI(R)
2. intermittierend	DDD + Spezialalgorithmen[a]	DDD VDD VVI < 45/min[d]	VVI(R) DDI(R)
Zweiknotenerkrankung			
1. chronotrope Inkompetenz ohne tachykarde Phasen	DDDR	DDD	VVI(R) VDD(R)
2. Vorhofarrhythmien	DDD(R) + Mode-Switching[b]	VDD(R) + Mode-Switching[b]	VVI(R) – DDI(R) DDD(R) und VDD(R) ohne Mode-Switching[b]
Bradyarrhythmie bei chronischem Vorhofflimmern	VVI(R)		DDD(R) VDD(R)
Karotissinus-Syndrom und vasovagales Syndrom	DDD (+ Spezialalgorithmen[c]) DDI (+ Hysterese) DDD (+ Hysterese)	VVI + Hysterese[e]	AAI(R) VDD(R) VVI(R)

[a] z.B.: automatischer Moduswechsel von AAI nach DDD oder AV-Zeit-Hysterese.
[b] automatischer Moduswechsel, z.B. von DDD nach DDI, oder andere frequenzbegrenzende Algorithmen.
[c] z.B.: spezieller Frequenzanstieg während der Kardioinhibition.
[d] nur akzeptabel bei seltenen asystolischen Pausen.
[e] nur bei fehlender retrograder Leitung während Kardioinhibition und bei niedrig programmierter Interventionsfrequenz.

z.B. bei Sinuspausen unter Belastung), das *Mode-Switching* (automatischer Wechsel der Stimulationsart, z.B. von DDD(R) auf DDI(R)) bzw. die automatische Begrenzung der Maximalfrequenz (während atrialer Tachyarrhythmien) oder die frequenzabhängige *AV-Zeit-Verkürzung*. Zur Vermeidung unerwünschter Effekte ist vor der Aktivierung dieser „dynamischen" Funktionen häufig eine genaue Analyse der Rhythmusstörungen und Leitungsverhältnisse erforderlich.

3.1 Sinusknotenerkrankung

Eine hämodynamische Verbesserung kann bei der Sinusknotenerkrankung nur durch vorhofbeteiligende Stimulationsformen (AAI(R), DDD(R)) erreicht werden. VVI-

und VVIR-Schrittmacher führen häufig zu einer retrograden Vorhoferregung. Damit verbunden ist eine Verschlechterung der hämodynamischen Verhältnisse [77, 88, 111, 115, 120, 121], eine Aktivierung des neurohumoralen Systems [18, 29, 100] und das Auftreten von Kollapszuständen, Synkopen, Palpitationen und Dyspnoe („Schrittmacher-Syndrom") [9, 43, 74, 88]. Retrospektive Vergleichsstudien von VVI- versus AAI/DDD-Stimulation ergaben eine erhöhte Inzidenz an permanentem Vorhofflimmern [44, 93, 96, 97] und zerebralen Insulten [96, 114]. In einer prospektiv-randomisierten Studie [8] konnte eine 3fach höhere Thromboembolierate unter VVI- im Vergleich zur AAI-Stimulation nachgewiesen werden, während die Inzidenz an Vorhofflimmern erhöht, aber nicht signifikant unterschiedlich war. Trotz vermehrter thromboembolischer und kardialer Todesfälle unter VVI-Stimulation ließ sich eine Prognoseverbesserung nicht beweisen. Die Auswirkung der vorhofbeteiligten Stimulation auf die Überlebensrate wird unterschiedlich beurteilt [102]. Hinweise auf eine geringere Mortalität unter AAI/DDD-Stimulation fanden sich bisher in retrospektiven Analysen [2, 44, 58, 93, 96, 122].

– Bei erhaltener AV-Überleitung ist die *AAI*-Betriebsart die *optimale* Stimulationsform. Die jährliche Inzidenz therapiebedürftiger AV-Blockierungen ist bei sorgfältiger Patientenselektion gering [8, 94]. Zur Vermeidung von Komplikationen sollte
  - keine extrinsisch vermittelte Sinusknotenfunktionsstörung vorliegen (z.B. Karotissinus-Syndrom oder vasovagales Syndrom),
  - kein AV-Block I. Grades und kein bifaszikulärer Schenkelblock bestehen,
  - eine 1:1-Überleitung bis zu einer Vorhof-Stimulationsfrequenz von 120–130 min^{-1} erfolgen,
  - intermittierendes Vorhofflimmern nicht gehäuft auftreten und
  - keine Behandlungsnotwendigkeit mit AV-überleitungsverzögernden Medikamenten bestehen.

– Bei gestörter oder unsicherer AV-Überleitung (die Bestimmung des Wenckebachpunktes gibt nur die momentane Leitungskapazität proximaler Strukturen wieder) und bei Einsatz von Medikamenten, die die AV-Überleitung verzögern, verwendet man geeignete *Zwei-Kammer-Schrittmacher*: Dabei sind Systeme *optimal*, die eine überwiegende Vorhofstimulation ermöglichen (DDI mit langer AV-Zeit, AAI/DDD-Mode-Switching oder andere Spezialgorithmen). Bei seltenen paroxysmalen Pausen kann eine *VVI*-Stimulation mit *niedriger Interventionsfrequenz* (< 45/min) *akzeptabel* sein. *Ungeeignet* ist eine *VVI*-Stimulation mit ständiger asynchroner Ventrikelerregung. Das gleiche gilt für die *VDD*-Stimulation (siehe unter 3.2).

– Bei häufigen Episoden von intermittierendem Vorhofflimmern sollte wegen der Gefahr bradykarder Überleitungsfrequenzen unter antiarrhythmischer Therapie einem geeigneten *Zwei-Kammer-System* der Vorzug gegeben werden (*optimale* Stimulationsform). Dabei muß ein Modus programmierbar sein, der eine Triggerung von Vorhofarrhythmien verhindert (z.B. DDI-Stimulation, DDD/-DDI-Mode-Switching oder andere Spezialgorithmen). Die Verwendung eines *AAI*-Schrittmachers bei intermittierendem Vorhofflimmern kann akzeptabel sein, da die präautomatischen Pausen sicher terminiert werden. Die *VVI*-Stimulation ist *ungeeignet*. Nach retrospektiven Analysen wird durch die Vorhofstimulation (AAI/DDD/DDI) der Übergang ins chronische Vorhofflimmern vermindert [44, 93]. In der prospektiven Studie [8] war der Unterschied nicht signifikant, die VVI-Stimulation aber die einzige Variable, die signifikant mit einem erhöhten Thromboembolierisiko einherging.

– Bei chronotroper Inkompetenz ist ein frequenzvariables System (*AAIR*, *DDDR*, *DDIR*) *optimal*. Kritische Größen sind die Wahl der oberen Stimulationsfrequenz (Gefahr der Überstimulation) und die Länge des AV-Intervalls (Gefahr der Vorhofpfropfung bei zu kurz programmiertem Intervall im DDDR/DDIR-Mode, unphysiologische Verlängerung der AV-Überleitung im AAIR-Mode). Die *VVIR/VDDR*-Stimulation ist bei der Sinusknotenerkrankung *ungeeignet*.

3.2 Atrioventrikuläre Leitungsstörungen

Die festfrequente Ventrikelstimulation (VVI) führt beim permanenten totalen AV-Block zu einer unzureichenden Versorgung des Patienten [1, 28]. Im Vergleich dazu kann durch vorhofsynchrone Kammerstimulation (VAT, VDD, DDD) die Hämodynamik [34, 52, 55, 60, 82, 88, 89], die Leistungsfähigkeit [34, 54, 56, 81, 83] und die Symptomatik [43, 54, 55, 74, 83, 88] gebessert und die neurohumorale Reaktion [18, 60, 82, 109] verringert werden. Die frequenzvariable Ventrikelstimulation (VVIR) stellt keine Alternative dar [10, 59, 60, 71, 113]. Retrospektive Studien weisen darauf hin, daß im Vergleich zur asynchronen Ventrikelstimulation die Überlebensprognose durch die Zweikammer-Stimulation verbessert wird [58], insbesondere bei Patienten mit eingeschränkter linksventrikulärer Funktion [3, 62].

– Beim permanenten AV-Block ist ein konventioneller Zweikammer-Schrittmacher (*DDD*) das System der 1. Wahl. Er bietet die hämodynamisch *optimale* Lösung. Das *VDD*-Einzelelektrodensystem (VDD-single-lead) ist bei isolierten AV-Überleitungsstörungen die *akzeptable* Alternative. Eine Sinusknotendysfunktion muß aber sicher ausgeschlossen sein, da es sonst an der unteren Interventionsfrequenz zur VVI-Stimulation kommt. Bei vorhandener retrograder Leitung kann eine Schrittmacher-Reentrytachykardie (ELT = Endless-Loop-Tachykardie) provoziert werden, die bei fehlender atrialer Stimulationsmöglichkeit evtl. nicht zu terminieren ist bzw. immer wieder induziert wird. *VVI*- und *VVIR*-Stimulation sind zur Behandlung des permanenten AV-Blocks *ungeeignet*.

– Beim intermittierenden AV-Block ist die konventionelle *DDD/VDD*-Stimulation *akzeptabel*, aber nicht *optimal*, da nur Spezialalgorithmen in der Lage sind, zwischen erhaltenem Eigenrhythmus und einer notwendigen Ventrikelstimulation mit optimiertem AV-Intervall zu wechseln. Bei seltenen AV-Blockierungen und bei prophylaktischen Indikationen kann eine *VVI*-Stimulation mit niedriger Interventionsfrequenz (< 45/min) *akzeptabel* sein. *Ungeeignet* sind Zweikammer-Schrittmacher in der *DDI*-Betriebsart, da bei auftretenden Überleitungsblockierungen keine AV-Synchronisation erfolgt.

3.3 Zweiknotenerkrankung

Besteht eine kombinierte Störung von Sinusknotenfunktion und AV-Überleitung, sind Zweikammer-Schrittmacher mit Zusatzfunktionen die Systeme der Wahl.

– Bei chronotroper Inkompetenz stellt die Möglichkeit zur frequenzvariablen Zweikammer-Stimulation (*DDDR*) die *optimale* Therapieform dar. Die konventionelle *DDD*-Stimulation ist *akzeptabel*. *VVI(R)*- und *VDD(R)*-Schrittmacher sind *ungeeignet*.

– Bei intermittierenden Vorhof-Tachyarrhythmien sind Schrittmacher mit *DDD*-Mode-Switching oder anderen frequenzbegrenzenden Algorithmen *optimal* (nach AV-Knoten-Ablation bei paroxysmalem Vorhofflimmern auch entsprechende VDD-Systeme). Konventionelle *DDD/VDD*-Schrittmacher ohne automatischen Moduswechsel oder Frequenzbegrenzung sowie die *DDI*-Betriebsart sind *ungeeignet*. Die *VVI(R)*-Stimulation begünstigt das Auftreten von chronischem Vorhofflimmern und ist ebenfalls ungeeignet.

3.4 Bradyarrhythmie bei Vorhofflimmern

– Bei chronischem Vorhofflimmern mit ventrikulärer Bradyarrhythmie ist ein *VVI*-Schrittmacher indiziert. Patienten, die sich körperlich belasten können und einen ungenügenden Anstieg der Eigenfrequenz aufweisen, sollten ein frequenzvariables System (*VVIR*) erhalten.
– Bei neu aufgetretenem Vorhofflimmern sollte vor der Schrittmacherimplantation die Möglichkeit und Indikation zur Kardioversion überprüft werden. Bei resultierender Sinusbradykardie gelten die Richtlinien unter Punkt 3.1 (*Sinusknotenerkrankung*: häufige Episoden von intermittierendem Vorhofflimmern).

3.5 Karotissinus-Syndrom und vasovagales Syndrom

– Ein Zweikammersystem (*DDI*- oder *DDD*-Betriebsart) stellt beim kardioinhibitorischen und vor allem beim gemischten Typ (kardioinhibitorisch und vasodepressorisch) die *optimale* Therapieform dar, insbesondere wenn eine Hysteresefunktion möglich ist oder eine spezielle Frequenzanstiegsmöglichkeit während der Kardioinhibition besteht. Ein *VVI*-System *mit Hysterese* ist *akzeptabel*, wenn nach vorangehender Untersuchung eine retrograde Leitung während der Kardioinhibition ausgeschlossen werden kann und

die Bradykardie selten und episodenhaft auftritt.

Ein *AAI*-System ist *ungeeignet*, da neben der Inhibition des Sinusknotens häufig auch ein intermittierender AV-Block auftritt.

4 Nachsorge des Schrittmacherpatienten

Die korrekte Indikationsstellung und adäquate Systemwahl garantieren noch keineswegs die Qualität der Schrittmacherbehandlung im weiteren Verlauf. Dafür bedarf es unbedingt einer sachkundigen Nachsorge. Die Erweiterung der Indikationen zur vorhofbeteiligenden Stimulation setzt entsprechende Kenntnisse der zugrundeliegenden Rhythmusstörungen und der verschiedenen Schrittmacher-Betriebsarten voraus. Eine adäquate Schrittmacherkontrolle erfordert heutzutage erhebliche Spezialkenntnisse.

4.1 Aufgaben der Schrittmacherkontrolle

Die Aufgaben der Nachsorge können definiert werden als

– Optimierung der Schrittmachersysteme durch Anpassung an die hämodynamischen und individuellen Erfordernisse des Patienten.
– Verlängerung der Laufzeit der Schrittmacher durch die Anpassung der Energieabgabe, unter Berücksichtigung des Sicherheitsabstandes zur Reizschwelle.
– Erkennen und Beheben von Komplikationen.

4.2 Qualifikationsvoraussetzungen

nach Vorgaben der Kassenärztlichen Vereinigung [21]

„Qualifikationsvoraussetzungen gemäß § 135 Abs. 2 SGB V für die Durchführung von Untersuchungen zur Herzschrittmacher-Kontrolle

Untersuchungen zur Herzschrittmacher-Kontrolle dürfen in der kassen-/vertragsärztlichen Versorgung nur solche Ärzte durchführen, die der Kassenärztlichen Vereinigung nachgewiesen haben, daß sie die nachfolgenden Anforderungen an die persönliche Qualifikation sowie die apparativen Voraussetzungen erfüllen.

Umfang der Untersuchungen zur Herzschrittmacher-Kontrolle

1. Die Untersuchungen zur Herzschrittmacher-Kontrolle beinhalten insbesondere
1.1 etwa alle 6 Monate (bei nachlassender Batterieleistung auch in kürzeren Abständen) die Überprüfung der Reizbeantwortung und -wahrnehmung (EKG) und die Beurteilung der Batteriekapazität (Messung von Impulsfrequenz und Impulsdauer, gegebenenfalls mit Magnetauflage),
1.2 etwa 3 Monate nach der Implantation und im weiteren Verlauf in der Regel alle 12 bis 18 Monate die komplette Funktionsanalyse der programmierbaren Parameter, gegebenenfalls einschließlich Umprogrammierung und – falls vorhanden – telemetrischer Abfrage.

Fachliche Voraussetzungen

2. Untersuchungen nach Nr. 1.1 dürfen nur von solchen Ärzten durchgeführt und abgerechnet werden, die nachgewiesen haben, daß sie mindestens 200 Untersuchungen nach Nr. 1.1, einschließlich der Befundung des Schrittmacher-EKGs, unter Anleitung und Aufsicht eines entsprechend qualifizierten Arztes durchgeführt haben.
3. Untersuchungen nach den Nrn. 1.1 und 1.2 dürfen nur von solchen Ärzten durchgeführt und abgerechnet werden, die nachgewiesen haben, daß sie
3.1 zum Führen der Teilgebietsbezeichnung „Kardiologie" berechtigt sind oder
3.2 mindestens 200 Untersuchungen nach Nr. 1.2 – davon mindestens 100 Untersuchungen bei Zweikammer- bzw. frequenzadaptierten Systemen – unter Anleitung und Aufsicht eines entsprechenden qualifizierten Arztes durchgeführt haben.

Apparative Voraussetzungen

4. Untersuchungen nach Nr. 1.1 dürfen in der kassen-/vertragsärztlichen Versorgung nur durchgeführt werden, wenn folgende apparative Ausstattung zur Verfügung steht:
4.1 ein Analysegerät zur Messung von Stimulationsintervall und Impulsdauer.
4.2 ein zur Schrittmacherkontrolle geeigneter EKG-Schreiber.
4.3 eine Notfallausrüstung zur kardiopulmonalen Wiederbelebung, einschließlich Defibrillator.
5. Untersuchungen nach Nr. 1.1 dürfen in der kassen-/vertragsärztlichen Versorgung nur durchgeführt werden, wenn zusätzlich zu den Anforderungen nach den Nrn. 4.2 und 4.3 für die Durchführung der Schrittmacherkontrolle das für den jeweiligen Schrittmacher spezifische Programmiergerät zur Verfügung steht."

Darüber hinaus sollten zur Kontrolle komplexer Schrittmachersysteme ein Belastungs-EKG, Laufband, Langzeit-EKG und Echokardiographiegerät vorhanden sein.

4.3 Durchführung der Schrittmacherkontrolle

4.3.1 Anamnese

Die Schrittmacherkontrolle beginnt mit einer Befragung des Patienten über sein Allgemeinbefinden, spezielle kardiale Symptome (z.B. Synkopen, Dyspnoe, Herzklopfen, Angina pectoris, Belastungsfähigkeit) und zerebrale Symptome sowie Anzeichen von Zwerchfell- und Muskelstimulation oder

Tabelle 3. Basisuntersuchung

	Einkammer	Zweikammer	Frequenzadaptiv
Anamnese	+	+	+
Klinische Untersuchung	+	+	+
Ruhe-EKG	+	+	+
Magnettest-EKG	+	+	+
Impulsanalyse	+	+	+
Reizschwelle	(+)	(+)	(+)
Speicherabfrage	(+)	(+)	(+)

+ obligat, (+) fakultativ, ggfs. bei entsprechender Indikation.

Tabelle 4. Erweiterte Kontrolle

	Einkammer	Zweikammer	Frequenzadaptiv
Anamnese	+	+	+
Klinische Untersuchung	+	+	+
Ruhe-/Magnettest-EKG	+	+	+
Reizschwelle	+	+	+
Wahrnehmungsschwelle	+	+	+
Ausführliche Telemetrie	+	+	+
Überprüfung d. retrogr. Leitung		(+)	
Wenckebach-Punkt	(+)		(+)
Langzeit-EKG	(+)	(+)	(+)
Belastungs-EKG	(+)	(+)	(+)
Dopplerechokardiographie	(+)	(+)	(+)

Thoraxschmerzen. Wichtig ist die Frage nach dem Pulsverhalten. Auch nach den Anzeichen eines Schrittmachersyndroms sollte gefragt werden. Dies kann sich in allgemeinen Symptomen, wie Übelkeit, Kopfschmerzen, Konzentrationsstörungen, Belastungseinschränkungen etc., bis hin zum Kreislaufkollaps äußern.

4.3.2 Klinischer Untersuchungsbefund

Die klinische Untersuchung sollte als Minimum eine Insepektion der Schrittmachertasche und Palpation des Pulses enthalten. Auch eine Blutdruckmessung gehört zu den Routinemaßnahmen bei der Schrittmacherkontrolle. Ebenso muß auf die Anzeichen einer Herzinsuffizienz, wie z.B. periphere Ödeme bzw. auskultatorisch feststellbare Lungenstauung, geachtet werden.

4.3.3 Basisuntersuchung (Tabelle 3)

Grundaufgaben jeder Kontrolle sind die Prüfung der Reizbeantwortung und Wahrnehmungsfunktion sowie die Beurteilung des Batteriezustandes. Es muß geprüft werden, ob die programmierte Schrittmacherfunktionsweise den aktuellen Erfordernissen des Patienten noch angepaßt ist.

In Abhängigkeit von der Situation können zur Basiskontrolle auch weitere Untersuchungen vorgenommen werden, wie Reizschwellenmessungen oder die telemetrische Abfrage von speziellen Holterfunktionen.

4.3.4 Erweiterte Kontrolle (Tabelle 4)

In mindestens 12–18monatigen Abständen müssen weitergehende Untersuchungen durchgeführt werden, damit eine optimale, d.h. den Möglichkeiten des jeweiligen Schrittmachertyps und den Erfordernissen des jeweiligen Patienten entsprechende Arbeitsweise des Schrittmachers garantiert werden kann.

4.3.5 Kontrollparameter

4.3.5.1 Batteriezustand

Die Beurteilung des Batteriezustandes durch Magnetauflage hat bei jeder Kontrolle zu erfolgen. Leider fehlen einheitliche Austauschkriterien, was produktspezifische Kenntnisse für die Beurteilung voraussetzt (vgl. Herstellerhandbuch). Sie ist bei modernen Schrittmachern oft telemetrisch möglich.

4.3.5.2 Telemetrie (Abfragen des Schrittmachers)

– Batteriezustand
Anhand der Parameter „Batteriespannung" und/oder „Batterieimpedanz" können Aussagen über den Batteriezustand gemacht werden. Zusätzlich läßt sich anhand von Stromverbrauch und der verfügbaren Batteriekapazität die Funktionszeit der Batterie grob abschätzen.
– Elektrodenimpedanz
Die Elektrodenimpedanz ist in modernen Telemetrieschrittmachern abfragbar und liefert Informationen über die Integrität der Elektroden und der Elektrodenkonnektion. Bei bipolaren Elektroden muß die *Stimulation* für den Zeitpunkt der Elektrodenmessung auf bipolare Konfiguration umprogrammiert werden, damit die Elektrodenimpedanz der gesamten Elektrode (innere und äußere Wendel) erfaßt wird.
– Diagnostische Funktionen
Moderne Telemetrieschrittmacher mit Speicherfunktionen ermöglichen die Abfrage diagnostischer Daten, die Hinweise auf Funktionsstörungen und Arrhythmien geben und für eine Optimierung der Schrittmachereinstellung genutzt werden können.
– Anfangs- und Endabfrage
Bei der Anfangsabfrage in der Schrittmacherkontrolle wird u.a. überprüft, welche Programmierung vorliegt, bei der Endabfrage, ob der Schrittmacher die gewünschte Programmierung angenommen hat.

4.3.5.3 Überprüfung des Eigenrhythmus

Es empfiehlt sich, den Eigenrhythmus des Patienten zu überprüfen, insbesondere abzuklären, wie weit der Patient vom Schrittmacher abhängig ist. Wenn im Ruhe-EKG kein Spontanrhythmus erkennbar wird, kann dieser evtl. bei Belastung ersichtlich werden. Über das Programmiergerät kann der Schrittmacher *temporär* inhibiert bzw. die Stimulationsfrequenz (bei Zweikammer-Schrittmacher im VVI-Modus) entsprechend gesenkt werden. In Akutsituationen, wenn kein entsprechendes Programmiergerät vorhanden ist, kann (bei unipolarer Wahrnehmung) der Schrittmacher durch eine externe Überstimulation inhibiert werden.

4.3.5.4 Reizschwelle von Vorhof und Kammer

Die Verfahren der Reizschwellenprüfung sind modellgebunden vorgegeben. Aufgrund des natürlichen Reizschwellenverlaufes mit einem passageren Anstieg der Reizschwelle innerhalb der ersten Wochen nach Implantation ist in diesem Zeitraum eine inital höhere Stimulationsenergie erforderlich. Die endgültige Einstellung mit dem Ziel der Energieeinsparung und konsekutiven Laufzeitverlängerung sollte nach 3, spätestens 6 Monaten erfolgen. Ein Sicherheitsabstand von mindestens 100% wird durch die Verdoppelung der Amplituden-Reizschwelle erreicht. Die Verdreifachung der Impulsdauer-Reizschwelle bietet nur dann einen ausreichenden Sicherheitsabstand, wenn dabei die Chronaxiezeit nicht überschritten wird [49, 50]. Auf die Sicherheitsprogrammierung ist bei permanent schrittmacherabhängigen Patienten besonders zu achten. In der Regel läßt sich die Spannung bei 2,5 V einstellen. Im Einzelfall muß der Hersteller mitteilen oder wird vom Programmiergerät angezeigt, welche Amplituden-Impulsdauer-Kombination den geringsten Stromverbrauch bewirkt.

4.3.5.5 Wahrnehmungsschwelle

Die korrekte Wahrnehmung des Systems setzt eine entsprechende Einstellung der Wahrnehmungsschwelle des Schrittmachers voraus.

– Atriale Wahrnehmung
 Biologische Schwankungen des P-Wellen-Signals im Einzelfall legen für Vorhofsysteme einen Sicherheitsabstand von mehr als 0,5 mV nahe. Dabei muß berücksichtigt werden, daß bei hoher Empfindlichkeit, insbesondere bei unipolaren Systemen, die Wahrscheinlichkeit externer Störbeeinflussungen (z. B. Muskelsignale) entsprechend steigt. Empfohlen wird eine Empfindlichkeitseinstellung von 50% der Wahrnehmungsschwelle. Bei VDD-Systemen mit einer Einzelelektrode wird die minimale Empfindlichkeit, bei der kein Oversensing nachweisbar ist, als zu programmierende Empfindlichkeit empfohlen.
– Ventrikuläre Wahrnehmung
 Die Wahrnehmung im Ventrikel läßt aufgrund der höheren Signalamplituden die Einstellung von höheren Werten (= unempfindlicher) zu, z. B. 4–5 mV oder darüber. Sofern empfindlichere Einstellungen gewählt werden müssen, sind vor allem bei unipolarer Wahrnehmung Prüfungen von Störeinflüssen (z. B. Muskelsignale) geboten. Ist der Patient permanent schrittmacherabhängig, so empfiehlt sich bei unipolarer Wahrnehmungskonfiguration eine so unempfindliche Einstellung, daß bei Provokation kein Oversensing auftritt.

4.3.5.6 Refraktärzeiten

Die Refraktärzeit ist auf *Ventrikelebene* mit der Nominaleinstellung (300–350 ms) in den meisten Fällen adäquat; eine Verlängerung kann bei T-Wellen-Wahrnehmungen relevant werden.

Auf *Vorhofebene* kann in der AAI-Betriebsart bei Wahrnehmung von ventrikulären Fernsignalen (far-field sensing) eine Verlängerung der totalen atrialen Refraktärzeit (TARP) notwendig werden. Sie wird in der Regel länger als 400 ms programmiert.

In der DDD-Betriebsart muß die postventrikuläre atriale Refraktärzeit (PVARP) individuell eingestellt werden. Sie ist abhängig von einer retrograden Leitung bzw. vom Auftreten von Schrittmacher-Reentrytachykardien (ELT = Endless-Loop-Tachykardien), aber auch von den im jeweiligen Modell vorhandenen Schutzalgorithmen. Sie wird in der Regel länger als 240 ms programmiert. Bei Werten < 280 ms sollte die retrograde Leitungszeit bestimmt werden. Um die Ausblendzeiten des Schrittmachers möglichst zu begrenzen, sind die Refraktärzeiten so lang wie nötig und so kurz wie möglich zu wählen.

4.3.6 Besonderheiten bei Zweikammersystemen

Funktionsprüfungen sind bei Zweikammersystemen im gleichen zeitlichen Rahmen durchzuführen. Der Reizschwellentest umfaßt Vorhof und Kammer; analog dazu ist die Wahrnehmung in Vorhof und Kammer zu prüfen, wobei der adäquaten atrialen

Wahrnehmung eine wichtige Rolle hinsichtlich der intakten Funktion des Systems zukommt.

Zusätzlich sind bei Zweikammersystemen folgende Parameter zu prüfen und den klinischen Vorgaben des jeweiligen Patienten anzupassen:

- AV-Intervall (Optimierung z.B. mit dopplerechokardiographischen Verfahren),
- maximale synchrone Frequenz (z.B. Langzeit-EKG, Belastungs-EKG),
- postventrikuläre atriale Refraktärzeit bzw. totale atriale Refraktärzeit,
- weitere – spezielle – Algorithmen.

4.3.7 Besonderheiten bei frequenzadaptierenden Systemen

Bei frequenzadaptierenden Systemen sind grundsätzlich die oben aufgeführten Funktionen im gleichen Umfang zu prüfen. Die Einstellung der frequenzadaptierenden Funktion setzt weitere Spezialkenntnisse der Funktionsweise und Störbeeinflussung des Sensors voraus. Die Anpassung an die adäquate Frequenz kann initial häufigere klinische, ergometrische und langzeitelektrokardiographische Kontrollen erforderlich machen.

4.4 Zeitplan der Schrittmacherkontrollen

4.4.1 Komplikationslose Neuimplantation

Die ersten Kontrollen erfolgen vor Entlassung des Patienten und umfassen neben der Basisuntersuchung mit evtl. Reizschwellenmessung im Vorhof und Ventrikel die Beurteilung der Wundverhältnisse. Wichtig ist ein ausführliches Informationsgespräch mit dem Patienten. Zur Dokumentation der Elektrodenlage wird eine radiologische Kontrolle durchgeführt.

Die 2. Kontrolle erfolgt etwa 4 Wochen nach Implantation und umfaßt eine Basis- bzw. eine erweiterte Kontrolle sowie eine Prüfung der Wundverhältnisse. Zur Erfassung eines überdurchschnittlichen Reizschwellen-Anstiegs sollte vor Entlassung bzw. nach 4 Wochen eine Messung der Reizschwelle erfolgen.

Bei frequenzadaptierenden Systemen sind zur individuellen Anpassung initial oder nach 4 Wochen zusätzliche Kontrollen und ergometrische Tests notwendig.

Die 3. Kontrolle erfolgt 3 Monate nach Implantation und umfaßt die erweiterte Kontrolle. Es sollte jetzt die Endeinstellung mit Reduktion der Stimulationsenergie vorgenommen werden, da nach einem Zeitraum von 3(–6) Monaten von einer weitgehenden Stabilisieurng der Reizschwelle ausgegangen werden kann (bei Neuimplantation der Elektroden).

Die weiteren Kontrollen sind in der Regel alle 6–12 Monate vorzunehmen.

Vor einem geplanten Impulsgeberwechsel erfolgt eine ausführliche Schrittmacher-Kontrolle.

4.4.2 Komplikationsloser Impulsgeberwechsel

Bei Impulsgeberwechsel kann die endgültige Einstellung der Stimulationsenergie bereits unmittelbar postoperativ oder bei der ersten ambulanten Kontrolle nach 4 Wochen erfolgen.

Bei frequenzadaptierenden Systemen sind zur individuellen Anpassung initial oder nach 4 Wochen zusätzliche Kontrollen und ergometrische Tests notwendig.

4.4.3 Komplikationen, Batterieerschöpfung

Bei chirurgischen oder technischen Komplikationen haben sich die Kontrollintervalle abweichend vom Zeitplan allein nach der klinischen Situation zu richten und müssen entsprechend kürzer angesetzt werden. Bei Hinweisen auf Batterieerschöpfung, bei Schrittmachern, die über die empfohlene Amplitude hinaus programmiert wurden, und bei epimyokardialen Systemen sind die Kontrollintervalle kürzer (z. B. dreimonatlich) zu wählen.

4.5 Empfehlung zur effektiven Zusammenarbeit zwischen implantierendem Zentrum und niedergelassenen Kollegen

Für die Nachsorge von Schrittmacherpatienten ist die

1. gegenseitige Information über alle durchgeführten Maßnahmen zwischen implantierender Einrichtung und ambulanter Nachsorge im niedergelassenen Bereich unerläßlich.
2. Die implantierende Einrichtung erstellt einen Krankheitsbericht mit detaillierter Beschreibung der Indikation zur Implantation, Beschreibung des implantierten Schrittmachers und der Elektroden, der Funktionsweise und der bei Entlassung aus dem Krankenhaus programmierten Parameter sowie der Austauschkriterien.
3. Die Dokumentation über alle bei der Nachsorge durchgeführten Maßnahmen wird gegenseitig ausgetauscht und im Schrittmacherpaß vermerkt.

Die Schrittmacher-Kontrolle ist eine ambulante ärztliche Leistung. Eine Ermächtigung zur Nachsorge bei Schrittmacherpatienten am implantierenden Zentrum muß gewährleistet sein für:

1. Kontrollen ein und drei Monate nach Implantation des Systems.
2. Alle Kontrollen auf Zuweisung schrittmacherkontrollierender Ärzte.
3. Im Rahmen des Notfalles.
4. Erweiterte Kontrollen (4.3.4) mindestens alle 18 Monate mit kompletter Überprüfung, bei denen mit Hilfe eines nicht im niedergelassenen Bereich unmittelbar verfügbaren typspezifischen Programmiergerätes eine Überprüfung und Einstellung des Schrittmachers erfolgt.
5. In Fällen, in denen in keiner zumutbaren Entfernung vom Wohnort des Patienten die Nachsorge im niedergelassenen Bereich durchgeführt werden kann (5).

Literatur

1. Adolph RH, Holmes JC, Fukusumi H (1968) Hemodynamic studies in patients with chronically implanted pacemakers. Am Heart J 76:829–838
2. Alpert MA, Curtis JJ, SanFelippo JF, Flaker GC, Walls JT, Mukerji V, Villarreal D, Katti SK, Madigan NP, Morgan RJ (1987) Comparative survival following permanent ventricular and dual-chamber pacing for patients with chronic symptomatic sinus node dysfunction with and without heart failure. Am Heart J 113:958–965
3. Alpert MA, Curtiss JJ, SanFelipp JF, Flaker GC, Walls JT, Mukerji V, Villarreal D, Katti SK, Madigan NP, Krol RB (1986) Comparative survival after permanent ventricular dual chamber pacing for patients with chronic high degree atrioventricular block with and without preexistent heart failure. J Am Coll Cardiol 7:925–932
4. Alpert MA, Flaker GC (1983) Arrhythmias associated with sinus node dysfunction. JAMA 250:2160–2166
5. Alt E, Behrenbeck DW, Fischer W, Schorn A, Schmitter HT, Sonntag F (1995) Empfehlungen zur Schrittmachernachsorge – Zusammenarbeit zwischen implantierendem Krankenhaus und niedergelassenen Kollegen bei der Nachsorge von Schrittmacherpatienten. Z Kardiol 84:420–421

6. Alt E, Dechand E, Wirtzfeld A, Ulm K (1983) Überlebenszeit und Verlauf nach Schrittmacherimplantation. Dtsch Med Wschr 108:331-335
7. Alt E, Schlegel MJ, Matula MM (1995) Intrinsic heart rate response as a predictor of rate-adaptive pacing benefit. Chest 107:925-930
8. Andersen HR, Thuesen L, Bagger JP, Vesterlund T, Thomsen PEB (1994) Prospective randomised trial of atrial versus ventricular pacing in sick-sinus syndrome. Lancet 344:1523-1528
9. Ausubel K, Furman S (1985) The pacemaker syndrome. Ann Intern Med 103:420-429
10. Ausubel K, Steingart RM, Shimshi M, Klementowicz P, Furman S (1985) Maintenance of exercise stroke volume during ventricular versus atrial synchronous pacing: role of contractility. Circulation 5:1037-1043
11. Becker H, Brandenburg U, Peter JH, von Wichert P (1995) Reversal of sinus arrest and atrioventricular conduction block in patients with sleep apnea during nasal continuous positive airway pressure. Am J Respir Crit Care Med 151:215-218
12. Bernstein AD, Camm AJ, Fletcher RD, Gold RD, Rickards AF, Smyth NPD, Spielman SR, Sutton R (1987) The NASPE/BPEG generic pacemaker code for antibradyarrhythmia and adaptive-rate pacing and antitachyarrhythmia devices. PACE 10:794-799
13. Borggrefe M, Seipel L, Breithardt G (1984) Klinische und elektrophysiologische Befunde bei Patienten mit Synkope nach Myokardinfarkt. Z Kardiol 73:297-303
14. Breithardt G, Lüderitz B, Schlepper M (1989) Empfehlungen für die Indikation zur permanenten Schrittmacherimplantation. Z Kardiol 78:212-217
15. Brignole M, Menozzi C, Lolli G, Bottoni N, Gaggioli G (1992) Long-term outcome of paced and nonpaced patients with severe carotid sinus syndrome. Am J Cardiol 69:1039-1043
16. Brignole M, Menozzi C, Lolli G, Oddone D, Gianfranchi L, Bertulla A (1991) Validation of a method for choice of pacing mode in carotid sinus syndrome with or without sinus bradycardia. PACE 14:196-203
17. Brown KA, Maloney JD, Smith HC, Hartzler GO, Ilstrup DM (1980) Carotid sinus reflex in patients undergoing coronary angiography: Relationship of degree and location of coronary artery disease to response to carotid sinus massage. Circulation 62:697-703
18. Clemo HF, Baumgarten CM, Stambler BS, Wood MA, Ellenbogen KA (1994) Atrial natriuretic factor: implications for cardiac pacing and electrophysiology. PACE 17:70-91
19. Click RL, Gersh BJ, Sugrue DD, Wood DL, Holmes DR Jr, Osborn MJ, Hammill SC (1987) Role of invasive electrophysiologic testing in patients with symptomatic bundle branch block. Am J Cardiol 59:817-823
20. Coumel P (1992) Neural aspects of paroxysmal atrial fibrillation. In: Falk RH, Podrid PJ. Atrial fibrillation. Mechanisms and Management. Raven Press, New York, pp 109-125
21. Deutsches Ärzteblatt 89, Heft 8, 21 Februar 1992
22. Dewey RC, Capeless MA, Levy AM (1987) Use of ambulatory electrocardiographic monitoring to identify high-risk patients with congenital complete heart block. N Engl J Med 316:835-839
23. Dhingra RC, Denes P, Wu D, Chuquimia R, Rosen KM (1974) The significance of second degree atrioventricular block and bundle branch block: observations regarding site and type of block. Circulation 49:638-646
24. Dhingra RC, Palileo E, Strasberg B, Swiryn S, Bauernfeind RA, Wyndham CRC, Rosen KM (1981) Significance of the HV interval in 517 patients with chronic bifascicular block. Circulation 64:1265-1271
25. Dhingra RC, Wyndham C, Bauernfeind R, Swiryn S, Deedwania PC, Smith T, Denes P, Rosen KM (1979) Significance of block distal to the His bundle induced by atrial pacing in patients with chronic bifascicular block. Circulation 60:1455-1464
26. Dreifus LS, Fisch C, Griffin JC, Gillette PC, Mason JW, Parsonnet V (1991) Guidelines for implantation of cardiac pacemakers and antiarrhythmia devices. A report of the American College of Cardiology/American Heart Association Task Force on Assessment of Diagnostic and Therapeutic Cardiovascular Procedures (Committee on Pacemaker Implantation). Circulation 84:455-467
27. Edhag O, Swahn A (1976) Prognosis of patients with complete heart block or arrhythmic syncope who were not treated with artificial pacemakers: A long-term follow-up study of 101 patients. Acta Med Scand 200:457-463

28. Eimer HH, Witte J (1974) Zur Leistungsbreite bei Patienten mit festfrequentem Herzschrittmacher unter Berücksichtigung von Hämodynamik, arteriovenöser Sauerstoffdifferenz und Lungenfunktion. Z Kardiol 63:1099–1110
29. Ellenbogen KA, Thames MD, Mohanty PK (1990) New insights into pacemaker syndrome gained from hemodynamic, humoral and vascular responses during ventriculo-atrial pacing. Am J Cardiol 65:53–59
30. Epperlein S, Kreft A, Siegert V, Liebrich A, Himmrich E, Treese N (1996) DDD-versus DDDR-Schrittmacherstimulation: Vergleich der kardiopulmonalen Leistungsfähigkeit, der Häufigkeit von Vorhofarrhythmien und der Lebensqualität. Z Kardiol 85:226–236
31. Escher EB (1981) Congenital complete heart block in adolescence and adult life: a follow-up study. Eur Heart J 2:281–288
32. Fairfax AJ, Lambert CD, Leatham A (1976) Systemic embolism in chronic sinoatrial disorders. N Engl J Med 295:190–192
33. Fananapazir L, Epstein ND, Curiel RV, Panza JA, Tripodi D, McAreavey D (1994) Long-term results of dual-chamber (DDD) pacing in obstructive hypertrophic cardiomyopathy. Circulation 90:2731–2742
34. Fananapazir L, Srinivas V, Bennett DH (1983) Comparison of resting hemodynamic indices and exercise performance during atrial synchronized and asynchronous ventricular pacing. PACE 6:202–209
35. Ferrer M (1968) Sick sinus syndrome in atrial disease. JAMA 206:645–646
36. Fisch GR, Zipes D, Fisch C (1980) Bundle branch block and sudden death. Prog Cardiovasc Dis 23:187–224
37. Fitzpatrick A, Sutton R (1989) Tilting towards a diagnosis in recurrent unexplained syncope. Lancet March 25 i:658–660
38. Friedberg CK, Donoso E, Stein WB (1964) Nonsurgical acquired heart block. Ann NY Acad Sci 111:833–847
39. Fujimura O, Yee R, Klein GJ, Sharma A, Boahene KA (1989) The diagnostic sensitivity of electrophysiologic testing in patients with syncope caused by transient bradycardia. N Engl J Med 321:1703–1707
40. Goldman BS, Hill TJ, Weisel RD, Scully HE, Mickleborough LL, Pym J, Baird RJ (1984) Permanent cardiac pacing after open-heart surgery. Acquired heart disease. PACE 7:367–371
41. Guilleminault C, Connolly SJ, Winkle RA (1983) Cardiac arrhythmia and conduction disturbances during sleep in 400 patients with sleep apnea syndrome. Am J Cardiol 52:490–494
42. Hansen JF, Meibon J (1974) The prognosis for patients with complete heart block treated with permanent pacemaker. Acta med scand 195:383–389
43. Heldman D, Mulvihill D, Nguyen H, et al. (1990) True incidence of pacemaker syndrome. PACE 13:1742–1750
44. Hesselson AB, Parsonnet V, Bernstein AD, Bonavita GJ (1992) Deleterious effects of long-term single-chamber ventricules pacing in patients with sick sinus syndrome: the hidden benefits of dual-chamber pacing. J Am Coll Cardiol 19:1065–1069
45. Hilgard J, Ezri MD, Denes P (1985) Significance of ventricular pauses of three seconds or more detected on twenty-four Holter recordings. Am J Cardiol 55:1005–1008
46. Hindman MC, Wagner GS, JaRo M, Atkins JM, Scheinman MM, DeSanctis RW, Hutter AM Jr, Yeatman L, Rubenfire M, Pjura C, Rubin M, Morris JJ (1978) The clinical significance of bundle branch block. 2. Indications for temporary and permanent pacemaker insertion. Circulation 58:689–699
47. Holden W, McAnulty JH, Rahimtoola SH (1978) Characterisation of heart rate response to exercise in the sick sinus syndrome. Br Heart J 40:923–930
48. Huang SKS, Ezri MD, Hauser R, Denes P (1988) Carotid sinus hypersensitivity in patients with unexplained syncope: clinical, electrophysiologic, and long-term follow-up observations. Am Heart J 116:989–996
49. Irnich W (1980) The chronaxie time and its practical importance. PACE 3:292–301
50. Irnich W (1989) Die Funktionszeiten miniaturisierter Herzschrittmacher. Herzschrittmacher 9:164–171

51. Kaplan BM, Langendorf R, Lev M, Pick A (1973) Tachycardia-bradycardia syndrome (so-called "sick sinus syndrome"). Am J Cardiol 31:497–508
52. Karlöf I (1975) Haemodynamic effect of atrial triggered versus fixed rate pacing at rest and during exercise in complete heart block. Acta med Scand 197:195–206
53. Keefe DL, Griffin JC, Harrison DC, Stinson EB (1985) Atrioventricular conduction abnormalities in patients undergoing isolated aortic or mitral valve replacement. PACE 8:393–398
54. Kristensson BE, Arnman K, Smedgard P, Ryden L (1985) Physiological versus fixed rate ventricular pacing: a double-blind cross-over study. PACE 8:73–84
55. Kruse I, Arnman K, Conradson TB, Ryden L (1982) A comparison of the acute and long-term hemodynamic effects of ventricular inhibited and atrial synchronous ventricular inhibited pacing. Circulation 65:846–855
56. Kruse IB, Ryden L (1981) Comparison of physical work capacity and systolic time intervals with ventricular inhibited and atrial synchronous ventricular inhibited pacing. Br Heart J 46:129–136
57. Lagergren H, Johannsson L, Schüller H, Kugelberg J, Bojs G, Alestig K, Linder E, Borst HG, Schaudig A, Giebel O, Harms H, Rodewald G, Scheppokat KD (1966) 305 cases of permanent intravenous pacemaker treatment for Adams-Stokes syndrome. Surgery 59:494–497
58. Lamas GA, Pashos CL, Normand S-LT, McNeil B (1995) Permanent pacemaker selection and subsequent survival in elderly Medicare pacemaker recipients. Circulation 91:1063–1069
59. Lau CP, Wong CK, Leung WH, Liu WX (1990) Superior cardiac hemodynamics of atrioventricular synchrony over rate responsive pacing at submaximal exercise: observations in activity sensing DDDR pacemakers. PACE 13:1832–1837
60. Lemke B, Gude J, von Dryander S, Barmeyer J, Braun E, Krieg M (1990) Einfluß von AV-Synchronisation und Frequenzsteigerung auf die Hämodynamik und das atriale natriuretische Peptid bei Patienten mit totalem AV-Block. Z Kardiol 79:547–556
61. Lemke B, von Dryander S, Jäger D, Machraoui A, MacCarter D, Barmeyer J (1992) Aerobic capacity in rate modulated pacing. PACE 15:1914–1918
62. Linde-Edelstam C, Gullberg B, Norlander R, Pehrsson SK, Rosenqvist M, Ryden L (1992) Longevity in patients with high degree atrioventricular block paced in the atrial synchronous or the fixed rate ventricular inhibited mode. PACE 15:304–313
63. Lown B (1967) Electrical reversion of cardiac arrhythmias. Brit Heart J 29:469–489
64. Mabo P, Denjoy I, Leclerq JF, Druelles P, Daubert C, Coumel P (1989) Comparative efficacy of permanent atrial pacing in vagal atrial arrhythmias and in bradycardia-tachycardia syndrome (abstract). PACE 12:1236
65. Malcolm C, Ward D, Camm J, Rickards AF, Ingramm A, Perrins J, Charles R, Jones S, Cobbe S (1991) Recommendations for pacemaker prescription for symptomatic bradycardia. Brit Heart J 66:185–191
66. Markewitz A, Schmoeckel M, Nollert G, Überfuhr P, Weinhold C, Reichart B (1993) Long-term results of pacemaker therapy after orthotopic heart transplantation. J Card Surg 8:411–416
67. Massi B, Scheinman MM, Peters R, Desai J, Hirschfeld D, O'Young J (1978) Clinical and electrophysiologic findings in patients with paroxysmal slowing of the sinus rate and apparent Mobitz II atrioventricular block. Circulation 58:305–314
68. Mazuz M, Friedman HS (1983) Significance of prolonged electrocardiographic pauses in sinoatrial disease: sick sinus syndrome. Am J Cardiol 52:485–489
69. McAnulty JH, Rahimtoola SH (1983) Bundle branch block. Prog Cardiovasc Dis 26:333–354
70. McAnulty JH, Rahimtoola SH, Murphy ES, DeMots H, Ritzmann L, Kanarek PE, Kauffman S (1982) Natural history of „high risk" bundle-branch block: Final report of a prospective study. N Engl J Med 307:137–143
71. Menozzi C, Brignoli M, Moracchini PV, Lolli G, Bacchi M, Tesorieri MC, Tosoni GD, Bollini R (1990) Intrapatient comparison between chronic VVIR and DDD pacing in patients affected by high degree AV block without heart failure. PACE 13:1816–1822
72. Merx W, Effert S, Hanrath P, Pop T, Rehder W, Schweizer P (1981) Hyperaktiver Carotissinusreflex. Dtsch med Wschr 106:135–140

73. Michaëlsson M, Jonzon A, Riesenfeld T (1995) Isolated congenital complete atrioventricular block in adult life. A prospective study. Circulation 92:442–449
74. Mitsuoka T, Kenny RA, Au Yeung T, Lu Chan S, Perrins JE, Sutton R (1988) Benefits of dual chamber pacing in sick sinus syndrome. Br Heart J 60:338–347
75. Morady F, Higgins J, Peters RW, Schwartz AB, Shen EN, Bhandari A, Scheinman MM, Sauvé MJ (1984) Electrophysiologic testing in bundle branch block and unexplained syncope. Am J Cardiol 54:587–591
76. Morley CA, Perrins EJ, Grant P, Chan SL, McBrien DJ, Sutton R (1982) Carotid sinus syncope treated by pacing. Br Heart J 47:411–418
77. Mukharji J, Rehr RB, Hastillo A, Thompson JA, Hess ML, Paulsen WJ, Vetrovec GW (1990) Comparison of atrial contribution to cardiac hemodynamics in patients with normal and severely compromised cardiac function. Clin Cardiol 13:639–643
78. Mymin D, Mathewson FAL, Tate RB, Manfreda J (1986) The natural history of primary first-degree atrioventricular heart block. N Engl J Med 315:1183–1187
79. Nicod P, Gilpin E, Dittrich H (1988) Long-term outcome in patients with inferior myocardial infarction and complete atrioventricular block. J Am Coll Cardiol 12:589
80. Odemuyiwa O, Camm J (1992) Prophylactic pacing for prevention of sudden death in congenital complete heart block? PACE 15:1526–1530
81. Pehrsson SK (1983) Influence of heart rate and atrioventricular synchronization on maximal work tolerance in patients treated with artificial pacemakers. Acta Med Scand 214:311–315
82. Pehrsson SK, Hjemdahl P, Nordlander R, Aström H (1988) A comparison of sympatho-adrenal activity and cardiac performance at rest and during exercise in patients with ventricular demand or atrial synchronous pacing. Br Heart J 60:212–220
83. Perrins EJ, Morley CA, Chan SL, Sutton R (1983) Randomized controlled trial of physiological and ventricular pacing. Br Heart J 50:112–117
84. Pinsky WW, Gillette PC, Garson A Jr, McNamara DG (1982) Diagnosis, management, and long-term results of patients with congenital complete atrioventricular block. Pediatrics 69:728–733
85. Pitcher D, Papouchado M, James MA, Rees RJ (1986) Twenty-four hour ambulatory electrocardiography in patients with chronic atrial fibrillations. Br Med J 292:594
86. Rasmussen K (1981) Chronic sinus node disease: Natural course and indications for pacing. Eur Heart J 2:455–459
87. Rattes MF, Klein GJ, Sharma AD, Boone JA, Kerr C, Milstein S (1989) Efficacy of empirical cardiac pacing in syncope of unknown cause. Can Med Assoc J 140:381–385
88. Rediker DE, Eagle KA, Homma S, Gillam LD, Harthorne JW (1988) Clinical and hemodynamic comparison of VVI versus DDD pacing in patients with DDD pacemakers. Am J Cardiol 61:323–329
89. Reiter MJ, Hindman MC (1982) Hemodynamic effects of acute atrioventricular sequential pacing in patients with left ventricular dysfunction. Am J Cardiol 49:687–692
90. Reybrouck T, Vanden Eynde B, Dumoulin M, Van der Hauwaert LG (1989) Cardiorespiratory response to exercise in congenital complete atrioventricular block. Am J Cardiol 64:896–899
91. Ritter WS, Atkins J, Blomqvist, Mullins CB (1976) Permanent pacing in patients with transient trifascicular block during acute myocardial block. Am J Cardiol 38:205–208
92. Roos JC, Dunning AJ (1978) Bundle branch block. Eur J Cardiol 6:403
93. Rosenqvist M, Brandt J, Schüller H (1988) Long-term pacing in sinus node disease: effects of stimulation mode on cardiovascular morbidity and mortality. Am Heart J 116:16–22
94. Rosenqvist M, Obel IW (1989) Atrial pacing and the risk for AV block: is there a time for change in attitude? PACE 12:97–101
95. Sadoul N, Simon JP, de Chillou C, Dodinot B, Aliot E, Slade AKB, Saumarez RC, Prasad K, Camm AJ (1995) Dual chamber pacemaker therapy in obstructive hypertrophic cardiomyopathy. Circulation 92:1062–1064
96. Santini M, Alexidou G, Ansalone G, Cacciatore G, Cini R, Turitto G (1990) Relation of prognosis in sick sinus syndrome to age, conduction defects and modes of permanent cardiac pacing. Am J Cardiol 65:729–735

97. Sasaki Y, Shimotori M, Akahane K, Yonekura H, Hirano K, Endoh R, Koike S, Kawa S, Futura S, Homma T (1988) Long-term follow-up of patients with sick sinus syndrome: a comparison of clinical aspects among unpaced, ventricular inhibited paced, and physiologically paced groups. PACE 11:1575–1583
98. Scheinman MM, Peters RW, Sauvé MJ, Desai J, Abbott JA, Cogan J, Wohl B, Williams K (1982) Value of the H-Q interval in patients with bundle branch block and the role of prophylactic permanent pacing. Am J Cardiol 50:1316–1322
99. Scott CD, Omar I, McComb JM, Dark JH, Bexton B (1991) Long-term pacing in heart transplant recipients is usually unneccessary. PACE 14:1792–1796
100. Seino Y, Shimai S, Nagae Y, Ibuki C, Takano T, Tanaka S, Hayakawa H (1993) Cardiodynamic and neurohormonal importance of atrial contribution in rate-responsive pacing. Am J Cardiol 72:36–40
101. Seipel L, Pietrek G, Körfer R, Loogen F (1977) Prognose nach Schrittmacherimplantation. Internist 18:21–24
102. Sgarbossa WB, Pinski SL, Maloney JD (1993) The role of pacing modality in determining long-term survival in the sick sinus syndrome. Ann Intern Med 119:359–365
103. Shaw DB, Kerwick CA, Veale D, Gowers J, Whistance T (1985) Survival in second degree atrioventricular block. Br Heart J 53:587–593
104. Shaw DB, Holman RR, Gowers JI (1980) Survival in sinoatrial disorder (sick sinus syndrome). Br Med J 280:139–141
105. Sholler GF, Walsh EP (1989) Congenital complete heart block in patients without anatomic cardiac defects. Am Heart J 118:1193–1198
106. Spirito P, McKenna W, Schultheiss HP (1995) DDD pacing in obstructive HCM. Circulation 92:1670
107. Sra JS, Jazayeri MR, Avitall B, Dhala A, Deshpande S, Blanck Z, Akhtar M (1993) Comparison of cardiac pacing with drug therapy in the treatment of neurocardiogenic (vasovagal) syncope with bradycardia or asystole. N Engl J Med 328:1085–1090
108. Stangl K, Schüller H, Schulten HK (1991) Empfehlungen zur Herzschrittmachertherapie. Herzschr Elektrophys 2:35–44
109. Stangl K, Weil J, Seitz K, Laule M, Gerzer R (1988) Influence of AV synchrony on the plasma levels of atrial natriuretic peptide (ANP) in patients with total AV block. PACE 11:1176–1181
110. Stasberg B, Amat-Y-Leon F, Dhingra RC, Palileo E, Swiryn S, Bauernfeind R, Wyndham C, Rosen KM (1981) Natural history of chronic second-degree atrioventricular nodal block. Circulation 63:1043–1049
111. Stewart WJ, Dicola VC, Harthorne JW, Gillam LD, Weyman AE (1984) Doppler ultrasound measurement of cardiac output in patients with physiologic pacemakers. Am J Cardiol 54:308–312
112. Sugrue DD, Gersh BJ, Holmes DR, Wood DL, Osborn MJ, Hammill SC (1986) Symptomatic "isolated" carotid sinus hypersensitivity: natural history and results of treatment with anticholinergic drugs or pacemaker. J Am Coll Cardiol 7:158–162
113. Sulke AN, Pipilis A, Henderson RA, Bucknall CA, Sowton E (1990) Comparison of the normal sinus node with seven types of rate responsive pacemaker during everyday activity. Br Heart J 64:25–31
114. Sutton R, Kenny RA (1986) The natural history of sick sinus syndrome. PACE 9:1110–1114
115. Sutton R, Perrins J, Citron P (1980) Physiological cardiac pacing. PACE 3:207–219
116. Tresch DD, Jerome LF (1986) Unexplained sinus bradycardia: clinical significance and long-term prognosis in apparently healthy persons older than 40 years. Am J Cardiol 58:1009–1013
117. Volkman H, Schnerch B, Kühnert H (1990) Diagnostic value of carotid sinus hypersensitivity. PACE 13:2065–2070
118. WHO/ISC Task Force (1978) Definition of terms related to cardiac rhythm. Am Heart J 95:796–806
119. Winkler RB, Freed MD, Nadas AS (1980) Exercise-induced ventricular ectopy in children and young adults with complete heart block. Am Heart J 99:87–92

120. Wirtzfeld A, Himmler FC, Präuer HW, Klein G (1979) Atrial and ventricular pacing in patients with the sick sinus syndrome. In: Meere CM (ed) Cardiac pacing. Proceedings of the VIth World Symposium on Cardiac Pacing, Montreal 1979, Chap. 15–5
121. Witte J, Dressler L, Schröder G (1979) 10 years of experience with permanent atrial electrodes. In: Meere CM (ed) Cardiac pacing. Proceedings of the VIth World Symposium on Cardiac Pacing, Montreal 1979, Chap. 16–1
122. Witte J, von Knorre GH, Volkmann HJ, Weber D, Jenssen S, Bondke H (1991) Survival rate in patients with sick-sinus-syndrome in AAI/DDD vs. VVI-pacing (abstract). PACE 14:680
123. Zehender M, Büchner C, Meinertz T, Just H (1992) Prevalence, circumstances, mechanisms, and risk stratification of sudden cardiac death in unipolar single-chamber ventricular pacing. Circulation 85:596–605
124. Zipes DP, DiMarco JP, Gilette PC, Jackman WM, Myerburg RJ, Rahimtoola SH (1995) Guidelines for clinical intracardiac electrophysiological and catheter ablation procedures. A report of the American College of Cardiology/American Heart Association Task Force on practice guidelines (committee on clinical intracardiac electrophysiologic and catheter ablation procedures), developed in collaboration with the North American Society of Pacing and Electrophysiology. J Am Coll Cardiol 26:555–573

Literatur

Abildgaard PC (1775) Tentamina electrica animalibus instituta. Societatis Medicae Havniensis Collectanea 2:157
Abrahamsen A, Barvik S, Aarsland T, Dickstein K (1993) Rate responsive cardiac pacing using a minute ventilation sensor. PACE 16:1650–1655
ACC/AHA Task Force Report (1991) Guidelines for implantation of cardiac pacemakers and antiarrhythmia devices. Circulation 84:455–467
Adams R (1827) Cases of diseases of the heart, accompanied with pathological observations. Dublin Hosp Rep 4:353–453
Ader C (1897) Sur on nouvel appareil enregistreur pour cables sous-marins. C R Acad Sci (Paris) 124:1440
AHA Special Report (1985) Recommendations for standards of instrumentation and practice in the use of ambulatory electrocardiography. The task force of the committee on electrocardiography and cardiac electrophysiology of the council on clinical cardiology. Circulation 71:626
Ahlquist RP (1948) A study of the adrenotopic receptors. Am J Physiol 153:586–600
Aldini G (1804) Essai théorique et expérimental sur le galvanisme, avec une série d'expériences faites en présence des commissaires de l'Institut National de France, et en divers amphitéâtres de Londres. Fournier, Paris
Aldor E, Heeger H (1976) Propafenon – ein neues Antiarrhythmikum. Dtsch Med Wochenschr 101:1318
Allessie MA, Bonke FIM (1978) Is sustained circus movement into the sinus node possible? In: Bonke FIM (ed) The sinus node. Structure function and clinical relevance. Martinus Nijhoff, The Hague
Allessie MA, Bonke FIM, Schopman FJG (1973) Circus movement in rabbit atrial muscle as a mechanism of tachycardia. Circ Res 33:54
Allessie MA, Bonke FIM, Schopman FJG (1977) Circus movement in rabbit atrial muscle as a mechanism of tachycardia III. Circ Res 41:9
Alt E, Behrenbeck DW, Fischer W, Schorn A, Schmitter HT, Sonntag F (1995) Empfehlungen zur Schrittmachernachsorge. Z Kardiol 84:420–421
Altschuler H, Fisher JD, Furman S (1979) Significance of isolated H-V interval prolongation in symptomatic patients without documented heart block. Am Heart J 97:19
Altura BM, Altura BT (1984) Interactions of magnesium and potassium on cardiac and vascular smooth muscle. Magnesium 3:178
Altura BM, Altura BT (1985) New perspectives on the role of magnesium in the pathophysiology of the cardiovascular system. I. Clinical aspects. Magnesium 4:226
Amiodarone Trials Meta-Analysis Investigators (1997) Effect of prophylactic amiodarone on mortality after acute myocardial infarction and in congestive heart failure: meta-analysis of individual data from 6500 patients in randomised trials. Lancet 350:1417–1424
Andersen MP, Bechsgaard P, Frederiksen J et al. (1979) Effect of alprenolol on mortality among patients with definite or suspected acute myocardial infarction. Lancet 27:865
Anderson JL, Mason JW, Winkle RA, Meffin PJ, Fowles RE, Peters F, Harrison DC (1978) Clinical electrophysiologic effects of tocainide. Circulation 57:685
Anderson JL, Stewart JR, Perry AB et al. (1981) Oral flecainide acetate for the treatment of ventricular arrhythmias. N Engl J Med 305:473

Anderson JL, Stewart JR, Perry BA, Hamersveld DD van, Johnson TA, Conrad GJ, Chang SF, Kram DC, Pitt B (1981) Oral flecainide acetate for the treatment of ventricular arrhythmias. N Engl J Med 305:473-477

Anderson JL, Askins JC, Gilbert EM et al. (1986) Multicenter trial of sotalol for suppression of frequent, complex ventricular arrhythmias: A double-blind, randomized, placebo-controlled evaluation of two doses. J Am Coll Cardiol 8:752-762

Andresen D, Leitner ER von, Wegscheider K, Schröder R (1984) Neue Methode zur Beurteilung eines antiarrhythmischen Therapieerfolges und eines paradoxen arrhythmogenen Medikamenteneffektes beim Einzelpatienten. Z Kardiol 73:492

Antman EM, Ludmer PL, Friedman PL (1969) Clinical applications of transtelephonic ECG transmission. Clin Progr Electrophys Pacing 4:168-174

Antoni H (1972a) Physiologische Grundlagen bei der Erzeugung und Unterbrechung von Vorhof- und Kammerflimmern des Herzens durch elektrischen Strom. Herz/Kreisl 4:342

Antoni H (1972b) Physiologische Grundlagen der Elektrostimulation und der Elektrokonversion des Herzens. Intensivmedizin 9:166

Antoni H (1978) Zur Pathogenese von Herzrhythmusstörungen bei Myokardinfarkt. Z Allgemeinmed 54:859

Antoni DH, Engel M, Gumpel N (1989) Die Therapie von supraventrikulären und ventrikulären Herzrhythmusstörungen mit Magnesium. Mag. Bull 11:125-129

Antoni H (1972) Physiologische Grundlagen bei der Erzeugung und Unterbrechung von Vorhof- und Kammerflimmern des Herzens durch den elektrischen Strom. Herz/Kreisl 4:324-331

Antonioli GE (1994) Single lead atrial synchronous ventricular pacing: a dream comes true. PACE 17:1531-1547

Arndt JO, Brambring R, Hindorf K (1974) The afferent discharge pattern of atrial mechanoreceptors in the cat during sinusoidal stretch of atrial strings in situ. J Physiol (Lond) 240:33

Arnim T von (1985) ST-Segment-Analyse im Langzeit-EKG. Dtsch Med Wochenschr 110:1047-1051

Aronson JK (1985) Cardiac arrhythmias: theory and practice. Br Med J 190:487

Arzneimittelkommission der Deutschen Ärzteschaft (1977) Eingeschränkte Anwendung von Amidonal. Dtsch Ärztebl 74:2118

Arzneimittelkommission der Deutschen Ärzteschaft (1985) Bei der Verordnung von Flecainid (Tambocor) beachten! Dtsch Ärztebl 82:3764

Arzneimittelkommission der Deutschen Ärzteschaft (1988) Unveröffentlichte Mitteilung

Arzneimittelkommission der Deutschen Ärzteschaft (1991) Antiarrhythmische Therapie mit Chinidin/Verapamil. Dtsch Ärztebl 88:B-1600

Arzneimittelkommission der Deutschen Ärzteschaft (1996) Fixe Kombination Chinidin/Verapamil (Cordichin). Dtsch Ärztebl 93:A 2106-2108

Arzneimittelkommission der Deutschen Ärzteschaft (1997) Schwere Lungenveränderungen unter Amiodaron. Dtsch Ärztebl 94:B 1580

Aschoff L, Tawara S (1906) Die heutige Lehre von den pathologisch anatomischen Grundlagen der Herzschwäche. Kritische Bemerkungen aufgrund eigener Untersuchungen. Fischer, Jena

Ashman R, Hull E (1941) Essentials of electrocardiography, 2nd edn. New York, Macmillan

Avenhaus H (1971) Rhythmusstörungen des Herzens bei Glykosidtherapie. Dtsch Med J 7:189

Baber NS, Wainwright ED, Howitt G et al. (1980) Multicentre post-infarction trial of propranolol in 49 hospitals in the United Kingdom, Italy and Yugoslavia. Br Heart J 44:96

Bacharach DW, Hilden TS, Millerhagen J, Westrum B, Kelly J (1992) Activity-based pacing: comparison of a device using an accelerometer versus a piezoelectric crystal. PACE 15:188-196

Bachmann G (1916) The inter-auricular time interval. Am J Phydiol 41:309-310

Bachmann K (1974) der EKG-Telemetrie. Dtsch Med Wochenschr 99:1878

Bajusz E, Selye H (1959) Conditioning factors for cardiac necroses. Trans NY Acad Sci 21:659-667

Bajusz E, Selye H (1960) The chemical prevention of cardiac necroses following occlusion of coronary vessels. Can Med Assoc J 82:212-213

Balasubramanian V, Lahiri A, Green HL, Stott FD, Raftery EB (1980) Ambulatory ST-segment monitoring: Problems, pitfalls, solution and clinical application. Br Heart J 44:419-425

Bardy GH, Troutman C, Poole JE, Kudenchuk PJ, Dolack GL, Johnson G, Hofer B (1992) Clinical experience with a tiered-therapy, multiprogrammable antiarrhythmia device. Circulation 85:1689–1698

Barold S, Clémenty J (1997) The promise of improved exercise performance by dual sensor rate adaptive pacemakers. PACE 20:607–609

Bashir V, Wong C, Nathan AW, Cobbe SM, Campbell RW, Rasmussen HS (1992) Efficacy and safety of dofetilide, a new class III antiarrhythmic agent in recurrent ventricular tachycardia [abstract]. Br Heart J 68:116

Bayes de Luna A, Coumel P, Leclercq JF (1989) Ambulatory sudden cardiac death: Mechanisms of production of fatal arrhythmia on the basis of data from 157 cases. Am Heart J 117:151–159

Beck CS, Pritchard WH, Feil HS (1947) Ventricular fibrillation of long duration abolished by electric shock. J Am Med Assoc 135:985–986

Beck CS, Weckesser EC, Barry FM (1956) Fatal heart attack and successfull defibrillation. New concepts in coronary artery disease. J Am Med Assoc 161:434–436

Belz GG, Bender F (1974) Therapie der Herzrhythmusstörungen mit Verapamil. Fischer, Stuttgart

Ben-David J, Zipes DP (1993) Torsades de pointes and proarrhythmia. Lancet 341:1578–1582

Bender F, Cronheim G (Hrsg) (1982) Flecainid. Experimentelle Befunde und klinische Erfahrungen. Fischer, Stuttgart

Bender F, Hartman C, Brisse B, Wichmann B (1975) Therapie der Bradykardie mit einem Atropinester. Z Kardiol 64:329

Bender F, Brisse B, Cronheim G, Döbbeler R, Gülker K, Bramann HU (1979) Extrasystoliebehandlung mit Flecainid. Z Kardiol 64:329

Bender F, Bachour G, Gradaus D (1980) Behandlung von Herzrhythmusstörungen und Hypertonie mit Calciumantagonisten. In: Fleckenstein A, Roskamm H (Hrsg) Calcium-Antagonisten. Springer, Berlin Heidelberg New York

Benditt DG, Pritchett ELC, Wallace AG, Gallagher JJ (1979) Recurrent ventricular tachycardia in man: evaluation of disopyramide therapy in intracardiac electrical stimulation. Eur J Cardiol 9:255

Bergbauer M, Sabin G (1983) Hämodynamische Langzeitresultate der biofokalen Schrittmacherstimulation. Dtsch Med Wochenschr 108:545

Berge PG, Winter UJ, Waidner Th, Höpp HW, Hilger HH (1991) Vorteile der Zweikammer-Schrittmacher-Therapie im Lichte der Probleme und Komplikationen. Herzschr Elektrophys 2:8–13

Berkovits BV, Castellanos A jr, Lemberg L (1969) Bifocal demand pacing. Circulation [Suppl] 40:III-44

Bernuth G v. (1985) Herzrhythmusstörungen bei Kindern – Wann und wie behandeln. Herz + Gefäße 5:139 u. 361

Beta-Blocker Heart Trial Research Group (1982) A randomized trial of propranolol in patients with acute myocardial infarction. I. Mortality results. JAMA 247:1707

Beta-Blocker Pooling Project Research Group (1988) The Beta-Blocker Pooling Project (BBPP); subgroup findings from randomized trials in post infarction patients. Eur Heart J 9:8–16

Bethge KP (1982) Langzeit-Elektrokardiographie bei Gesunden und bei Patienten mit koronarer Herzerkrankung. Springer, Berlin Heidelberg New York, Lichtlen PR (1980) Risikoprofil plötzlich verstorbener bzw. reanimierter Patienten. Z Kardiol 69:200

Bethge KP, Lichtlen PR (1981) Die Beurteilung der antiarrhythmischen Therapie durch Langzeitelektrokardiographie. In: Lüderitz B (Hrsg) Ventrikuläre Herzrhythmusstörungen. Pathophysiologie – Klinik – Therapie. Springer, Berlin Heidelberg New York

Bethge KP, Lichtlein PR (1982) Ventricular arrhythmias and angiographic findings. In: Loogen F, Seipel L (eds) Detection of ischemic myocardium with exercise. Springer, Berlin Heidelberg New York

Bethge KP, Gonska BD (1996) Langzeitechokardiographie, 3. Aufl. Springer, Berlin Heidelberg New York Tokio

Bexton RS, Camm AJ (1982) Drugs with a class III antiarrhythmic action. Pharmacol Ther 17:315

Bhandari AK, Scheinman MM, Morady F, Svinarich J, Mason J, Winkle R (1984) Efficacy of left cardiac sympathectomy in the treatment of patients with long QT syndrome. Circulation 70:1018

Biaggioni I, Olafsson B, Robertson RM, Hollister AS, Robertson D (1987) Cardiovascular and respiratory effects of adenosine in conscious man: evidence for chemoreceptor activation. Circ Res 61:779-786

Bichat MFX (1800) Recherches physiologiques sur la vie et la mort. Brosson, Gabon & Cie, Paris

Bigger JT Jr, Dresdale RJ, Heissenbuttel RH, Weld FM, Wit AL (1977) Ventricular arrhythmias in ischemic heart disease: Mechanism, prevalence significance, and management. Prog Cardiovasc Dis 19:255

Bigger JT Jr., Hoffmann BF (1990) Antiarrhythmic drugs. In: Goodman Gilman A, Rall TW, Nies AS, Taylor P (eds) Goodman and Gilman's. The pharmacological basis of therapeutics, 8th edn. Pergamon Press, New York, pp 840-873

Bigger JT Jr for the Coronary Artery Bypass Graft (CABG) Patch Trial Investigators (1997) Prophylactic use of implanted cardiac defibrillators in patients at high risk for ventricular arrhythmias after coronary-artery bypass graft surgery. N Engl J Med 337:1569-1575

Black JW, Stephenson JS (1962) Pharmacology of a new adrenergic Beta-receptor-blocking compound (Nethalide). Lancet II:311-314

Blanchard F (1986) New technique developed to pace heart. IEEE Eng Med Biol Mag 5:48

Block PJ, Winkle RA (1983) Hemodynamic effects of antiarrhythmic drugs. Am J Cardiol 52:14c

Blömer H, Wirtzfeld A, Delius W, Sebening H (1975) Das Sinusknotensyndrom. Z Kardiol 64:697

Böcker D, Breithardt G (1991) Arrhythmieauslösung durch Lakritzabusus. Z Kardiol 80:389-391

Bolte H-D, Bergmann M, Tebbe U (1976) Unterschiedliche Wirkungen eines neuen Antiarrhythmikums (Propafenon) auf Purkinje- und Arbeitsmyokardfasern. Verh Dtsch Ges Inn Med 82:1239

Borggrefe M, Breithardt G (1985) Elektrophysiologische Wirkung von Sotalol bei supraventrikulären Tachykardien. Z Kardiol 74:506

Borggrefe M, Budde T, Podczeck A, Breithardt G (1987) High frequency alternating current ablation of an accessory pathway in humans. J Am Coll Cardiol 10:576-582

Borggrefe M, Seipel L, Breithardt G (1984) Klinische und elektrophysiologische Befunde bei Patienten mit Synkopen nach Myokardinfarkt. Z Kardiol 73:297-303

Borggrefe M, Willems S, Chen X et al. (1992a) Catheter ablation of ventricular tachycardia using radiofrequency current. Herz 17:171-178

Borggrefe M, Breithardt G, Podczeck A, Rohner D, Budde Th, Martinez-Rubio A (1992b) Catheter ablation of ventricular tachycardia using defibrillator pulses: electrophysiological findings and long-term results. Eur Heart J 10:591-601

Bouvrain Y, Zacouto F (1961) L'entrainement electrosystolique de coeur. Utilisation medicale. Presse Med 69:525-528

Branch RA, Shand DG, Wilkinson GR, Nies AS (1973) Hemodynamic drug interaction: The reduction of lidocaine clearance by dl-propranolol. An example of hemodynamic drug interaction. J Pharmacol Exp Ther 184:515

Brandfonbrenner M, Landowne M, Schock NW (1955) Changes in cardiac output with age. Circulation 12:557

Brandt B, Martins JB, Kienzle MG (1988) Predictors of failure after endocardial resection for sustained ventricular tachycardia. J Thorac Cardiovasc Surg 95:495-500

Breithardt G (1986) Prognose bei ventrikulären Arrhythmien. Dtsch Med Wochenschr 111:1261

Breithardt G, Borggrefe M (1985) Heutige Möglichkeiten der Therapie maligner ventrikulärer Herzrhythmusstörungen bei koronarer Herzkrankheit. Dtsch Med Wochenschr 51:1987

Breithardt G, Seipel L (1981) Stimulationsinduzierte ventrikuläre Arrhythmien - Wirkung von Mexiletin und Disopyramid. In: Lüderitz B (Hrsg) Ventrikuläre Herzrhythmusstörungen. Pathophysiologie - Klinik - Therapie. Springer, Berlin Heidelberg New York

Breithardt G, Haerten K, Seipel L (1976) Zur antiarrhythmischen Wirksamkeit von Disopyramid bei ventrikulärer Extrasystolie und Vorhofflimmern. Z Kardiol 65:713

Breithardt G, Seipel L, Loogen F (1977) Prognostische Bedeutung von Arrhythmien beim akuten Myokardinfarkt. Z Kardiol 66:267

Breithardt G, Seipel L, Abendroth RR (1981) Comparison of the antiarrhythmic efficacy of disopyramide and mexiletine against stimulus induced ventricular tachycardia. J Cardiovasc Pharmacol 3:1026

Breithardt G, Lüderitz B, Schlepper M (1989) Empfehlungen für die Indikation zur permanenten Schrittmacherimplantation. Z Kardiol 78:212-217

Breithardt G, Fetsch T, Reinhardt L, Shenasa M, Borggrefe M (1992) Ventrikuläre Spätpotentiale – Methodik und klinische Bedeutung. Ther Umschau 49:550-558

Brisse B (1981) Therapie bradykarder Rhythmusstörungen. In: Lüderitz B (Hrsg) Ventrikuläre Herzrhythmusstörungen. Pathophysiologie – Klinik – Therapie. Springer, Berlin Heidelberg New York

Brodsky MA, Chough SP, Byron JA, Capparelli EV, Orlov MV, Caudillo G (1992) Adjuvant metoprolol improves efficacy of class I antiarrhythmic drugs in patients with inducible sustained monomorphic ventricular tachycardia. Am Heart J 124:629

Brugada J, Brugada P (1997) Further characterization of the syndrome of right bundle branch block, ST segment elevation, and sudden cardiac death. J Cardiovasc Electrophysiol 8:325-331

Brugada P (1995) Therapie von Patienten mit supraventrikulären Tachykardien mit oder ohne Wolff-Parkinson-White-Syndrome: Allgemeine Prinzipien. Klinik Journal 12:28

Brugada P (1991) Transcoronary chemical ablation of tachyarrhythmias. In: Lüderitz B, Sasksena S (eds) Interventional electrophysiology. Futura Publishing, Mount Kisco/NY

Brugada P, Swart H de, Smeets JLRM, Wellens HJJ (1989) Transcoronary chemical ablation of ventricular tachycardia. Circulation 79:475

Brugada P, de Swart H, Smeets J, Wellens HJJ (1990) Transcoronary chemical ablation of atrioventricular conduction. Circulation 81:757

Brugada P, Brugada J (1992) Right bundle branch block, persistent ST segment elevation and sudden cardiac death: a distinct clinical and electrocardiographic syndrome. J Am Coll Cardiol 20:1391-1396

Bruyneel KJJ, Opie LH (1973) The value of warning arrhythmias in the prediction of ventricular fibrillation within one hour of coronary occlusions. Experimental studies in the baboon. Am Heart J 86:373

Bryan CK, Darby MH (1979) Bretylium tosylate: a review. Am J Pharm 36:1189

Bucknall CA, Keeton BR, Curry PVL, Tynan MJ, Sutherland GR, Holt DW (1986) Intravenous and oral amiodarone for arrhythmias in children. Br Heart J 56:278

Bundesgesundheitsamt (1993) Abwehr von Arzneimittelrisiken, Stufe II, Antiarrhythmika der Klassen II und III. Dtsch Ärztebl 90:A 2078-2079

Burkart F, Pfisterer M, Kowski W, Follath F, Burckhardt D (1990) Effect of antiarrhythmic therapy on mortality in survivors of myocardial infarction with asymptomatic complex ventricular arrhythmias: Basel Antiarrhythmic Study of Infarct Survival (BASIS) J Am Coll Cardiol 16:1711-1718

Buss J, Lasserre JJ, Heene DL (1992) Asystole and cardiogenic shock due to combined treatment with verapamil and flecainide. Lancet 340:546

Bussmann WD, Hänel HJ, Kaltenbach M (1979) Die Wirkung von Ajmalinbitartrat auf die ventrikuläre Extrasystolie beim frischen Myokardinfarkt. Dtsch Med Wochenschr 99:2443

Cairns JA, Connolly SJ, Robert R, Gent M, for the Canadian Amiodarone Myocardial Infarction Arrhythmia Trial Investigators (1997) Randomised trial of outcome after myocardial infarction in patients with frequent or repetitive ventricular premature depolarisations: CAMIAT. Lancet 349:675-682

Callaghan JC, Bigelow WG (1951) An electrical artificial pacemaker for standstill of the heart. Ann Surg 134:8-17

Calkins H, Sousa J, El-Atassi E et al. (1991) Diagnosis and cure of the Wolff-Parkinson-White syndrome or paroxysmal supraventricular during a single electrophysiologic test. N Engl J Med 324:1612-1618

Cammilli L, Feruglio GA (1981) Breve cronistoria della cardiostimulazione elettrica date, uomini e fatti da ricordare. Publicazione Distribuita in Occasione del Secondo Simposio Europeo di Cardiostimolazione. Firenze, 3-6 Maggio 1981

Cammilli L, Alcidi L, Shapland E, Obino S (1983) Results, problems and perspectives with the autoregulating pacemaker. PACE 6:488

Cammilli L, Alcidi L, Grassi G, Melissano G, Massimo C, Montesi G, Menegazzo G, Silvestri V, Mugelli A (1990) Automatic implantable pharmacological defibrillator (AIPhD). Preliminary investigations in animals. New Trends Arrhyth 6:1131-1140

Cammilli L, Mugelli A, Grassi G, Alcidi L, Melissano G, Menegazza G, Silvestro V (1991) Implantable pharmacological defibrillator (AIPhD): Preliminary investigations in animals. PACE 14:381–386

Campbell RWF (1979) The incidence, significance and prognosis of arrhythmias in acute myocardial infarction. Herz 4:445

Campbell NPS, Kelly JG, Shaks RG, Chaturvedi NC, Strong JE, Pantridge JF (1973) Mexiletine (Kö 1173) in the management of ventricular dysrhythmias. Lancet II:404

Campbell NPS, Kelly JG, Adgey JAA, Shanks RG (1978) The clinical pharmacology of mexiletine. Br J Clin Pharmacol 6:103

Cardiac Arrhythmia Pilot Study (CAPS) Investigators (1988) Effect of encainide, flecainide, imipramine and moricizine on ventricular arrhythmias during the year after acute myocardial infarction. The CAPS. Am J Cardiol 61:501

Cardiac Arrhythmia Suppression Trial (CAST) Investigators (1989) Preliminary Report: Effect of encainide and flecainide on mortality in a randomized trial of arrhythmia suppression after myocardial infarction. N Engl J Med 321:406–412

Cardiac Arrhythmia Suppression Trial Investigators (1992) Effect of the antiarrhythmic agent moricizine on survival after myocardial infarction. N Engl J Med 327:227–233

Carmeliet E (1980) Electrophysiological effects of encainide on isolated cardiac muscle and Purkinje fibers on the Langendorff-perfused guinea-pig heart. Eur J Pharmacol 61:241

Carmeliet E (1993) K$^-$ channels and control of ventricular repolarization in the heart. J Clin Pharmacol 7:19–28

Carmeliet E, Janssen PA, Marsboom R, Nueten JM van, Xhonneux R (1978) Antiarrhythmic, electrophysiologic and haemodynamic effects of Lorcainide. Arch Int Pharmacodyn Ther 231:104–130

Carpentier R, Vassalle M (1971) Enhancement and inhibition of a frequency activated electrogenic sodium pump in cardiac Purkinje fibers. In: Kao FF, Koizumi K, Vassalle M (eds) Research in physiology: A liber memorials in honor of Dr Chandler Me Cusky Brooks. Aulo Gaggi, Bologna

Carrusco HA, Fuenmayer A, Barboza JS, Gonzalez G (1978) Effect of verapamil on normal sinoatrial node function and on sick sinus syndrome. Am Heart J 96:760

Castellanos A Jr, Chapunoff E, Castillo C, Maytin O, Lemberg L (1979) His bundle electrograms in two cases of Wolff-Parkinson-White (pre-excitation) syndrome. Circulation 41:399

Castellanos A jr, Lemberg L, Berkovitz BV (1964) The "demand" cardiac pacemaker: A new instrument for the treatment of a–v conduction disturbances. Proceedings of the Inter-Am. Coll. of Cardiol. Meeting, Montreal

Ceremuzynski L, Kleczar E, Kreminska-Pakula M et al. (1992) Effect of amiodarone on mortality after myocardial infarction: A double-blind, placebo controlled pilot study. J Am Coll Cardiol 20:1056–1062

Chamberlain DA, Wollons DJ, White HM (1973) Synchronous AV pacing with a single pervenous electrode. Br Heart J 35:599

Chardack WM, Gage AA, Greathbatch W (1960) A transistorized, self-contained, implantable pacemaker for the long-term correction of complete heart block. Surgery 48:643–654

Charlier R, Delaunois G, Bauthier J, Deltour G (1969) Recherches dans le séries des benzofurannes. XL. Propriétés antiarrhythmiques de l'amiodarone. Cardiologia 54:83–89

Charlier R, Deltour g, Tondeur R, Binon F (1962) Recherches dans la serie des benzofurannes. VII. Etude pharmacologique preliminaire du butyl-2(diiodo-3',5'b-N-diethylaminoethoxy-4'benzoyl)-3 benzofurannes. Arch Int Pharmacodyn 139:255–264

Chew CYC, Colett J, Singh BN (1979) Mexiletine: A review of its pharmacological properties and therapeutic efficacy in arrhythmias. Drugs 17:161–181

Clerc A, Levy R, Critesco C (1938) A propos du racourtissement permanent de l'espace P-R de l'electrocardiogramme sans deformation du complex ventriculaire. Arch Mal Cour 31:569

Clozel JP (1997) Entdeckung und allgemeine Pharmakologie von Mibefradil: Der erste selektive T-Calciumkanalblocker. Cardiology 88 (Suppl 6):4–8

Clyne CA, Estes MNA, Wang PJ (1992) Moricizine. N Engl J Med 327:255–260

Cocco G, Strozzi C (1978) Initial clinical experience with lorcainide, a new antiarrhythmic agent. J Clin Pharmacol 14:105

Cohen TJ (1984) A theoretical right atrial pressure feedback heart rate control system to restore physiological control in the rate limited heart. PACE 4:671–677

Cohen SI, Frank HA (1982) Preservation of active atrial transport. An important clinical consideration in cardiac pacing. Chest 81:51

Colatsky TJ, Follmer CH, Starmer CF (1990) Channel specifity in antiarrhythmic drug action. Circulation 82:2235–2242

Collings JJ (1980) Surgery for intractable ventricular arrhythmias. N Engl J Med 303:627

Coltart DJ, Berndt TB, Kernoff R, Harrison DC (1974) Antiarrhythmic and circulatory effects of Astra W 36095. A new lidocaine-like agent. Am J Cardiol 34:35

Conrad A, Neuss H, Schlepper M (1986) Erste klinische Erfahrungen mit einem neuen nichtinvasiven Schrittmachersystem. Herz/Kreislauf 1:19

Cooper JK (1986) Electrocardiography 100 years ago. Origins, pioneers and contributors. N Engl Med 315:461

Coplen SE, Antman EM, Berlin JA, Hewitt P, Chalmers TC (1990) Efficacy and safety of quinidine therapy for maintenance of sinus rhythm after cardioversion. Circulation 82:1106

Coumel P, Fidelle J (1981) Amiodarone in the treatment of cardiac arrhythmias in children, 135 cases. In. Harrison DC (ed) Cardiac arrhythmias. A decade of progress. Hall Medical, Boston

Coyer BH, Pryor R, Kirsch WM, Blount SG Jr (1978) Left stellectomy in the long QT syndrome. Chest 74:584

Cox JL, Chuessler RB, D'Agostino jr J, Stone CM, Chang BC, Cain ME, Corr PB, Bioneau JP (1991) The surgical treatment of atrial fibrillation. J Thorac Cardiovasc Surg 101:569–583

Crampton R (1979) Preeminence of the left stellate ganglion in the long QT syndrome. Circulation 59:769

Cranefield PF, Aronson RS (1974) Initiation of sustained rhythmic activity by single propagated action potentials in canine cardiac Purkinje fibres exposed to the sodium-free solution or ouabain. Circ Res 34:477

Cranefield PF, Wit AL, Hoffman BF (1973) Genesis of cardiac arrhythmias. Circulation 47:190

Cremer M (1906) Über die direkte Ableitung der Aktionsströme des menschlichen Herzens vom Ösophagus und über das EKG des Fötus. MMW 53:811–813

Crozier IG, Ikram H, Nicolls MG, Espiner EA, Yandle TG (1987) Atrial natriuretic peptide in spontaneous tachycardias. Br Heart J 58:96

Cullhed J (1983) Cardioversion during pregnancy. Acta Med Scand 214:169

Curry PVL, Raper DA (1978) Single lead for permanent physiological cardiac pacing. Lancet II:757–759

Danilo P (1979) Tocainide. Am Heart J 97:259–262

Dany F, Liozon F, Goudoud JC, Castel JP, Michel JP, Marsaud P, Merle L, Dallocchio M (1980) Torsade de pointes et arythmies ventriculaires graves par administration parentérales de vincamine. Arch Mal Coeur 73:298

Daubert IC, Gras D, Berder V, Leclerq C, Mabo P (1994) Resynchronisation atriale permanente par la stimulation biatriale synchrone pour le traitement préventif du flutter auriculaire associée à on bloc interauriculaire de haut degrée. Arch Mal Coeur 87:1535–1546

Davis MJE, Murdock CJ, Cope GD, Kallas IJ, Lovett MD (1988) Radiofrequency catheter ablation for refractory arrhythmias (abstract). PACE 11:918

Day CP, James OFW, Buttler TJ, Campbell RWF (1993) QT prolongation and sudden cardiac death in patients with alcoholic liver disease. Lancet 341:1423–1428

DeCarlo L, Sprouse G, LaRosa JC (1986) Serum magnesium levels in symptomatic atrial fibrillation and their relation to rhythm control by intravenous digoxin. Am J Cardiol 57:956

Deeg P (1986) Schwangerschaft und Herzrhythmusstörungen. Z Allg Med 62:244

Dengler HJ, Eichelbaum M (1977) Polymorphismen und Defekte des Arzneimittelstoffwechsels als Ursache toxischer Reaktionen. Arzneimittelforsch 27:1836

Dessertenne F (1966) La tachycardie ventriculaire à deux foyers opposés variables. Arch Mal Coeur 59:263

Dhurrandhar RW, McMillan RL, Brown KWG (1971) Primary ventricular fibrillation complicating acute myocardial infarction. Am J Cardiol 22:347

DiMarco JP, Miles W, Akhtar M et al. (1990) Adenosine for paroxysmal supraventricular tachycardia: dose ranging and comparison with verapamil. Ann Intern Med 113:104–110

Dittrich P, Lauten A (1972) Transösophageale Elektrostimulation des Herzens. Dtsch Gesundheitswesen 43:2018

Doering W (1979) Quinidine-digoxin interaction. Pharmacokinetics, underlying mechanism and clinical implications. N Engl J Med 301:400

Domiguez G, Fozzard HA (1970) Influence of extracellular K^+-concentration on cable properties and excitability of sheep cardiac Purkinje fibers. Circ Res 26:565

Dorian P, Echt DS, Mead RH, Lee JT, Lebsack CS, Winkle RA (1986) Ethmozine: Electrophysiology, hemodynamics and antiarrhythmic efficacy in patients with life-threatening ventricular arrhythmias. Am Heart J 112:327

Downar E, Janse MJ, Durrer D (1977a) The effect of acute coronary artery occlusion on subepicardial transmembrane potentials in the intact porcine heart. Circulation 56:217

Downar E, Janse MJ, Durrer D (1977b) The effect of "ischemic" blood on transmembrane potentials of normal porcine ventricular myocardium. Circulation 55:455

Draper MH, Weidman S (1951) Cardiac resting and action potentials recorded with an intracellular electrode. J Physiol (London) 115:74

Duchenne de Boulogne GBA (1872) De l'ectrisation localisée et de son application à la pathologie et à la thérapeutique par courants induits et par courants galvaniques interrompus et continus. Baillière. Paris

Duff JH, Roden DM, Maffucci RJ et al. (1981) Suppression of resistant ventricular arrhythmias by twice daily dosing with flecainide. Am J Cardiol 48:1133

Duff HD, Roden D, Primm RK, Oates JA, Woosley RL (1983) Mexiletine in the treatment of resistant ventricular arrhythmias: enhancement of efficacy and reduction of dose-related side effects by combination with quinidine. Circulation 5:1124

Duff JH, Roden DM, Maffucci RJ, Vesper BS, Conard GJ, Higgins SB, Oates JA, Smith RF, Woosley RL (1981) Suppression of resistant ventricular arrhythmias by twice daily dosing of flecainide. Am J Cardiol 48:1133–1140

Duffy CE, Swiryn S, Bauernfeind RA, Strasberg B, Palileo E, Rosen KM (1983) Inducible sustained ventricular tachycardia refractory to individual class I drugs: effect of adding a second class I drug. Am Heart J 106:450

Dungan KW, Lish PW (1964) Potency and specificity of new adrenergic β-receptor blocking agents. Fed Proc 23:124

Durme JP van, Pannier RH (1976) Prognostic significance of ventricular dysrhythmias one year after myocardial infarction. Am J Cardiol 37:178

Durrer D, Schoo L, Schuilenburg RM, Wellens HJJ (1976) Role of premature beats in the initiation and the termination of supraventricular tachycardia in the Wolff-Parkinson-White syndrome. Circulation 36:644

Dyckner T, Wester PO (1987) Potassium/magnesium depletion in patients with cardiovascular disease. Am J Med 82 [Suppl. 3a]:11

Easley AR, Mann DE, Reiter MJ, Sakun V, Sullivan SM, Magro SAM, Luck JC, Wyndham CRC (1986) Electrophysiologic evaluation of Pirmenol for sustained ventricular tachycardia secondary to coronary artery disease. Am J Cardiol 58:86

Echt DS, Liebson PR, Mitchell LB et al. and the CAST investigators (1991) Mortality and morbidity in patients receiving Encainid, Flecainide, or placebo. The Cardiac Arrhythmia Suppression Trial (CAST). Baseline preditors of highest mortality. N Engl J Med 324:781–788

Ector H, Verlinden M, Eynde EV, Bourgois J, Hermans L, Gagard R, de Geest (1984) Bradycardia, ventricular pauses, syncope and sports. Lancet 15:591

Editorial (1987) Total ischemic burden. Lancet II:424–425

Edvardsson N, Olsson SB (1981) Effects of acute and chronic beta receptor blockade on ventricular repolarization in man. Br Heart J 45:628

Effert S (1981) Die Entwicklung der Elektrotherapie des Herzens aus historischer Sicht. In: Lüderitz B (Hrsg) Ventrikuläre Herzrhythmusstörungen. Pathophysiologie – Klinik – Therapie. Springer, Berlin Heidelberg New York Tokio, S 337–343

Effert S, Herzog H, Meyer J, Merx W, Essen R von (1977) Warnarrhythmie – Registriertechnik, automatische Analyse, klinische Wertigkeit. In: Kaindl F, Pachinger O, Probst P (eds) The first 24 hours in myocardial infarction. Witzstrock, Baden-Baden

Einthoven W (1895) Über die Form des menschlichen Elektrokardiogramms. Pflügers Arch Ges Physiol 60:101

Einthoven W (1903) Die galvanometrische Registrierung des menschlichen Elektrokardiogramms, zugleich eine Beurteilung der Anwendung des Kapillar-Elektrometers in der Physiologie. Pflügers Arch Ges Physiol 99:472

Einthoven W (1903) Ein neues Galvanometer. Ann Phys 12:1059–1071

El-Sherif N (1988) Reentry revisited. PACE 11:1368

El-Sherif N, Gough WB, Restivo M (1987) Reentrant ventricular arrhythmias in the late myocardial infarction period. 14. Mechanism of resetting, entrainment, acceleration or termination of reentrant tachycardia by programmed electrical stimulation. PACE 10:341

Elmquist R, Senning A (1960) An implantable pacemaker for the heart. In: Smyth CN (ed) Medical electronics. 2. Int Conf Paris 1959. London

Elmquist R, Senning A (1960) An implantable pacemaker for the heart. In: Smyth CN (ed) Medical Electronics, proceedings of the second international conference on medical electronics, Paris 1959. Iliffe London

Elonen E, Neuvonen PJ, Tarssanen L, Kala R (1979) Sotalol intoxication with prolonged Q-T interval and severe tachyarrhythmias. Br Med J 1:1184

Engler RL, LeWinter (1981) Tocainide-induced ventricular fibrillation. Am Heart J 101:494

Engler RL, Ryan W, LeWinter M, Bluestein H, Karliner JS (1979) Assessment of long-term antiarrhythmic therapy: Studies on the long-term efficacy and toxicity of tocainide. Am J Cardiol 43:612

Erdeltisch-Reiser E, Langenfeld H, Millerhagen J, Kochsiek K (1992) New concept in activity-controlled pacemakers: clinical results with an accelerometer-based rate adaptive pacing system. PACE 15:2245–2249

Erlebacher JA, Cahill PT, Pannizzo F, Knowles RJR (1986) Effect of magnetic resonance imaging on DDD pacemakers. Am J Cardiol 57:437

Esperer HD (1992) Die Herzfrequenzvariabilität, ein neuer Parameter für die nichtinvasive Risikostratifizierung nach Myokardinfarkt und arrhythmogener Synkope. Gegenwärtiger Stand und Perspektiven. Herzschr Elektrophys 3:1–16

Esser H, Trübestein G, Kikis D (1975) Wirksamkeit von Sparteinsulfat bei Herzrhythmusstörungen. Therapiewoche 25:1834

ESVEM Investigators (1983) Determinants of predicted efficacy of antiarrhythmic drugs in the electrophysiologic study versus electrocardiographic monitoring trial. Circulation 87:323–329

ESVEM Investigators (1989) The ESVEM Trial. Circulation 79:1354–1360

Ettinger PO, Wu CF, De la Cruz C, Weisse AB, Ahmed SS, Regan TJ (1978) Arrhythmias and the "holiday heart": alcohol-associated cardiac rhythm disorders. Am Heart J 95:555

European Infarction Study Group (1984) European Infarction Study (E.I.S.) A secondary prevention study with slow release oxprenolol after myocardial infarction: morbidity and mortality. Eur Heart J 5:189

Evans GT, Scheinman MM, Zipes DP et al. (1988) The precutaneous cardiac mapping and ablation registry: final summary of results. PACE 11:1621–1626

Falk RH, Zoll PM, Zoll RH (1983) Safety and efficacy of non invasive cardiac pacing. A preliminary report. N Engl J Med 309:66

Falk RH, Pollak A, Singh SN, Friedrich T, for the intravenous dofetilide investigators (1997) Intravenous dofetilide, a class III antiarrhythmic agent, for the termination of sustained atrial fibrillation or flutter. J Am Coll Cardiol 29:385–390

Femmer K, Poppe H, Heer S, Bartsch R (1985) Zur antiarrhythmischen Wirkung von Bonnecor (AWD 19-166, GS 015) an der experimentellen Arrhythmie durch Akonitin, Ouabain, Calciumchlorid und Bariumchlorid. Pharmazie 40:836–840

Ferlinz J, Easthope JL, Aronow WS (1979) Effects of verapamil on myocardial performance in coronary disease. Circulation 59:313

Ferrer I (1968) The sick-sinus-syndrome in atrial disease. JAMA 206:645

Ferrier GR, Saunders JH, Mendez C (1973) A cellular mechanism for the generation of ventricular arrhythmias by acetylstrophanthidin. Circ Res 32:600

Fischer J, Dave T, von Olshausen K, Wagner J (1991) Gefährdung von Herzschrittmacher-Patienten durch integrierte Kopfhörer-Schwesternrufanlage. Herzschr Elektrophys 2:75–76

Fitzpatrick AP, Kourouyan HD, Siu A et al. (1996) Quality of life and outcomes after radiofrequency His-Bundle catheter ablation and permanent pacemaker implantation: impact of treatment in paroxysmal and established atrial fibrillation. Am Heart J 131:499–507

Fleckenstein A (1964) Die Bedeutung der energiereichen Phosphate für Kontraktilität und Tonus des Myokards. Verh Dtsch Ges Inn Med 70:81–99

Fleckenstein A (1981) Pharmacology and electrophysiology of calcium antagonists. In: Zanchetti A, Krikler DM (eds) Calcium antagonism in cardiovascular therapy: experience with verapamil. Excerpta Medica, Amsterdam

Fleckenstein A, Tritthart H, Fleckenstein B, Herbst A, Grün G (1969) A new group of competitive Ca-antagonists (Iproveratril d 600, Prenylamin) with highly potent inhibitory effects on excitation-contraction coupling in mammalian myocardium. Pflügers Arch 307:R 25

Follath F, Heierli B, Wenk M (1980) Praktische Bedeutung der Serumkonzentrationsmessung bei der Therapie mit Antiarrhythmika. In: Sommer R (Hrsg) Kontrolle der Plasmaspiegel von Pharmaka. Thieme, Stuttgart

Fontaine G, Grosgogeat Y, Welti J-J, Tardieu B (1978) The essentials in cardiac pacing – an illustrated guide. Martinus Nijhoff, The Hague

Fontaine G, Guiraudon G, Frank R, Drobinski G, Cabrol C, Grosgogeat Y (1981) Operationsergebnisse in der Behandlung der ventrikulären Tachykardie. In: Lüderitz B (Hrsg) Ventrikuläre Herzrhythmusstörungen. Springer, Berlin Heidelberg New York, S 390–403

Frank E (1956) An accurate, clinically practical system for spatial vectorcardiography. Circulation 13:737–749

Franke H (1963) Über das Carotis-Sinus-Syndrom und den sogenannten hyperaktiven Carotis-Sinus-Reflex. Schattauer, Stuttgart

Franz IW (1979) Adams-Stokes-Äquivalente bei einem Alterssportler mit Überleitungsstörungen im Ruhe-EKG und unauffälligem Ergo-EKG. Dtsch Z Sportmed 10:334

Frese W (1993) Chaos – die Ordnung des Herzens. physis 9:13–19

Frey W (1918) Über Vorhofflimmern beim Menschen und seine Beseitigung durch Chinidin. Berl Klin Wochenschr 55:417–419, 450–452

Friedberg HD, Lillehei RC, Mosharraffa M (1977) Long life pacemakers; 3-years study of Cardiac Pacemakers Inc. lithium pulse generators. In: Watanabe Y (ed) Cardiac pacing. Excerpta Medica, Amsterdam

Friedman PL, Stevenson WG (1996) Unsustained ventricular tachycardia – to treat or not to treat. N Engl J Med 335:1984–1985

Froer KL, Petri H, Rudolph W (1979) Indikation zur Schrittmachertherapie bradykarder Rhythmusstörungen bei akutem Herzinfarkt. Herz 4:452

Fromer M, Shenasa M (1991) Catheter ablation. Curr Opin Cardiol 6:60–65

Fromer M, Brachmann J, Block M et al. (1992) Efficacy of automatic multimodal device therapy for ventricular tachyarrhythmias as delivered by a new implantable pacing cardioverter-defibrillator: Results of a European multicenter study of 102 implants. Circulation 86:363–374

Fuchs T (1992) Die Mechanisierung des Herzens. Suhrkamp, Frankfurt

Funke HD (1978) Die optimierte sequentielle Stimulation von Vorhof und Kammer – ein neuartiges Konzept zur Behandlung bradykarder Dysrhythmien. Herz Kreisl 10:479–483

Furman S (1985) Natural history of cardiac pacing. In: Pérez Gómez F (ed) Cardiac pacing, Electrophysiology. Tachyarrhythmias. Editorial Grouz, Madrid

Furman S, Fisher J, Mehra R (1977) Ectopic ventricular tachycardia treated with bursts of ventricular pacing at 300 per minute. In: Watanabe Y (ed) Cardiac pacing. Excerpta Medica Amsterdam

Furman S, Robinson G (1958) The use of an intercardiac pacemaker in the correction of total heart block. Surg Forum 9:245–248

Galeazzi RL (1981) Blutspiegelbestimmungen von Medikamenten: Wann? Welche? Schweiz Med Wochenschr 111:446

Gallagher JJ (1978) Surgical treatment of arrhythmias: current status and future directions. Am J Cardiol 41:1053

Gallagher JJ, Gilbert M, Svenson RH, Sealy WC, Kasell J, Wallace AG (1975) Wolff-Parkinson-White syndrome. Circulation 51:767

Gallagher JJ, Svenson RH, Kasell JH, German LD, Bardy GH, Broughton A, Critelli G (1982) Catheter technique for closed-chest ablation of the atrioventricular conduction system: A therapeutic alternative for the treatment of refractory supraventricular tachycardia. N Engl J Med 306:194–200

Gallagher MM, Camm AJ (1997) Classification of atrial fibrillation. PACE 20:1603–1605

Galvani L (1791) De viribus electricitatis in motu musculari commentarius. Bologna Inst Sci

Garrey W (1914) The nature of fibrillary contraction of the heart – its relation to tissue mass and form. Am J Physiol 33:397

Gerckens U, Lüderitz B (1989) Herzschrittmacherzwischenfall. In: Loch FC (Hrsg) Notfallmedizin und Leitsymptome, 2. Aufl. Dtsch Ärzteverlag, Köln

Gerckens U, Manz M, Lüderitz B (1986a) „Biologische" Herzschrittmacher: Möglichkeiten und Grenzen frequenzadaptiver Schrittmacher. Dtsch Ärztebl 83:3279

Gerckens U, Manz M, Kirchhoff PG, Lüderitz B (1986b) Antitachykarde Schrittmachertherapie mit dem mikroprozessorgesteuerten „Tachylog 651" bei supraventrikulärer Tachykardie. Z Kardiol 75:473

Gertz MA, Garton JP, Jennings WH (1986) Aplastic anemia due to tocainide. N Engl J Med 314:583

Gettes LS (1971) The electrophysiologic effects of antiarrhythmic drugs. Am J Cardiol 28:526

Ghani MF, Rabah M (1977) Effect of magnesium chloride on electrical stability of the heart. Am Heart J 94:600

Gibson D, Sowton E (1969) The use of beta-adrenergic receptor blocking drugs in dysrhythmias. Prog Cardiovasc Dis 12:16

Gibson JK, Somani P, Bassett AL (1978) Electrophysiologic effects of encainide (MJ 9067) on canine Purkinje fibres. Eur J Pharmacol 52:161–169

Ginsburg R, Lamb IH, Schroeder JS, Harrison DC (1981) Long-term transtelephonic electrocardiographic monitoring in the detection and evaluation of variant angina. Am Heart J 102:196–201

Gillette PC, Shannon C (1986) Cardiac pacing in children. In: Dreifus'pacemaker therapy: an interprofessional approach. Davis, Philadelphia

Giraud G, Puech P, Latour H, Hertault E (1960) Variations de potentiel liées à l'activité du systéme auriculoventriculaire chez l'homme (enregistrement électrocardiographique endocavitaire). Arch Mal Coeur 53:757–776

Gleichmann U (1977) Medikamentöse Therapie von Herzrhythmusstörungen. Med Welt 28:675

Goeschen K (1985) Beratung bei chronischen Herz-Kreislauferkrankungen vor geplanter Schwangerschaft. Kreislauftelegramm 2/85:9

Goldberger E (1942) A simple, indifferent, electrocardiographic electrode of zero potential and a technique of obtaining augmented unipolar, extremity leads. Am Heart J 23:483–492

Gonska BD, Brune S, Bethge KP, Kreuzer H (1991) Catheter ablation in ventricular tachycardia. Eur Heart J 12:1257

Goy JJ, Kappenberger L (1988) Different techniques for catheter ablation (abstr). PACE 11:910

Greeley HP, Smedal MI, Most W (1955) The treatment of the carotis-sinus-syndrome by irradiation. N Engl Med 252:91

Greene HL, Roden DM, Katz RJ, Woosley RL, Salerno DM, Henthorn RW (1992) The Cardiac Arrhythmia Suppression Trial: First CAST then CAST-II. Am Coll Cardiol 19:894–898

Greenspan AM, Spielman SR, Webb CR, Sokoloff NM, Rae AP, Horowitz LN (1985) Efficacy of combination therapy with mexiletine and a type IA agent for inducible ventricular tachyarrhythmias secondary to coronary artery disease. Am J Cardiol 56:277

Greenwood RD, Rosenthal A, Sloss LJ, LaCorte M, Nadas AS (1975) Sick sinus syndrome after surgery for congenital heart disease. Circulation 52:208

Greven G, Kley HK, Humann H (1972) Bisfaszikuläre Blockformen als Vorstufe eines totalen AV-Blocks. Med Klin 67:1548

Griffin JC, Jutzy KR, Claude JP, Knutti JW (1983) Central body temperature as a guide to optimal heart rate. PACE 6:498

Griffith MJ, Ward DE, Linke NJ, Camm AJ (1988) Adenosine in the diagnosis of broad complex tachycardia. Lancet I:672–675

Grimm W (1994) Leseranfrage: „Ist der Herzschrittmacherträger bei der Benutzung von Mobil-Telefongeräten im D-Netz gefährdet? Gilt dies nur für sog. Handgeräte oder auch für fest installierte Auto-Telefone?" Internist 35:580

Gross F (ed) (1977) Antihypertensive agents. Springer, Berlin Heidelberg New York (Handbook of experimental pharmacology, vol 39)

Guiraudon G, Fontaine G, Frank R, Escande G, Etievent P, Cabrol C (1978) Encircling endocardial ventriculotomy: a new surgical treatment for life threatening ventricular tachycardias resistant to medical treatment following myocardial infarction. Ann Thorac Surg 26:438

Guiraudon G, Fontaine G, Frank R, Barra J, Grosgogeat Y, Cabrol C (1981) Zirkuläre endokardiale Ventrikulotomie – Derzeitige Ergebnisse. In: Lüderitz B (Hrsg) Ventrikuläre Herzrhythmusstörungen, Pathophysiologie – Klinik – Therapie. Springer, Berlin Heidelberg New York

Guiraudon G, Klein GJ, Gulamhusein SS (1983) Total disconnection of the right ventricular free wall: Surgical treatment of right ventricular tachycardia associated with right ventricular dysplasia. Circulation 67:463–470

Guize L, Zacouto F (1974) Principle and applications of the orthorhythmic pacemaker. Eur Soc Artific Organs 1:77

Guize L, Zacouto F, Lenègre J (1971) Un nouveau stimulateur du coeur: le pacemaker orthorythmique. Presse Méd 79:2071

Gülker H, Bramann HU, Brisse B, Kuhs H (1980) Kombinierte Behandlung chronischer Vorhofrhythmusstörungen mit Chinidin-Verapamil. Med Klin 75:196

Gülker H, Thale J, Olbing B, Heuer H, Frenking B, Bender F (1985) Assessment of the antiarrhythmic profile of the new class I agent diprafenone. Arzneimittelforsch 35(II) 9:1387

Gülker H, Haverkamp W, Hindricks G (1992) Leitfaden zur Therapie der Herzrhythmusstörungen, 2. Aufl. DeGruyter, Berlin

Gürsoy S, Chiladakis I, Kuck K-H (1992) Current status of radiofrequency ablation in the preexcitation syndromes. Herz 17:151–157

Gurtner HP, Lenzinger HR, Dolder M (1976) Clinical aspects of the sick-sinus-syndrome. In: Lüderitz B (ed) Cardiac pacing, diagnostic and therapeutic tools. Springer, Berlin Heidelberg New York

Gutheil H, Singer H (1982) Herzrhythmusstörungen im Kindesalter. Thieme, Stuttgart

Haap K, Antoni H (1978) Mexiletin – Tierexperimentelle Befunde über die antiarrhythmischen und elektrophysiologischen Effekte am Herzen. Klin Wochenschr 56:169

Haberl R (1995) Herzrhythmusstörungen – Diagnostik und Therapie. Bay Int 15:8–13

Hahn J (1997) Die klassische Marathonstrecke – die Geschichtsschreibung ist unklar. Frankfurter Allgemeine Zeitung, 9.8.1997

Haissaguerre M, Jais P, Shah DC et al. (1996) Right and left atrial radiofrequency catheter therapy of paroxysmal atrial fibrillation. J Cardiovasc Electrophysiol 7:1132–1144

Hammill SC (1985) New antiarrhythmic agents: Part V – Propafenone for the treatment of supraventricular and ventricular rhythm disturbances. Prac Cardiol 11:75–90

Han J (1973) Atropine and acute myocardial infarction. Circulation 47:429

Han J, Millet D, Chizzonitti B, Moe GK (1966) Temporal dispersion of recovery of excitability in atrium and ventricle as a function of rate. Am Heart J 71:481

Hannink M, Laubinger G (1982) Das klinische Bild des idiopathischen paroxysmalen Vorhofflimmerns. Herz/Kreislauf 8:446

Hapke HJ, Sterner W (1969) Pharmakologische und toxikologische Untersuchungen zur Wirkungscharakterisierung von Etafenon. Arzneimittelforschung 19:1664–1672

Harris AS, Kokernot RH (1950) Effects of diphenylhydantoin sodium (dilantin sodium) and phenobarbital sodium upon ectopic ventricular tachycardia in acute myocardial infarction. Am J Physiol 163:505–516

Harrison DC, Winkle R, Sami M, Mason J (1980) Encainide: A new and potent antiarrhythmic agent. Am Heart J 100:1046–1054

Harrison JK, Greenfield RA, Wharton JM (1992) Acute termination of supraventricular tachycardia by adenosine during pregnancy. Am Heart J 123:1386–1388

Harthorne JW, Thale HJ (eds) (1978) To pace or not to pace. Intern Symposium, Brüssel 1977. Nijhoff, The Hague

Harvey W (1970) Anatomical studies on the motion of the heart and blood (Translation: Leake CD). Thomas, Springfield
Haverkamp W, Hördt M, Borggrefe M, Breithardt G (1995) Torsade de pointes and QT-Syndrome. Med Klin 90:240–245
Haverkamp W, Schulze-Bahr E, Hördt M et al. (1997) QT-Syndrome. Aspekte zur Pathogenese, molekularen Genetik, Diagnostik und Therapie. Dtsch Ärztebl 94:534–539
Hayes DL, Wang PJ, Reynolds DW, Estes III MNA, Griffith JL, Steffens RA, Carlo GL, Findlay GK, Johnson CM (1997) Interference with cardiac pacemakers by cellular telephones. N Engl J Med 336:1473–1479
Heinrich KW, Effert S (1973) Bretylium-Tosylat zur Behandlung maligner Arrhythmien – erste Resultate. Med Welt 24:1000
Hess R (1985) Wiederverwendung gebrauchter Herzschrittmacher. Dtsch Ärztbl 82:2242
Heuer H, Gülker H, Müller US, Bender F (1985) Erhöhte antiarrhythmische Wirksamkeit der Kombination Flecainid/Sotalol und Propafenon/Sotalol bei ventrikulären Arrhythmien. Z Kardiol 74:13 (Abstract)
Hillis WS, Whiting B (1983) Antiarrhythmic drugs. Br Med J 286:1332
Hindricks G on behalf of the Multicenter European Radiofrequency Survey (MERFS) (1993) The multicenter European survey (MERFS): complications of radiofrequency catheter ablation of arrhythmias. Eur Heart J 14:1644–1653
Hirsch A (Hrsg) (1929) Biographisches Lexikon der hervorragenden Ärzte aller Zeiten und Völker, 3. Aufl, Bd. IV. Urban & Schwarzenberg, München Berlin
Hirzel HO (1983) Der Weg zur modernen Kardiologie. Schweiz Rundsch Med Prax 48:1521
His W (1933) Zur Geschichte des Atrioventrikularbündels nebst Bemerkungen über die embryonale Herztätigkeit. Klin Wochenschr 12:569–574
His W jr (1893) Die Tätigkeit des embryonalen Herzens und deren Bedeutung für die Lehre von der Herzbewegung beim Erwachsenen. Arb Med Klin 14–49
Hjalmarson A, Elmfeldt D, Herlitz J et al. (1981) Effect of mortality of metoprolol in acute myocardial infarction. A double-blind randomized trial. Lancet II:823
Hodges M, Haugland JM, Granrud GJ, Asinger RW, Mikell FL, Krejci J (1982) Suppression of ventricular ectopic depolarizations by flecainide acetate, a new antiarrhythmic agent. Circulation 65:879–885
Hodgkin AL, Huxley AF (1952) A quantitative description of membrane current and its application to the conduction and excitation in nerve. J Physiol (Lond) 117:444
Hoffa M, Ludwig C (1850) Einige neue Versuche über Herzbewegung. Z Rationelle Med 9:107–144
Hoffmann E, Bach P, Haberl R, Mattke S, Steinbeck G (1992) Antiarrhythmische und proarrhythmische Effekte einer oralen Cibenzolintherapie bei anhaltenden ventrikulären Tachykardien. Z Kardiol 81:378–384
Hoffmann T, Zacouto F (1961) Über den Mechanismus des Herzstillstandes und seine Beseitigung durch kontrollierte elektrische Stimulierung. *Langenbecks Archiv* und *Deutsche Zeitschrift für Chirurgie*, 298:762–765
Hofgärtner F, Müller Th, Sigel H (1996) Können Mobil-Telefone im C- und D-Netz Herzschrittmacher-Patienten gefährden? Dtsch Med Wochenschr 121:646–652
Hogan PM, Davis LD (1971) Electrophysiological characteristics of canine atrial plateau fibers. Circ Res 28:62
Hohnloser H, Klingenheben T (1996) Stratifizierung der vom plötzlichen Herztod bedrohten Patienten unter besonderer Berücksichtigung des autonomen Nervensystems. Z Kardiol 85 (Suppl 6):35–43
Hohnloser SH (1994) Medikamentöse Therapie supraventrikulärer Rhythmusstörungen. Dtsch Ärztebl 91 (Suppl):13–17
Hondeghem LM, Katzung BG (1980) Test of a model of antiarrhythmic drug action. Circulation 61:1217
Hondeghem LM, Synders DJ (1990) Class III antiarrhythmic agents have a lot of potential but a long way to go. Circulation 81:686
Hondeghem LM (1992) Development of class III antiarrhythmic agents. J Cardiovasc Pharmacol 20: Suppl 2:17–22

Honerjäger P (1983) Herzwirksame Pharmaka. In: Estler CJ (Hrsg) Lehrbuch der allgemeinen und systematischen Pharmakologie. Schattauer, Stuttgart

Honerjäger P (1989) Zusammenhänge zwischen elektrischen und mechanischen Herzwirkungen von Antiarrhythmika. In: Schmidt G (Hrsg) Antiarrhythmische Therapie. Kardiodepressive Nebenwirkungen. Schattauer, Stuttgart New York, S 1-6

Hösl P, Rust M, Johannigmann J, Schmidt G (1996) Paroxysmale supraventrikuläre Tachykardie während der Schwangerschaft. Geburtshilfe Frauenheilkd 56:313-316

Horowitz LN (1986) Safety of electrophysiologic studies. Circulation 73 [Suppl]: 28

Horowitz LN, Flecaninide Ventricular Tachycardia Study Group (1986) Treatment of resistant ventricular tachycardia with flecainide acetate. Am J Cardiol 57:1299

Horowitz LN, Josephson ME, Farshidi A, Spielmann SR, Michelson EL, Greenspan AM (1978) Recurrent sustained ventricular tachycardia. 3. Role of the electrophysiologic study in selection of antiarrhythmic regimens. Circulation 58:986

HSS News; U.S. Department of Health and Human Services (1991) Press Release, Aug. 12

Hudak JM, Banitt EH, Schmid JR (1984) Discovery and development of flecainide. Am J Cardiol 53:17 B-20 B

Hudson WM, Morley CA, Perrins EJ, Chan SI, Sutton R (1985) Is a hypersensitive carotid sinus reflex relevant? Clin Prog Electrophysiol Pacing 3:155-159

Humen DP, Anderson K, Brumwell D (1983) A pacemaker which automatically increases its rate with physical activity. In: Steinbach K et al. (eds) Cardiac pacing. Proc VIIth World Symp. Steinkopff, Darmstadt

Humen DP, Kostuk WJ, Klein GJ (1985) Activity-sensing, rate-responsive pacing: improvement in myocardial performance with exercise. PACE 8:52

Hutter OF, Trautwein W (1956) Vagal and sympathetic effects on the pacemaker fibres in the sinus venous of the heart. J Ges Physiol 39:751

Hyman AS (1932) Resuscitation of the stopped heart by intracardial therapy. II. Experimental use of an artificial pacemaker. Arch Int Med 50:283-305

Imanishi S, Surawicz B (1976) Automatic activity in depolarized guinea pig ventricular myocardium. Circ Res 39:751

Ionescu VL (1980) A "on demand pacemaker" responsive to respiration rate. PACE 3:375

Irnich W (1992) Herzschrittmacher - Störmöglichkeiten durch medizintechnische Behandlungsverfahren. Dtsch Ärztebl 89: A-2957-2962

Irnich W, Batz L (1986) Jahresbericht 1985 des Zentralregisters Herzschrittmacher. Herzschrittmacher 6:115

Irnich W, Batz L (1992) Jahresbericht 1992 des Zentralregisters Herzschrittmacher. Herzschrittmacher 12:40-45

Irnich W, Klein H (1990) Stellungnahme der Arbeitsgruppe „Herzschrittmacher" der Deutschen Gesellschaft für Herz- und Kreislaufforschung zur Störbeeinflussung von Herzschrittmachern und Diebstahlsicherungsanlagen. Herzschr Elektrophys 1:109-110

Irnich W, Batz L (1996) Jahresbericht 1995 des Deutschen Zentralregisters Herzschrittmacher. Herzschrittmacher 16:236-244 (Suppl 12/96)

Irnich W, DeBakker JMT (1975) Konzept eines Optimal-Schrittmachers. Biomed Techn 20:89-90 (Ergänzungsband)

Iseri LT (1986) Magnesium and dysrhythmias. Mag Bull 8:223

ISIS Collaborative Group (1993) ISIS-4: Randomised study of intravenous magnesium in over 50000 patients with suspected acute myocardial infarction. Circulation 88 (Suppl 10): I-292

Jackman WM, Wang X, Friday KJ et al. (1991) Catheter ablation of accessory atrioventricular pathways (Wolff-Parkinson-White syndrome) by radiofrequency current. N Engl J Med 324:1605-1611

Jahrmärker H, Theisen K (1974) Kammerflattern und Kammerflimmern. In: Antoni H, Effert S (Hrsg) Herzrhythmusstörungen. Schattauer, Stuttgart

James TN (1961) Morphology of the human atrioventricular node, with remarks pertinent to its electrophysiology. Am Heart J 62:756-771

Janse MJ, Capelle FJL, Freud GE van, Durrer D (1971) Circus movement within the AV node as a basis of supraventricular tachycardia as shown by multiple microelectrode recording in the isolated rabbit heart. Circ Res 28:403

Janse MJ, Capelle FJL van, Morsink H et al. (1980) Flow of "injury" current and patterns of excitation during early ventricular arrhythmias in acute regional myocardial ischemia isolated procine and canine hearts. Evidence of two different arrhythmogenic mechanisms. Cir Res 47:151

Jenkins LS, Steinberg JS, Kutalek SP et al. (1997) Quality of life in patients enrolled in the antiarrhythmics versus implantable defibrillators (AVID) trial. Circulation 96:I-439

Jeresaty RM (1979) Mitral valve prolapse. Raven Press, New York

Jervell A, Lange-Nielsen F (1957) Congenital deaf mutism functional heart disease with prolongation of the QT-interval and sudden death. Am Heart J 54:59

Josephson ME, Horowitz LN, Farshidi A, Kastor JA (1978) Recurrent sustained ventricular tachycardia. Circulation 57:431-440

Julian DG, Camm AJ, Frangin G et al. for the European Myocardial Infarct Amiodarone Trial Investigators (1997) Randomised trial of effect of amiodarone on mortality in patients with left-ventricular dysfunction after recent myocardial infarction: EMIAT. Lancet 349:667-674

Jung W, Manz M, Lüderitz B (1991a) Welche programmierbaren Leistungen der Aggregate sind verfügbar und wie ist ihre klinische Relevanz? Herz 16:158-170

Jung W, Mletzko R, Hügl B, Manz M, Lüderitz B (1991b) Incidence of atrial tachyarrhythmias following shock delivery of implantable cardioverter/defibrillators. Circulation 84:II-612

Jung W, Manz M, Lüderitz B (1992a) Abklärungsgang und Indikation zum automatischen Defibrillator. Ther Umschau 49:580-585

Jung W, Manz M, Mossdorf R, Schneider C, Lüderitz B (1992b) Defibrillation efficacy of simultaneous monophasic and biphasic waveforms in man. J Am Coll Cardiol 19:163A

Jung W, Anderson M, Camm AJ, Jordaens L, Petch MC, Rosenqvist M, Santini M, Lüderitz B on behalf of the Study Group on "ICD and Driving" of the Working Groups on Cardiac Pacing and Arrhythmias of the European Society of Cardiology (1997) Recommendations for driving of patients with implantable cardioverter defibrillators. Eur Heart J 18:1210-1219

Jung W, Deister A, Grätz S, Manz M, Lüderitz B (1995) Lebensqualität und psychosoziale Probleme bei der Betreuung von Patienten mit implantierbarem Kardioverter-Defibrillator. Herzschr Elektrophys 6:21-28

Jung W, Lüderitz B (1996) Intraatriale Defibrillation - Grenzen und Möglichkeiten. Z Kardiol 85 (Suppl 6):75-81

Jung W, Lüderitz B (1997) Implantation of an arrhythmia management system for patients with ventricular and supraventricular tachyarrhythmias. Lancet 349:853-854

Jung W, Lüderitz B (1997) Implantation of an arrhythmia management system for ventricular and supraventricular tachyarrhythmias. Lancet 349:853-854

Jung W, Schumacher B, Lüderitz B (1997) Katheterablation und implantierbare atriale Defibrillatoren bei supraventrikulären Herzrhythmusstörungen. Med Klin 92:202-207

Kahl FR, Flint JF, Szidon JP (1974) Influence of left atrial distention on renal vasomotor tone. Am J Physiol 226:240

Kahn AR, Citron O (1976) Patient initiated rapid atrial pacing to manage supraventricular tachycardia. In: Lüderitz B (ed) Cardiac pacing, diagnostic and therapeutic tools. Springer, Berlin Heidelberg New York

Karlof I (1975) Hemodynamic effect of atrial triggered versus fixed rate pacing at rest and during exercise in complete heart block. Acta Med Scand 197:195-206

Kaplan BM, Langendorf R, Lev M, Pick A (1973) Tachycardia-bradycardia syndrome (so-called "sick sinus syndrome"). Am J Cardiol 31:497

Kappenberger L, Gloor HO, Babotai I, Steinbrunn W, Turina M (1982) Hemodynamic effects of atrial synchronization in acute and long-term ventricular pacing. PACE 5:639

Kasper W, Meinertz T, Kersting F, Löllgen H, Lang K, Just H (1979) Electrophysiological actions of lorcainide in patients with cardiac disease. J Cardiovasc Pharmacol 1:343

Katz C, Martin RD, Landa B, Chadda KD (1985) Relationship of psychologic factors to frequent symptomatic ventricular arrhythmia. Am J Med 78:589

Katz MJ, Meyer CE, El-Etr A, Sloodi SJ (1963) Clinical evaluation of a new antiarrhythmic agent, SC-7031. Cur Ther Res Clin Exp 5:343-350

Kaufmann AJ, Olson CB (1968) Temporal relation between long-lasting aftercontractions and action potentials in cat papillary muscles. Science 161:293-295

Kaverina NV, Berdjajev DNV (1985) Besonderheiten der antiarrhythmischen Wirkung von Bonnecor (AWD 19-166, GS 015). Pharmazie 40:840–844

Kawai L, Konishi T, Matsuyama E, Okazaki H (1981) Comparative effects of three calcium antagonists, diltiazem, verapamil and nifedipine, on the sinoatrial and atrioventricular node. Circulation 63:1053

Kay GN, Bubien RS, Epstein AE, Plumb VJ (1989) Rate-modulated cardiac pacing based on transthoracic impedance measurement of minute ventilation: correlation with exercise gas exchange. J Am Coll Cardiol 5:1283–1289

Keating M, Atkinson D, Dunn C, Timothy K, Vincent GM, Leppert M (1991) Linkage of a cardiac arrhythmia, the long QT syndrome, and the Harvey ras-1 gene. Science 252:704–706

Keith A, Flack M (1907) The form and nature of the muscular connections between the primry divisions of the vertebrate heart. J Anat Physiol 41:172–189

Kelern GJ, Henkin R, Lannon M, Bloomfield D, El-Sherif N (1984) Correlation between the signal averaged electrocardiogram from Holter tapes and from real time recordings. Am J Cardiol 63:1321–1325

Keller H, Stegaru B, Buss J, Heene DL (1985) Bradykarde Rhythmusstörungen bei Mitralklappenprolaps. Herz/Kreislauf 12:656

Kennedy HL, Whitlock JA, Sprague MK, Kennedy LJ, Buckingham TA, Goldberg RJ (1985) Longterm follow-up of asymptomatic healthy subjects with frequent and complex ventricular ectopy. N Engl J Med 213:193

Kerber RE, Sarnat W (1979) Factors influencing the success of ventricular defibrillation in man. Circulation 60:225

Kessler KM, Lowenthal DT, Warner H, Gibson T, Brigge W, Reidenberg MM (1974) Quinidine elimination in patients with congestive heart failure or poor renal function. N Engl J Med 290:706

Kieval J, Kirsten EB, Kessler KM, Mallon StM, Myerburg RJ (1982) The effects of intravenous verapamil on hemodynamic status of patients with coronary artery disease receiving propranolol. Circulation 65:653

Kindermann W (1985) Herzrhythmusstörungen bei Sportlern. Dtsch Med Wochenschr 110:237

Kindermann W, Keul J, Reindell H (1974) Grundlagen zur Bewertung leistungsphysiologischer Anpassungsvorgänge. Dtsch Med Wochenschr 99:1372

Kléber AG, Janse MJ, Capelle JFL van, Durrer D (1978) Mechanism and time course of S-T and T-Q segment changes during acute regional myocardial ischemia in the pig heart determined by extracellular and intracellular recordings. Circ Res 42:603

Kléber AG (1992) Zum Mechanismus der tachykarden Herzrhythmusstörungen. Ther Umschau 49:504–510

Klein HO, Lang R, DiSegni E, Kaplinsky E (1980) Verapamil-digoxin interaction. N Engl J Med 303:160

Kleinmann D (1985) Sport als Medizin für Jedermann. Hippokrates, Stuttgart

Kleinsorge H (1959) Klinische Untersuchungen über die Wirkungsweise des Rauwolfia-Alkaloids Ajmalin bei Herzrhythmusstörungen, insbesondere der Extrasystolie. Med Klin 10:409–416

Kleinsorge H (1990) Zur Geschichte der Antiarrhythmika – unter besonderer Berücksichtigung von Ajmalin. In: Lüderitz B (Hrsg) Arrhythmiebehandlung und Hämodynamik. Springer, Berlin Heidelberg New York Tokio, S 12–23

Knieriem H-J, Mecking D (1983) Anatomie und pathologische Anatomie des spezifischen Reizbildungs- und Erregungsleitungsystems sowie des kontaktilen Myokards. In: Lüderitz B (Hrsg) Herzrhythmusstörungen. Handbuch der Inneren Medizin IX/1. Springer, Berlin Heidelberg New York

Knipping W (1980) Problematik der Beurteilung seltener Arzneimittelnebenwirkungen am Beispiel der Agranulozytose durch Antiarrhythmika. Med Klin 75:108

Knorre von GH (1996) Antikoagulation bei nichtvalvulärem Vorhofflimmern. Klinikarzt 10:283–289

Koch-Weser J (1977) Serum procainamide levels as therapeutic guides. Clin Pharmacokinetics 2:389

Koch-Weser J (1979) Bretylium. N Engl J Med 300:473

Kohlhardt M, Seifert C (1983) Tonic and phasic I_{NA} blockade by antiarrhythmics. Different properties of drug binding to fast sodium channels as judged from V_{max} studies wit h propafenone and derivates in mammalian ventricular myocardium. Pflügers Arch 396: 199

Kowey P (1997) Ibutilide for Atrial Fibrillation. Circulation 96:370

Körst HA, Brandes J-W, Littmann K-P (1980) Potenz- und Spermiogenesestörungen durch Propafenon. Dtsch med Wochenschr 105:1187

Koster RW, Dunning AJ (1985) Intramuscular lidocaine for preventation of lethal arrhythmias in the prehospitalization phase of acute myocardial infarction. N Engl Med 31:1106

Kostis JB, Krieger S, Moreyra A, Cosgrove N (1984) Cibenzoline for treatment of ventricular arrhythmias: a double-blind placebo-controlled study. J Am Coll Cardiol 4:372

Kraupp O (1977) Pharmakodynamische Beeinflussung der Rhythmik, Dynamik und Durchblutung des Herzens. In: Forth W, Henschler D, Rummel R (Hrsg) Allgemeine und spezielle Pharmakologie und Toxikologie, 2. Aufl. Bibliographisches Institut, Mannheim

Krikler DM, Curry PLV (1976) Torsade de pointes, an atypical ventricular tachycardia. Br Heart J 38:117

Krikler DM, Curry P, Buffet J (1976) Dual-demand pacing for reciprocating atrioventricular tachycardia. Br Med J 1:1114

Kruse IB, Arman K, Conradson TB, Ryden L (1982) A comparison of the acute and long-term hemodynamic effects of ventricular inhibited and atrial synchronous ventricular inhibited pacing. Circulation 65:846

Kuck K-H, Schlüter M (1991) Die kurative Behandlung mit Hochfrequenzstrom. Dtsch Ärztebl. 88/43:B.-2408

Kuck K-H, Schlüter M (1993) Junctional tachycardia and the role of catheter ablation. Lancet 341:1386-1391

Kuck K-H, Kunze KP, Roewer N, Bleifeld W (1985) Sotalol-induced torsade de pointes. Am Heart J 107:179

Kuck K-H, Schlüter M, Geiger M, Siebels J, Duckeck W (1991) Radiofrequency current catheter ablation of accessory atrioventricular pathways. Lancet 337:1557-1561

Kühlkamp V, Haasis R, Seipel L (1988) Flecainid-induzierte Hepatitis. Z Kardiol 77:678-680

Kulbertus HE (1973) The magnitude of risk of developing complete heart block in patients with LAH-RBBB. Am Heart J 86:278

Kulbertus HE (1977) Prognostic significance of fascicular blocks in acute myocardial infarction. In: Kaindl F, Pachinger O, Probst R (eds) The first 24 hours in myocardial infarction. Witzstrock, Baden-Baden

Kunze KP, Kuck K-H, Schlüter M (1989) Radiofrequenz or direct current for ablation of ventricular tachycardia. J Am Coll Cardiol 13:176A

Lagergreen H, Johannson L (1963) Intracardiac stimulation for complete heart block. Acta Chir Scand 125:562-566

Lang D, Kupferschmid Ch, Bernuth G von (1986) Langzeitbeobachtung bei herzgesunden Kindern mit ventrikulärer Extrasystolie. Dtsch Med Wochenschr 111:7

Lang KF, Just H, Limbourg P (1975) Untersuchungen über die Einwirkung von Mexiletine (Kö 1173) auf die AV-Überleitungszeit und die Sinusimpulsautomatie bei Herzgesunden und Patienten mit Erkrankungen des Reizleitungssystems. Z Kardiol 64:389

Langley JN (1905) On the reaction of cells and of nerve endings to certain poisons chiefly as regards to reaction of striated muscle to nicotine and to curare. J Physiol 33:374-413

Lau CP, Tse HF, Lee K, Lok NS, Ho DWS, Soffer M, Camm AJ (1996) Initial clinical experience of an human implantable atrial defibrillator. PACE 19:625

Lauck G, Smekal A von, Jung W, Fehske W, Manz M, Lüderitz B (1993) Kernspintomographie (NMR) und Software-gesteuerte Herzschrittmacher. Z Kardiol 82 Suppl 1:192

Lauck G, Smekal A von, Wolke S, Seelos KC, Jung W, Manz M, Lüderitz B (1995) Effects of nuclear magnetic resonance imaging on cardiac pacemakers. PACE 18:1549-1555

Leahy EB Jr, Reiffel JA, Heissenbuttel RH, Drusin RE, Lovejoy PP, Bigger JT Jr (1979) Enhanced cardiac effect of digoxin during quinidine treatment. Arch Intern Med 139:519

Lee TH, Friedmann PL, Goldman L, Stone PH, Antman EM (1984) Sinus arrest and hypotension with combined amiodarone-diltiazem therapy. Am Heart J 109:163

Lehmann MH, Saksena S (1991) Implantable cardioverter/defibrillators in cardiovascular practice. Report of the policy conference of the North American Society of Pacing and Electrophysiology. PACE 14:969–979

Leitch JW, Gillis AM, Wyse DG et al. (1991) Reduction in defibrillator shocks with an implantable device combining antitachycardia pacing and shock therapy. J Am Coll Cardiol 18:145–151

Leitch JW, Klein G, Yee R, Guiraudon G (1991) Sinus node-atrioventricular node isolation: long-term results with the "corridor" operation for atrial fibrillation. J Am Coll Cardiol 17:970–975

Leitner ER von (1983) Nicht-invasive Verfahren einschließlich Holter-Monitoring. In: Lüderitz B (Hrsg) Herzrhythmusstörungen. Handbuch der Inneren Medizin IX/1. Springer, Berlin Heidelberg New York

Leitner ER von, Oeff M, Spielberg C, Gast G, Loock D, Piesczek C, Johns B (1984) Superiority of high resolution ECG to 24 hour monitoring to predict prognosis in postmyocardial infarction patients. J Am Coll Cardiol 3:623 (Abstract)

Lemke B, Fischer W, Schulten KH (1996) Richtlinien zur Herzschrittmachertherapie: Indikationen, Systemwahl, Nachsorge. Z Kardiol 85:611–628

Lenègre J (1964) Etiology and pathology of bilateral bundle branch block in relation to complete atrioventricular block. Prog Cardiovasc Dis 6:409

Lerman B, Belardinelli L, West GA, Berne RM, DiMarco JP (1986) Adenosine-sensitive ventricular tachycardia: evidence suggesting cycic AMP-mediated triggered activity. Circulation 74:270–280

Lev M (1964) Anatomic basis for atrioventricular block. Am J Med 37:742

Leveque PE (1965) Anti-arrhythmic action of bretylium. Nature 207:203

Levine JH, Michael JR, Guarnieri T (1985) Treatment of multifocal atrial tachycardia with verapamil. N Engl J Med 312:21

Levites P, Haft JI (1974) Significance of first degree heart block (prolonged P-R interval) in bifascicular block. Am J Cardiol 34:259

Lewalter T, MacCarter D, Jung W, Bauer T, Schimpf R, Manz M, Lüderitz B (1995a) The "Low Intensty Treadmill Exercise" protocol for appropriate rate adaptive programming of minute ventilation controlled pacemakers. PACE 18:1374–1387

Lewalter T, MacCarter D, Jung W, Schimpf R, Omran H, Manz M, Lüderitz B (1995b) Can functional capacity be compromised in pacemaker patients with curve linear rate adaptive algorithms? PACE 18:240

Lewalter T, Lüderitz B (1996) Eine Reihe neuer Erkenntnisse. Zu Genetik und Pathophysiologie des Langen-QT-Syndroms. MMW 138:23–24

Lewalter T, Schimpf R, Jung W, Schumacher B, Funke HD, Pfeiffer D, Lüderitz B (1996) Prospective evaluation of mode switch behaviour in patients with dual chamber pacing and unipolar atrial leads: relevance of atrial fibrillation/flutter potentials and myopotential triggering. PACE 19/4:305

Lewis T, Feil HS, Stroud WD (1920) Observations upon flutter and fibrillation: II. Nature of auricular flutter. Heart 7:191

Lichstein E, Ribas-Meneklier C, Gupta PK, Schadda KL (1975) Incidence and description of accelerated ventricular rhythm complicating acute myocardial infarction. Am J Cardiol 58:192

Lie KI, Wellens HJJ, Durrer D (1974) Characteristics and predictability of primary ventricular fibrillation. Eur J Cardiol 1:379

Lim PK, Trewby PN, Storey GCA, Holt DW (1984) Neuropathy and fatal hepatitis in a patient receiving amiodarone. Br Med J 288:1638

Lindinger A (1982) Herzrhythmusstörungen im Neugeborenen- und Säuglingsalter. In: Gutheil H, Singer H: Herzrhythmusstörungen im Kindesalter. Thieme, Stuttgart

Loogen F, Breithardt G, Seipel L (1979) Therapie der Arrhythmien beim frischen Herzinfarkt. Verh Dtsch Ges Herz-/Kreislaufforsch 45:94

Löfgren N (1948) Studies on local anesthetic. Xylocain, a new synthetic drug. Haeggstroms, Stockholm

Löllgen H, Steinberg T, Fahrenkrog U (1996) Telefonische EKG-Übertragung. MMW 138:473–477

Löwel H, Lewis M, Hörmann A (1991) Prognostische Bedeutung der Prähospitalphase beim akuten Myokardinfarkt. Dtsch Med Wochenschr 116:729–733

Lown B (1967) Electrical reversion of cardiac arrhythmias. Br Heart J 29:469
Lown B (1985) Lidocaine to prevent ventricular fibrillation. M Engl Med 31:1154
Lown B, Ganong WF, Levine SA (1952) The syndrome of short P-R-interval, normal QRS complex and paroxysmal rapid heart action. Circulation 5:693
Lown B, Amarasingham R, Neumann J (1962) New method for terminating cardiac arrytimias. Use of synchronized capacitor discharge. JAMA 182:548
Lown B, Klein MD, Hirshberg PI (1969) Coronary and precoronary care. Am J Med 46:705
Lown B, Perlroth MG, Kaidbey S, Abe T, Harken DE (1963) Cardioversion of atrial fibrillation. N Engl J Med 269:326–331
Lown, Amarasingham R, Neumann J (1962) New method for terminating cardiac arrhythmias. Use of synchronized capacitor discharge. J Am Med Assoc 182:548–555
Lüderitz B (1975) Fortschritte der Elektrokardiographie – einschließlich intrakardialer Ableitungen. Internist 17:137
Lüderitz B (ed) (1976) Cardiac pacing, diagnostic and therapeutic tools. Springer, Berlin Heidelberg New York
Lüderitz B (1978a) Betarezeptorenblocker bei kardialen Rhythmusstörungen. Internist 19:532
Lüderitz B (1978b) Differentialtherapie tachykarder Rhythmusstörungen. Herz 3:62
Lüderitz B (1978c) Fortschritte in der Differentialdiagnostik bradykarder Rhythmusstörungen. Internist 19:207
Lüderitz B (1979) Electrophysiology related to cardiac pacing techniques. In: Thalen HJT, Meere CC (eds) Fundamentals of cardiac pacing. Martinus Nijhoff, The Hague
Lüderitz B (1980) Indikation zur Herzschrittmacher-Behandlung. Langenbecks Arch Chir 352:259
Lüderitz B (1982) Typische Risiken bei der Behandlung von Herzrhythmusstörungen. Internist 23:138
Lüderitz B (1983) Präoperative Schrittmacherversorgung. Dtsch Med Wochenschr 108:1733
Lüderitz B (1983a) Mehrmaliger Gebrauch von passageren Schrittmachersonden. Dtsch Med Wochenschr 108:1452
Lüderitz B (1983e) Tachykarde Rhythmusstörungen. In: Lüderitz B (Hrsg) Herzrhythmusstörungen. Handbuch der Inneren Medizin IX/1. Springer, Berlin Heidelberg New York
Lüderitz B (1984a) Gibt es eine thyreotoxische Kardiomyopathie? Dtsch Med Wochenschr 109:203
Lüderitz B (1984b) "Holiday Heart"-Syndrom. Dtsch Med Wochenschr 109:595
Lüderitz B (1985a) Klinische Bedeutung der Programmierung von Herzschrittmachern. Dtsch Med Wochenschr 110:1519–1520
Lüderitz B (1985b) Langzeit-EKG: Ein hohes Maß an Verantwortung. Dtsch Ärztebl (Editorial) 82:2339
Lüderitz B (1986a) Historische Entwicklung des Herzschrittmachers. Z Kardiol 75:57
Lüderitz B (1986b) Herzschrittmacher. Therapie und Diagnostik kardialer Rhythmusstörungen. Springer, Berlin Heidelberg New York Tokyo
Lüderitz B (1989) Hämodynamische Gesichtspunkte bei der Therapie mit Antiarrhythmika. Dtsch Med Wochenschr 114:30–33
Lüderitz B (1990a) Welche Herzrhythmusstörung muß – welche muß nicht behandelt werden? Z Allg Med 66:747–748
Lüderitz B (1990b) Arrhythmieverstärkung durch Antiarrhythmika. Dtsch Ärztebl 87:2160–2161
Lüderitz B (1990c) Antiarrhythmikatherapie: Unerwünschte Wirkungen – Indikationsbeschränkungen. Therapiewoche 40:1199–1209
Lüderitz B (1990d) Schrittmachertherapie im Langzeitverlauf. Z Kardiol 79:46–53
Lüderitz B (1991a) The Cardiac Arrhythmia Suppression Trial (CAST) In: Lüderitz B, Saksena S (eds) Interventional electrophysiology. Futura Publishing, Mount Kisco/NY
Lüderitz B (1991b) The impact of antitachycardia pacing with defibrillation. PACE 14:312–316
Lüderitz B (1995) Bradykarde Rhythmusstörungen. In: Paumgartner G, Riecker G (Hrsg) Therapie innerer Krankheiten, 8. Aufl. Springer, Berlin Heidelberg New York Tokyo
Lüderitz B (1993) Geschichte der Herzrhythmusstörungen – Von der antiken Pulslehre zum implantierbaren Defibrillator. Springer, Berlin Heidelberg New York Tokyo
Lüderitz B (1989) Hämodynamische Gesichtspunkte bei der Therapie mit Antiarrhythmika. Dtsch Med Wochenschr 114:30–33

Lüderitz B (1993) Therapie der Herzrhythmusstörungen, 4. Aufl. Springer, Berlin Heidelberg New York Tokio
Lüderitz B (1996) A Historical Perspective on Arrhythmia Therapies. In: Saksena S, Lüderitz B (eds) Interventional electrophysiology. A Textbook, 2nd edn. Futura Publ. Armonk/NY
Lüderitz B, Manz M (1989) Role of antitachycardia devices in the treatment of ventricular tachyarrhythmias. Am J Cardiol 61:75J–78J
Lüderitz B, Manz M (1990) Nicht-pharmakologische Therapie maligner Herzrhythmusstörungen. Internist 31:648–656
Lüderitz B, Saksena S (eds) (1991) Interventional Electrophysiology. Futura Publishing, Mount Kisco/NY
Lüderitz B, Steinbeck G (1976) Rhythmusstörungen beim Wolff-Parkinson-White Syndrom. MMW 118:377
Lüderitz B, Steinbeck (1977) Schrittmachertherapie tachykarder Rhythmusstörungen. Internist 18:31
Lüderitz B, Naumann d'Alnoncourt C, Bolte H-D (1972) Zur kardialen Wirkung der Schilddrüsenhormone. – Elektrophysiologische Messungen am Papillarmuskel des Herzens. Klin Wochenschr 50:978
Lüderitz B, Steinbeck G, Guize L, Zacouto F (1975) Schrittmachertherapie tachykarder Rhythmusstörungen durch frequenzbezogene Intervallstimulation. Dtsch Med Wochenschr 14:730
Lüderitz B, Steinbeck G, Zacouto F (1977) Significant reduction of recurrent tachycardias by programmed rate-related premature stimulation. In: Watanabe Y (ed) Cardiac pacing. Excerpta Medica, Amsterdam
Lüderitz B, Steinbeck G, Naumann d'Alnoncourt C, Rosenberger W (1978) Relevance of diagnostic atrial stimulation for pacemaker treatment of sinotrial disease. In: Bonke FIM (ed) The sinus node, structure, function and clinical relevance. Martinus Nijhoff, The Hague
Lüderitz B, Naumann d'Alnoncourt C, Steinbeck G, Beyer J (1981) Therapie von Tachyarrhythmien mit implantierten Schrittmachern. In: Lüderitz B (Hrsg) Ventrikuläre Herzrhythmusstörungen. Pathologie – Klinik – Therapie. Springer, Berlin Heidelberg New York
Lüderitz B, Manz M, Steinbeck G (1983) Medikamentöse Langzeittherapie bei ventrikulären Herzrhythmusstörungen. – Ist eine Verbesserung der Prognose möglich? Dtsch Med Wochenschr 108:1663
Lüderitz B, Gerckens U, Manz M (1986) Automatic implantable cardioverter/defibrillator (AICD) and antitachycardia pacemaker (Tachylog): Combined use in ventricular tachyarrhythmias PACE 9II:1356
Lüderitz B, Mletzko R, Jung W, Manz M (1991) Combination of antiarrhythmic drugs. J Cardiovasc Pharmacol 17:S48
Lüderitz B (1993) Editorial: ESVEM: noch nicht der Weisheit letzter Schluß. Münch med Wschr 135:521–522
Lüderitz B, Jung W, Deister A, Marneros A, Manz M (1993) Lebensqualität nach Implantation eines Kardioverters/Defibrillators bei malignen Herzrhythmusstörungen. Dtsch Med Wochenschr 118:285–289
Lüderitz B, Jung W, Manz M (1992) Combination drug therapy for cardiac arrhythmias. New Trends Arrhyt VII:459
Lüderitz B, Gerckens U, Manz M (1986) Automatic implantable cardioverter/defibrillator (AICD) and antitachycardia pacemaker (Tachylog): combined use in ventricular tachyarrhythmias. PACE 9:1356–1360
Lüderitz B, Jung W (1996) Fahrverbot für Arrhythmiepatienten – unter besonderer Berücksichtigung des implantierbaren Kardioverter/Defibrillator (ICD). Z Kardiol 85 (Suppl 6):115–121
Lüderitz B, Manz M (1994) Die Bedeutung von Magnesium in der Intensivmedizin. Z Kardiol 83 (Suppl 6):121–126
Lüderitz B, Naumann d'Alnoncourt, Steinbeck G, Beyer J (1982) Therapeutic pacing in tachyarrhythmias by implanted pacemakers. PACE 5:366–371
Lüderitz B, Pfeiffer D, Tebbenjohanns J, Jung W (1996) Nonpharmacologic strategies for treating atrial fibrillation. Am J Cardiol 77:45 A–52 A
Mahaim I (1947) Kent fibers and the av paraspecific conduction through the upper connection of the bundle of His-Tawara. Am Heart J 33:651

Maisch B, Grimm W, Langenfeld H, Elert O, Eigel P, Kochsiek K (1987) Komplikationen der Herzschrittmachertherapie. Herzschrittmacher 7:14–15
Maisch B (1983) Moderne Herzschrittmachertherapie. Teil 1: Entwicklungsstand. Herz Gefäße 3:499–516
Malinowski K, Morschhäuser D (1994) Schnelle Ansprechzeiten und adäquate Frequenzen mit neuen Atemminutenvolumen-gesteuerten Herzschrittmachern. Herzschrittmacher 14:24–30
Malkiel-Shapiro B (1958) Further observations on parenteral magnesium sulphate therapy in coronary heart disease: A clinical appraisal. South Afr Med J 32:1211–1215
Manz M, Lüderitz B (1985) Herzrhythmusstörungen: Arrthythmieerfassung und -quantifizierung. Inn Med 12:220
Manz M, Lüderitz B (1987) Magnesium. Unentbehrliches Antiarrhythmikum? Dtsch Ärztebl 84:1195
Manz M, Lüderitz B (1992) Der plötzliche Herztod – Möglichkeiten und Grenzen der medikamentösen Therapie. Z Kardiol 81:237–245
Manz M, Steinbeck G, Lüderitz B (1980) Wolff-Parkinson-White-Syndrom: Zwei akzessorische, sog. verborgene Leitungsbahnen und funktionell „kleiner" AV-Knoten. Z Kardiol 69:599
Manz M, Steinbeck G, Lüderitz B (1981) Zur Wirkung von Diltiazem bei supraventrikulären Tachykardien. In: Bender F, Greeff K (Hrsg) Calcium-Antagonisten zur Behandlung der Angina pectoris, Hypertonie und Arrhythmie. Excerpta Medica, Amsterdam
Manz M, Steinbeck G, Nitsch J, Lüderitz B (1983) Treatment of recurrent sustained ventricular tachycardia with mexiletine and disopyramide. Br Heart J 49:222–228
Manz M, Steinbeck G, Lüderitz B (1983a) His-Bündel-Ablation: Eine neue Methode zur Therapie bedrohlicher supraventrikulärer Herzrhythmusstörungen. Internist 24:95
Manz M, Kuhl AJ, Lüderitz B (1985a) Sotalol bei supraventrikulärer Tachykardie. Elektrophysiologische Messungen bei Wolff-Parkinson-White-Syndrom und AV-Knoten-Reentrytachykardie. Z Kardiol 74:500
Manz M, Steinbeck G, Lüderitz B (1985b) Usefulness of programmed stimulation in predicting efficacy of propafenone in long-term antiarrhythmic therapy for paroxysmal supraventricular tachycardia. Am J Cardiol 56:593
Manz M, Steinbeck G, Gerckens U, Lüderitz B (1985c) Supraventrikuläre Tachykardie: Ergebnisse des His-Bündel-Ablation. Dtsch Med Wochenschr 110:576
Manz M, Gerckens U, Funke HD, Kirchhoff PG, Lüderitz B (1986a) Combination of antitachycardia pacemaker and automatic implantable cardioverter/defibrillator for ventricular tachycardia. PACE 9:676
Manz M, Beermann J, Gerckens U, Lüderitz B (1986b) Elektrophysiologische Wirkungen von Diprafenon bei supraventrikulärer und ventrikulärer Tachykardie. Z Kardiol 75:757
Manz M, Wagner WL, Lüderitz B (1988) Combination of mexiletine and sotalol in complex ventricular arrhythmias. New Trends Arrhyt III:35 (Suppl)
Manz M, Jung W, Mletzko R, Lüderitz B (1990) Hämodynamik bei ventrikulären Tachyarrhythmien und deren Behandlung. In: Lüderitz B (Hrsg) Arrhythmiebehandlung und Hämodynamik. Springer, Berlin Heidelberg New York Tokyo
Manz M, Gembruch U, Nitsch J, Hansmann M, Lüderitz B (1990a) Amiodarone applied intravascularly for control of refractory ventricular tachycardia in fetus with severe hydrops fetalis. JACC 15:176A
Manz M, Jung W, Lüderitz B (1992) Wer muß zur elektrophysiologischen Studie überwiesen werden? Therapeutische Umschau 49:559–564
Manz M, Jung W, Lüderitz B (1993) Antiarrhythmische Kombinationstherapie. Internist 34:444–451
Manz M, Gerckens U, Funke HD, Kirchhoff PG, Lüderitz B (1986) Combination of antitachycardia pacemaker and automatic implantable cardioverter/defibrillator for ventricular tachycardia. PACE 9:676–684
Manz M, Gerckens U, Lüderitz B (1985) Antitachycardia pacemaker (Tachylog) and automatic implantable defibrillator (AID): Combined use in ventricular tachyarrhythmias. Circulation 72:III-383
Manz M, Jung W, Lüderitz B (1994) Der implantierbare Kardioverter/Defibrillator zur Verhinderung des plötzlichen Herztodes. Herzschr Elektrophys 5 (Suppl 1):62–65

Manz M, Jung W, Tebbenjohanns J, Pfeiffer D, Lüderitz B (1994) Nichtpharmakologische Therapie des Vorhofflimmerns. Z Kardiol 83 (Suppl 5): 97–100

Manz M, Jung W, Tebbenjohanns J, Pfeiffer D, May F, Lüderitz B (1994) Magnesium: Einfluß einer hochdosierten intravenösen Applikation auf monomorphe ventrikuläre Tachykardien. Z Kardiol 83 (Suppl 1): 124

Manz M, Lüderitz B (1994) Moderne Therapie der Herzrhythmusstörungen. Bay Int 14: 13–22

Manz M, Lüderitz B (1995) Medikamentöse Therapie von Herzrhythmusstörungen. Bay Int 15: 15–21

Marcus FI, Fontaine G (1995) Arrhythmogenic right ventricular dysplasia/cardiomyopathy: A review. PACE 18: 1298–1314

Mark LC, Kayden HJ, Steele JM, Cooper JR, Berlin I, Rovenstine EA, Brodie BB (1951) The physiological disposition and cardiac effects of Procaine amide. J Pharmacol Exp Ther 102: 5–15

Markewitz A, Hemmer W, Weinhold C (1986) Complications in dual chamber pacing: A six year experience. PACE 9: 1044–1088

Marmorstein M (1927) Contribution à l'étude des excitations électriques localisées sur le coeur en rapport avec la topographie de l'innervation du coeur chez le chien. J Physiol Pathol 25: 617–265

Maron BJ, Savage DD, Wolfson JK, Epstein SE (1981) Prognostic significance of 24-hour Holter ambulatory electrocardiographic monitoring in patients with hypertrophic cardiomyopathy: a prospective study. Am J Cardiol 48: 252

Martinowitz U, Rabinovici J, Goldfarb D, Many A, Bank H (1981) Interaction between warfarin sodium and amiodarone. N Engl J Med 304: 671

Mason JW, Winkle RA (1978) Electrode catheter arrhythmia induction in the selection and assessment of antiarrhythmic drug therapy for recurrent ventricular tachycardia. Circulation 58: 971

Mason JW (1993) A comparison of electrophysiologic testing with Holter monitoring to predict antiarrhythmic drug efficacy for ventricular tachyarrhythmias. New Engl J Med 329: 445–451

Mason JW (1993) A comparison of seven antiarrhythmic drugs in patients with ventricular tachyarrhythmias. New Engl J Med 329: 452–458

Matula M, Hölzer K, Zitzmann E, Schön H, Alt E (1993) Verhalten verschiedener aktivitätsgesteuerter Herzschrittmacher bei Laufbandbelastungen mit unterschiedlichen Steigungen. Z Kardiol 82: 108–115

Mattioni TA, Zheutlin TA, Sarmiento JJ, Parker M, Lesch M, Kehoe RF (1989) Amiodarone in patients with previous drug-mediated torsade de pointes. Ann Intern Med 111: 574–580

Mautz FR (1936) Reduction of cardiac irritability by the epicardial and systemic administration of drugs as a protection in cardiac surgery. J Thor Surg 5: 612–628

Mayer AG (1906) Rhythmical pulsation in scyphomedusae. Washington, Carnegie Institution of Washington, Publ No 47

McCarthy M (1997) Implantable cardiac defibrillators cut deaths. Lancet 349: 1225

McGovern K, Geer VR, La Raia PJ, Garan H, Ruskin JN (1984) Possible interaction between Amiodarone and Phenytoin. Ann Intern Med 101: 650

McKenna WJ, England D, Doi YL, Deanfield JE, Oakley C, Goodwin JF (1981) Arrhythmia in hypertrophic cardiomyopathy I: influence on prognosis. Br Heart J 46: 168

McElroy PA, Janicki JS, Weber KT (1955) Physiologic correlates of the heart response to upright isotonic exercise: relevance to rate-response pacemakers. J Am Coll Cardiol 11: 94–99

McMichael J (1982) History of atrial fibrillation 1628–1819 – Harvey-de Senac-Laënnec. Br Heart J 48: 193

Meesmann W, Gülker H, Krämer B, Stephan K (1976) Time course of changes in ventricular fibrillation threshold in myocardial infarction. Cadiovasc Res 10: 466

Mehta AV, Chidambaram B, O'Riordan AC (1992) Verapamil-induced gingival hyperplasia in children. Am Heart J 124: 535–536

Meinertz T, Kasper W, Matthiesen P (1983) Ätiologie kardialer Rhythmusstörungen. In: Lüderitz B (Hrsg) Herzrhythmusstörungen. Handbuch der Inneren Medizin IX/1. Springer, Berlin Heidelberg New York

Meinertz T, Hofmann T, Kasper W et al. (1984) Significance of ventricular arrhythmias in idiopathic dilated cardiomyopathy. Am J Cardiol 53:902

Mendez C, Moe GK (1966) Demonstration of a dual AV nodal conduction system in the isolated rabbit heart. Circ Res 19:378

Menz V, Grimm W, Hoffmann J, Maisch B (1996) Alcohol and rhythm disturbance: the holiday heart syndrome. Herz 21:227-231

Merritt HH, Putnam TJ (1938) Sodium diphenyl hydantoinate in treatment of convulsive disorders. J Am Med Assoc 111:1068-1073

Merx W (1981) Mexiletin beim akuten Myokardinfarkt. In: Lüderitz B (Hrsg) Ventrikuläre Herzrhythmusstörungen, Pathophysiologie - Klinik - Therapie. Springer, Berlin Heidelberg New York

Meyer J, Heinrich KW, Merx W, Effert S (1974) Computeranalyse des Elektrokardiogramms mit verschiedenen Programmen. Dtsch Med Wochenschr 99:1213

Michelsson EL, Morganroth J (1980) Spontaneous variability of complex ventricular arrhythmias detected by long-term electrocardiographic recording. Circulation 61:690

Millar JD, Vaughan Williams ES (1982) Effects on rabbit nodal, atrial, ventricular and Purkinje cell potentials of a new antiarrhythmic drug, cibenzoline, which protects against action potential shortening in hypoxia. J Pharmacol 75:469

Mines GR (1913) On dynamic equilibrium in the heart. J Physiol (Lond) 46:349

Mines GR (1914) On circulating excitations in the heart muscles and their possible relation to tachycardia and fibrillation. Trans R Soc Can, Sec 4.8, 3:43

Mirowski M, Reid PR, Mower MM et al. (1980) Termination of malignant ventricular arrhythmias with an implanted automatic defibrillation in human beings. N Engl J Med 303:322

Mirowski M, Reid PR, Watkins L, Weisfeldt ML, Mower MM (1981) Clinical treatment of life-threatening ventricular tachyarrhythmias with the automatic implantable defibrillator. Am Heart J 102:265-270

Mirowski M, Reid PR, Mower MM et al. (1986) Clinical use of the automatic implantable cardioverter-defibrillator. New Trends Arrhyth 2:179

Mirowski M, Mower MM, Langer A et al. (1978) A chronically implanted system for automatic defibrillation in conscious dogs. Experimental model for treatment of sudden death from ventricular fibrillation. Circulation 58:90-94

Mirowski M, Mower MM, Staeven WS, Denniston RH, Mendelhoff AI (1972) The development of the transvenous automatic defibrillator. Arch Intern Med 129:773-779

Mirowski M, Mower MM, Staeven WS, Tabatznik B, Mendelhoff AI (1970) Standby automatic defibrillator: an approach to prevention of sudden coronary death. Arch Intern Med 126:158-161

Mirowski M, Reid PR, Mower MM, Watkins L, Gott VL, Schauble JF, Langer A, Heilman MS, Kolenik SA, Fischell RE, Weisfeldt ML (1980) Termination of malignant ventricular arrhythmias with an implanted automatic defibrillator in human beings. N Engl J Med 303:322-324

Mitteilungen der Deutschen Gesellschaft für Herz- und Kreislaufforschung (1983) Kommission für klinische Kardiologie. Qualitätsrichtlinien für die Langzeit-Elektrokardiographie. Z Kardiol 72

Miura DS, Dangman KH, Berchin B, Somberg J (1985) New antiarrhythmic agents: part VII - the pharmacology and clinical use of cibenzoline. Practical Cardiol 11:103

Miwa L, Jolson HM (1992) Propafenone associated agranulocytosis. PACE 15:387-390

Mletzko R, Jung W, Manz M, Kamradt T, Vogel F, Lüderitz B (1989) Arrhythmogener Effekt von Flecainid - Therapie mit Magnesium i.v. Z Kardiol 78:602-606

Moe GK, Preston JB, Burlington H (1956) Physiologic evidence for a dual AV transmission system. Circ Res 4:357

Mogenson L (1970) Ventricular tachyarrhythmias and lignocaine prophylaxis in acute myocardial infarction. Acta Med Scand [Suppl] 513:1

Mokler CM, Armann CG van (1962) Pharmacology of a new antiarrhythmic agent, t-diisopropyl-amio-phenyl-(2-pyridyl)-butyramide (SC-7031). J Pharmacol Exp Ther 136:114-124

Mond HG, Sloman JG, Edwards RH (1982) History. The first pacemaker. PACE 5:278-282

Montoyo JV, Angel J, Valle V, Gausi C (1973) Cardioversion of tachycardias by transesophageal atrial pacing. Am J Cardiol 32:85

Moore EN, Spear JF, Horowitz LN, Feldman HS, Moller RA (1978) Electrophysiologic properties of a new antiarrhythmic drug – tocainide. Am J Cardiol 41:703

Moos A, Schwartz PJ, Crampton RS, Locati E, Carleen E (1985) The long QT syndrome: a prospective international study. Circulation 71:17

Moran NC, Perkins ME (1958) Adrenergic blockade of the mammalian heart by a dichloro analogue of Isoproterenol. J Pharmacol Exp Ther 124:223–237

Morgagni GB (1761) De sedibus et causis morborum per anatomen indagatis. Venedig

Morganroth J, The Flecainide-Quinidine-Research Group (1983) Flecainide versus quinidine for treatment of chronic ventricular arrhythmias. A multicenter clinical trial. Circulation 67:1117

Morganroth J, Pearlman AS, Dunkman WB, Horowitz LN, Josephson ME, Michelson EL (1979) Ethmozine: A new antiarrhythmic agent developed in the USSR. Efficacy and tolerance. Am Heart J 98:621

Morganroth J, Horowitz LN (1984) Flecainide: Its proarrhythmic effect and expected changes on the surface electrocardiogram. Am J Cardiol 53:89B

Morganroth J, Anderson JL; Grentzkow GG (1986) Classification by type of ventricular arrhythmia predicts frequency of adverse cardiac events from flecainide. J Am Coll Cardiol 8:607–615

Moss AJ, Hall JW, Cannom DS et al. (1996) Improved survival with an implanted defibrillator in patients with coronary disease at high risk for ventricular arrhythmia. N Engl J Med 335:1933–1940

Moss AJ, Schwartz PJ, Crampton RS, Locati E, Carleen E (1985) The long QT syndrome: a prospective international study. Circulation 71:17–21

Movsowitz C, Schwartzman D, Callans DJ et al. (1996) Idiopathic right ventricular outflow tract tachycardia: Narrowing the anatomic location for successful ablation. Am Heart J 131:930–936

Moysey JO, Jaggarao NSV, Grundy EN, Chamberlain DA (1981) Amiodarone increases plasma digoxin concentration. Br Med J 282:272

Multicentre International Study (1975) Improvement in prognosis of myocardial infarction by long-term beta adrenoreceptor blockade using practolol. Br Med J 3:735

Myerburg RJ (1986) Epidemiology of ventricular tachycardia/ventricular fibrillation and sudden cardiac death. PACE 9 Part II:1334–1338

Myerburg RJ, Kessler KM, Zaman L, Fernandez P, DeMarchena E, Castellanos A (1987) Pharmacologic approaches to management of arrhythmias in patients with cardiomyopathy and heart failure. Am Heart J 114:1273

Nadamanee K, Feld G, Hendrickson J, Singh PN, Singh BN (1985) Electrophysiologic and antiarrhythmic effects of sotalol in patients with life-threatening ventricular tachyarrhythmias. Circulation 72:555

Nager R, Kappenberger L (1977) Hämodynamik nach Schrittmacherimplantation. Internist 18:14

Narimatsu A, Taira N (1976) Effects on atrio-ventricular conduction of calcium-antagonistic coronary vasodilators, local anesthetics and quinidine injected into the posterior and the anterior septal artery of the atrio-ventricular node preparation of the dog. Naunyn-Schmiedebergs Arch Pharmacol 294:169

Narula OS (1974) Sinus node reentry. A mechanism for supraventricular tachycardia. Circulation 50:1114

Narula OS (ed) (1975) His bundle electrocardiography and clinical electrophysiology. Intern Symp Miami 1974. Davis, Philadelphia

Narula OS (1978) Evaluation of the conduction system of the heart by His bundle recordings. In: Harthorne JW, Thalen HJTh (eds) To pace or not pace. Martinus Nijhoff, The Hague

Nath S, Haines DE, Hobson CE, Kron IL, DiMarco JO (1991) Ventricular tachycardia surgery. Cardiovasc Electrophysiol 3:160–172

Nathan AW, Hellestrand KJ, Bexton RS, Banim SO, Spurrell RAJ, Camm AJ (1984) Proarrhythmic effects of the new antiarrhythmic agent flecainide acetate. Am Heart J 107:222

Nathan DA, Center S, Wu CY, Keller W (1963a) An implantable synchronous pacemaker for the long-term correction of complete heart block. Circulation 27:682–685

Nathan DA, Center S, Wu CY, Keller W (1963b) An implantable synchronous pacemaker for the long-term correction of complete heart block. Am J Cardiol 11:362–367

Naumann d'Alnoncourt C (1983a) Bradykarde Rhythmusstörungen. In: Lüderitz B (Hrsg) Herzrhythmusstörungen. Handbuch der Inneren Medizin IX/1. Springer, Berlin Heidelberg New York

Naumann d'Alnoncourt C (1983b) Pathogenese von Herzrhythmusstörungen. In: Lüderitz B (Hrsg) Herzrhythmusstörungen. Handbuch der Inneren Medizin IX/1. Springer, Berlin Heidelberg New York

Naumann d'Alnoncourt C, Lüderitz B (1979) Therapie tachykarder Rhythmusstörungen mit implantierten Schrittmachern. Dtsch Med Wochenschr 104:1009

Naumann d'Alnoncourt C, Lüderitz B (1980) Wirkungen verschiedener Antiarrhythmika auf das depolarisierte Myokard. Z Kardiol 69:707

Naumann d'Alnoncourt C, Lüderitz B (1983) Elektrophysiologie der Zellmembran. In: Lüderitz B (Hrsg) Herzrhythmusstörungen. Handbuch der Inneren Medizin IX/1. Springer, Berlin Heidelberg New York

Naumann d'Alnoncourt C, Steinbeck G, Lüderitz B (1976) Der Einfluß von Aprindin auf elektrophysiologische Parameter des spontan schlagenden Vorhofpräparates. Herz/Kreisl 8:531

Naumann d'Alnoncourt C, Cardinal R, Janse MJ (1981a) Über die arrhythmogene Wirkung von Potentialdifferenzen im Ventrikelmyokard. In: Lüderitz B (Hrsg) Ventrikuläre Herzrhythmusstörungen. Pathophysiologie – Klinik – Therapie. Springer, Berlin Heidelberg New York

Naumann d'Alnoncourt C, Zierhut W, Lüderitz B (1981b) Pathophysiology of ventricular arrhythmias with special reference to late depolarizations. In: Hombach V, Hilger HH (eds) Signal averaging technique in clinical cardiology. Schattauer, Stuttgart

Naumann d'Alnoncourt C, Zierhut W, Lüderitz B (1981c) Wirkung von Diltiazem auf abnorme Reizbildung in Purkinje-Fasern bei Ischämie. In: Bender F, Greeff K (Hrsg) Calcium-Antagonisten zur Behandlung der Angina pectoris, Hypertonie und Arrhythmie. Excerpta Medica, Amsterdam

Naumann d'Alnoncourt C, Zierhut W, Lüderitz B (1982) "Torsade de pointes" tachycardia reentry or focal activity? Br Heart J 48:213

Naumann d'Alnoncourt C, Becht I, Haase HJ von, Helwing HP (1986) Nichtinvasive transkutane Stimulation des Herzens. Herzschrittmacher 6:5

Nayler WG (1976) The pharmacology of disopyramide. Int Med Res [Suppl 1] 4:8

Nettler FH (1971) Heart. Ciba, vol 5

Nehb W (1938) Zur Standardisierung der Brustwandableitungen des Elektrokardiogramms. Klin Wochenschr 17:1807

Neuss H (1991) Präexzitationssyndrome X. „Das sog. LGL-Syndrom". Herz/Kreisl 23:124–127

Neuss H, Schlepper M (1971) Die Registrierung von Elektrogrammen des Hisschen Bündels beim Menschen. Herz/Kreisl 3:121

Neuss H, Schlepper M, Thormann J (1975) Analysis of re-entry mechanisms in three patients with concealed Wolff-Parkinson-White syndrome. Circulation 51:75

Neyses L, Nitsch L, Manz M, Korus HC, Tüttenberg HP, Lüderitz B (1988) Bei essentieller Hypertonie wird der Spiegel des atrialen natriuretischen Peptids (ANP) durch das Ausmaß der Herzbeteiligung bestimmt. Z Kardiol 77 Suppl 1:73

Nicod P, Gilpin E, Dittrich H, Wright M, Engler R, Rittlemeyer J, Henning H, Ross J (1988) Late clinical outcome in patients with early ventricular fibrillation after myocardial infarction. J Am Coll Cardiol 11:464–470

Nilius B (1985) Electrical effects of the new antiarrhythmic compound Bonnecor (AWD 19-166, GS 015) under arrhythmogenic conditions. Pharmazie 40:855–856

Nitsch J (1986) Hämodynamik nach Schrittmacher-Implantation. In: Lüderitz B (Hrsg) Herzschrittmacher – Therapie und Diagnostik kardialer Rhythmusstörungen. Springer, Berlin Heidelberg New York Tokyo

Nitsch J, Lüderitz B (1984) Kontrolle der antiarrhythmischen Therapie mit Amiodaron. Dtsch Med Wochenschr 109:492

Nitsch J, Lüderitz B (1987) Hemmung der Flecainidresorption durch Aktivkohle. Z Kardiol 76:289–291

Nitsch J, Lüderitz B (1990) Blutspiegelbestimmung und Pharmakodynamik der Antiarrhythmika. In: Lüderitz B (Hrsg) Arrhythmiebehandlung und Hämodynamik. Springer, Berlin Heidelberg New York Tokyo

Nitsch J, Doliwa R, Steinbeck G, Lüderitz B (1981) Mexiletinspiegel bei Patienten mit ventrikulären Arrhythmien und Nieren-, Leber- oder Herzinsuffizienz. Verh Dtsch Ges Inn Med 87:429

Nitsch J, Seiderer M, Büll U, Lüderitz B (1982a) Individuelle Schrittmacherprogrammierung durch Äquilibrium Ventrikulographie (ÄRNV), Z Kardiol 71:240

Nitsch J, Steinbeck G, Lüderitz B (1982b) Einfluß von Nieren-, Leber- und Herzinsuffizienz auf den Serum-Mexiletinspiegel. Internist 23:291

Nitsch J, Steinbeck G, Lüderitz B (1983a) Increase of mexiletine plasma levels due to delayed hepatic metabolism in patients with chronic liver disease. Eur Heart J 4:810

Nitsch J, Seiderer M, Büll U, Lüderitz B (1983b) Auswirkung unterschiedlicher Schrittmacherstimulation auf linksventrikuläre Volumendaten. Untersuchungen mit der Radionuklid-Ventrikulographie. Z Kardiol 72:178

Nitsch J, Zierts S, Jansen KP, Jung W, Manz M, Jerusalem F, Lüderitz B (1990) Schrittmacherindikation bei Ophthalmoplegia plus and Kearns-Sayre-Syndrom. Z Kardiol 79:60-65

Noble D (1975) The initiation of the heart beat. Clarendon, Oxford

Norwegian Multicentre Study Group (1981) Timolol-induced reduction in mortality and reinfarction in patients surviving acute myocardial infarction. N Engl J Med 304:801

Nowak FG, Cocco G, Chu D, Gasser DF (1980) Antiarrhythmic effect of the calcium antagonist tiapamil (Ro 11-1781) by intravenous administration in patients with coronary heart disease. Clin Cardiol 3:371

Nysten PH (1802) Nouvelles expériences galvaniques, faites sur les organes musculaires de l'homme et des animaux à sang rouge, dans lesquelles, en classant ces divers organes sous le rapport de la durée de leur excitabilité galvanique, on prouve que le coeur est celui qui conserve le plus longtemps cett propriété. An XI, Levrault, Paris

Ochs HR, Carstens G, Greenblatt DJ (1980) Reduction in lidocaine clearance during continuous infusion and by coadministration of propranolol. N Engl J Med 303:373

Oetgen WJ, Tibbits PA, Abt MEO, Goldstein RE (1983) Clinical and electrophysiologic assessment of oral flecainide acetate for recurrent ventricular tachycardia: evidence for exacerbation of electrical instability. Am J Cardiol 52:746

Ono H, Himori N, Taira N (1977) Chronotropic effects of coronary vasodilators as assessed in the isolated blood-perfused sinoatrial node preparation of the dog. Tohoku J Exp Med 121:383

Orth-Gomér K, Edwards ME, Erhardt L, Sjögren A, Theorell T (1980) Relation between ventricular arrhythmias and physiological profile. Acta Med Scand 207:31

Packer M et al. for the Carvedilol Heart Failure Group (1996) The effect of carvedilol on morbidity and mortality in patients with chronic heart failure. N Engl J Med 334:1349-1355

Page RL (1995) Treatment of arrhythmias during pregnancy. Am Heart J 130:871-876

Paladino G (1876) Contribuzione all'anatomia, istologia e fisiologia del cuore. Movim Med Chir, Napoli

Parsonnet V, Furman S, Smyth NPD (1981) A revised code for pacemaker identification. PACE 4:400

Penn IM, Barrett PA, Pannikote V, Barnaby PF, Campbell JB, Lyons NR (1985) Amiodarone in pregnancy. Am J Cardiol 56:196

Pfeiffer D, Lüderitz B (1992) Langzeit-Elektrokardiographie: Von der Zählung ventrikulärer Extrasystolen zur nicht-invasiven Risikobeurteilung. Dtsch Ärztebl 89: A, 4285-4290

Pfeiffer D, Tebbenjohanns J, Manz M, Lüderitz B (1992) Wolff-Parkinson-White-Syndrom: Regionales endokardiales Potential und Effizienz der Hochfrequenzablation. Z Kardiol 81:584-590

Pfeiffer D, Fiehring H, Warnke H, Pech HJ, Jenssen S (1992) Treatment of tachyarrhythmias in patients with the long QT syndrome by autotransplantation of the heart and sinus node triggered atrial pacing. J Thorac Cardiovasc Surg 104:491-494

Pfeiffer D, Korte T, Jung W, Lüderitz B (1995) Nichtmedikamentöse Therapie von tachykarden Herzrhythmusstörungen. Bay Int 15:22-28

Pfeiffer D, Lüderitz B (1995) Terminierung bedrohlicher Arrhythmien mit Antiarrhythmika. Arzneimitteltherapie 4:100-103

Pfeiffer D, Lüderitz B (1996) Kardiale Nebenwirkungen von Antiarrhythmika. Internist 37:53-59

Pfeiffer D, Lüderitz B (1996) Ursachen und Klinik des Vorhofflimmerns. Klinikarzt 10:271-274

Pfeiffer D, Moosdorf R, Svenson RH, Littmann L, Grimm W, Kirchhoff PG, Lüderitz B (1996) Epicardial neodymium YAG Laser photocoagulation of ventricular tachycardia without ventriculotomy in patients after myocardial infarction. Circulation 94:3221-3225

Pfeiffer D, Tebbenjohanns J, Schumacher B, Omran H, Lüderitz B (1997) Zehn Jahre Radiofrequenzablation akzessorischer Leitungsbahnen. Z Kardiol 86:557-571

Pfisterer M, Heierli B, Burkart F (1977) Hypersensitiver Carotis-Sinus-Reflex bei älteren Patienten. Häufigkeit und Bedeutung für die Diagnose kranker Sinusknoten. Schweiz Med Wochenschr 107:1565

Phibbs B, Marriott HJL (1985) Complications of permanent transvenous pacing. N Engl J Med 22:1428-1432

Philipsborn G von, Fischer A (1985) Rytmonorm. Springer, Berlin Heidelberg New York

Pickardt CR (1985) Amiodaron und Schilddrüse. Internistische Welt 12:356

Pickering TG, Goulding L (1978) Suppression of ventricular extrasystoles by perhexiline. Br Heart J 40:851

Piper JM, Berkus M, Ridgway LE (1992) Pregnancy complicated by chronic cardiomyopathy and an automatic implantable cardioverter difibrillator. Am J Obstet Gynecol 167:506-507

Podrid PJ (1989) Aggravation of arrhythmia: A complication of antiarrhythmic drug therapy. Eur Heart J 10 [Suppl E]:66-72

Podrid PJ, Cytryn R, Lown B (1984) Propafenone. Noninvasive evaluation of efficacy. Am J Cardiol 54:53D

Podrid PJ, Morganroth J (1985) Aggravation of arrhythmia during drug therapy: experience with flecainide acetate. Practical Cardiol 11:55

Podrid PJ, Layakisher A, Lown B, Mazur N (1980) Ethmozine, a new antiarrhythmic drug for suppressing ventricular premature complexes. Circulation 61:450

Podrid PJ, Falk RH (1992) Management of atrial fibrillation - an overview. In: Falk RH, Podrid PJ (eds) Atrial fibrillation. Mechanisms and management. Raven Press, New York, pp 389-411

Powell CE, Slater IH (1958) Blocking of inhibitory adrenergic receptors by a dichloro analogue of isoproterenol. J Pharmacol 122:480-488

Prescott LF (1977) The development of intravenous mexiletine dose regimes. Postgrad Med J 53 [Suppl I]:124

Prescott LF, Pottage A, Clements JA (1977) Absorption, distribution and elimination of mexiletine. Postgrad Med J 53 [Suppl I]:50

Prevost JL, Batelli F (1899) La mort par les courants électriques - courant alternatif à bas voltage. J Physiol Pathol Gen 1:399-412

Provenier F, Acker R van, Backers J, Wassenhove E van, Meyer V de, Jordaens L (1992) Clinical observations with a dual sensor rate adaptive single chamber pacemaker. PACE 15:1821-1825

Purkinje JE (1845) Mikroskopisch-neurologische Beobachtungen. Arch Anat Physiol Wiss Med II/III:281-295

Rall TW, Schleifer LS (1990) Drugs effective in the therapy of the epilepsies. In: Goodman Gilman A, Rall TW, Nies AS, Taylor P (eds) Goodman and Gilman's. The pharmacological basis of therapeutics, 8th edn. Pergmon Press, New York, pp 436-462

Reiffel JA (1996) Atrial fibrillation. Cardiology - special edition, vol 1, pp 33-36

Reindell H, Klepzig H, Steim H, Musshoff K, Roskamm H, Schildge E (1960) Herz-Kreislaufkrankheiten und Sport. Barth, München

Rickards AF, Akhras F, Barron DW (1979) Effects of heart rate on QT interval. In: Meere C (ed) Proceedings of the VIth World Symposium on Cardiac Pacing, Montreal. Pacesymp 2:7

Rickards AF, Donaldson CF (1983) Rate responsive pacing. Clin Prog Pacing Electrophysiol 1:12

Rickards AF, Donaldson RM, Thalen HJ (1983) The use of QT interval to determine pacing rate: early clinical experience. PACE 6:346-356

Riecker G, Bolte H-D, Lüderitz B, Strauer BE (1979) Akuter Myokardinfarkt: Herzinsuffizienz und kardiogener Schock. Verh Dtsch Ges Herz-/Kreislaufforsch 45:39

Ringer S (1883) A further contribution regarding the influence of the different constituents of the blood on the contraction of the heart. J Physiol 4:29-42

Ritchie JM, Greene NM (1990) Local Anesthetics. In: Goodman Gilman A, Rall TW, Nies AS, Taylor P (eds) Goodman and Gilman's. The pharmacological basis of therapeutics, 8th edn. Pergamon Press, New York, pp 311-331

Robinson S (1939) Experimental studies of physical fitness in relation to age. Arbeitsphysiologie 10:251

Roden DM, Woosley RL (1986a) Tocainide. N Engl J Med 315:41

Roden DM, Woosley RL (1986b) Flecainide. N Engl J Med 315:36

Roden DM, Reele SB, Higgins SB, Mayol RF, Gammans RE, Oates JA, Woosley RL (1980) Total suppression of ventricular arrhythmias by encainide. N Engl J Med 302:877

Rodriquez LM, Smeets JLRM, Timmermans C, Trappe HJ, Wellens HJJ (1996) Radiofrequency catheter ablation of idiopathic ventricular tachycardia originating in the anterior fascicle of the left bundle branch. J Cardiovasc Electrophysiol 7:1211-1216

Romano C, Gemme G, Pongiglione R (1956) Aritmie cardiache rare dell' età pediatrica. Clin Pediatr 45:656

Romhilt DW, Bloomfiled SS, Chou TC, Fowler NO (1973) Unreliability of conventional electrocardiographic monitoring for arrhythmia detection in coronary care units. Am J Cardiol 31:457

Rosen KM, Barwolf C, Ehsani A, Rahimtoola SH (1972) Effects of lidocaine and propranolol on the normal and anomalous pathways in patients with preexcitation. Am J Cardiol 30:801

Rosenbaum MB, Elizari MV, Kretz A, Taratuto AL (1970a) Anatomical basis of AV conduction disturbances. In: Sandoe E, Flensted-Jensen E, Olesen KH (eds) Cardiac arrhythmias. Astra, Elsinore

Rosenbaum MB, Elizari MV, Lazzari JO (1970b) The hemiblocks. New concepts of intraventricular conduction based on human anatomical, physiological and clinical studies. Tampa Tracings, Oldsmar/Fla

Rosenbaum JB, Hansen D (1954) Simple cardiac pacemaker and defibrillator. J Am Med Assoc 155:1151

Rosenbaum MB, Chiale PA, Ryba D, Elizari MV (1974) Control of tachyarrhythmias associated with Wolff-Parkinson-White syndrome by amiodarone hydrochloride. Am J Cardiol 34:215-223

Rosenberg P, Fisher J, Furman S, Scheuer J (1979) Unexpected disopryamide toxicity. Circulation 60:II-183

Rosenqvist M, Brandt J, Schuller H (1988) Long-term pacing in sinus node disease: effects of stimulatioin mode on cardiovascular morbidity and mortaliy. Am Heart J 116:16-22

Roskamm H, Reindell H, Weissleder H, Kessler G, Aletter K (1964) Zur Frage der Spätschäden nach intensivem Hochleistungssport: Herzgröße, Leistungsfähigkeit und EKG bei 92 ehemaligen Hochleistungssportlern. Med Welt 15:2170

Rossi L, Plicchi G, Canducci G (1983) Respiratory rate as a determinant of optimal pacing rate. PACE 6:502

Rost R, Hollmann W (1980) Elektrokardiographie in der Sportmedizin. Thieme, Stuttgart

Rothbart ST, Saksena S (1986) Clinical electrophysiology, efficacy and safety of chronic oral cibenzoline therapy in refractory ventricular tachycardia. Am J Cardiol 57:941

Rotmensch HH, Elkayam U, Frischman W (1983) Antiarrhythmic drug therapy during pregnancy. Ann Intern Med 98:487

Runge M (1984) Therapie von Herzrhythmusstörungen in der Gravidität. Dtsch Med Wochenschr 109:959

Ruskin JN (1989) The Cardiac Arrhythmia Suppression Trial (CAST) (Editorial). N Engl J Med 321:386-388

Ryan GF, Easley RM, Zaroff LI, Goldstein S (1968) Paradoxical use of a demand pacemaker in the treatment of supraventricular tachycardia due to the Wolff-Parkinson-White syndrome: Observation of termination of reciprocal rhythm. Circulation 38:1037

Sakemi H, VanNatta B (1993) Torsade de pointes induced by astemizole in a patient with prolongation of the QT interval. Am Heart J 125:1436-1438

Saksena S (1991) Intraoperative laser ablation in malignant ventricular tachycardia. In: Lüderitz B, Saksena S (eds) Interventional electrophysiology. Futura Publishing, Mount Kisco/NY

Saksena S, Gielchinsky I, Tullo NG (1989) Argon laser ablation of malignant ventricular tachycardia associated with coronary artery disease. Am J Cardiol 64:1298-1304

Saksena S, Mehta D, Krol RB, Tullo NG, Saxena A, Kaushik R, Neglia J (1991) Experience with a third-generation implantable cardioverter-defibrillator. Am J Cardiol 67:1375-1384

Saksena S, Parsonnet V (1988) Implantation of a cardioverter defibrillator without thoractomy using a triple electrode system. J Am Med Assoc 259:69–72

Saksena S, Prakash A, Hill M et al. (1996) Prevention of recurrent atrial fibrillation with chronic dual-site right atrial pacing. J Am Coll Cardiol 28:687–694

Salo RW, Pederson BD, Olive AL, Lincoln WC, Wallner TG (1984) Continuous ventricular volume assessment for diagnosis and pacemaker control. PACE 7:1267

Samek L, Kirste D, Roskamm H, Stürzenhofecker P, Prokop J (1978) Herzrhythmusstörungen nach Herzinfarkt. Herz/Kreisl 9:641

Sami M, Mason JW, Oh G, Harrison DC (1979) Canine electrophysiology of encainide, a new antiarrhythmic drug. Am J Cardiol 43:1149

Sanguinetti MC, Curran ME, Spectro PS, Keating MT (1996) Spectrum of HERG K^+-channel dysfunction in an inherited cardiac arrhythmia Proc Natl Acad Sci USA 93:2208–2212

Sanctis RW de, Block P, Hutter AM (1972) Tachyarrhythmias in myocardial infarction. Circulation 45:681

Sarnoff SJ, Michell JH (1961) The regulation of the performance of the heart. Am J Med 30:747

Sasyniuk BI, Mendez C (1971) A mechanism for re-entry in canine ventricular tissue. Circ Res 28:3

Sato M, Nagao T, Yamaguchi I, Nakajima H, Kiyomoto A (1971) Pharmacological studies on a new 1,5-benzothiazepinen derivate (CRD-401). Arzneimittelforsch 21:1338

Saunders W (1783) Beobachtungen über die vorzüglichen Heilkräfte der rothen peruanischen Rinde (dt. Übersetzung). Fritsch, Leipzig

Schaumlöffel E (1974) Pharmakokinetische Studien mit radioaktiv markiertem N-Propyl-Ajmalinium-Hydrogentartrat an Ratte und Mensch. Med Welt 25:2008–2014

Scheininger M, Theisen K (1992) Schwangerschaft und kardiale Erkrankungen. Internist 33:452–464

Scheinman MM, Morady F, Hess D, Gonzales R (1982) Transvenous catheter technique for induction of damage to the atrioventricular junction in man. Am J Cardiol 49:1013

Scheinman MM (1997) Is the Brugada syndrome a distinct clinical entity? J Cardiovasc Electrophysiol 8:332–336

Scheinman MM, Morady F, Hess DS, Gonzales R (1982) Catheter induced ablation of the atrioventricular junction to control refractory supraventricular arrhythmias. J Am Med Assoc 248:851–855

Scherlag BJ, Lau SH, Helfant RH, Berkowitz WD, Stein E, Damato AN (1969) Catheter technique for recording His bundle activity in man. Circulation 39:13

Schellong F, Heller S, Schwingel E (1937) Das Vektordiagramm, eine Untersuchungsmethode des Herzens, I. Mitteilung. Z Kreislaufforsch 29:497

Scherlag BJ, Lau SH, Helfant RH, Berkowitz WD, Stein E, Damato AN (1969) Catheter technique for recording His bundle activity in man. Circulation 39:13–18

Scherlag BJ, Samet P, Helfant RH (1972) His bundle electrogram. Circulation 46:601

Schibgilla V, Kuly S, Diem B, Mang S, Janßen G, Bachmann K (1997) Beeinflussen D-Netz-Mobiltelefone pektoral implantierte Defibrillatoren? Herzschr Elektrophys 8:124–128

Schiff M (1896) Beiträge zur Physiologie. Benda, Lausanne

Schimpf R, Lewalter T, MacCarter D, Jung W, Schwatze P, Lüderitz B (1996) Reaction of impedance-based minute ventilation sensor on brief respiratory patterns and arm movements. PACE 19:104

Schlepper M (1983) Spezielle Syndrome. In: Lüderitz B (Hrsg) Herzrhythmusstörungen. Handbuch der Inneren Medizin IX/1. Springer, Berlin Heidelberg New York

Schmitt G, Morfill G, Scheingraber H, Barthel P, Brandl P, Kreuzberg H, Herb H, Ulm K, Schömig A (1993) Berechnung der Herzfrequenzvariabilität mit Methoden der nichtlinearen Dynamik. Z Kardiol 82 Suppl 1:196

Schmitt FO, Erlanger (1928) Directional differences in the conduction of the impulse through heart muscle and their possible relation to extrasystolic and fibrillary contractions. Am J Physiol 87:326

Schmitt C, Brachmann J, Saggau W et al. (1991) Kombinierte antibradykarde/antitachykarde Schrittmacher-Kardioverter-Defibrillator-Systeme bei Patienten mit rezidivierenden ventrikulären Tachyarrhythmien. Z Kardiol 80:665–672

Schoels W, El-Sherif N (1991) Interaction of pacing interventions with ventricular and supraventricular tachycardias. In: Lüderitz B, Saksena S (eds) Interventional electrophysiology. Futura Publishing, Mount Kisco/NY

Scholz H (1976) Disopyramid-Phosphat: Elektrophysiologische und inotrope Wirkungen am Katzenpapillarmuskel im Vergleich mit Chinidin. Arzneimittelforsch 26:469

Scholz H (1980) Physiologische und pharmakologische Grundlagen der Therapie mit sog. Calcium-Antagonisten. Dtsch Ärztebl 7:381

Scholz H (1996) Ventrikuläre Herzrhythmusstörungen. Neue Antiarrhythmika. Z Kardiol 85: Suppl 6:91-96

Schrader J, Scholl G, Scheler F (1990) Bedeutung der 24-Stunden-Blutdruckmessung in der Diagnostik und Therapie der arteriellen Hypertonie. Klin Wochenschr 68:1119-1126

Schriftenreihe des Bundesministers für Verkehr: Krankheit und Kraftverkehr (1992) Gutachten des Gemeinsamen Beirats für Verkehrsmedizin, Heft 71

Schriftenreihe des Bundesministers für Verkehr: Krankheit und Kraftverkehr (1996) Begutachtungs-Leitlinien des Gemeinsamen Beirats für Verkehrsmedizin, Heft 73

Schroeder JS, Harrison DC (1971) Repeated cardioversion during pregnancy. Am J Cardiol 27:445

Schuff-Werner P, Kaiser D (1980) Cholestatische Hepatitis nach antiarrhythmischer Therapie mit Propafenon. Dtsch Med Wochenschr 105:137

Schulze RA, Strauss HW, Pitt B (1977) Sudden death in the year following myocardial infarction. Relation to ventricular premature contractions in the late hospital phase and left ventricular ejecton fraction. Am J Med 62:192

Schumacher B, Lewalter T, Wolpert C, Jung W, Lüderitz B (1998) Radiofrequency ablation of atrial flutter. J Cardiovasc Electrophysiol (Suppl)

Schumacher B, Pfeiffer D, Tebbenjohanns J, Jung W, Lüderitz B (1997) Radiofrequenzablation ventrikulärer Extrasystolen. Z Kardiol 86:891-895

Schumacher B, Pfeiffer D, Tebbenjohanns J, Lewalter T, Jung W, Lüderitz B (1998) Acute and long-term effects of consecutive radiofrequency applications on the conduction properties of the subestachian isthmus in type 1 atrial flutter. J Cardiovasc Electrophysiol 9

Schumacher B, Tebbenjohanns J, Pfeiffer D, Omran H, Jung W, Lüderitz B (1995) Long introducer sheaths: Facilitation in radiofrequency ablation of right free wall accessory pathways (Abstract). PACE 19:674

Schwartz PJ, Priori SG, Socati EH et al. (1995) Long QT syndrome patients with mutations on the SCN5A and HERG genes have differential responses to Na^+ channel blockade and to increases in heart rate. Implications for gene-specific therapy. Circulation 92:3381-3386

Scott DB, Julian DG (eds) (1971) Lidocaine in the treatment of ventricular arrhythmias. Livingstone, Edinburgh

Seipel L (1986) Atrioventrikuläre Erregungsleitung. In: Lüderitz B: Herzschrittmacher, Diagnostik und Therapie kardialer Rhythmusstörungen. Springer, Berlin Heidelberg New York Tokyo

Seipel L (1987) Klinische Elektrophysiologie des Herzens. (2. Aufl.) Thieme, Stuttgart

Seipel L (1988) Kardiale Nebenwirkungen von Antiarrhythmika. Z Kardiol 77:17

Seipel L (1989) Therapie der ventrikulären Extrasystolie. Dtsch Med Wochenschr 114:1571-1575

Seipel L, Breithardt G (1976) Das Syndrom der kurzen PQ-Zeit mit normalem QRS-Komplex (LGL-Syndrom). Med Klin 71:1525

Seipel L, Gleichmann U, Loogen F (1973) Die Wirkung von Antiarrhythmika auf die intrakardiale Erregungsleitung im His-Bündelelektrogramm. Verh Dtsch Ges Herz-/Kreislaufforsch 79:993

Seipel L, Breithardt G, Both A (1975a) Elektrophysiologische Effekte der Antiarrhythmika Disopyramid und Propafenon auf das menschliche Reizleitungssystem. Z Kardiol 64:731

Seipel L, Loogen F, Both A (1975b) His-Bündel-Elektrographie. Schattauer, Stuttgart

Seipel L, Breithardt G, Wiebringhaus E, Loogen F (1977a) Die Wirkung von Ajmalin auf die akzessorische Erregungsleitung beim WPW-Syndrom. Verh Dtsch Ges Inn Med 83:337

Seipel L, Pietrek G, Körfer R, Loogen F (1977b) Prognose nach Schrittmacherimplantation. Internist 18:21

Seipel L, Ostermeyer J, Breithardt G (1983) Operative Therapie von Herzrhythmusstörungen. In Lüderitz B (Hrsg) Herzrhythmusstörungen. Handbuch der Inneren Medizin IX/1. Springer, Berlin Heidelberg New York

Senac JB de (1749) Traité de la structure du coeur, de son action et de ses maladies, vol 2. Vincent, Paris

Senges J, Czygan G (1985) Medikamentöse Therapie von tachykarden Herzrhythmusstörungen, 2. Aufl. Pflaum, München

Senges J, Ehe L (1973) Antiarrhythmic action of sparteine on direct models of cardiac fibrillation. Naunyn-Schmiedebergs Arch Pharmacol 280:265

Senges J, Lengfelder W, Jauernig R, Czygan E, Brachmann J, Rizos J, Cobbe S, Kübler W (1984) Electrophysiologic testing in assessment of therapy with sotalol for sustained ventricular tachycardia. Circulation 69:577

Shaw DG, Holman RR, Gowers JI (1980) Survival in sinoatrial disorder (sick-sinus-syndrome). Br Med J 280:139

Shenasa M, Willems St, Chen X, Fromer M, Borggrefe M (1992) Transcatheter ablation of cardiac tissue: Advantages and disadvantages of different ablative techniques. Herz 17:137–142

Siebenlist D, Nürnberger M, Herrmann G, Gattenlöhner W (1982) Intoxikation mit Propafenon. Intensivmedizin 19:151

Siddiqui S, Siddiqui RH (1931) Chemical examination of the roots of Rauwolfia serpentina. Benth J Indian Chem Soc: 667–680

Siddons H, Davies JG (1963) A new technique for internal cardiac pacing. Lancet II:1204–1205

Siebels J, Rüppel R, Schneider MAE, Kuck KH (1992) Antitachycardia pacing regardless of acute testing results in patients with an implanted defibrillator. In: Adornato E, Galassi A (eds) The '92 scenario on cardiac pacing. Edizioni Luigi Pozzi, zz, pp 96–103

Sim I, Mc Donald KM, Lavori PW, Norbutas CM, Hlatky MA (1997) Quantitative overview of randomized trials of amiodarone to prevent sudden cardiac death. Circulation 96:2823–2829

Singh BN (1989) When is QT prolongation antiarrhythmic and when is it proarrhythmic? Am J Cardiol 63:867–869

Singh BN, Vaughan Williams EM (1970) A third class of antiarrhythmic action. Effects on atrial and ventircular potentials, and other pharmacological actions on cardiac muscle of MJ 1999 and AH 3474. Br J Pharmacol 39:675–687

Singh BN, Vaughan Williams WM (1972) A fourth class of antiarrhythmic action? Effect of Verapamil on Ouabain toxicity, on atrial and ventricular intracellular potentials, and on other features of cardiac function. Cardiovasc Res 6:109–119

Sinha S, Schilling R, Kaye G, Caplin J (1994) Clinical evaluation of a dual sensor, rate responsive pacemaker. PACE 17:1950–1954

Slater W, Lampert ST, Podrid PJ, Lown B (1988) Clinical predictors of arrhythmia worsening by antiarrhythmic drugs. Am J Cardiol 61:349–353

Sonnhag C, Karlsson E, Hed J (1979) Procainamide-induced lupus erythematosus-like syndrome in relation to acetylator phenotype and plasma levels of procainamide. Acta Med Scand 206:245

Sowton E (1977) Energy sources for pacemakers. In: Watanabe Y (ed) Cardiac pacing. Excerpta Medica. Amsterdam

Sperelakis N, Hoshiko T, Berne RM (1960) Nonsyncytial nature of cardiac muscle: membrane resistance of single cells. Am J Physiol 19:531

Spurrell RAJ (1975) Artificial cardiac pacemakers. In: Krikler DM, Goodwin JD (eds) Cardiac arrhythmias. Saunders, London

Stahl GE (1714) Materia Medica; das ist, Zubereitung, Krafft und Würckung, deren sonderlich durch chemische Kunst erfundenen Arztneyen. Gerlach, Dresden

Stangl K, Wirtzfeld A, Seitz K, Alt E, Blömer H (1987) Atriale Stimulation (AAI): Langzeitergebnisse bei 120 Patienten. Herzschrittmacher 7:87–89

Stangl K, Schüller H, Schultern HK (1991) Empfehlungen zur Herzschrittmachertherapie. Herzschr Elektrophys 2:35–44

Stangl K, Wirtzfeld A, Lochschmidt O, Basler B, Mittnacht A (1988) Körperbewegung als Schrittmacherführungsgröße: Vergleich zweier Aktivitätsschrittmacher. Z Kardiol 77:208–213

Starkenstein E (1930) Die Chinarinde und ihre Alkaloide. Zum 300jährigen Jubiläum ihrer Einführung in den Arzneischatz. Beitr Ärztl Fortb 9:37–52

Stäubli M, Studer H (1981) Behandlung der Arrhythmien mit Amiodaron. Schweiz Med Wochenschr 111:460

Stäubli M, Bischoff P, Wimpfheimer C, Studer H (1981) Amiodaron und Schilddrüse. Schweiz Med Wochenschr 111:1590

Steil E (1985) QT-Syndrom. Dtsch Med Wochenschr 110:972

Steinbeck G (1978) Zur Pathogenesse von Herzrhythmusstörungen. Internist 19:200

Steinbeck G (1986) Diagnostische Elektrostimulation: Tachykarde Rhythmusstörungen. In: Lüderitz B (Hrsg) Herzschrittmacher – Therapie und Diagnostik kardialer Rhythmusstörungen. Springer, Berlin Heidelberg New York Tokyo

Steinbeck G (1990) Therapiebedürftige Herzrhythmusstörungen aus hämodynamischer Sicht. In: Lüderitz B (Hrsg) Arrhythmiebehandlung und Hämodynamik. Springer, Berlin Heidelberg New York Tokyo

Steinbeck G (1991) Vorzeitiger Abbruch der CAST-II-Studie: quo vadis, antiarrhythmische Therapie? MMW 133:545

Steinbeck G, Lüderitz B (1977) Störungen der Sinusknotenfunktion. Diagnostik und klinische Bedeutung. Dtsch Med Wochenschr 102:35

Steinbeck G, Körber H-J, Lüderitz B (1974) Die Bestimmung der sinuatrialen Leitungszeit beim Menschen durch gekoppelte atriale Einzelstimulation. Klin Wochenschr 52:1151

Steinbeck G, Rosenberger W, Naumann d'Alnoncourt C, Lüderitz B (1977) Sinus node function and digitalis – electrophysiological studies in man. In: Troubles du rythme et electrostimulation. Internat Symp Toulouse 1977

Steinbeck G, Haberl R, Lüderitz B (1980) Effects of atrial pacing on atrio-sinus conduction and overdrive suppression in the isolated rabbit sinus node. Circ Res 46:869

Steinbeck G, Manz M, Lüderitz B (1981a) Kontrolle der medikamentösen Arrhythmiebehandlung (Mexiletin, Amiodarone) durch programmierte Ventrikelstimulation bei Patienten und chronisch rezidivierenden Kammertachykardien. In: Lüderitz B (Hrsg) Ventrikuläre Herzrhythmusstörungen. Pathophysiologie – Klinik – Therapie. Springer, Berlin Heidelberg New York

Steinbeck G, Manz M, Lüderitz B (1981b) Elektrostimulation bei tachykarden Rhythmusstörungen – Pathophysiologie und klinische Anwendung. In: Lüderitz B (Hrsg) Ventrikuläre Herzrhythmusstörungen. Pathophysiologie – Klinik – Therapie. Springer, Berlin Heidelberg New York

Steinbeck G, Manz M, Lüderitz B (1981c) Control of anti-arrhythmic drug therapy of ventricular tachycardia by programmed ventricular stimulation: effects of disopryamide. Br J Clin Pract [Suppl] 11:47

Steinbeck G, Manz M, Lüderitz B (1981d) Möglichkeiten und Risiken der programmierten Ventrikelstimulation bei Patienten mit chronisch rezidivierenden Kammertachykardien. Klin Wochenschr 59:111

Steinbeck G, Andresen D, Leitner ER von (1986a) Sind Antiarrhythmika einem Betablocker überlegen in der Behandlung ventrikulärer Rhythmusstörungen? Z Kardiol 75 [Suppl 1]:9

Steinbeck G, Bach P, Haberl R (1986b) Electrophysiologic and antiarrhythmic efficacy of oral sotalol for sustained ventricular tachyarrhythmias: Evaluation by programmed stimulation and ambulatory electrocardiogramm. J Am Coll Cardiol 8:949

Steinbeck G, Doliwa R, Bach P (1988) Therapie des paroxysmalen Vorhofflimmerns – Herzglykoside allein oder in Kombination mit Antiarrhythmika. Dtsch Med Wochenschr 113:1867–1871

Steinbeck G, Meinertz T, Andresen D et al. (1991) Empfehlungen zur Implantation von Defibrilatoren. Z Kardiol 80:475–477

Steinbeck G, Andresen D, Bach P, Haberl R, Oeff M, Hoffman E, Leitner ER von (1992) A comparison of electrophysiologically guided antiarrhythmic drug therapy with beta-blocker therapy in patients with symptomatic, sustained ventricular tachyarrhythmias. N Engl J Med 327:987–992

Steinbeck G (1991) Rhythmusstörungen des Herzens. In: Riecker G (Hrsg) Klinische Kardiologie. Krankheiten des Herzens, des Kreislaufs und der herznahen Gefäße, 3. Aufl. Springer, Berlin Heidelberg New York Tokio, S 497–547

Steinbeck G (1996) Medikamentöse Therapie von Vorhofflimmern. Klinikarzt 10:275–277

Steiner F (1871) Über die Electropunctur des Herzens als Wiederbelebungsmittel in der Chloroformsyncope, zugleich eine Studie über Stichwunden des Herzens. Arch Klin Chir 12:741–790

Stern H, Scheininger M, Theisen F, Theisen K (1985) Antiarrhythmische Therapie mit Flecainid in Kombination mit und im Vergleich zu Propranolol. Schwerpunkt Medizin 85:46

Sterz H, Prager H, Koller H (1978) transösophageale rasche Stimulation des linken Vorhofes zur Elektrotherapie ektoper, tachykarder Vorhofrhythmusstörungen. Z Kardiol 67:136

Stoermer J, Schramm G (1979) AV-Block und Schrittmacher-Behandlung im Kindesalter. Monatsschr Kinderheilkd 127:697

Stoffella E (1807) Oppolzer's Vorlesungen über die Krankheiten des Herzens und der Gefäße, Enke, Erlangen

Stokes W (1846) Observations on some cases of permanently slow pulse. Dublin Quart J Med Sci 2:73–85

Strauss HC, Saroff AL, Bigger JT, Giardina EGV (1973) Premature atrial stimulation as a key of the understanding of sinoatrial conduction in man. Circulation 47:88

Strödter D, Schwarz F (1980) Diagnostische und therapeutische Möglichkeiten bei transösophagealer Vorhofstimulation. Herz/Kreisl 4:163

Strunge P, Frandsen J, Andreasen F (1988) Amiodarone during pregnancy Eur Heart J 9:106–109

Subramanian B, Bowles MJ, Davies AB, Raftery EB (1982) Combined therapy with verapamil and propranolol in chronic stable angina. Am J Cardiol 49:125

Sulke N, Tan K, Kamalvand K, Bostock J, Bucknall C (1996) Dual sensor VVIR mode pacing: Is it worth it? PACE 19:1560–1567

Sunder-Plassmann P (1962) Pacemaker-Implantation bei totalem a.v.-Block. Thoraxchirurgie 10:220–221

Sutton R, Chatterjee K, Leatham A (1968) Heart block following acute myocardial infarction. Lancet II:645

Swartz JF, Pellersels G, Silvers J, Patten L, Cervantze DA (1994) A catheter-based curative approach to atrial fibrillation in humans (Abstract). Circulation 90:I-335

Swerdlow CD, Peterson J (1985) Prospective comparison of Holter monitoring and electrophysiologic study in patients with coronary artery disease and sustained ventricular tachyarrhythmias. Am J Cardiol 56:57

Swiderski J, Lees MJ, Nadas AS (1982) The Wolff-Parkinson-White-syndrome in infancy and childhood. Br Heart J 24:561

Sykosch J, Effert S, Pulver KG, Zacouto F (1963) Zur Therapie mit elektrischem Schrittmacher. Ein implantierbarer, induktiv ausschaltberer elektrischer Schrittmacher. Elektromedizin 8:139–142

Talan DA, Bauernfeind RA, Ashley WW, Kanakis C, Rosen KM (1982) Twenty-four hour continuous ECG recordings in long-distance runners. Chest 1:19

Talbot RG, Nimmo J, Julian DG, Clark RA, Neilson JMM, Prescott LF (1973) Treatment of ventricular arrhythmias with mexiletine (Kö 1137). Lancet II:399

Tartini R, Kappenberger L, Steinbrunn W (1982) Gefährliche Interaktionen zwischen Amiodaron und Antiarrhythmika der Klasse I. Schweiz Med Wochenschr 112:1585

Task Force of the Working Group on Arrhythmias of the European Society of Cardiology (1991) The Sicilian Gambit, a new approach to the classification of antiarrhythmic drugs based on their actions on arrhythmogenic mechanisms. Circulation 84:1831–1851

The Antiarrhythmics vs. Implantable Defibrillators (AVID) Investigators (1997). N Engl J Med 337:1576–1583

Taylor PV, Scott JS, Gerlis LM, Escher E, Scott O (1986) Maternal antibodies against fetal cardiac antigens in congenital complete heart block. N Engl J Med 11:667

Tebbenjohanns J, Pfeiffer D, Jung W, Manz M, Lüderitz B (1993) Radiofrequency catheter ablation of a right posterolateral atrioventricular accessory pathway with decremental conduction properties (Mahaim fiber). Am Heart J 125:898–901

Tebbenjohanns J, Lüderitz B (1994) Adenosin – ein neues Antiarrhythmikum. Arzneimitteltherapie 12:365–366

Tebbenjohanns J, Lüderitz B (1995) Adenosin. Internist 36:296–299

Tebbenjohanns J, Lüderitz B (1995) Extrasystolie. Internist 36:745–753

Tebbenjohanns J, Lüderitz B (1996) Risiken und Nebenwirkungen der antiarrhythmischen Therapie bei Vorhofflimmern. Klinikarzt 10:297–299

Tebbenjohanns J, Pfeiffer D, Schumacher B, Jung W, Lüderitz B (1996) Hochfrequenzkatheter-modifikation der langsamen Leitungsbahn als kurative Therapie bei AV-Knoten-Reentrytachykardien. Herz Kreisl 28:139–142

Tebbenjohanns J, Pfeiffer D, Schumacher B, Jung W, Manz M, Lüderitz B (1995) Slowing of ventricular rate during atrial fibrillation by ablation of the slow pathway of AV nodal reentrant tachycardia. J Cardiovasc Electrophysiol 6:711–715

Tebbenjohanns J, Pfeiffer D, Schumacher B, Jung W, Manz M, Lüderitz B (1995) Intravenous adenosine during atrioventricular reentrant tachycardia: induction of atrial fibrillation with rapid conduction over an accessory pathway. PACE 18:743–746

The Antiarrhythmics vs Implantable Defibrillators (AVID) Investigators (1997) A comparison of antiarrhythmic-drug therapy with implantable defibrillators in patients resuscitated from near-fatal ventricular arrhythmias. N Engl J Med 337:1576–1583

Theisen K, Grohmann H, Otter HR, Rackwitz R, Jahrmärker H (1973) Klinische und elektrophysiologische Beobachtungen beim Syndrom der verlängerten QT-Dauer mit anfallsweisem Kammerflimmern (Jervell- und Lange-Nielsen-Syndrom). Verh Dtsch Ges Inn Med 79:1110

Toellner R (1986) Illustrierte Geschichte der Medizin. Dtsch Ausg, Bd 1, Bd 2, Bd 3 and Bd 6. Andreas & Andreas, Salzburg

Torres V, Flowers D, Butler B, Miura D, Somberg JC, Einstein A (1984) Antiarrhythmic action of bepridil: A long acting calcium blocker with antiarrhythmic properties. J Am Coll Cardiol 3:558

Touboul P, Atallah G, Kirkorian G, de Zuloaga C, Dufour A, Aymard MF, Lavoud P, Moleur P (1986) Electrophysiologic effects of cibenzoline in humans related to dose and plasma concentration. Am Heart J 112:333

Toussaint R, Hofstetter R, Bernutz G von (1984) Multifokale atriale Tachykardie im Säuglingsalter. Klin Pädiatr 196:118

Trappe H.-J. (1996) Können Mobil-Telefone im C- und D-Netz Herzschrittmacher-Patienten gefährden? Dtsch Med Wochenschr 121:645

Treese N, MacCarter D, Akbulut O et al. (1993) Ventilation and heart rate response during exercise in normals: relevance for rate variable pacing. PACE: 16:1693–1700

Twum-Barima Y, Carruthers SG (1981) Quinidine-rifampicine interaction. N Engl J Med 303:1466

Valentine PA, Frew JL, Mashford ML, Sloman JG (1974) Lidocaine in the prevention of sudden death in the pre-hospital phase of acute infarction. A double-blind study. N Engl J Med 291:1327

Vaughan Williams EM (1970) Classification of antiarrhythmic drugs. In: Sandoe E, Flensted-Jensen E, Olsen KH (eds) Cardiac arrhythmias. Astra, Södertälje

Vaughan Williams EM (1973) The development of new antidysrhythmic drugs. Schweiz Med Wochenschr 103:262

Vera Z, Mason DT, Auron NA, Miller RR, Janzen D, Tonkin MJ, Vismara LA (1977) Improvement of symptoms in patients with sich sinus syndrome by spontaneous development of stable atrial fibrillation. Br Heart J 39:160

Viitasalo MT, Kala R, Eisalo A (1982) Ambulatory electrocardiographic recording in endurance athletes. Br Heart J 47:213

Vincent GM, Timothe KW, Leppert M, Keating M (1992) The spectrum of symptoms and QT intervals in carriers of the gene for the long-QT syndrome. N Engl J Med 327:846–852

Vismara LA, Maria AN de, Amsterdam EA, Mason DT (1977) Sudden death: evaluation of ventricular arrhythmias in coronary artery disease. In: Mason DT (ed) Advances in heart disease, vol 1. Grune & Stratton, New York

Voigtländer T, Nowak B, Treese N, Poschmann G, Becker HJ, Meyer J (1995) Atriale Wahrnehmung bei einem neuen VDD-Schrittmacher. Z Kardiol 84:459–467

Volavsek B (Hrsg) (1977) Marko Gerbec. Marcus Gerbezius 1658–1718. Syndroma Gerbezius-Morgagni-Adams-Stokes. Ljubljana

Wagner WL, Manz M, Lüderitz B (1987) Combination of sotalol with the type-I-B-agents tocainide or mexiletine in patients with ventricular arrhythmias. Z Kardiol 76:296

Wakasa Y, Ikeda T, Oshiro Y, Numa T, Sugimoto T (1979) Beneficial effects of diltiazem on reentrant tachycardia involving A-V conduction. In: Proceedings of the VIth World Symposium on Cardiac Pacing, Montreal 1979

Waldo AL, Camm AJ, deRuyter H et al. for the SWORD investigators (1996) Effect of d-sotalol on mortality in patients with left ventricular dysfunction after recent and remote myocardial infarction. Lancet 348:7-12

Waleffe A, Bruninx P, Rabine LM, Kulbertus HE (1979) Effects of tocainide studied with programmed electrical stimulation of the heart in patients with re-entrant tachyarrhythmias. Am J Cardiol 43:292

Waleffe A, Mary-Rabine L, Legrand V, Demoulin JCI, Kulbertus HE (1980b) Combined mexiletine and amiodarone treatment of refractory recurrent ventricular tachycardia. Am Heart J 100:78

Waller AD (1887) A demonstration on man of electromotive changes accompanying the heart's beat. J Physiol (Lond) 8:229

Walshe WH (1862) A practical treatise on the diseases of the heart and great vessels, including the principles of physical diagnoses. Blanchard & Lea, Philadelphia

Ward OCJ (1964) A new familial cardiac syndrome in children. J Irish Med Ass 54:103

Webb SC, Lewis LM, Morris-Thurgood JA, Palmer RG, Sanderson JE (1988) Respiratory-dependent pacing: a dual response from a single sensor. PACE 11:730-735

Wehr M, Küllmer B (1984) Paradoxe Reaktion nach Flecainid. Dtsch Med Wochenschr 109:117

Weidmann S (1955) The effect of the cardiac membrane potential on the rapid availability of the sodium-carrying system. J Physiol (Lond) 127:213

Weidmann S (1956) Elektrophysiologie der Herzmuskelfaser. Huber, Bern Stuttgart

Weirich J, Antoni H (1990) Diffential analysis of the frequency-dependent effects of class 1 antiarrhythmic drugs according to periodical ligand binding: Implications for antiarrhythmic and proarrhythmic efficacy. J Cardiovasc Pharm 15:998-1009

Wellens HJJ (1975) Effect of drugs on Wolff-Parkinson-White syndrome. In: Narula OS (ed) His bundle electrography and clinical electrophysiology. Davis, Philadelphia

Wellens HJJ (1978) Value and limitations of programmed electrical stimulation of the heart in the study and treatment of tachycardias. Circulation 57:845

Wellens HJJ, Durrer D (1974) Wolff-Parkinson-White syndrome and atrial fibrillation. Am J Cardiol 34:777

Wellens HJJ, Schuilenburg RM, Durrer D (1972) Electrical stimulation of the heart in patients with ventricular tachycardia. Circulation 46:216

Wellens HJJ, Lie KI, Durrer D (1974) Further observations on ventricular tachycardia studied by electrical stimulation of the heart. Chronic recurrent ventricular tachycardia and ventricular tachycardia during acute myocardial infarction. Circulation 49:647

Wellens HJJ, Lie KI, Janse MJ (eds) (1976) The conduction system of the heart. Stenfert Kroese, Leiden

Wellens HJJ (1971) Electrical stimulation of the heart in the study and treatment of tachycardia. Kroese, Leiden

Wellens HJJ, Rodriguez L, Smeets JL (1995) Ventricular tachycardia in structurally normal hearts. In: Zipes DP, Jalife J (eds) Cardiac electrophysiology – From cell to bedside. Saunders, Philadelphia London, pp 780-788

Wenckebach KF (1903) Die Arrhythmie als Ausdruck bestimmter Funktionsstörungen des Herzens. Engelmann, Leipzig

Wenckebach KF (1906) Beiträge zur Kenntnis der menschlichen Herztätigkeit. Arch Anat Physiol (Physiol Abt):297-354

Wenckebach KF (1914) Die unregelmässige Herztätigkeit und ihre klinische Bedeutung. Engelmann, Leipzig Berlin

Wichter R, Borggrefe M, Haverkamp W, Chen Y, Breithardt G (1992) Efficacy of antiarrhythmic drugs in patients with arrhythmogenic right ventricular disease. Circulation 86:29-27

Wiedling S (1964) Xylocaine. The pharmacological basis of its clinical use, 2nd edn. Almqvist & Wiksell, Stockholm Göteborg Uppsala, pp 13-15

Wietholt D, Block M, Isbruch F, Böcker D, Borggrefe M, Shenasa M, Breithardt G (1993) Clinical experience with antitachycardia pacing and improved detection algorithms in a new implantable cardioverter-defibrillator. J Am Coll Cardiol 21:885-894

Wilbur SL, Marchlinski FE (1997) Adenosine as an antiarrhythmic agent. Am J Cardiol 79/12 A:30-37

Wilhelmsson C, Wilhelmsen L, Vedin JA, Tibblin G, Werkö L (1974) Reduction of sudden deaths after myocardial infarction by treatment with alprenolol. Lancet II:1157

Wilke A, Grimm W, Funck R, Maisch B (1996) Interaktionen zwischen Herzschrittmachern und Artikelsicherungsanlagen in Kaufhäusern. Herzschrittmacher 16:52–55

Williamson BD, Ching Man K, Daoud E, Niebauer M, Strickberger SA, Morady F (1994) Radiofrequency catheter modification of atrioventricular conduction to control ventricular rate during atrial fibrillation. N Engl J Med 331:910–917

Willius FA, Keys TE (1942) Cardiac clinics. XCIV A remarkable early reference to the use of cinchona in cardiac arrhythmias. Proc Staff Meet Mayo Clin 17:294–296

Wilsons FN, Johnston FD, MacLeod AG, Barker PS (1993) Electrocardiograms that represent the potential variations of a single electrode. Am Heart J 9:447–458

Winkle RA, Meffin PJ, Harrison DC (1978) Long-term tocainide therapy for ventricular arrhythmias. Circulation 57:1008

Winkle RA, Mason JW, Griffin JC, Ross D (1981) Malignant ventricular tachyarrhythmias associated with the use of encainide. Am Heart J 102:857

Wirtzfeld A, Bock T (1978) Cardiac pacemaker. U.S. patent 970894

Wit AL, Hoffman BF, Cranefield PF (1972a) Slow conduction and re-entry in the ventricular conducting system I. Return extrasystole in canine Purkinje fibers. Circ Res 30:1

Wit AL, Cranefield PF, Hoffman BF (1972b) Slow conduction and re-entry in the ventricular conduction system II. Single and sustained circus movement in the networks of canine and bovine Purkinje fibers. Circ Res 30:11

Wit AL, Hoffmann BF, Rosen MR (1975) Electrophysiology and pharmacology of cardiac arrhythmias. IX. Cardiac electrophysiologic effects of beta adrenergie receptor stimulation and blockade. Part C. Am Heart J 90:795

Witt E, Lehmann HU, Hochrein H (1982) Hämodynamische Langzeit-Untersuchungen (6 Monate) zur Wirksamkeit einer atrioventrikulären Elektrostimulation. Intensivmedizin 19:122

Wipf JE, Lipsky BA (1990) Atrial fibrillation. thromboembolic risk and indication for anticoagulation. Arch Intern Med 150:1598–1603

Woods KL, Fletcher S, Roffe CH, Haider Y (1992) Intravenous magnesium sulphate in suspected acute myocardial infarction: result of the second Leicester Intravenous Magnesium Intervention Trial (LIMIT-2). Lancet 339:1553–1558

Wolff L, Parkinson J, White PD (1930) Bundle branch block with short P-R interval in healthy young people prone to paroxysmal tachycardia. Am Heart J 5:685

Woodbury JW, Crill WE (1961) On the problem of impulse conduction in the atrium. In: Florey E (ed) Nervous inhibition. Pergamon Press, Oxford

Woosley RL, Shand DG (1978) Pharmacokinetics of antiarrhythmic drugs. Am J Cardiol 41:986

Woolsey RL, Wood AJJ, Roden DM (1988) Encainide. New Engl J Med 318:1107–1115

Yeung-Lai-Wah JA, Murdock CJ, Boone J, Kerr CR (1992) Propafenone-Mexiletine combination for the treatment of sustained ventricular tachycardia. J Am Coll Cardiol 20:547–551

Yoon MS, Han J, Derstram GH, Jones SA (1979) Effects of Thioridazone (Melleril) on ventricular electrophysiologic properties. Am J Cardiol 43:1155

Zacouto F, Guize L (1976) Fundaments of orthorhythmic pacing. In: Lüderitz B (ed) Cardiac pacing, diagnostic and therapeutic tools. Springer, Berlin Heidelberg New York

Zacouto F, Guize L, Maurice P, Gerbaux A (1973) Orthorhythmic pacing in arrhythmias. Am J Cardiol 31:165

Zardini M, Thakur RK, Klein GJ, Yee R (1995) Catheter ablation of idiopathic left ventricular tachycardia. PACE 18:1255–1265

Zehender M, Meinertz T, Hohnloser SH, Geibel A, Hartung J, Seiler KU, Just H (1989) Incidence and clinical relevance of QT prolongation caused by the new selective serotonin antagonist ketanserin. Am J Cardiol 63:826–832

Zehender M, Hohnloser S, Meinertz T, Just H (1991) Indikationsbereiche von Klasse I-Antiarrhythmika – differentialtherapeutische Aspekte bei ventrikulären Herzrhythmusstörungen. In: Schmidt G (Hrsg) Medikamentöse Behandlung von Postinfarktpatienten nach CAST. Steinkopff, Darmstadt

Zeiler RH, Gough WB, Sung R, El-Sherif N (1981) Electrophysiologic effects of propafenone on canine ischemic cardiac cells (abstract). Am J Cardiol 47:483

Zekorn C, Achtert G, Hausleiter HJ, Moon Ch, Eichelbaum M (1985) Pharmacokinetics of N-propylajmaline in relation to polymorphic sparteine oxidation. Klin Wochenschr 63:1180

Ziemssen H von (1882) Studien über die Bewegungsvorgänge am menschlichen Herzen sowie über die mechanische und elektrische Erregbarkeit des Herzens und des Nervus phrenicus, angestellt an dem freiliegenden Herzen der Catharina Serafin. Arch Klin Med 30:270-303

Zipes DP, Fisher JC (1974) Effects of agents which inhibit the slow channel on sinus node automaticity and atrioventricular conduction in the dog. Circ Res 34:184

Zipes DP, Troup PJ (1978) New antiarrhythmic agents. Amiodarone, aprindine, disopyramide, ethmozine, mexiletine, tocainide, verapamil. Am J Cardiol 41:1005

Zipes DP, Fischer J, King RM, Nicoll ADB, Jolly WW (1975) Termination of ventricular fibrillation in dogs by depolarizing a critical amount of myocardium. Am J Cardiol 36:37-44

Zipf K (1957) Zur Pharmakologie Blutdruck-wirksamer Rauwolfia-Alkaloide. Arzneimittelforschung 7:475-477

Zoll PM (1952) Resuscitation of the heart in ventricular standstill by external electric stimulation. N Engl J Med 247:768-771

Zoll PM, Zoll RH, Falk RH, Clinton JE, Eitel DR, Antman EM (1985) External noninvasive temporary cardiac pacing: clinical trials. Circulation 71:937

Zoll PM, Linenthal AJ, Gibson W, Paul MH, Norman LR (1956) Termination of ventricular fibrillation by external applied electric countershock. N Engl J Med 254:727-732

Zoll PM, Paul MH, Linenthal AJ (1956) The effects of external electric currents on the heart. Control for cardiac rhythm and induction and termination of cardiac arrhythmias. Circulation 14:745-756

Zwillinger L (1935) Über die Magnesiumwirkung auf das Herz. Klin Wochenschr 14:1429-1433

Sachverzeichnis

AAI-Stimulation 248
Ablation, chemische, transkoronare 331
Ableitung, atriale 89
– intrakardiale 87
– ventrikuläre 93
Activation voltage 38
Adenosin (Adrekar) 210
– AV-Knoten 211
– Dosierung 212
– Elektrophysiologie 211
– Hämodynamik 211
– Indikation 213
– Kontraindikation 213
– Nebenwirkungen 212
– Sinusknoten 211
– SVT, Diagnostik 213
– SVT, Therapiekontrolle 213
– Tachykardie, supraventrikuläre (SVT) 213
– Vorhofwirkung 211
– Wirkungseintritt 213
– Wirkungsprofil 213
– WPW-Syndrom 212
Ajmalin 15
– Dosierung 176
– Indikation 174, 176
– Nebenwirkungen 176
– Tachykardie, ventrikuläre 175
Aktionspotential 36, 37, 41
– langsames 162
– schnelles 163
Aktivität, getriggerte 43
Alles-oder-nichts-Gesetz 38
Amiodaron (Cordarex) 17, 197
– Aktionspotential 197
– arrhythmiebedingte Todesfälle 205
– Dosierung 198
– Gesamtmortalität 205
– Indikation 198
– kardiale Mortalität 205
– klinische Studien 202
– Lungenfibrose 200
– Mexiletin 233
– Mortalitätsrisiko 207
– Nebenwirkungen 198

– plötzlicher Herztod 204
– Postinfarktpatienten 203
– Proarrhythmie 204
– reverse T3 201
– Schilddrüse 201
– Serumspiegelbestimmung 199
– Thyroxin 201
– Trijodthyronin 201
– VT-Zykluslänge 234
Amiodaron/Encainid 233
– Tachykardie, ventrikuläre (VT)-Zykluslänge 234
Amiodaron/Flecainid 233
– VT-Zykluslänge 234
Amiodaron/Mexiletin, VT-Zykluslänge 234
Amiodarontherapie, Überwachung 199
Ammi visnaga 17
Antiarrhythmika
– Agranulozytose 143
– Ausscheidung 115
– Bioverfügbarkeit 114
– Blutbildschäden 143
– Blutdruck 125
– Blutspiegelbestimmung 150
– Chronologie der Entwicklung 17
– Einteilung 112
– Einteilung, klinische 119
– Einteilung, Ort der Wirkung 119
– Einteilung, pharmakologische, Mechanismen 120
– EKG-Effekte 121
– experimentelle 220
– Gefäßwiderstand 125
– Halbwertszeit 114
– Hämodynamik 123
– Herzzeitvolumen 125
– Indikationsbeschränkung 123
– Ionenkanäle 121
– Ionenpumpe 121
– Kaliumkanal 222
– Kardiodepression 123
– Klasse IA, IB 180
– Klasse IC 188
– Klasse III 197

Antiarrhythmika
- Klassifikation, Wirkort 120
- Klassifizierung 111
- klinische Prüfung 221
- Kombinationen 120, 229
- Kontraktion, myokardiale 125
- membranstabilisierende 114
- Metabolismus 115
- Nebenwirkungen 127
- Nebenwirkungen, extrakardiale 122
- Pädiatrie 397
- Pharmakokinetik 114
- Pharmakologie 111
- Plasmakonzentration, therapeutische 114
- Rezeptoren 121
- Stufenplan 131
- Substanz metabolisierte 115
- Veränderungen, elektrokardiographische 116
- Veränderungen, elektrophysiologische 117
- Verteilungsvolumen 114
- Wirkung, klinische 121
- Wirkung, proarrhythmische 130
- Wirkungen, unerwünschte 123
Antiarrhythmikaklassen 113
Antiarrhythmikakombination, fixe 235
- unerlaubte 146
- Zykluslänge 234
Antifibrillanzien 112
AOO-Stimulation 249
Aprindin (Amidonal) 196
- Dosierung 197
- Indikation 197
- Nebenwirkungen 197
Arrhythmie, Entstehungsmechanismus, elektrophysiologischer 71
- Prognose 99
Arrhythmiebehandlung, Dosierung 170
- Faktoren, therapiebestimmende 102
- Herztransplantation 106
- Historische Entwicklung 3
- Indikation 99, 170
- Indikation, absolute 391
- Indikation, relative 391
- Kontraindikationen, absolute 141
- Kontraindikationen, relative 141
- Medikamente 170
- Nebenwirkungen 170
- Rangfolge 106
- Risiken, unvermeidbare 138
- Risiken, vermeidbare 140
- Therapiekontrolle 147
Arrhythmiediagnostik 54
Arrhythmieverstärkung, Begriffe 133
- Definitionen 133
- Pathomechanismus 133

Arrhythmia Management Device (AMD) 306
Artificial pacemaker 24
Aschoff, L. 6
Ashman-Phänomen 76
Asystolie, postdefibrillatorische 292
Atemminutenvolumen, Aktivität 261
- Belastung 258
ATMA = Amiodarone Trials Meta-Analysis 206
ATP-ICD-Impulsgeneratoren 291
Atropin 109
- Applikationsform 109
- Dosierung 109
- Indikation 109
- Nebenwirkungen 109
Automatie, abnorme 43
- gesteigerte 40
AV-Bahn, akzessorische, Klassifikation 362
AV-Block III. Grades, angeborener 244
- Schrittmachertherapie 239
- Therapie, medikamentöse 239
- Verlauf, natürlicher 239
AV-Blockierung 5
AV-Dissoziation 79
AVID, Antiarrhythmics vs. Implantable Defibrillators-Studie 299
- Ergebnisse 300
- ICD, Überlebenswahrscheinlichkeit 300
AV-Knoten-Ablation, Vorhofflimmern 316
AV-Knoten-Modifikation 314, 322
AV-Knoten-Modulation, Vorhofflimmern 316, 318
AV-Knoten-Reentrytachykardie 50, 70
AV-Knoten-Reentrytachykardie, EKG 349
- „fast-slow" 320
- „slow-fast" 320
- „slow-slow" 320
Azimilide 228

Baroreflexsensitivität 63
Barucainid 227
BASIS-Studie 202
Batterieaustausch 276
Bedarfsschrittmacher, getriggerter 248
- signalinhibierter 248
Belastungs-EKG
Bender, F. 16
Bepridil 227
Beta-Rezeptorenblocker 17
- AV-Knotenareal 155
- Elektrophysiologie 155
- Freinamen 152
- Handelsnamen 152
- Herztod, plötzlicher 158

Sachverzeichnis

- Hyperthyreose 158
- Indikation 156
- Indikationsbereich 160
- kardioselektive 154
- Kontraindikationen 159
- Leitungsgewebe, ventrikuläres 155
- Nebenwirkungen 159
- nichtkardioselektive 154
- Plasmahalbwertzeit 153
- Reinfarktprophylaxe 157
- Sinusfrequenz 155
- Ventrikelmyokard 155
- Wirkung, kardiale 153
- Wirkungscharakteristika 154
Betriebsartwechsel, automatischer 267
Blockbild, faszikuläres 86
Blockierung, bifaszikuläre 85
- intraventrikuläre 244
- Mobitz-II-Typ 92
- trifaszikuläre 85
- unifaszikuläre 85
- Wenckebach-Typ 92
Bradyarrhythmie 243
- EKG 83
Bradykardie 4
- pathologische 240
Bretylium-Tosylat (Bretylate, Bretylol) 223
- Indikation 223
Brugada-Brugada-Syndrom 333
- Ätiologie 333
- Definition 333
- Therapie 333

CAMIAT = Canadian Amiodarone Myocardial Infarction Arrhythmia Trial 204
Carvedilol 159
CAST = Cardiac Arrhythmia Suppression Trial 126
CAST II, Moricizin 129
CAST, Gesamtmortalität 128
CAST, plötzlicher Herztod 128
Chinarinde 20
Chinidin 10, 169
- Dosierung 172
- Indikation 172
- Nebenwirkungen 172
Chinidin/Mexiletin 229
Chinidin/Verapamil 235
Chinin 12
Cibenzolin 226
Cinchona succirubra 11
Circus movement 45
Cocain 12
Common atrial flutter 325
Cordichin 166, 235
Cordichin, Anwendungsgebiet 166

DDD-R-Schrittmacher 255
DDD-Stimulation 250
Defibrillation 26, 27
- elektrische 287
- elektrische, Anwendung 287
- intraatriale 303
Defibrillationselektrode 295, 305
Defibrillator (AIPhD), automatischer, implantierbarer, pharmakologischer 31
Defibrillator vs. Antiarrhythmika 298
Defibrillator,
- atrialer 303
- atrioventrikulärer (Arrhythmia Management Device) 303, 306
- implantierbarer 29
- implantierbarer, atrialer 304
- implantierbarer, atrialer, Indikation 304
- implantierbarer, atrialer, Risiken 304
- multiprogrammierbarer 294
Defibrillatorsystem, transvenöses 295
Defibrillatortherapie, Indikation 296
- Indikation, prophylaktische 301
- keine Indikation 301
Delayed afterdepolarization 44
Delayed rectifier current 222
Depolarisation, diastolische 37
Desäthylamiodaron 200
Diltiazem, Indikation 168
- Nebenwirkungen 168
Diprafenon 193, 222
Disopyramid 14, 176
- Dosierung 177
- Herzinsuffizienz 146
- Indikation 177
- Nebenwirkungen 177
Disopyramid/Mexiletin 230
Dofetilide 228
Doppelsensorsystem 261
- frequenzadaptive 260
Doppelstimulation 94
DVI-Stimulation 250
Dysplasie, arrhythmogene, rechtsventrikuläre 330

Early afterdepolarization 44
Echo, atriales 50
Effekte, proarrhythmische 137
Einthoven, W. 7
24-h-EKG, Indikation 64
EKG-Auswertung, automatische 56
EKG-Übertragung, telefonische 56
EKG-Übertragung, telefonische, Indikation 56
Elektrodenkatheter 90
Elektrodentechnologie 264
Elektrographie, intrakardiale 91
Elektrokardioversion 286

Elektrokonversion 286
Elektrophysiologie, Herzrhythmusstörungen 35
Elektroreduktion 286
Elektroschock 287
- transthorakaler, Prinzip 286
Elektroschockanwendung, Kindesalter 403
Elektroschockbehandlung, Komplikationen 288
Elektrostimulation 21
- transösophageale 310
Elektrotherapie, antiarrhythmische 237
- Entwicklung 22
- Geschichte 21
EMIAT = European Myocardial Infarct Amiodarone Trial 203
Encainid (Enkaid) 225
- CAST-I-Studie 226
Encircling endocardial ventriculotomy 336
Endokardresektion, Substrat, arrhythmogenes 335
Erregung, kreisende 45
Erregungsausbreitung 36
Erregungsleitung 40
Erregungsleitungsstörung 84
Erregungsleitungssystem 35
Ersatzsystolen 84
Erythroxylon Coca (Cocastrauch) 13
ESVEM = Electrophysiologic Study Versus Electrocardiographic Monitoring 209
ESVEM, Gesamttodesrate 210
Extrasystole, supraventrikuläre, Kindesalter 396
Extrasystolie 71
- supraventrikuläre 74
- Ursachen 72
- ventrikuläre 74

Falipamil 227
Fast channel blocker 44
Faszikelblock, funktioneller 75
Fehldiagnosen 140
Figure-8-model 52
Flack, M.W. 6
Flecainid (Tambocor) 188
Flecainid 16
- Anwendungsgebiete 192
- Arrhythmieverstärkung 191
- CAST-Studien 192
- Dosierung 190
- Indikation 190
- Magnesium 191
- Nebenwirkungen 190
- Vorhofflimmern 189
- Wirkungseintritt 189

Flecainidspiegelbestimmung 192
Fleckenstein A. 19
Frequency domain 68
Frequenzadaptation, Atemminutenvolumen 256
- Muskelaktivität 256
- Parameter, biologische 256
- Temperatur 256
Freud, S. 13
Frey, W. 12
Fusionsschläge 79
Fusionssystole 75

Galen 3
Gallopamil 165
Galvani L. 21
Gerbezius, M. 5
Glykoside, Applikationsform 169
- Dosierung 169
- Indikation 169
- Nebenwirkungen 169

Harvey, W. 3
Hemiblock 85
- linksanteriorer 85
- linksposteriorer 85
Hering, E. 7
Herzfrequenz, Atemfrequenz 258
- Atemminutenvolumen 258
- Lebensaltersstufen, Normalwerte 399
- QT-Intervall 257
Herzfrequenzvariabilität 63
Herzglykoside 168
Herzinfarkt s. a. Myokardinfarkt
- Arrhythmiebehandlung 390
- Arrhythmiegenese 383
- Therapie, antiarrhythmische 383
Herzkrankheit, koronare 64
Herzrhythmusstörungen, behandlungsbedürftige 100
- Behandlungsplan, allgemeiner 102
- Differentialtherapie 107
- Einflußgröße, Auswurffraktion 105
- Einflußgröße, Erregungsleitung 104
- Einflußgröße, Frequenz 103
- Einflußgröße, Lebensalter 105
- Einflußgröße, Peptid, atriales natriuretisches 105
- Einflußgröße, Reizbildung 104
- Hämodynamik 102, 103
- Hämodynamik, Einflußgrößen 104
- Kindesalter 396
- klinische Beschwerden 53
- Pathogenese 36
- Schwangerschaft, Behandlung 392
- Sportler 403

Sachverzeichnis

- Ursachen 53
- Wirkungen 138
- Risiken 138
Herzschrittmacher s. a. Schrittmacher
- „Handys" 274
- Atemminutenvolumen-gesteuerter 258
- Diebstahlsicherung 273
- elektrischer 237
- elektrischer, Anwendung 237
- elektrischer, Prognose 237
- Frequenzmodulation 260
- Geräte, medizintechnische 273
- implantierbarer 26
- Indikation 251
- Kernspintomographie 273
- Mobiltelefon, drahtloses 274
- Mobiltelefone, Störbeeinflussung 274, 275
- Muskelaktivität 259
- Parameter, programmierbare 253
- Programmierbarkeit 253
- Software-gesteuerte, Kernspintomographie 274
- Stoßwellenlithotripsie 273
- Temperatur 259
Herzschrittmachertherapie, Wiederverwendung 279
Herzschrittmacher-Zwischenfall 283
- Anamnese 284
- Differentialdiagnose 285
- Sofortdiagnostik 284
- Sofortmaßnahmen 284
Herzstillstand 23
Herztod, plötzlicher 288
- Herzrhythmusstörungen 289
- Risiko 69
His d. J., W. 6
His-Bündel-Ablation, transvenöse 315
His-Bündel-Elektrogramm, Normalwerte 92
His-Bündel-Elektrographie 88, 91
Hochfrequenzablation, AV-Knoten-Reentrytachykardie 316
- Bahn, akzessorische 316
- Tachykardie, atriale 316
- Tachykardie, ventrikuläre 316
- Vorhofflattern 316
Hochfrequenzstimulation, atriale 309
- intraatriale 309
- supraventrikuläre 310
- ventrikuläre 311
- Vorhofflattern 309
Hochfrequenzstromablation, Tachykardie ventrikuläre (VT) 327
- VT, idiopathische 328
Holiday-heart-Syndrom, Pathogenese 382
- Tachyarrhythmien 382
- Therapie 382

Holter-Monitoring 57
Hyperexzitationstachykardie 157
Hyperpolarisation 42

Ibutilide 228
Ibutilide, Vorhofflattern 229
ICD = Implantierbarer Kardioverter-Defibrillator 28
- Entwicklung 29
- Fahrerlaubnis 302
- Fahrtauglichkeit 302
- Indikation, gesicherte 296
- Lebensqualität 302
- Tachyarrhythmie, ventrikuläre 296
- Überlebenswahrscheinlichkeit 298
- Verkehrsunfall 302
ICD-Gerät, Detektion 290
ICD-Implantation pro 1 Mio Einwohner 296
- subpectorale 295
- Verbreitung 294
ICD-Patient, Fahrtüchtigkeit, Klassifikationsvorschlag 303
- Kraftfahreignung 302
Impulsbildung, fokale 40
Inward rectifier current 222
Ipratropiumbromid 109

Jervell- und Lange-Nielsen-Syndrom 365
Jervell-Syndrom, Kammertachykardie 365

Kaliumauswärtsstrom 42
Kaliumleitfähigkeit 42
Kalziumantagonisten 19, 161
- Kombinationspräparat 162
- Wirkungsspektrum 162
Kammerbedarfsschrittmacher (VVI) 251
Kammerflattern 80
Kammerflimmern 80
Kammerschrittmacher 250
Kammertachykardie 79
- idiopathische, Mechanismus 330
- idiopathische, Systematik 329
- idiopathische, Therapieform 330
- incessant („unaufhörliche") 328
Kardiochirurgie, antiarrhythmische 334
- antiarrhythmische, Erfolgsrate 336
- antiarrhythmische, Krankenhaussterblichkeit 337
- antiarrhythmische, Langzeitverlauf 337
- antiarrhythmische, Operationsletalität 336
- antiarrhythmische, OP-Technik 337
- antiarrhythmische, Tachyarrhythmie, ventrikuläre 337
Kardiomyopathie, dilatative 64
- hypertrophe 64

Kardioversion 27, 28
Kardioverter/Defibrillator, automatischer, implantierbarer (AICD) 30, 289
Kardioverter-/Defibrillatorsystem (ICD), implantierbares 288
Karotissinusmassage 348
Karotissinusreflex, hyperaktiver 347
Karotissinussyndrom 242, 347
Katheterablation 314
- Indikation 314
- Tachyarrhythmien, ventrikuläre 327
Kearns-Sayre-Syndrom, Schrittmacherindikation 281
Keith, A 6
Khan, H. A. 15
Khellin 18
Kindesalter, Extrasytole, ventrikuläre 399
- Kammertachykardie 400
- Leitungsstörung, atrioventrikuläre 402
- Leitungsstörung, sinuatriale 401
- Schrittmacherbehandlung 402
- Tachykardie, multifokale, atriale 400
- Tachykardie, supraventrikuläre 399
- Vorhofflimmern 400
- Wolff-Parkinson-White-(WPW-)Syndrom 399
Klasse IA-Antiarrhythmika 169
Klasse-I-Antiarrhythmika, Natriumkanalblockade 117
- Reaktionskinetik, frequenzabhängige 118
- Subgruppeneinteilung, frequenzabhängige 119
Kleinsorge, H. 15
Knotentachykardie 80
Kombinationssystole 75
Kombinationstherapie, antiarrhythmische 231
- Empfehlungen 147

Längsdissoziation, funktionelle 46
Langzeit-EKG 57
- Durchführung 65
- Genehmigungsverfahren 67
- Indikation 63
- Richtlinien 65
- Voraussetzungen, apparative 66
- Voraussetzungen, fachliche 67
Langzeit-EKG-Systeme 60
Langzeitelektrokardiographie, Auswertung 59
- Technik 59
Laserphotoablation 332
Leading circle, Konzept 47
Leitungsbahn, akzessorische 350
- akzessorische, Ablationserfolg 321
- akzessorische, Lokalisation 321

- akzessorische, Nomenklatur 353
Leitungsgeschwindigkeit 47
Leitungsstörung, atrioventrikuläre 243
Leitungszeit, sinuatriale 90
- sinuatriale, Normalwerte 344
- sinuatriale, Werte, pathologische 344
Lenègre-Erkrankung 87
Lev-Krankheit 87
LGL = Lown-Ganong-Levine-Syndrom, Antiarrhythmika 364
- Katheterablation 365
Lidocain (Xylocain) 14, 180
- Dosierung 181
- Herzinsuffizienz 182
- Indikation 181
- Nebenwirkungen 181
Linksschenkelblock 86
Lithiumbatterie 270
Lithiumprimärelement 270
Local circuit current flow 38
Local response 38
Lone atrial fibrillation 372
Lown-Ganong-Levine-(LGL-)Syndrom 352
- EKG-Morphologie 364

MADIT = Multicenter Automatic Defibrillator Implantation Trial 297
MADIT, Limitation 299
Magnesium 20
- Dosierung 216
- Flecainid 219
- Herzrhythmusstörungen 214
- Indikation 214
- Kontraindikation 217
- paroxysmales Vorhofflimmern 214
- Physiologie 214
- supraventrikuläre Tachykardie 214
- Torsade-de-pointes Tachykardie 215
- ventrikuläre Extrasystolie 215
- ventrikuläre Herzrhythmusstörungen 215
- ventrikuläre Tachykardien 215
Mahaim-Faser 350
Makroreentry, Mechanismen 49
Mallory-Batterie 270
Mapping, endokardiales 354
Mapping, intrakardiales 324
Membrane responsiveness 38
Mercuriale, G. 4
Mexiletin (Mexitil) 182
- Dosierung 184
- Erhaltungsdosis 183
- Indikation 184
- Leberfunktion 185
- Nebenwirkungen 184
- Sättigungsinfusion 183
Mexiletinserumspiegel 185

Sachverzeichnis

Mibefradil 161
Mikroreentry 49
Mirowski, M. 30
Mitralklappenprolapssyndrom 370, 371
- Herzrhythmusstörungen 370
- Therapie 371
Mode switch 267
Mode-switch-Kriterien 268
Molekulargenetik 368
Morgagni, G. B. 4
Morgagni-Adams-Stokes-Anfall 240
- Differentialdiagnose 241
- Symptomatik 241
Moricizin (Ethmozin) 224
Moricizin, Pukinje-Faser 224
Moricizin, Ventrikelmyokard 224
Myokardinfarkt s. a. Herzinfarkt
- Arrhythmie, Häufigkeit 385
- Arrhythmien, Antiarrhythmika 389
- Arrhythmien, Betarezeptorenblocker 390
- Arrhythmien, Elektrotherapie 388
- Arrhythmien, Lidocain 389
- Arrhythmien, Mexiletin 389
- Arrhythmien, Therapie 388
- Arrhythmien, Therapie, medikamentöse 388
- Bedeutung, prognostische 386
- Flimmerbereitschaft 384
- R-auf-T-Phänomen 386
- Sinustachykardie 385
- Veränderungen, elektrophysiologische 384
- Warnarrhythmien 386

Oberflächenelektrokardiographie 55
Ophthalmoplegia plus, Schrittmacher-
  indikation 281
Orciprenalin (Alupent) 107
- Applikationsform 108
- Dosierung 108
- Indikation 108
Ösophagus-EKG 55
Overdrive pacing 308
Overdrive pacing, Anwendung, klinische 311
Overdriveeffekt 41
Overshootpotential 194
Oxyfedrin (Ildamen) 108

Pacemakertherapie 238
Papaver somniferum 19
Parasympatholytika 109
Pause, kompensatorische 78
Phase, supernormale 39
Phenytoin (Diphenylhydantoin) 16
Phenytoin (Epanutin, Phenhydan, Zentropil)
  187
Phenytoin, Dosierung 188
- Indikation 188

- Nebenwirkungen 188
Pirmenol 227
Präexzitationssyndrom 349, 371
- Ablation 360
- Hochfrequenzstromablation 360
Prajmalin, Dosierung 176
- Indikation 176
- Nebenwirkungen 176
Prenylamin 19
Proarrhythmie, Häufigkeit 135
- Kriterien 134
Proarrhythmiegefährdung 138
Procain 13
Procainamid 14
- Dosierung 174
- Indikation 173
- Nebenwirkungen 174
Pronethalol 17
Propafenon (Rytmonorm) 16, 193
- Dosierung 195
- Indikation 195
- Nebenwirkungen 195
- Reentrytachykardien 195
Pukinje, J. E. 5
Pulsbeschleunigung, Sport 405
Pulslehre 3
Pulsmessung 4
Purkinje-Faser 37

QT-Dauer, verlängerte 365
QT-Intervall, Herztod, plötzlicher 370
QT-Syndrom, Beta-Rezeptorenblockade 367
- Einteilung 368
- kongenitales, Hauptkriterien 401
- kongenitales, Nebenkriterien 401
- Lokalisation, chromosomale 368
- Pharmaka, kontraindizierte 366
- Risikofaktor 367
- Stellektomie, linksseitige 367
- Therapie 367

Radiofrequenzablation, AV-Knoten-
  Reentrytachykardie 317, 319
- Erfolgsrate 319
- Komplikationen 317
- Präexzitationssyndrom 317
Radiofrequenzkatheterablation 29
Radiofrequenzstrom-Katheterablation,
  Tachykardie, ventrikuläre 329
Rauwolfia serpentina 15
Reanimationsblock 29
Rechtsschenkelblock 86
Reentry 45
- Voraussetzung 46
Reentrykonzept 46
Reentryphänomen, Ventrikel 51

Reentrytachykardie, permanente, junktionale (PJRT) 50, 70, 350
Reentrytachykardie 45
Refraktärzeit 36
- funktionelle 39
- relative 39
Registriertechnik, elektrokardiographische, Chronologie 9
Reizbildung 40
Reizbildungsfrequenz 41
Reizbildungssystem 35
Reverse use dependence 230
Rhythmologie, Geschichte 3
Rhythmusstörungen, bradykarde 39, 100, 237
- intrauterine 396
- Kardiomyopathie, dilatative 101
- Kardiomyopathie, hypertrophe 101
- spezielle 338
- Sportart 405
- tachykarde 40, 100, 111, 286
- tachykarde, Pathogenese 40
- Therapie, medikamentöse 99
- Therapiebedürftigkeit 101
- Therapieindikation 100
- ventrikuläre, Klassifikation 79
Romano-Ward-Syndrom 365
Ruhe-EKG (12-Kanal-EKG) 55

Saitengalvanometer 8
Scanning pacemaker 308
Schrittmacher s. a. Herzschrittmacher
- „physiologischer" 252
- AV-sequentieller 252
- biologischer, frequenzadaptiver, Indikation 262
- DDD 27
- frequenzadaptiver 255
- frequenzadaptiver, Perspektiven 265
- muskelaktivitätsgesteuerter 260
- orthorhythmischer 308
- sequentieller 247
- vorhofgesteuerter 247
Schrittmacheranwendung, elektrische 26
Schrittmacherausfall 277
Schrittmacherbatterie 270
Schrittmacherbatterie, Wiederverwendung 279
Schrittmacherbehandlung, Therapieplan, spezieller 241
Schrittmachercode 248
Schrittmacherimplantation, Komplikationen 271
- elektrodenbedingte 271
- systembedingte 271
Schrittmacherimplantation, Postinfarktperiode 244

Schrittmacherimplantation, Spätkomplikationen 271
Schrittmacherkontrolle, Basisuntersuchung 277
- erweiterte 277
Schrittmacherlangzeittherapie, Determinanten 245
Schrittmachernachsorge, Empfehlungen 278
- Zeitplan 278
Schrittmachersonde, Wiederverwendung 279
Schrittmacherstimulation, biatriale 269
- festfrequente 248
- rechtsatriale, bifokale 269
Schrittmachersyndrom 282
- Symptome 281
- Therapie 283
Schrittmachersysteme, biologische 254
- frequenzadaptive 254
Schrittmachertechnologie 245
Schrittmachertherapie, antitachykarde 306
- Behandlungsplan, allgemeiner 238
- frequenzadaptive, Indikation 262
- Hämodynamik 246, 262
- Indikation 238, 240
- Indikation relative 240
- Indikationsüberprüfung 246
- Langzeitverlauf 246
- Myokardinfarkt 242
- physiologische 265
- temporäre, nichtinvasive 266
- temporäre, transkutane 266
Schrittmacherträger, Kopfhörer-/Klingelrufanlagen 272
Schrittmachertypen 247
Schrittmacherüberwachung 276
Schrittmacherversorgung, präoperative 280
- präoperative, Bradykardie 280
- präoperative, Leitungsstörungen, intraventrikuläre 280
Schwangerschaft, Adenosin 394
- Ajmalin 394
- Amiodaron 394
- Antiarrhythmika 391, 392, 393
- Antikoagulantien 395
- Arrhythmiebehandlung 391
- Betarezeptorenblocker 394
- Chinidin 394
- Disopyramid 394
- Elektrotherapie 392
- Herzrhythmusstörungen, therapiebedürftige 391
- Lidocain 394
- Phenytoin 394
- Procainamid 394
- Propafenon 394
- Verapamil 394

Sachverzeichnis

Schwellenpotential 42
Senac, J.-B. 10
Sick-sinus Syndrom 339
Sinusbradykardie, pathologische 341
Sinusknotenerholungszeit 90
– pathologische 344
– Normalwerte
Sinusknotenerkrankung 241
– Schrittmachertherapie, Indikation 242
Sinusknotenreentry 48
Sinusknotensyndrom 338
– Antiarrhythmika 346
– Ätiologie 341
– Atropintest 342
– Begriffe 338
– Definitionen 338
– Diagnostik 338
– Einzelstimulation, vorzeitige, atriale 343
– EKG 340, 342
– Karotisdruckversuch 342
– Klinik 338
– Parasympatholytika 346
– Pathogenese 340, 341
– Prognose 344
– Rhythmusstörungen 338
– Schrittmacher, elektrischer 347
– Stimulation, intrakardiale 342
– Stimulation, schnelle, atriale 343
– Sympathomimetika 346
– Symptomatik, klinische 341
– Synkope 339
– Therapie 346
– Überlebensrate 345
– Verlauf 344
Sinusstillstand 84
Sinustachykardie 70
Slow channel blocker 44
Slow channel 43
Sotalol (Sotalex) 207
Sotalol 18
– Dosierung 207
– elektrophysiologische Parameter 208
– Gesamttodesrate 210
– Indikation 207
– Nebenwirkungen 207
– Torsade-de-pointes-Tachykardie 145
– Wirkung, proarrhythmische 378
Sotalol/Mexiletin 232
Sotalol/Tocainid 232
Spartein, Dosierung 180
– Indikation 179, 180
– Nebenwirkungen 180
Spätpotentialanalyse 68
Sphygmologie 3
Spitzenumkehrtachykardie 82
Spontanvariabilität 65

Sportler, AV-Blockierung 404
– Bradykardie 403
– Extrasystole 404
Stahl, G. E. 10
Stimulation, antitachykarde, Defibrillation, Kombination 290
– antitachykarde, Effizienz 293
– antitachykarde, Grundlagen 307
– antitachykarde, Mechanismus 307
– antitachykarde, Methoden 307
– biatriale 269
– frequenzbezogene 313
– intrakardiale 54, 87
– kompetitive 308
– kompetitive, Anwendung, klinische 312
– Kopplungsintervall, progressives 312
– orthorhythmische 313
– transösophageale 311
– transthorakale 266
– ventrikuläre 93
Stimulationsarten 248
Stimulus-T-Intervall, Aktivität 261
ST-Streckenanalyse 62
Substrat, arrhythmogenes 134
SWORD-Studie = Survival With Oral d-Sotalol 131
Sympathomimetika 107
Symptomatik 283
Syndrom 365
Synkope 4, 240

Tachyarrhythmie, EKG 69
Tachyarrhythmie, supraventrikuläre 148
Tachyarrhythmogenese 136
Tachykardie, atriale 70
– junktionale 320
– paroxysmale, atriale, mit Block 81
– paroxysmale, supraventrikuläre 89
– supraventrikuläre, Differentialdiagnose 71
– ventrikuläre (VT) 79
– ventrikuläre, Risiko 69
Tachykardie-Bradykardie-Syndrom 339
Thioridazin 225
Time domain 68
Tiracizin (Bonnecor) 225
Tocainid (Xylotocan) 185
– Dosierung 186
– Indikation 186
– Nebenwirkungen 186
Torsade-de-pointes 82
Total ischemic burden 62
Transient outward current 222
Triggered activity 43

Überstimulation, antitachykarde 292
Uncommon atrial flutter 325

Underdriving 308
Untersuchung, elektrophysiologische,
   Indikation 88
Use dependence 230

Valentini, M.B. 4
VAT-Stimulation 250
VDD-Schrittmacher 263
– Limitation 264
VDD-Stimulation 250
Ventrikelstimulation, programmierte 88, 94
– Methodik 94
Verapamil 20, 163
– Dosierung 165
– Indikation 164
– Kontraindikation 165
VOO-Stimulation 249
Vorhofbedarfsschrittmacher 252
Vorhofflattern 70
– atypisches 325
– Pathogenese 325
– Radiofrequenzablation 325
– Radiofrequenzablation, Ergebnisse 327
– typisches 325
Vorhofflimmern 70, 371
– Ablation 321
– Antikoagulation 377
– Ätiologie 376
– AV-Knoten-Ablation oder -Modifikation 379
– Behandlungsplan 377
– Bradyarrhythmie 243
– Chirurgie, antiarrhythmische 379
– Defibrillation, intrakardiale 379
– Defibrillator, implantierbarer 304
– Echokardiographie, transösophageale 381
– Frequenzkontrolle 375
– idiopathisches, Symptome 373
– Katheterablation 322
– Kausalfaktoren 372
– Klassifikation 376
– Korridoroperation 334
– Labyrinth-(MAZE)-Verfahren 334
– MAZE-3-Operation 335
– Nervensystem, autonomes 374
– paroxysmales 373
– Pathophysiologie 372
– permanentes 375
– persistierendes 373
– Pseudoregularisierung 373
– Regularisierung 375
– RFC-Katheterablation 324
– Rhythmisierung, Entscheidungs-
  algorithmus 377
– Schrittmacher 379
– Schrittmacherbehandlung 267

– Spiraloperation 334
– Stimulation, biatriale 380
– Stimulation, bifokale, rechtsatriale 380
– Symptomatik 372
– tachyarrhythmisches, Ablation 323
– tachyarrhythmisches, Modifikation 323
– Therapie, nichtmedikamentöse 378
– Thromboembolieprophylaxe 381
– Ursache, kardiale 374
– Ursache, nichtkardiale 374
– Verlauf, zeitlicher 376
Vorhofpfropfung 282
Vorhofschrittmacher (AAI) 251
Vorhofschrittmacher 247
Vorhofstimulation 88
Vorhofstimulation, transösophageale 310
VVI-Stimulation 249
VVT-Stimulation 249

Waller, A.D. 7
Warnarrhythmie, Bedeutung, prognostische 387
– Kriterien 387
Wenckebach, K.F. 8
Wolff-Parkinson-White-(WPW-)Syndrom 70, 351
WPW-Syndrom, Ablation 361
– Ablation, Erfolgsrate 363
– Ablation, Komplikationen 363
– Ableitung, intrakardiale 353
– Antiarrhythmika 359
– Diagnostik 353
– EKG 349
– EKG-Morphologie 364
– Kammerflimmern 358
– Klassifikation 362
– Notfalltherapie 359
– Reentrytachykardie 352
– Refraktärperiode 359
– Rhythmusstörungen 354
– Therapie 359
– verborgenes 355
– Vorhofflattern 357
– Vorhofflimmern 357

YAG-Laserphotokoagulation, epikardiale 332

Zacouto, F.I. 29
Ziemssen, H,v. 24
Zwei-Kammer-Defibrillator, implantierbarer 306
Zweikammer-ICD-System 294
Zweikammerschrittmacher, frequenz-
   adaptiver 264
Zwerchfellzucken 272
Zwillinger L. 20

B. Lüderitz, Universität Bonn

Geschichte der Herzrhythmusstörungen
Von der antiken Pulslehre zum implantierbaren Defibrillator

Unter Mitarbeit von **B. Inhester**

1993. XI, 198 S. 114 z. Tl. farb. Abb. 5 Tab. Geb. **DM 158,-**; öS 1154,-; sFr 143,- ISBN 3-540-56208-7

„...[es] erscheint...die Geschichte der Herzrhythmusstörungen, die den deutschen Papst auf diesem Gebiet zum Verfasser hat. Aus profunder Kenntnis werden die Erkennung, Deutung und Behandlung dieser speziellen Erkrankung über die Jahrhunderte hinweg dargestellt."

(Deutsches Ärzteblatt)

„Dies ist ein durchweg erfreuliches Buch. ...Die Freude, die B. Lüderitz offenbar an der Historie seines Hauptarbeitsgebietes empfindet, überträgt sich auf den Leser, der alles Wesentliche zur Geschichte findet und – fast nebenher – noch einiges zur Klinik dazulernen kann."

(Dt. Ges. für Herz- und Kreislaufforschung)

„Es ist eine Freude, in diesem Buch zu blättern und zu lesen. Der Autor gelang es bei Einhaltung einer klaren Systematik, auch als Spezialist auf diesem Gebiet, eine für jeden Arzt verständliche Darstellung vorzulegen. Auch der Druck und die Abbildungsqualität sind besonders hervorzuheben."

(Klinikarzt)

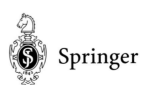

Preisänderungen (auch bei Irrtümern) vorbehalten.

Springer-Verlag, Postfach 31 13 40, D-10643 Berlin, Fax 0 30 / 827 87 - 3 01/4 48 e-mail: orders@springer.de

Springer und Umwelt

Als internationaler wissenschaftlicher Verlag sind wir uns unserer besonderen Verpflichtung der Umwelt gegenüber bewußt und beziehen umweltorientierte Grundsätze in Unternehmensentscheidungen mit ein. Von unseren Geschäftspartnern (Druckereien, Papierfabriken, Verpackungsherstellern usw.) verlangen wir, daß sie sowohl beim Herstellungsprozess selbst als auch beim Einsatz der zur Verwendung kommenden Materialien ökologische Gesichtspunkte berücksichtigen.
Das für dieses Buch verwendete Papier ist aus chlorfrei bzw. chlorarm hergestelltem Zellstoff gefertigt und im pH-Wert neutral.

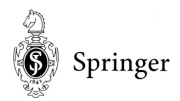

Druck u. Verarbeitung: Druckerei Triltsch, Würzburg

Frequenz-Periodendauer-Umrechnung

Frequenz [Schläge/min]	Periodendauer [ms]
40	1500
45	1333
50	1200
55	1091
60	1000
65	923
70	857
75	800
80	750
85	706
90	667
95	632
100	600
105	571
110	546
115	522
120	500
125	480
130	462
135	445
140	429
145	414
150	400
155	387
160	375
165	364
170	353
175	343
180	333
185	324
190	315
200	300
210	285
220	272
230	261
240	250
250	240